国家卫生健康委员会"十三五"规划教材

全国中医药高职高专教育教材

供中医学、针灸推拿、中医骨伤、护理等专业用

西医外科学

第 4 版

U0207911

主　　编　朱云根　陈京来

副主编　田夏元　王兴焱　周毕军

编　　委　(按姓氏笔画排序)

王兴焱（黑龙江中医药大学佳木斯学院）

田夏元（湖南中医药高等专科学校）

朱云根（江西中医药高等专科学校）

乔芳珍（山西职工医学院）

陈京来（四川中医药高等专科学校）

尚效贤（安徽中医药高等专科学校）

周　瑛（四川中医药高等专科学校）

周毕军（南阳医学高等专科学校）

曹礼荣（湖北中医药高等专科学校）

彭　蒌（江西中医药高等专科学校）

人民卫生出版社

图书在版编目（CIP）数据

西医外科学/朱云根,陈京来主编.—4 版.—北京:人民卫生出版社,2018

ISBN 978- 7- 117- 26505- 8

Ⅰ.①西⋯　Ⅱ.①朱⋯②陈⋯　Ⅲ.①外科学-医学院校-教材　Ⅳ.①R6

中国版本图书馆 CIP 数据核字（2018）第 191583 号

| 人卫智网 | www.ipmph.com | 医学教育、学术、考试、健康,购书智慧智能综合服务平台 |
| 人卫官网 | www.pmph.com | 人卫官方资讯发布平台 |

西医外科学
第 4 版

主　　编:朱云根　陈京来
出版发行:人民卫生出版社（中继线 010- 59780011）
地　　址:北京市朝阳区潘家园南里 19 号
邮　　编:100021
E - mail:pmph @ pmph.com
购书热线:010- 59787592　010- 59787584　010- 65264830
印　　刷:三河市博文印刷有限公司
经　　销:新华书店
开　　本:787×1092　1/16　印张:27
字　　数:622 千字
版　　次:2005 年 6 月第 1 版　　2018 年 9 月第 4 版
　　　　　2023 年 6 月第 4 版第10次印刷（总第25次印刷）
标准书号:ISBN 978- 7- 117- 26505- 8
定　　价:62.00 元

打击盗版举报电话:010- 59787491　E - mail:WQ @ pmph.com
（凡属印装质量问题请与本社市场营销中心联系退换）

《西医外科学》数字增值服务编委会

修订说明

为了更好地推进中医药职业教育教材建设,适应当前我国中医药职业教育教学改革发展的形势与中医药健康服务技术技能人才的要求,贯彻落实《国家中长期教育改革和发展规划纲要(2010—2020年)》《医药卫生中长期人才发展规划(2011—2020年)》《中医药发展战略规划纲要(2016—2030年)》精神,做好新一轮中医药职业教育教材建设工作,人民卫生出版社在教育部、国家卫生健康委员会、国家中医药管理局的领导下,组织和规划了第四轮全国中医药高职高专教育、国家卫生健康委员会"十三五"规划教材的编写和修订工作。

本轮教材修订之时,正值《中华人民共和国中医药法》正式实施之际,中医药职业教育迎来发展大好的际遇。为做好新一轮教材出版工作,我们成立了第四届中医药高职高专教育教材建设指导委员会和各专业教材评审委员会,以指导和组织教材的编写和评审工作;按照公开、公平、公正的原则,在全国1400余位专家和学者申报的基础上,经中医药高职高专教育教材建设指导委员会审定批准,聘任了教材主编、副主编和编委;启动了全国中医药高职高专教育第四轮规划第一批教材,中医学、中药学、针灸推拿、护理4个专业63门教材,确立了本轮教材的指导思想和编写要求。

第四轮全国中医药高职高专教育教材具有以下特色:

1. **定位准确,目标明确** 教材的深度和广度符合各专业培养目标的要求和特定学制、特定对象、特定层次的培养目标,力求体现"专科特色、技能特点、时代特征",既体现职业性,又体现其高等教育性,注意与本科教材、中专教材的区别,适应中医药职业人才培养要求和市场需求。

2. **谨守大纲,注重三基** 人卫版中医药高职高专教材始终坚持"以教学计划为基本依据"的原则,强调各教材编写大纲一定要符合高职高专相关专业的培养目标与要求,以培养目标为导向、职业岗位能力需求为前提、综合职业能力培养为根本,同时注重基本理论、基本知识和基本技能的培养和全面素质的提高。

3. **重点考点,突出体现** 教材紧扣中医药职业教育教学活动和知识结构,以解决目前各高职高专院校教材使用中的突出问题为出发点和落脚点,体现职业教育对人才的要求,突出教学重点和执业考点。

4. **规划科学,详略得当** 全套教材严格界定职业教育教材与本科教材、毕业后教育教材的知识范畴,严格把握教材内容的深度、广度和侧重点,突出应用型、技能型教育内容。基础课教材内容服务于专业课教材,以"必须、够用"为度,强调基本技能的培养;专业课教材紧密围绕专业培养目标的需要进行选材。

5. 体例设计，服务学生　本套教材的结构设置、编写风格等坚持创新，体现以学生为中心的编写理念，以实现和满足学生的发展为需求。根据上一版教材体例设计在教学中的反馈意见，将"学习要点""知识链接""复习思考题"作为必设模块，"知识拓展""病案分析（案例分析）""课堂讨论""操作要点"作为选设模块，以明确学生学习的目的性和主动性，增强教材的可读性，提高学生分析问题、解决问题的能力。

6. 强调实用，避免脱节　贯彻现代职业教育理念。体现"以就业为导向，以能力为本位，以发展技能为核心"的职业教育理念。突出技能培养，提倡"做中学、学中做"的"理实一体化"思想，突出应用型、技能型教育内容。避免理论与实际脱节、教育与实践脱节、人才培养与社会需求脱节的倾向。

7. 针对岗位，学考结合　本套教材编写按照职业教育培养目标，将国家职业技能的相关标准和要求融入教材中。充分考虑学生考取相关职业资格证书、岗位证书的需要，与职业岗位证书相关的教材，其内容和实训项目的选取涵盖相关的考试内容，做到学考结合，体现了职业教育的特点。

8. 纸数融合，坚持创新　新版教材最大的亮点就是建设纸质教材和数字增值服务融合的教材服务体系。书中设有自主学习二维码，通过扫码，学生可对本套教材的数字增值服务内容进行自主学习，实现与教学要求匹配、与岗位需求对接、与执业考试接轨，打造优质、生动、立体的学习内容。教材编写充分体现与时代融合、与现代科技融合、与现代医学融合的特色和理念，适度增加新进展、新技术、新方法，充分培养学生的探索精神、创新精神；同时，将移动互联、网络增值、慕课、翻转课堂等新的教学理念和教学技术、学习方式融入教材建设之中，开发多媒体教材、数字教材等新媒体形式教材。

人民卫生出版社医药卫生规划教材经过长时间的实践与积累，其中的优良传统在本轮修订中得到了很好的传承。在中医药高职高专教育教材建设指导委员会和各专业教材评审委员会指导下，经过调研会议、论证会议、主编人会议、各专业编写会议、审定稿会议，确保了教材的科学性、先进性和实用性。参编本套教材的 800 余位专家，来自全国 40 余所院校，从事高职高专教育工作多年，业务精纯，见解独到。谨此，向有关单位和个人表示衷心的感谢！希望各院校在教材使用中，在改革的进程中，及时提出宝贵意见或建议，以便不断修订和完善，为下一轮教材的修订工作奠定坚实的基础。

人民卫生出版社有限公司

2018 年 4 月

全国中医药高职高专院校第四轮第一批
规划教材书目

教材序号	教材名称	主编	适用专业
1	大学语文(第4版)	孙 洁	中医学、针灸推拿、中医骨伤、护理等专业
2	中医诊断学(第4版)	马维平	中医学、针灸推拿、中医骨伤、中医美容等专业
3	中医基础理论(第4版)*	陈 刚 徐宜兵	中医学、针灸推拿、中医骨伤、护理等专业
4	生理学(第4版)*	郭争鸣 唐晓伟	中医学、中医骨伤、针灸推拿、护理等专业
5	病理学(第4版)	苑光军 张宏泉	中医学、护理、针灸推拿、康复治疗技术等专业
6	人体解剖学(第4版)	陈晓杰 孟繁伟	中医学、针灸推拿、中医骨伤、护理等专业
7	免疫学与病原生物学(第4版)	刘文辉 田维珍	中医学、针灸推拿、中医骨伤、护理等专业
8	诊断学基础(第4版)	李广元 周艳丽	中医学、针灸推拿、中医骨伤、护理等专业
9	药理学(第4版)	侯 晞	中医学、针灸推拿、中医骨伤、护理等专业
10	中医内科学(第4版)*	陈建章	中医学、针灸推拿、中医骨伤、护理等专业
11	中医外科学(第4版)*	尹跃兵	中医学、针灸推拿、中医骨伤、护理等专业
12	中医妇科学(第4版)	盛 红	中医学、针灸推拿、中医骨伤、护理等专业
13	中医儿科学(第4版)*	聂绍通	中医学、针灸推拿、中医骨伤、护理等专业
14	中医伤科学(第4版)	方家选	中医学、针灸推拿、中医骨伤、护理、康复治疗技术专业
15	中药学(第4版)	杨德全	中医学、中药学、针灸推拿、中医骨伤、康复治疗技术等专业
16	方剂学(第4版)*	王义祁	中医学、针灸推拿、中医骨伤、康复治疗技术、护理等专业

续表

教材序号	教材名称	主编	适用专业
17	针灸学(第4版)	汪安宁 易志龙	中医学、针灸推拿、中医骨伤、康复治疗技术等专业
18	推拿学(第4版)	郭 翔	中医学、针灸推拿、中医骨伤、护理等专业
19	医学心理学(第4版)	孙 萍 朱 玲	中医学、针灸推拿、中医骨伤、护理等专业
20	西医内科学(第4版)*	许幼晖	中医学、针灸推拿、中医骨伤、护理等专业
21	西医外科学(第4版)	朱云根 陈京来	中医学、针灸推拿、中医骨伤、护理等专业
22	西医妇产科学(第4版)	冯 玲 黄会霞	中医学、针灸推拿、中医骨伤、护理等专业
23	西医儿科学(第4版)	王龙梅	中医学、针灸推拿、中医骨伤、护理等专业
24	传染病学(第3版)	陈艳成	中医学、针灸推拿、中医骨伤、护理等专业
25	预防医学(第2版)	吴 娟 张立祥	中医学、针灸推拿、中医骨伤、护理等专业
1	中医学基础概要(第4版)	范俊德 徐迎涛	中药学、中药制药技术、医学美容技术、康复治疗技术、中医养生保健等专业
2	中药药理与应用(第4版)	冯彬彬	中药学、中药制药技术等专业
3	中药药剂学(第4版)	胡志方 易生富	中药学、中药制药技术等专业
4	中药炮制技术(第4版)	刘 波	中药学、中药制药技术等专业
5	中药鉴定技术(第4版)	张钦德	中药学、中药制药技术、中药生产与加工、药学等专业
6	中药化学技术(第4版)	吕华瑛 王 英	中药学、中药制药技术等专业
7	中药方剂学(第4版)	马 波 黄敬文	中药学、中药制药技术等专业
8	有机化学(第4版)*	王志江 陈东林	中药学、中药制药技术、药学等专业
9	药用植物栽培技术(第3版)*	宋丽艳 汪荣斌	中药学、中药制药技术、中药生产与加工等专业
10	药用植物学(第4版)*	郑小吉 金 虹	中药学、中药制药技术、中药生产与加工等专业
11	药事管理与法规(第3版)	周铁文	中药学、中药制药技术、药学等专业
12	无机化学(第4版)	冯务群	中药学、中药制药技术、药学等专业
13	人体解剖生理学(第4版)	刘 斌	中药学、中药制药技术、药学等专业
14	分析化学(第4版)	陈哲洪 鲍 羽	中药学、中药制药技术、药学等专业
15	中药储存与养护技术(第2版)	沈 力	中药学、中药制药技术等专业

续表

教材序号	教材名称	主编	适用专业
1	中医护理(第3版)*	王 文	护理专业
2	内科护理(第3版)	刘 杰 吕云玲	护理专业
3	外科护理(第3版)	江跃华	护理、助产类专业
4	妇产科护理(第3版)	林 萍	护理、助产类专业
5	儿科护理(第3版)	艾学云	护理、助产类专业
6	社区护理(第3版)	张先庚	护理专业
7	急救护理(第3版)	李延玲	护理专业
8	老年护理(第3版)	唐凤平 郝 刚	护理专业
9	精神科护理(第3版)	井霖源	护理、助产专业
10	健康评估(第3版)	刘惠莲 滕艺萍	护理、助产专业
11	眼耳鼻咽喉口腔科护理(第3版)	范 真	护理专业
12	基础护理技术(第3版)	张少羽	护理、助产专业
13	护士人文修养(第3版)	胡爱明	护理专业
14	护理药理学(第3版)*	姜国贤	护理专业
15	护理学导论(第3版)	陈香娟 曾晓英	护理、助产专业
16	传染病护理(第3版)	王美芝	护理专业
17	康复护理(第2版)	黄学英	护理专业
1	针灸治疗(第4版)	刘宝林	针灸推拿专业
2	针法灸法(第4版)*	刘 茜	针灸推拿专业
3	小儿推拿(第4版)	刘世红	针灸推拿专业
4	推拿治疗(第4版)	梅利民	针灸推拿专业
5	推拿手法(第4版)	那继文	针灸推拿专业
6	经络与腧穴(第4版)*	王德敬	针灸推拿专业

* 为"十二五"职业教育国家规划教材

第四届全国中医药高职高专教育教材建设指导委员会

第四届全国中医药高职高专中医学专业教材评审委员会

前　言

　　根据国家卫生健康委员会"十三五"规划教材暨全国中医药高职高专第四轮规划教材主编人会议精神,编委会自 2017 年 7 月启动了第 4 版教材的编写工作。在编写过程中,为保持教材的连续性,本轮修改以第 3 版教材为基本框架,根据"够用、适用、实用"的编写原则,以就业为主导,以职业技能培养为根本,树立全面素质教育发展的教育观,紧紧围绕全国中医药高职高专教育的培养目标,在体现科学性、先进性、思想性、启发性和应用性的基础上,认真汲取了第 3 版教材使用师生的意见和建议,并根据中医药教学特点,充分考虑继承与发扬、传统与现代、理论与实践、中医与西医、基础与临床等之间的关系。

　　《西医外科学》是中医学专业重要的临床专业学科,也是中医学专业骨干课程之一,主要阐述西医外科领域的"三基"知识(即基本知识、基本理论和基本技能),通过对《西医外科学》的讲授,使中医学专业的学生在今后从事中医临床工作中,能够运用西医外科"三基"知识,中西结合,取长补短,更好地为广大人民群众健康服务。

　　本版教材结合中医药高职高专学生特点,在第 3 版基础上进行编写,精简 7 万余字。主要工作包括:对部分章节进行重新编排,全书共计 35 章,将外科微创技术作为第十五章进行简要编写,让学生懂得微创技术是 21 世纪外科发展方向;与中医类执业医师考试大纲接轨,删除脓胸、心脏外科疾病及门静脉高压症等专科性太强的章节,有助于减轻学生课业负担,提高学生学习效果,提升教师教学质量;对各论中的病因、病理生理、具体手术方法、治疗等内容,均进行适度精简,使学生通俗易懂,学得轻松愉快,教师授课方便、实用;对烧伤进行重新编写,力求条理性更强;修订了部分不合理、不规范概念,如将全身性感染修改分为脓毒症和菌血症等,使教材的科学性更强;并按要求增加了"PPT 课件""扫一扫、知重点""扫一扫、测一测""复习思考题答案要点和模拟试卷"等融合教材内容的编写,使教材富有新颖性,有助于激发学生的学习兴趣。

　　在编写过程中,本版教材得到了各参编院校领导及教师的大力支持和帮助,参考了许多

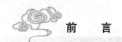

国内不同版本的《外科学》《解剖学》《诊断学》等,特别是《西医外科学》第 3 版,在此一并表示最诚挚的谢意! 由于编者水平有限,本教材可能存在的不妥之处,敬请读者和广大师生批评指正,以便进一步修订提高。

《西医外科学》编委会

2018 年 4 月

目 录

第一章

绪　论

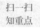

 学习要点

> 外科学的定义和外科疾病的分类;国外外科学发展史;我国外科学发展史;如何学习西医外科学。

第一节　外科学的定义和外科疾病的分类

外科学主要研究外科疾病的发生、发展规律和临床表现、诊断、防治措施的学科,是医学科学的一个重要组成部分,其范畴是在整个医学科学发展过程中形成并且不断发展和更新变化。古代外科学的范畴仅限于一些体表疾病,但随着医学科学的发展以及诊断方法和手术技术的进步,人类对各种疾病的病因、病理等方面都有了比较明确的认识,现代外科学的范畴已经包括了许多内部的疾病。按病因分类,外科疾病可分为以下五类:

1. 损伤　由暴力等因素导致人体组织破坏,如内脏破裂、骨折、烧伤、外伤性出血等,需用手术或手法加以整复或修复。

2. 感染　由病原微生物或寄生虫对人体的组织和器官造成损害,发生坏死或脓肿,这种局限性的感染灶常常需要手术治疗,如阑尾炎、坏疽性胆囊炎的手术切除,以及肝脓肿、急性胰腺炎的切开引流等。

3. 肿瘤　不论良性、恶性肿瘤,大部分都需要手术切除,如乳房肿瘤、食管癌等。

4. 畸形　如先天性心脏病、先天性唇裂、烧伤后瘢痕挛缩等,一般都需要采用手术方法来矫正畸形。

5. 其他疾病　包括器官梗阻如肠梗阻、尿路梗阻;血液循环障碍如下肢静脉曲张、门静脉高压症;结石形成如尿路结石、胆石症等;内分泌功能失常如甲状腺功能亢进症以及器官移植等。

外科一般是以需要手术或手法为主要治疗手段的疾病作为研究对象,而内科主要是以药物为主要治疗手段的疾病为研究对象。然而外科学的范畴是相对的,外科疾病也并非绝对都需要手术治疗,一些内科疾病发展到一定时期也有可能需要手术治疗。随着医学科学的发展和进步,有的原来认为需要手术的疾病,现在可以采用非手术治疗,原来一些不能手术治疗的疾病现在创造了有效的手术治疗方法。总之,外科学的范畴是随着医学科学的发展和进步在不断地更新和变化的。

知识链接

外科治疗的特点

不同于内科以药物和饮食为主要手段治疗疾病,外科治疗疾病是以手术或手法为主要手段,甚至是唯一的手段。手术水平的高低关系治疗的成败,甚至决定患者生死。手术水平与术者手术技能密切相关。因此,手术操作技能娴熟、精湛,自然成为临床外科的核心。外科手术必须通过各种基本操作来完成。无论手术多么复杂,都是切开、显露、分离、止血、缝合、引流等多种基本技术的综合运用。因此,外科医生应重视手术基本功的练习与操作。另外,也应了解和懂得高科技发展给现代外科领域带来的新设备与新技术的应用。

第二节 国外外科学发展史

外科学(surgery)源于希腊文,其原含义为手工、手艺。据古代埃及文献记载,大约在公元前3000—前1500年间,古代埃及人便能做截肢术、眼球摘除手术。古希腊的伟大医学家希波克拉底(Hippocrates,公元前460—前377),将伤口分为化脓性和非化脓性两种,他在手术前严格要求清洁,手术中用沸水清洗伤口,使伤口容易愈合。赛尔萨斯(A. C. Celsus,公元前1世纪)首先采用丝线结扎止血法,并对炎性症状红、肿、热、痛等做出了形象的描述,且沿用至今。盖伦区别了动脉和静脉,阿维森纳(Avicenna,980—1037)写出举世闻名的《医典》,其中记载了骨折时石膏固定法、肿瘤的治疗原则等许多问题。1731年,法国创立了第一所外科学院,诞生了第一所对外科医生进行系统教育、培训的基地。19世纪40年代起,西方社会生产力的迅猛发展为西方外科学的发展创造了有利的条件,先后解决了手术疼痛、手术出血及切口感染等长期困扰外科发展的三大关键性难题,使现代外科学进入了突飞猛进的时代。

1. 关于手术疼痛问题 19世纪以前,没有麻醉,在强制下进行手术,患者极其痛苦,手术范围小、时间短,疼痛是困扰外科发展难题之一。1846年,Morton首先使用乙醚作为全身麻醉剂;1892年,Schleich用可卡因做局部浸润麻醉,因其毒性强,很快被普鲁卡因替代,此后麻醉药物及麻醉方法不断完善,为外科手术创造了良好的条件。

2. 关于手术出血的问题 16世纪以前,在没有麻醉下,手术出血主要靠烧红的烙铁来止血,患者的痛苦不言而喻。16世纪以后,处理战伤时开始使用线结扎血管进行止血;1872年Wells介绍了止血钳;1873年Esmarch在截肢时首先使用了止血带;1901年美籍奥地利病理学家Landsteiner首先发现ABO血型,从此可用输血来补偿手术时的失血;1915年德国Lewisohn用枸橼酸钠防止凝血,以后又有了血库的建立,为手术的广泛开展打下坚实基础。

3. 关于手术感染问题 手术感染也是阻碍外科发展难题之一。19世纪中叶以前,手术切口化脓被认为是一种必然现象,由于术后感染,当时截肢患者的手术死亡率高达40%~50%。1846年,Semmelweis首创在对产妇进行检查前用漂白粉洗手,使产妇死亡率由10%下降为1%;1867年Lister用苯酚溶液冲洗手术器械;1877年

Bergmann 首先采用蒸汽灭菌法,并对布单、敷料、手术器械的灭菌技术进行了深入的研究;1889 年 Fürbringer 倡导手臂消毒法;1890 年 Halsted 倡议戴手套进行手术,使无菌技术进一步完善;1929 年英国 Fleming 发现了青霉素;1935 年德国 Domagk 倡用百浪多息(磺胺类药),继而一系列抗菌药物的出现,为外科学的发展开辟了新的时代。

随着低温麻醉、输血补液、手术前准备和手术后处理、静脉高营养的应用,外科手术的范围进一步扩大并增加了手术的安全性。近年来随着血管外科的发展,显微外科技术的应用,使器官移植技术有了长足的进步。过去外科所能做的,仅限于对解剖结构破坏的、失去正常功能的或已坏死的器官的恢复或切除;现在我们已开始着眼于器官(解剖的、功能的)重建。

第三节　我国外科学发展史

中医外科学是我国临床医学的重要组成部分,包括疮疡、皮肤病、肛肠病和外科杂病。中医外科学具有悠久的历史。殷商时期已有"疾自、疾耳、疾止、疥"等外科病名的记载;周代就有了主治脓疡、溃疡、金疡和折疡的外科医师(称疡医);汉代杰出的外科学家华佗用"麻沸散"进行全身麻醉施行死骨剔除术和剖腹术等;张仲景的《金匮要略》对后世外科的发展也有很大的影响,如治疗肠痈、寒疝、浸淫疮、狐惑病等的方药,至今仍被临床应用;南北朝时的《刘涓子鬼遗方》是我国最早的外科学专著,其中对痈疽的鉴别诊断,金创、痈疽、疮疖、皮肤病等治疗已有了较为详细的总结;隋代巢元方等编写的《诸病源候论》是我国第一部病因病理学专著,该书对瘿瘤、丹毒、疔疮、痔瘘、蛇咬伤等外科病的病因病理学给予了系统论述;唐代蔺道人著的《仙授理伤续断秘方》是我国第一部伤科专著,对骨折整复固定方法和处理开放性骨折制定了需要注意的规则;宋代王怀隐所著的《太平圣惠方》中记载了砒剂治疗痔核;金元时期齐德之著有《外科精义》,总结了前人各种方书的经验,提出了内外结合、标本兼治的观点;到了明代,中医外科学的发展已相当成熟,名医名著很多,如《外科枢要》《外科发挥》《外科经验方》《外科理例》《疡科选萃》等,其中尤以陈实功的《外科正宗》影响最大,该书细载病名、治疗方法,条理清晰,内容充实;清代以后如祁广生的《外科大成》、陈士铎的《外科秘录》、顾世澄的《疡医秘录》等,更加完善和丰富了中医外科学系统理论及临床经验。

中华人民共和国成立后,根据中西医结合的方针政策,用现代科学技术来研究整理中医中药理论,取得了丰硕的成果,如针刺麻醉、中西医结合治疗急腹症、骨折、多脏器功能衰竭、肿瘤、痔瘘、脉管炎等方面都有显著成绩,为中医外科学走向世界打下了基础。

西医外科学在我国的发展不过百余年的历史,而且在中华人民共和国成立前发展极为缓慢和落后。中华人民共和国成立后,在中国共产党的领导下,我国西医外科学有了高速的发展。早在 20 世纪五六十年代,我国在救治大面积烧伤及断肢再植方面就取得了很大的成就。目前外科学各专业学科齐全,如腹部外科、胸部外科、骨外科、显微外科、烧伤科、心脏外科、神经外科、泌尿外科、老年外科、小儿外科、麻醉科以及许多二级学科。尤其是近年来,各种新设备和新技术的应用,加快了我国外科学的发展,显微外科、微创外科、器官移植等也有了长足的发展,均进入国际先进水平。

第四节 如何学好西医外科学

作为中医药类专业学生,在学习西医外科学这门课程时,首先必须熟悉课程的内容,培养学习西医外科学的自觉性和兴趣,在学习中"主动参与、善于思考、勤于动手",努力使自己做到中西结合、融会贯通;其次还必须坚持正确的学习方向、坚持理论与实践相结合、重视"三基"的学习和训练等职业素质培养。

1. 坚持正确的学习方向　西医外科学是西医院的主要学科,同时在许多中医院里西医外科学也发挥着越来越重要的作用。救死扶伤是医生的神圣职责,是广大医务工作者的道德准绳。中医药学专业学生,学习西医外科学的目的不仅是为了吸收西医外科学的知识,用科学的方法来继承、发扬、整理祖国的医药学遗产,丰富祖国中医药学宝库,而且是为了提高自身的综合素质、自身的诊疗能力,适应大型中医院诊疗工作的需要。在临床实践中,要学会应用中西医结合的方法来诊断和治疗常见疾病,善于取长补短、去粗取精,善于分析、发现自身的优势和不足,探索、创造出新的、更有效的外科治疗理念和治疗方法,为人类健康作出更大贡献。

2. 坚持理论与实践相结合　外科学是一门在医学理论指导下实践性很强的特殊学科。外科学的每一步进展,都体现了理论与实践相结合的原则。学习西医外科学既要认真学习书本上的理论知识,同时又必须亲自参加临床实践,做到"在学中做、在做中学"。要仔细观察外科患者各系统、各器官的形态学和功能的变化;要参加见习和各种诊疗操作;要分析实践中遇到的各种问题,通过思考将感性认识和理性认识有机地结合起来,从而提高我们发现问题、分析问题和解决问题的能力。

3. 重视"三基"的学习和训练　西医外科学的特点是以手术为主要治疗手段,因此,作为一个外科医生,既要有扎实的理论基础,同时又要具备娴熟的手术操作技巧和严格的无菌操作观念。从学习阶段开始,就要规范操作,对基本操作技术如切开、缝合、打结、止血、引流、换药等要多加训练,将有利于今后的临床工作。

(朱云根)

扫一扫
测一测

复习思考题

1. 根据病因,外科疾病可分为哪几类?
2. 非西医专业学生如何学好西医外科学?

第二章

无菌术和手术基本技术

 学习要点

无菌术、灭菌法、消毒法的概念；手术器械物品的消毒和灭菌；手术人员和患者手术区域的准备；手术中的无菌原则；外科手术常用器械的识别及使用；手术基本操作技能。

第一节 概 述

无菌术(asepsis)是临床医学的一项基本操作规范,对从事外科工作医护人员而言尤为重要。在人体及周围环境中微生物广泛存在,手术、注射、穿刺、插管、换药等侵入性操作中,微生物可通过以下途径引起手术伤口感染:①人体皮肤表面的细菌可经过伤口进入组织;②通过未消毒的手术器械、敷料和其他用品污染伤口;③空气中的细菌直接落入伤口;④人体鼻腔内的细菌可通过谈话、喷嚏或咳嗽引起的飞沫污染伤口;⑤人体的某些自然腔道(胃肠道、呼吸道等)本身存在着细菌,手术中可污染伤口引起感染。无菌术就是针对微生物及其感染途径所采取的一系列预防措施,主要由机械除菌法、灭菌法、消毒法、一定的操作规则和管理制度三项不可分割的部分组成。

1. 机械除菌法 是指通过刷洗、隔离或过滤方法,起到清洁、减少细菌数量及阻挡细菌扩散的作用,也是无菌术的重要组成部分。

2. 灭菌法 指预先用物理或化学方法,彻底消灭与手术区域伤口接触的相关物品上附着的一切活的微生物,包括芽孢。

3. 消毒法 指应用化学药液杀灭病原微生物和其他有害的微生物,并不要求彻底杀灭所有的微生物(如芽孢等)。主要用于手术区、术者手臂皮肤以及手术环境的准备等。

4. 操作规程和管理制度 为避免已经灭菌和消毒的物品、已做好无菌准备的手术人员或手术区再受污染所制定的方法。

总之,上述方法的配合使用,相互补充,能清除、杀灭所有致病微生物和有害微生物,防止手术伤口出现感染。

知识链接

无 菌 术

　　无菌术是临床医学的一项基本操作规范,其目的在于使医疗工作者在医疗过程中,掌握和运用"有菌观念,无菌操作"基本理论和基本操作技术,为临床医疗工作奠定坚实基础。无菌术贯穿于整个临床工作之中,正确应用无菌术是医护人员最基本、也是最重要的素质之一,每一位医护人员都应该掌握并应用好无菌术。外科无菌技术是手术成败的基础。

第二节　手术器械、物品的消毒和灭菌

　　手术用品必须绝对无菌,按照其种类不同,选用物理或化学方法进行灭菌或消毒。

【物理灭菌法】

　　物理灭菌法是临床主要的灭菌方法,包括高温、紫外线及电离辐射。目前常用的高温灭菌法有高压蒸汽、煮沸、干热三种,其中以高压蒸汽灭菌法最有效、最常用。

　　1. 高压蒸汽灭菌法　常用的是下排气式高压蒸汽灭菌器,它由一个具有两层壁的耐高压的锅炉构成。当蒸汽进入消毒室内,不断积聚压力,温度随之升高。蒸汽压力达 104.0~137.3kPa 时,温度可达 121~126℃,持续 30 分钟,通常可杀灭包括具有极强抵抗力的细菌芽孢在内的一切微生物;预真空式蒸汽灭菌器由于灭菌室内先经抽吸呈真空状态,蒸汽进入后分布均匀,灭菌所需时间更短,对物品损害更小。

　　(1)临床应用:适用于耐高温的钝性金属器械、玻璃、橡胶制品及敷料等物品的灭菌。因各种物品传热速度不同,灭菌所需时间不同(表 2-1)。

表 2-1　各类物品灭菌所需压力、温度与时间

设备类别	物品类别	蒸汽压力(kPa)	温度(℃)	所需时间(分钟)
下排式	器械、玻璃、搪瓷	104.0~137.3	121	20~30
	橡胶	104.0~137.3	121	15~20
	敷料	104.0~137.3	121	30~45
	药液	104.0~137.3	121	20~40
预真空式	器械、敷料、玻璃、搪瓷	205.8	132~134	4~6

　　(2)注意事项:①专人负责,规范操作,经常维护。②包裹体积不宜过大,限于40cm×30cm×30cm 以内,包扎不宜过紧。③包与包不宜排列过紧,以免妨碍蒸汽透入。④于包外、包内各预置一条指示纸带来检查灭菌效果。当压力和温度达到灭菌要求并维持 15 分钟,指示纸带即出现黑色条纹,表示已达到灭菌效果。⑤已灭菌物品应标明日期,并与未灭菌的物品分别存放;注明有效期,通常为 2 周;若潮湿或过期应重新灭菌。

　　2. 煮沸灭菌法　煮沸灭菌法简便易行,适用于耐热、耐湿的物品灭菌。

　　(1)方法:将钝性金属器械、玻璃、搪瓷制品及橡胶类物品等放在水中煮沸至100℃,持续 20 分钟,能杀灭一般的细菌,超过 1 小时能杀灭带芽孢的细菌。若水中放

入碳酸氢钠,成为 2% 碳酸氢钠溶液,沸点可提高到 105℃ ,灭菌时间可缩短为 10 分钟,且可防锈。高原地区因气压低,沸点下降,宜用高压锅煮沸灭菌。此时水的沸点温度为 124℃ ,10 分钟可达灭菌效果。

(2)注意事项:①物品应完全浸没在沸水中;②缝线、橡胶类应在水煮沸后才放入,维持煮沸 10 分钟即可取出;③玻璃类物品先用纱布包妥,再放入冷水中逐渐加温煮沸,以免因骤热而爆裂,其中玻璃注射器应将内芯抽出,分别用纱布包裹;④煮沸器锅盖应密闭,以保持沸水的温度;⑤灭菌时间从水煮沸后算起,若中途加入物品应重新计算灭菌时间。

3. 干热灭菌法　适用于耐热,不耐湿,蒸汽或气体不能穿透的物品。如粉剂、油剂玻璃等物品的灭菌。温度 160℃ ,灭菌时间为 2 小时,170℃ 为 1 小时,180℃ 为半小时。

【化学药液消毒灭菌法】

目前用于无菌术的化学药液,当其浓度较低或作用时间较短时,只能消毒;若提高药液浓度或延长作用时间,多可灭菌。适用于皮肤的消毒和不耐高温灭菌的锐利的金属器械、内镜、缝线、有机玻璃制品等物品的灭菌。常用的化学消毒灭菌剂有以下几种。

1. 70% 乙醇溶液　杀菌力较强。常用于皮肤的消毒,也有脱碘作用。浸泡器械需 30 分钟以上,每周过滤并核对浓度一次。

2. 2% 戊二醛溶液　适用于金属锐器、显微器械、导管等灭菌,浸泡 30 分钟达到消毒效果,10 小时达到灭菌效果。药液每周更换一次。

3. 2.5%~3% 碘酊　杀菌力强,但刺激性大,现已少用,婴幼儿、黏膜、面部会阴部皮肤与伤口内禁用。

4. 0.1% 氯己定溶液　浸泡锐利器械,时间为 30 分钟,灭菌效果满意。

5. 络合碘(碘伏、碘络酮)　广谱强效消毒剂,作用持久,毒性低,不致敏,对皮肤、黏膜、伤口无刺激,不需脱碘,已广泛用于临床。用于器械浸泡灭菌时,浸泡 10~30 分钟。

注意事项:①浸泡物品须去油脂、洗净擦干;②消毒物品应全部浸没在药液中,有轴节应打开;③使用前将浸泡的物品用无菌生理盐水或蒸馏水彻底冲洗,以免药液对机体造成损害。

对于不耐高温、湿热的电子仪器,专用器械、内镜、心导管等可用化学气体灭菌法。目前主要采用的化学气体灭菌法有环氧乙烷气体法、过氧化氢等离子体低温法和低温甲醛蒸气法。电离辐射灭菌法是利用放射性核素 ^{60}Co 发射的 γ 射线或电子加速器产生的高能电子束穿透物品进行辐射灭菌。适用于不耐热的物品灭菌,如橡胶、塑料、高分子聚合物(一次性注射器、输液输血器等)、精密医疗仪器、生物医学制品、节育用具等。

第三节　手术人员和患者手术区域的准备

一、患者手术区的准备

目的是清除拟行切口处及其周围皮肤上的暂居菌,并抑制常居菌的移动。

【皮肤的一般准备】

1. 皮肤清洁　术前除洗澡、更衣、修剪指甲外,要重视手术区皮肤的清洁,注意清除腋、脐、会阴等处污垢。

2. 手术区剃毛发　剃除切口部位汗毛,头部手术应剃去术侧或全部头发,颈部手术剃除胡须,腹部手术剃除阴毛,一侧肩部、胸部手术剃除同侧腋毛,小儿只需剃去头发。备皮时勿伤及皮肤,剃毛时间以接近手术时为佳。

【手术体位】

手术体位的安置应能充分显露手术野,不影响麻醉,又要使患者舒适,避免神经受压等并发症的发生。不同部位的手术有其特殊要求(图2-1~图2-11)。

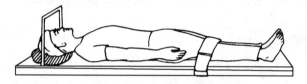

图 2-1　仰卧位

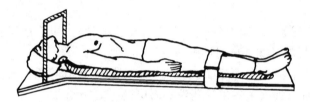

图 2-2　头后仰卧位

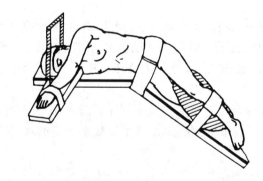

图 2-3　肾侧卧位

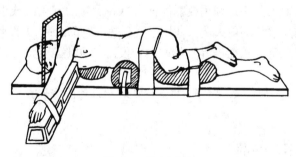

图 2-4　胸侧卧位

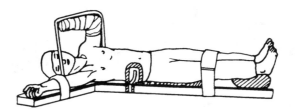

图 2-5　半侧卧位(30°~50°)

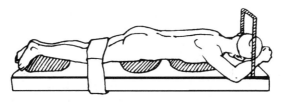

图 2-6　脊椎俯卧位

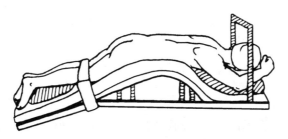

图 2-7　弓形俯卧位

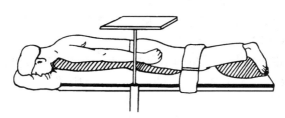

图 2-8　头低俯卧位

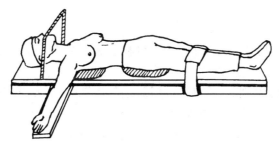

图 2-9　乳腺手术体位

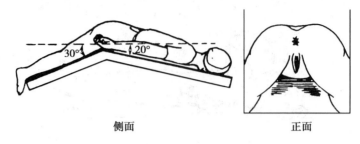

图 2-10　折刀位

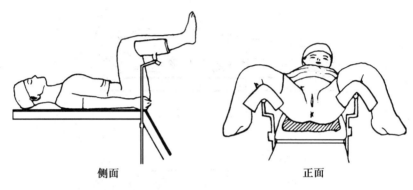

图 2-11　截石位

【皮肤消毒】

1. 消毒范围　各手术区消毒范围不同,但一般不应小于切口周围 15cm。如手术有延长切口的可能,应适当扩大消毒范围(图 2-12)。

2. 消毒方法　常用的皮肤消毒方法有三种。

(1)皮肤消毒常用 2.5%碘酒涂擦皮肤一遍,略干后再用 70%乙醇溶液脱碘两次。

(2)10%络合碘涂擦皮肤 2~3 次。

(3)婴幼儿、面部、会阴部、外生殖器及植皮时,供皮区的皮肤用 0.75%吡咯烷酮碘、0.1%氯己定或 0.1%苯扎溴铵溶液消毒三遍。会阴部应先用肥皂水擦洗,清水冲净,拭干后再消毒。

3. 操作要点　①自手术区中心向周围顺序涂擦;②前、后两次涂擦处应有部分重叠,不留未消毒的空白皮肤;③感染伤口或肛门手术区的消毒,应由外向内反向涂擦,以免扩大污染范围。

【铺无菌巾、单】

手术区皮肤消毒后,铺盖无菌巾、单(可在手术区先贴上无菌保护薄膜),只显露切口部位,以避免和减少手术中的污染。

(1)铺单的无菌原则:①要有两层以上的无菌巾、单的覆盖。②术者未穿手术衣时,无菌巾先铺在对侧或相对不洁区;已穿手术衣,则先铺术者同侧的手术区,后铺对侧或相对不洁区。③无菌巾一经铺下,不应再移动,确有需要也只能由手术区向外移。④所铺无菌单的头端要盖过麻醉架,周边应下垂超过手术台边 30cm。

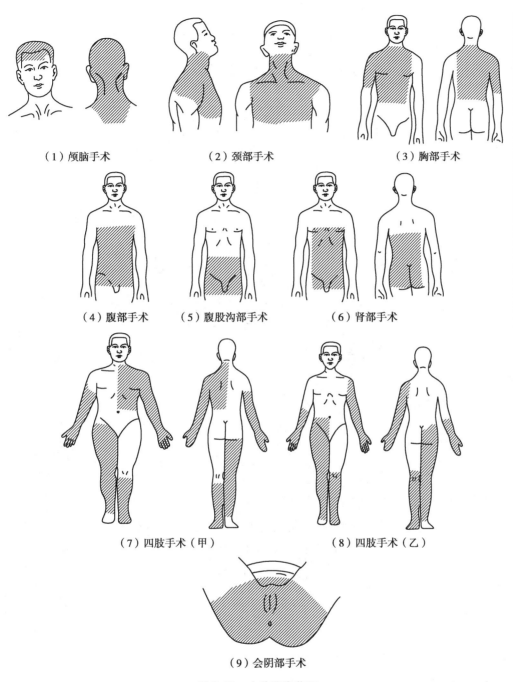

（1）颅脑手术　　　　（2）颈部手术　　　　　（3）胸部手术

（4）腹部手术　　（5）腹股沟部手术　　　（6）肾部手术

（7）四肢手术（甲）　　　　　　（8）四肢手术（乙）

（9）会阴部手术

图 2-12　皮肤消毒范围

　　（2）铺单程序：①一般由第一助手洗手未穿无菌手术衣时执行。②先铺四块无菌巾且用巾钳固定其交角处；术者再次泡手或涂擦消毒液，穿手术衣、戴手套。③在器械护士的协助下，再铺手术区上、下两块中单，加盖大孔单。④上、下肢手术，手术区皮肤消毒后，先在肢体下铺双层无菌中单布；肢体近端手术，消毒后用双层无菌巾将手（足）包裹；手（足）手术，消毒后应将肢体近端用无菌巾包绕(图 2-13)。

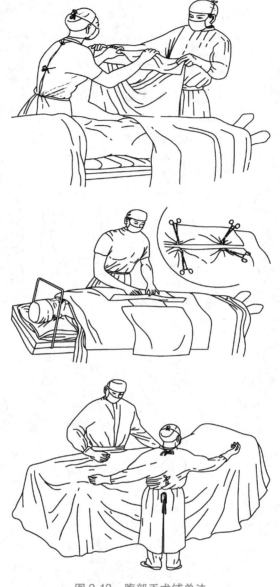

图 2-13　腹部手术铺单法

二、手术人员的术前准备

【一般准备】

进入手术室的手术人员,先更换手术室内专用的鞋、衣裤,戴帽(不露头发),口罩(盖住鼻孔),剪短指甲,去除甲缘下的积垢。用普通肥皂和流水清洗手臂。凡手部和臂部皮肤有破损或感染者不能参加手术。

【手、手臂消毒】

包括清洁和消毒两个步骤。能清除皮肤表层的暂居菌,将常居菌减少到最低程度,抑制微生物的快速增殖。常用的方法有碘伏、碘尔康、灭菌王等刷手法。

1. **碘伏刷手法**　先用肥皂水刷洗双手、前臂至肘上 10cm,两遍共刷洗 5 分钟,清水冲净、擦干。再用 0.5% 碘伏纱布涂擦手和前臂两遍。

2. 碘尔康刷手法　先用肥皂水刷洗双手、前臂至肘上 10cm，共 3 分钟，清水冲净擦干；再用 0.5% 碘尔康纱布涂擦手和前臂一遍。

3. 灭菌王刷手法　灭菌王属不含碘的消毒液。先用清水冲洗双手、前臂至肘上 10cm 处；再用无菌刷蘸灭菌王溶液 3~5ml，刷洗双手和前臂 3 分钟，流水冲净擦干手臂，后用灭菌王纱布涂擦手和前臂。

注：近年来主张用皂液或洗手液按"七步洗手法"彻底清洗手臂后，然后用消毒剂按上述顺序刷洗手臂 3 分钟，即可达消毒目的。七步洗手法即按顺序洗手掌、背侧指缝、掌侧指缝、指背、拇指、指尖、手腕和手臂。

传统的肥皂水刷手法现已被新型消毒剂刷手法所替代。其步骤如下：①普通肥皂水洗至肘上 10cm。②取无菌软刷蘸浓肥皂水刷洗。自指尖至肘上 10cm，采用两手、前臂、上臂分段、交替刷洗顺序，着重刷洗甲缘、甲沟、指蹼及皮肤皱纹处。③刷毕用清洁流水将肥皂液冲净。此时指尖朝上，肘部朝下。④另取软刷按同法刷洗两次。3 次刷手共需 10 分钟左右。⑤刷洗完毕擦干，将双手臂至肘上 6cm 处在 70% 乙醇溶液或 0.1% 苯扎溴铵溶液中浸泡约 5 分钟。

【穿无菌手术衣和戴无菌手套】

因手臂消毒不能消灭藏于皮肤深处的常居菌，在手术过程中，这些细菌可移至皮肤表面。故手臂消毒后，还需穿无菌手术衣，戴无菌手套，防止污染手术切口。

1. 穿无菌手术衣　其要点如下（图 2-14）：

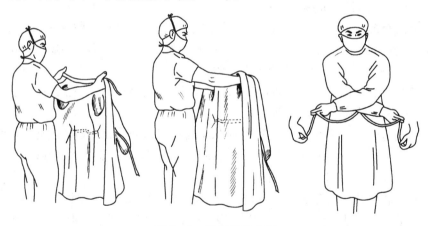

图 2-14　穿无菌手术衣

（1）取出无菌手术衣，于室内空旷处双手提起衣领两角，轻轻抖开并使衣的内面朝自己，勿接触未灭菌物品。

（2）将手术衣轻轻向上抛起，两手插入衣袖内，双臂向前伸，由旁人从背后协助拉紧衣角，系好衣带，稍弯腰，使腰带离开手术衣后，双臂交叉提起腰带置于身侧，再由旁人在身后系紧。要求术者在无菌手术衣内面操作完成穿手术衣，而不接触手术衣的外面。

2. 戴无菌手套　其要领如下（图 2-15）：

（1）取出手套夹内的滑石粉包，将其抹匀在双手上。

（2）提起两只手套的翻折部，一般先戴好右手，再用已戴好手套的右手第 2~5 指尖插入左侧手套翻折的鞘内，戴好左手。

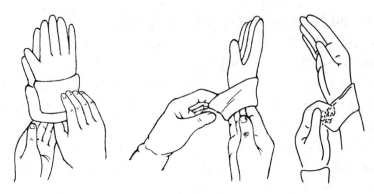

图 2-15　戴无菌手套

(3)将手套的翻折部翻回盖住手术衣袖口。

(4)最后用生理盐水洗净手套外面的滑石粉。若手套未戴平整,可用生理盐水纱布抹平。要求术者在手套的内面操作完成戴好无菌手套,不允许接触手套的外面。

第四节　手术进行中的无菌原则

通过手术人员及患者手术区域的准备后,已为手术提供了无菌操作的环境。但是在手术进行中,全体参加手术的人员还必须执行无菌操作规则,才能确保手术在无菌条件下顺利进行。具体原则如下:

1. 分清有菌与无菌区　手术人员已经洗手穿无菌手术衣和戴无菌手套后,肩以下、腰以上、胸部腋前线以前、双手、前臂及手术台缘以上属无菌区。除此以外均视为有菌地带,无菌区及无菌物品不能与之接触。

2. 严格无菌操作　不允许通过手术人员背后传递手术用品,也不要从手术台面以下拾回坠落的器械物品重新使用。

3. 防范污染　在手术中若有手套破损或触到有菌部位,要及时更换。如前臂或肘部触碰有菌区,应立即更换无菌手术衣或加套无菌袖套;无菌巾一旦湿透,即失去有效隔离作用,应随时加铺干的无菌布单。

4. 在皮肤切开及缝合皮肤前,常规使用70%乙醇溶液或络合碘再消毒皮肤一次。

5. 皮肤切缘要用无菌巾或大纱布垫遮盖,并用巾钳或缝线固定,只显露手术切口。

6. 手术中,同侧手术人员若需调换位置时,其中一人先稍后退,再背靠背地转身至另一位置,以免触及对方背部非无菌区。

7. 手术开始前清点手术台上器械、敷料、线卷等,如数登记;术中有增添也应累计;术毕应检查胸、腹等体腔,核对无误才能关闭切口,以免物品遗留腔内。

8. 参观手术人员一般不超过2人,且不要与手术人员靠得太近或站得过高;不要在室内频繁走动,以免增加污染机会。

9. 不要面对手术区谈话、咳嗽、喷嚏,流汗时将头偏向一侧,由他人协助擦净。

10. 切开空腔脏器前,要先用纱布垫保护周围组织,以防止或减少污染。

11. 连台手术时,更换手术衣、手套的步骤:先脱手术衣,后脱手套,脱手套时,手不与手套外面接触;常规手臂消毒,重新穿无菌手术衣、戴无菌手套。

第五节　手术室的设置、消毒和管理

【手术室的设置】

1. 手术室的位置及布局　手术室尽量安排在楼房的较高层,便于保持清洁,光线充足恒定;一般靠近外科、妇产科、五官科病房,有利患者接送。手术室要分成有菌区、无菌区和两者之间的缓冲地带。至少要分设无菌和有菌手术室,有条件可设置更衣室、卫生间、办公室、洗手间、器械室、敷料间等。室内装修要便于清洁、消毒、防虫蝇。

2. 必需的医疗设备　应有手术台、无影灯、麻醉机、输液架、氧气瓶、吸引器、药品等。有条件可安装空调、空气过滤器、杀菌用超声波等,以保持室内空气新鲜洁净,温度、湿度适宜。要装备呼吸、循环、血气分析、血液电解质监测仪等,保证手术、麻醉更加安全。

3. 农村基层医疗单位或紧急状况下,也应选择地势高、相对安全、污染少、有水源的地方建立简易手术间。因地制宜,布置室内:房顶、墙壁、门、窗挂洁净的白布单,以防虫蝇、灰尘进入;地面喷洒 10% 漂白粉,既能消毒又可防止尘土飞扬。在无电源照明时,可利用自然光或手电筒替代。

【手术室的无菌管理】

严格执行和自觉遵守必要的规章制度,以保证手术在无菌条件下进行。

1. 凡进入手术室的人员,均应换用手术室的衣、裤、鞋、帽和口罩。患有上呼吸道感染及其他急性感染者不许入内,必须进入者,宜戴双层口罩。

2. 手术室内不得大声喧哗,以免干扰手术或影响患者的情绪。

3. 同一手术室在一天内,应安排无菌手术先做,有菌手术后做,特殊感染最后做。

4. 每次手术结束后,都应及时清除污染、杂物,彻底洗刷地面。每周大扫除 1 次。并定期用紫外线照射 2 小时,或乳酸熏蒸空气消毒 30～60 分钟。特异性感染术后用 40% 甲醛溶液按每立方米空间用 2ml 配高锰酸钾 1g,关闭门窗 12 小时熏蒸消毒;铜绿假单胞菌感染术后,先用乳酸进行空气消毒后再清扫;乙肝患者术后,地面和手术台等处可用 0.1% 次氯酸钠溶液擦洗消毒。

第六节　手术基本技术

一、外科手术基本器械及其应用

外科手术基本器械是指各种手术都必须使用的器械。熟练掌握其使用方法是正确完成手术基本技术操作的保证。

【常用的基本手术器械】

包括手术刀、手术剪、手术镊、持针器、缝针、组织钳、血管钳、巾钳、海绵钳、牵开器等。

1. 手术刀(scalpel)　由可自由装卸的刀柄和刀片组成。

(1)用途:主要用于切开组织和锐性分离,也可用刀柄做组织的钝性分离。

（2）操作：用时，以持针器钳夹刀片前端背侧，将豁口对准刀柄的纵形槽沟向后拉进，将刀片卡入。拆卸刀片时，则用持针钳将刀片后端背面夹住并稍抬起，向前退出（图2-16）。

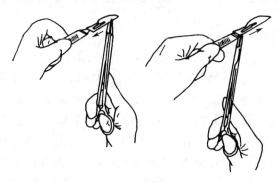

图2-16　手术刀片的安放、拆卸

（3）执刀方式（图2-17）：有下列4种：①指压式（抓持式或餐刀式）：执刀时，示指压在刀背上，用于切开较坚韧的皮肤、肌腱等组织；②持（执）弓式：用于切口大用力较大的皮肤切口，如腹部皮肤切口；③执笔式：常用于精细操作，如解剖血管、神经、切开腹膜等；④反挑式（挑起式）：执刀姿势同执笔式，但刀刃向上，以免伤及深部组织，用于各种脓肿、胆总管前壁、气管切开。

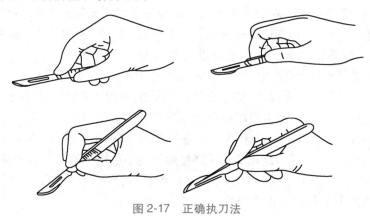

图2-17　正确执刀法

2. 手术剪（scissors）　分为两种（图2-18）。

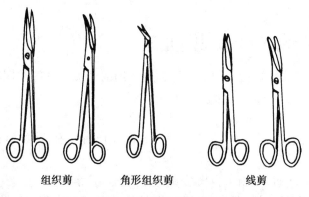

组织剪　　　　角形组织剪　　　　线剪

图2-18　手术剪种类

（1）组织剪：其尖端较钝圆，用于剪开软组织和沿组织间隙作锐性分离。一般分为直、弯两种。直剪用于浅部手术操作，弯剪则用在深部组织的解剖。

（2）线剪：尖头或一钝一尖的直剪。用于剪线、敷料、引流物等。

正确的执剪方法（图 2-19）：以拇指和环指分别伸入剪柄的两个环内，中指置于剪环的前方，示指压在剪轴处，起稳定和定向的作用。

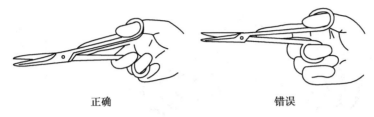

正确　　　　　　　　　　　　错误

图 2-19　正确持剪法

3. 手术镊（forceps）　用于夹持、稳住或提起组织。分两种（图 2-20）。

（1）有齿镊：用于夹持较坚韧的组织，如皮肤、筋膜等，有一定的损伤性。

（2）无齿镊：用于夹持较脆嫩的组织（血管、神经、黏膜等）。

正确持镊方法（图 2-21）：用左手拇指与示指、中指相对，紧贴在镊臂的粗糙处，操作方便、灵活、稳妥。

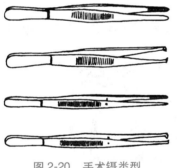
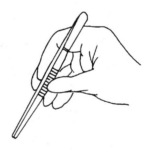

图 2-20　手术镊类型　　　　　　图 2-21　正确持镊法

4. 持针器（needle holder）　夹持缝针用于缝合。外形似直血管钳，但钳头较宽而短（图 2-22）。使用方法：以其尖端夹持缝针的中、后 1/3 交界处，夹针的钳尖端稍露于针外，钳与针的内夹角稍大于 90°，便于操作。执持针器的方法多用掌握法（图 2-23）。

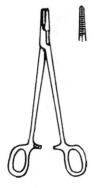
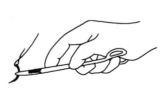

图 2-22　持针器　　　　　　图 2-23　掌握法执持针器

5. 缝针(suture needle)　有两种(图 2-24)。

(1)三棱针:用于缝合较坚韧的皮肤、韧带等。

(2)圆针:用于缝合较脆嫩的血管、神经、脏器等。

6. 组织钳(tissue forceps)　钳尖有鼠齿状小齿,故又称鼠齿钳(图 2-25)。常用于钳夹、牵引软组织、阑尾系膜等,也可用于钳夹纱布垫。

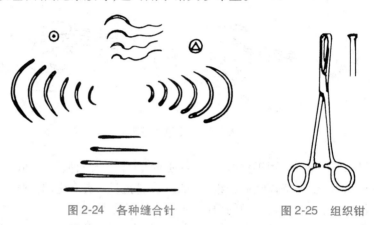

图 2-24　各种缝合针　　　　　图 2-25　组织钳

7. 血管钳(artery forceps)　主要用于钳夹出血点或血管,也用于钝性分离组织、牵引缝线、拔针等,常用的有三种(图 2-26)。

(1)无齿血管钳:分直、弯两种,有大小、长短不同规格。直血管钳用于浅部止血或协助拔针;弯血管钳用于深部止血。

(2)蚊式血管钳:分直、弯两种。用于精细手术的止血及解剖。

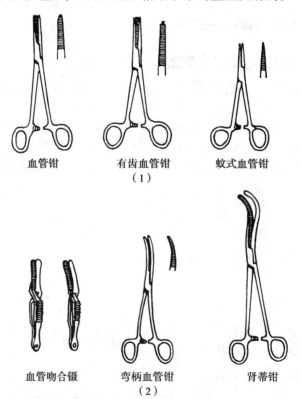

血管钳　　　　　有齿血管钳　　　　蚊式血管钳
(1)

血管吻合镊　　　弯柄血管钳　　　　肾蒂钳
(2)

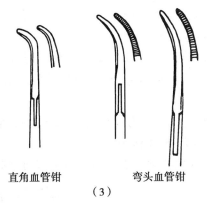

直角血管钳　　　　弯头血管钳

（3）

图 2-26　各种类型血管钳

（3）有齿血管钳：尖端有锐齿。用以夹持较厚的组织及易滑脱的组织内出血血管，如肌肉、胃肠壁内血管。

血管钳止血时注意事项：用钳尖夹住出血点，尽量少夹周围组织。血管钳不能夹持皮肤，以免造成损伤。

8. 巾钳（towel clip）　常用于钳夹固定手术巾（图 2-27）。

9. 卵圆钳（ring forceps）　分两种（图 2-28）。

（1）有齿卵圆钳：多用于夹持纱布块、棉球等，作皮肤消毒用，也可用于夹持递送无菌物品。

（2）无齿卵圆钳：不损伤组织，可用于夹提胃肠等脏器，使用时不要扣紧。

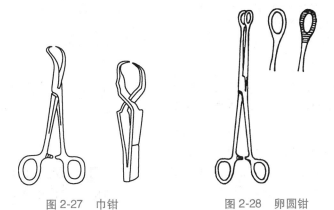

图 2-27　巾钳　　　　　　　图 2-28　卵圆钳

执钳方法与执剪相同。开钳方法是：右手开钳时，用已套入钳环口拇指反向挤压同时内旋；左手开钳时，拇指、示指持住一个环口，中指和环指稍加压对顶，即松开（图 2-29）。

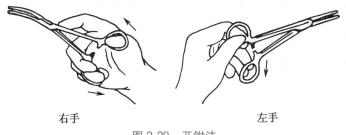

右手　　　　　　　　　　左手

图 2-29　开钳法

10. 探针(probe) 分两种(图 2-30)。

(1)圆形探针:用于探测瘘管或组织内异物。

(2)有槽探针:探测或引导组织切开,以免伤及深部组织。

11. 拉钩(retractors) 用于牵开组织,以显露深部组织和脏器。分两类(图 2-31)。

(1)手持拉钩:有三种,包括①爪形拉钩用于牵开皮肤、瘢痕、骨等坚硬易滑组织;②直角拉钩用于牵开腹壁;③S 形拉钩用于牵开内脏等。

(2)自动拉钩:可代替人力持续牵引。如三翼腹壁固定牵开器等。

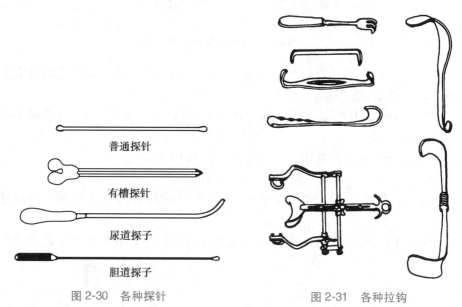

普通探针

有槽探针

尿道探子

胆道探子

图 2-30 各种探针   图 2-31 各种拉钩

12. 吸引器(suction) 由吸引器头、橡皮管、抽吸器的负压瓶连接而成。用于吸除手术野的血液、脓液、分泌物及冲洗液等。

【缝线】

常用结扎血管和缝合组织的缝线有两类。

1. 丝线 用于出血点的结扎和各种组织(如皮肤、筋膜、肌腱、血管、神经等)的缝合。型号:7-0~10,零数越多,线越细,号数越大,线越粗。结扎出血点、缝合皮肤、皮下组织常采用 1 号丝线,缝合筋膜、肌肉、腹膜等采用 4 号线。在体内不可吸收而残留。

2. 肠线 分普通与铬制两种。常用铬制肠线进行胃肠、膀胱及胆道等黏膜层的缝合。型号:7-0~7 号,常用 2-0~2 号。在体内能被吸收而消失。

二、手术基本操作技能

外科手术必须通过各种基本操作完成。无论手术怎样复杂,都是切开、显露、止血、缝合、结扎、引流等基本操作的综合运用,只是由于所处的部位不同,病理变化性质不一,在手术方法应用上有区别而已。因此,手术医生应重视手术基本功的练习和掌握。

【显露】

手术时充分显露是保证手术顺利进行的前提,只有充分显露手术野,看清病变情况,使局部解剖层次清晰和便于操作,才有可能达到目的。

1. 切开

(1)手术切口的要求:表浅部位手术切口可直接于病变部位之上或其附近作切口。深部手术切口要求做到以下几点:①切口选在病变附近,通过捷径显露患处,切口要够长且易于延长;②选择切口处应无重要血管和神经通过,以免切断重要血管神经;③愈合牢固,不易裂开,不易形成切口疝,不形成过多的瘢痕,能最大限度地恢复该处的功能和外貌。

(2)切开的要点(图2-32):①由浅入深,逐层切开:以腹壁切开为例,第一层切开皮肤时,刀刃与皮肤垂直切入,移动时转为45°斜角,1次切开皮肤、皮下组织,切口完成时,使刀又呈垂直位,切口要整齐,避免反复切割;②肌肉(或腱膜)应尽可能沿其纤维方向分开,需要时也可切断;③为防止伤及深部组织或器官,腹膜需用止血钳稍提起切一小孔,然后伸入两指保护深面的肠管,再向上、下剪开;④各层组织切开的长度应一致,忌外宽内窄。

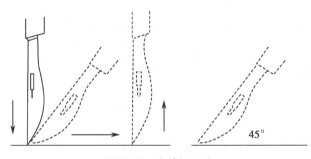

图2-32　皮肤切开法

2. 分离　指将组织和器官与邻近组织分开的操作。是显露和切除病灶的必要步骤。其方法有两种。

(1)锐性分离:使用刀、剪在直视下操作。常用于精细解剖和紧密粘连的分割。其优点是组织损伤少,但动作要准确、精细。

(2)钝性分离:利用钝性手术器械(如刀柄、血管钳等)或手指分离疏松结缔组织、肌肉、筋膜间隙及良性肿瘤。在实际手术中,多为两种方法互相配合运用。

【止血】

手术中止血是极重要的操作技术,手术者应熟练掌握各种常用的止血方法。

1. 结扎止血法　是最常用的永久性止血法,有单纯和缝合结扎两种。

(1)单纯结扎止血法:凡活动性出血点即用止血钳垂直对准夹住出血点(尽量少夹周围组织),随后用粗细适宜的丝线结扎,较大血管应作双重结扎。

(2)缝合结扎止血法(图2-33):适用于下列两种情况:①较大血管尤其是动脉出血或重要部位的止血;②钳夹的组织较多、结扎有困难或线结容易滑脱时。其操作要领:先钳夹离断血管或组织,在钳下做一"8"字贯穿缝合(二次贯穿点要尽量靠近而不直接穿过血管壁),并做三重结。

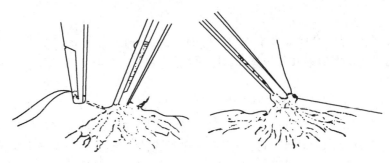

图 2-33 缝合结扎止血法

2. **压迫及填塞止血法** 采用手指、纱布块(或纱布垫)等压迫或填塞于出血部位。

(1)用于小静脉出血或创面渗血,热盐水纱布优于一般纱布。

(2)如果是深部创腔有大量渗血,病情危急时,可用纱布垫或大块凡士林纱条填塞于出血部位,暂时压迫止血。

3. **其他止血方法**

(1)电凝止血法:利用高频电流作用于出血处组织,使血液凝固而止血,常用于毛细血管的渗血、小动脉、小静脉出血的止血。

(2)局部药物止血法:使用促凝物质(如明胶海绵、纤维蛋白泡沫体等),填塞在一般方法难以止血的创面内止血,也可用于实质脏器的渗血及伤口止血。

(3)修补止血法:适用于大血管破裂时,如结扎血管会造成组织、器官的缺血坏死。

(4)金属夹止血法:有银夹和钛夹,常用于颅脑手术和内镜手术时夹闭较大血管。

【打结】

手术中结扎止血和缝合组织都需要以打结来完成。是外科手术中极重要的基本操作。

(1)结的种类:有三种,包括:①方结:由两个方向相反的单结组成。此种结最常用于结扎中、小血管和各种组织缝合的打结。②三重结:以方结为基础,再加上一个与第一个单结方向相同的单结构成。用于有张力的缝合、大血管的结扎或肠线的打结等。③外科结:第一结线绕 2 次,再打第 2 道结。此结较为牢固可靠。用于结扎大血管,但因费时故少用。

(2)打结方法:①单手打结法(图 2-34):以一只手操作为主(左、右手均可)。简便、迅速,故最常用。②持钳打结法或器械打结法(图 2-35):用持针器或血管钳代替单手打结。适用于手术野深、狭小或缝线较短时。

(3)打结要领:①两拉线点与结扎处成一直线;②拉线方向与结扎方向一致,否则易在结扎处折断或结扎不牢;③双手用力均匀,否则易成滑结;④打第二个单结时,不让第一个单结松动,可用血管钳轻轻夹住第一结扣,待第二结扣收紧时,再移去血管钳;⑤防止打成滑结或假结。滑结是打方结时,一线牵拉过紧,另一根线沿着其拉紧的线向下滑行而形成两个单结;假结则由两个相同方向单结组成。两者均易松散、滑脱。

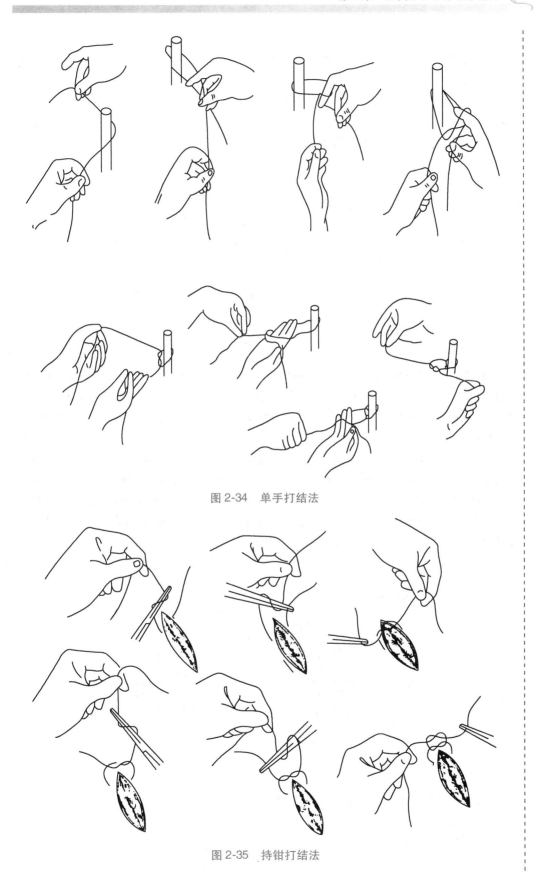

图 2-34 单手打结法

图 2-35 持钳打结法

【剪线与拆线】

1. 剪线 结扎血管或缝合组织后作结的线头均应剪断。其要领是按靠、滑、斜、剪的操作顺序进行。即在直视下以稍张开的线剪尖靠着拉成一直线的缚线下滑至结扣处,再将剪刀刃向上倾斜 25°~45°剪断。倾斜的角度大小取决于需要留下线头的长短。一般丝线留 1~2mm,肠线留 3~5mm,三重结留短些,结扎动脉者留长些。皮肤缝线留 1cm 左右,便于拆线。(图 2-36)

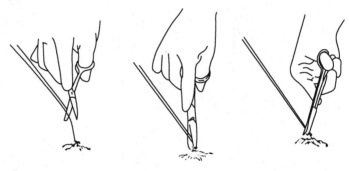

图 2-36 剪线方法

2. 拆线 皮肤缝线需要拆除。拆线时先用碘酒、75%乙醇溶液由内向外消毒缝线及周围皮肤,用无菌镊子或血管钳提起线头,将埋在皮内的线段拉出针眼之外少许,在该处用拆线剪将其剪断(即结下剪线),并从剪线方的对侧与切口垂直方向拔出,以免造成伤口裂开(图 2-37)。

皮肤缝合线拆除时间由切口部位、局部血供、年龄、营养状况决定。一般来说,头、面、颈部 4~5 日拆线;下腹、会阴部 6~7 日拆线;胸、上腹、背、臀部 7~9 日拆线;四肢 10~12 日拆线;减张缝合 14 日拆线;青少年可缩短时间;老年、营养不良可延长时间;较长的腹部切口,可分次拆线。切口一旦发生感染,拆线的时间应该提前。

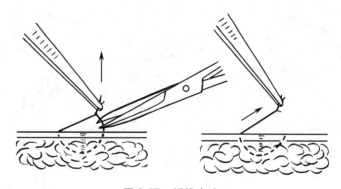

图 2-37 拆线方法

【缝合】

将切开的组织对合,以促进其愈合的措施称缝合。

1. 缝合的要领

(1)按解剖层次自深而浅逐层缝合。

（2）切缘对合要整齐、严密。缝线的针距、边距匀称。要求间断缝合皮肤的针距、边距 1cm 左右，筋膜约 3mm，肠吻合边距约 2mm，针距 1.5mm 左右。

（3）不留死腔，切口两侧被缝合的组织要等量，深度达切口的基底下。

2. 缝合的方法　常用的有三类：单纯、内翻和外翻缝合。每类又分间断与连续缝合两种。

（1）单纯缝合：要求将切口边缘平整对合。①单纯间断缝合：方法为从要缝合的伤口一侧进入组织，再从另一侧出针即可，每缝 1 针作 1 个结。常用于皮肤、皮下、筋膜、腱膜等组织的缝合。②单纯连续缝合：缝合始于切口一端，先以间断缝合作结，不剪断缝线，缝合过程中要逐针将缝线拉紧，连续缝合至切口的另一端再作结。优点是省时、组织内存留的线头少。常用于腹膜及胃、肠吻合的后壁缝合。③"8"字缝合：缝线斜形交叉缝合，行程似"8"字。若当缝线交叉于组织表面称外"8"字，当缝线交叉于组织深面则称内"8"字。多用于筋膜、横断肌肉及肌腱的缝合。④连续锁边缝合（毯边缝合）：以缝合互相交锁连续缝合，形似毛毯边缘。⑤减张缝合：采用粗丝线（10 号）或不锈钢丝，在缝线穿出皮肤后，再套上一段橡皮管，然后拉紧结扎。用于一般情况较差或切口张力较大估计不容易愈合的切口，以保证愈合良好和预防切口裂开（图 2-38）。

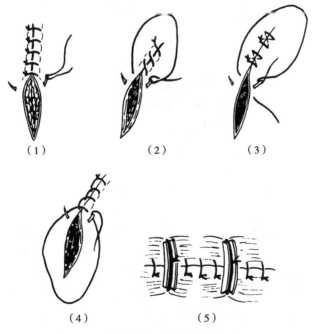

（1）　　　　　　（2）　　　　　　（3）

（4）　　　　　　（5）

图 2-38　单纯缝合

（2）内翻缝合：按"同边进、同边出，对边进、对边出"的行程缝合，使将要缝合的组织边缘朝内翻入，保持缝合处的外面光滑，内面粗糙。适用于胃肠吻合。分间断和连续两种：①浆肌层垂直褥式间断内翻缝合（Lembert 缝合法）：同侧浆膜、肌层及黏膜下层进针，与切缘垂直越过吻合口内层，缝线至对侧浆肌层穿出，不透过黏膜，不进入胃肠腔。用于胃肠道吻合时的内翻层缝合。②胃肠连续全层内翻缝合（Connell 缝合法）：以间断内翻缝合开始，先做与切口平行的全层缝合，后跨至对侧作同样行程的水平全层缝合。按此连续操作,并随即拉紧缝线,使肠壁或胃壁内翻,缝毕作结。常用于胃肠吻合时前壁的缝合或关闭肠道断端的缝合。③荷包缝合:环状缝合浆肌层。常用于空腔脏器小穿孔关闭、阑尾残端的包埋。若缝合疝囊颈,则缝线应穿过囊壁的全层(图 2-39)。

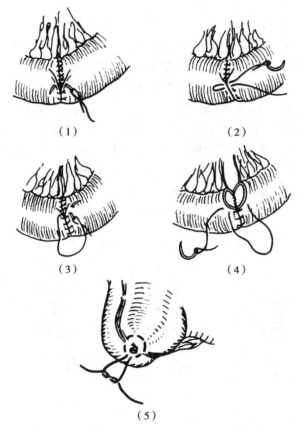

(1)　　　　　　　(2)
(3)　　　　　　　(4)
(5)

图 2-39　内翻缝合

(3)外翻缝合:按"同边进,对边出"的行程缝合,使要缝合的组织的边缘向外翻。切缘翻出,内面光滑,外面粗糙。分三类:①间断垂直外翻缝合:与切缘垂直的"同边进,对边出"的缝合方法。用于缝合松弛、多皱的皮肤(如阴囊、腋窝等处)。②间断水平外翻缝合:与切口平行的"同边进,对边出"的缝合方法。用于腹膜缝合、减张缝合及血管吻合等。③连续外翻缝合:不间断的"同边进,对边出"的缝合方法。常用于较大的血管吻合及腹膜缝合等(图 2-40)。

3. 辅助缝合法

(1)纤维蛋白黏合剂:属能吸收的生物制品,并有止血、覆盖创面、黏合组织的作用。用于无法缝合、缝后不愈合或需加固缝合处(如周围神经、小血管、肌腱)等的缝合。

(2)伤口黏合胶:系人工合成品。适用于除了出汗而潮湿的部位以外的各种皮肤伤口或切口(先做细丝线皮下组织缝合)。

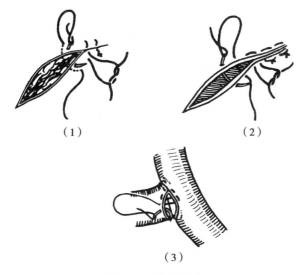

（1）　　　　　　　　　　（2）

（3）

图 2-40　外翻缝合

【引流】

引流是将创口或体腔中聚积的脓液、血液、分泌液等导引于体外的措施。正确的引流可防止感染的发生和扩散,促使炎症尽快消退,保证缝合部位良好愈合,减少并发症的发生。

1. 适应证

（1）脓肿或积液切开后留有残腔。

（2）切口污染严重。

（3）切口内或手术区渗血难以彻底制止。

（4）空腔脏器术后,缝合不满意有渗漏可能者;或肝、胆、胰和泌尿道手术后,为了防止胆汁、胰液或尿液从缝合处的渗漏。

（5）术后减压,如脑室引流、胸腔闭式引流、胆道内"T"管引流等。

2. 引流的分类

（1）被动引流:常用的有四种:①乳胶片引流:常用于表浅伤口的引流,1~2 天后可拔除。②干纱布或油纱条引流:多用于深部脓肿的压迫止血或引流脓液。术后第 3 天更换。③烟卷式引流:用乳胶膜包裹纱布条制成烟卷状,其表面光滑,刺激小,主要用于腹腔引流。每次换药时需转动 1~2 圈,并拔出少许剪短,以防粘连和影响引流。一般术后 2~3 天左右拔除。④管状物引流:以橡皮管、硅胶管、蕈形管、"T"形管等进行引流,常用于引流量较多的手术。引流物应固定在皮肤上,以防滑脱落;引流物不通过切口,以防切口感染;引流物最好不跨过血管神经;引流物宜放在液体引流的低位,气体引流的高位;引流物一般不宜久留,达目的后应及时拔出,因久留易致引流道感染。

（2）主动引流:利用负压作用将体内液体吸出。其优点是引流速度快,可防止逆行污染。分为闭式引流和半开放套管吸引引流等。

（王兴焱）

27

复习思考题

1. 什么是无菌术？包括哪些内容？
2. 简述手术进行中的无菌原则。
3. 患者手术区域的准备应注意哪些问题？
4. 手术人员刷手、穿手术衣、上手术台后的无菌范围是什么？
5. 简述手术人员刷手的方法(碘伏刷手法、碘尔康刷手法)。

第三章

PPT课件
03章PPT

麻　醉

学习要点

麻醉的概念和分类;麻醉前准备及用药;麻醉中和麻醉后的监测和处理;常用局部麻醉药物用法及其毒性反应的防治;局部麻醉、椎管内阻滞麻醉的操作要点、适应证、禁忌证及并发症的防治;全身麻醉并发症及防治。

扫一扫
知重点

第一节　概　述

疼痛的产生是一个复杂的过程,其感受依赖于感受器、传入神经和中枢神经。临床麻醉就是利用麻醉药物或其他方法使中枢神经系统或神经系统的某些部位受到暂时的、完全可逆的抑制,使痛觉暂时消失,保证手术、诊断及治疗工作安全顺利地进行。

随着西医学及麻醉学的发展,手术止痛已不是麻醉的全部内容,现今疼痛治疗、重症监测治疗、急救复苏、控制性降压、低温等都已成为麻醉学专业的重要内容。

在手术止痛应用中,依患者情况和手术需求,采用不同药物作用于不同部位,据此将临床麻醉方法分为:①全身麻醉;②局部麻醉;③椎管内麻醉;④基础麻醉;⑤复合麻醉。

第二节　麻醉前准备和麻醉前用药

一、麻醉前准备

充分的麻醉前准备,为的是增强患者对手术与麻醉的耐受力,保障患者安全,避免或减少围手术期的并发症。

【医生准备】

麻醉前必须访视患者,了解情况,评估全身情况,判断患者对麻醉的耐受力,制订适当的麻醉计划,根据手术和病情制订围手术期最佳处理方案。

1. **询问病史**　包括饮酒、吸烟、哮喘、过敏和用药史等。

2. **仔细查体**　重点是生命体征、心肺功能及对麻醉有影响的相关因素,如穿刺部位有无感染、脊柱有否畸形等。

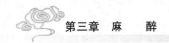

3. 查阅病历　包括实验室检查结果、临床诊断、拟行手术方式、手术时间等。

4. 与手术医师及时交流,就麻醉方案取得一致意见。

5. 评估术前患者身体健康状况(表 3-1),参考美国麻醉医师协会分类方法(ASA)。

表 3-1　ASA 病情分级和围手术期死亡率

分级	标准	死亡率(%)
Ⅰ	体格健康,发育营养良好,各器官功能正常	0.06~0.08
Ⅱ	除外科疾病外,有轻度并存疾病,功能代偿健全	0.27~0.40
Ⅲ	并存病较严重,体力活动受限,但能应对日常活动	1.82~4.30
Ⅳ	并存病严重,丧失日常活动能力,经常面临生命威胁	7.80~23.0
Ⅴ	无论手术与否,生命难以维持 24 小时的濒死患者	9.40~50.7
Ⅵ	确诊为脑死亡,其器官拟用于器官移植手术	—

【患者准备】

1. 心理准备　做好解释工作,解除患者对麻醉和手术的疑虑,消除患者的紧张情绪。

2. 改善或纠正病理生理状态　目的是使患者处于最佳状态提高对手术及麻醉的耐受力(详见第五章围手术期处理)。

3. 胃肠道准备　一般择期手术前 12 小时开始禁食,4 小时禁饮,防止呕吐物误吸而导致吸入性肺炎。

4. 麻醉用具及药品准备　麻醉前必须对麻醉用具、药品和监测设备进行准备和检查。

二、麻醉前用药

1. 麻醉前用药　用药目的:①消除患者对手术的恐惧和紧张心理,提高手术的安全性;②对抗或消除不良神经反射;③提高痛阈、降低痛感,增强麻醉效果;④对抗某些麻药的毒性反应;⑤抑制呼吸道腺体分泌,保持气道通畅。

2. 常用药物　①镇静、催眠药:具有镇静催眠、抗焦虑及抗惊厥作用,对局麻药的毒性反应也有一定的防治作用。常用药物有地西泮、咪达唑仑、苯巴比妥等。②镇痛药:具有镇痛、镇静作用,增强麻醉效果。常用药物有哌替啶、吗啡和芬太尼。③抗胆碱药:抑制腺体分泌,解除平滑肌痉挛和迷走神经兴奋对心脏的抑制及胃肠蠕动增强所致恶心、呕吐。常用药物有阿托品和东莨菪碱。

3. 用药方法　①成人全麻:阿托品 0.5mg,哌替啶 100mg,术前半小时肌内注射;②局部麻醉:苯巴比妥 100mg,哌替啶 100mg,术前 30 分钟肌内注射;③椎管内麻醉:阿托品 0.5mg,苯巴比妥钠 100mg,术前 30 分钟肌内注射。

第三节　麻醉期和麻醉后的监测和处理

一、麻醉期间的监测

患者在麻醉期间出现意外和并发症,部分原因是由于缺乏必要的生理指标的监测。因此,麻醉期间应密切观察患者的各项生理功能的变化并及时处理,以保证麻醉安全。

1. 一般监测 观察患者呼吸、脉搏、血压及神志的改变,每 5～10 分钟观测一次。

2. 特殊监测 主要用于危重患者或复杂性手术,包括心电图(ECG)、血氧饱和度(SpO₂)、动脉血气分析、中心静脉压(CVP)、肺毛细血管楔压(PCWP)、或左房压(LAP)等。

3. 麻醉深度监测 麻醉深度是指全麻药的控制作用与手术刺激反作用之间相平衡时所表现的中枢神经系统功能状态。临床上主要依据患者术中血压、心率、呼吸深浅和节律、眼部症状、肌肉松弛等体征判断麻醉深度。还可利用量化脑电图、诱发电位、食管下段收缩性等指标监测麻醉深度。

二、麻醉后的监测与处理

麻醉后监测生命体征、心电图、血氧饱和度等以判断患者呼吸、循环等方面的变化并分析原因,给予相应处理(详见麻醉并发症的处理及围手术期处理)。

第四节 常用麻醉药物及毒性反应

一、局部麻醉药

【分类】

局部麻醉药按其化学结构的不同,分为酯类和酰胺类。常用酯类局部麻醉药有普鲁卡因和丁卡因,酰胺类局药物有利多卡因和布比卡因。

【理化性质和麻醉性能】

1. 脂溶性与麻醉效能 脂溶性是局部麻醉药麻醉效能的决定因素,一般来说,脂溶性愈高,效能愈强。

2. 离解常数与显效时间 不同的局部麻醉药有其固定的离解常数(pKa),pKa 是局部麻醉药起效快慢的决定性因素,组织液的 pH 接近 7.4 的生理状态下,局部麻醉药显效时间快慢与 pKa 成反比关系。pKa 愈大,弥散性能愈差。

 知识链接

局部麻醉药的离解常数

局部麻醉药在水溶液中会发生解离,一部分成为非离子状态的碱基(B),另一部分成为离子状态的阳离子(BH⁺),二者的浓度取决于溶液的 pH,溶液的 pH 愈低,离子部分浓度愈高,非离子部分浓度愈小。当溶液中药物离子浓度与非离子浓度相等时,即各占 50% 时,溶液的 pH 称为该药的离解常数(pKa)。常用局部麻醉物都有其固定的 pKa,如普鲁卡因的 pKa 为 8.9,利多卡因的 pKa 为 7.8。当它们进入组织后,由于组织液的 pH 接近 7.4,故药物的 pKa 越大,非离子部分愈小。非离子部分具有亲脂性,易透过神经鞘等组织,其含量愈高,麻醉起效愈快,弥散性能愈好。故上述两药中,利多卡因的起效时间快,弥散性能好。

3. 蛋白结合率与作用持续时间 蛋白结合率大的局部麻醉药对神经阻滞作用时间较长。各种局部麻醉药的扩张血管作用与注射部位不同对局部麻醉药的阻滞作用时间及显效快慢也有影响。

根据局部麻醉药理化特点,又可将局部麻醉药归纳为三类:①麻醉效能弱、阻滞作用时间短的,如普鲁卡因;②麻醉效能与作用时间为中等的,如利多卡因;③麻醉效能强,作用时间长的,如丁卡因和布比卡因。

【局部麻醉药的不良反应】

1. 毒性反应 单位时间内血液中局部麻醉药浓度超过机体的耐受力而出现一系列不良反应。

(1)原因:①一次用量过大;②误注入血管内;③注射部位血管丰富,吸收增快;④患者体弱耐受力低。

(2)临床表现:主要表现为中枢神经系统和心血管系统毒性,一般表现为先兴奋后抑制。①兴奋型:谵妄、多语、心率增快、血压升高、肌肉震颤、抽搐等;②抑制型:嗜睡、呼吸困难、血压下降,甚至呼吸心跳停止。

(3)预防措施:①用药不超过限量;②根据患者状态和注射部位适当减量;③无禁忌者,适量加入肾上腺素,延缓吸收;④注药前须回抽,无回血方可注药;⑤麻醉前用镇静、催眠药,以减少毒性反应。

(4)救治关键:立即终止给药;对症处理,包括给氧和维持呼吸;躁动不安者,给予地西泮5~10mg肌内注射;惊厥者用2.5%硫喷妥钠溶液1mg/kg静脉注射;低血压者行静脉输液和麻黄碱或间羟胺等升压;心跳呼吸骤停者立即行心肺复苏。

2. 过敏反应 少见,酯类发生机会较酰胺类多。

(1)临床表现:使用少量局部麻醉药,即出现荨麻疹、喉头水肿、支气管痉挛、低血压及血管神经性水肿等,甚至危及患者生命。

(2)救治关键:停止给药,同时吸氧,给予抗组胺药物或肾上腺皮质激素;喉头气管水肿、呼吸困难者必要时行气管插管或气管切开;休克者,静脉推注肾上腺素0.2~0.5mg。

【常用局部麻醉药】

临床常用局部麻醉药及其作用强度、毒性、使用浓度、持续时间和最大剂量见表3-2。

表3-2 常用局部麻醉药比较

	普鲁卡因	丁卡因	利多卡因	布比卡因
pKa	8.9	8.4	7.8	8.1
脂溶性	低	高	中等	高
血浆蛋白结合率(%)	5.8	76	64	95
相对麻醉效能	1	10	4	10
毒性	1	12	4	10
组织穿透力	弱	最强	强	强
维持时间(小时)	1	3	2	5~6

续表

	普鲁卡因	丁卡因	利多卡因	布比卡因
主要用途	浸润麻醉 腰麻	表面麻醉 神经干阻滞 硬膜外麻醉	表面麻醉 神经干阻滞 硬膜外麻醉	神经干阻滞 腰麻 硬膜外麻醉
成人一次限量(mg)	1000	40[*]~80	100[*]~400	15[#]~150
常用浓度(%)	0.5~1	0.5~2	0.25~2	0.2~0.5

[*] 表面麻醉一次极限用量;[#]腰麻一次极限用量。

二、全身麻醉药

(一)吸入麻醉药

吸入麻醉药是指经呼吸道进入人体内并产生全身麻醉作用的药物。常用于全身麻醉的维持,有时也用于麻醉诱导。

【吸入麻醉药的评价】

吸入麻醉药最终以原形从肺中排出,主要从可控性、麻醉强度、对循环和呼吸的影响等方面进行比较。

1. 可控性 可控性与血/气分配系数有关,血/气分配系数愈小,麻醉药在血液内溶解度愈低,就容易控制其在中枢神经系统中的浓度。

2. 麻醉强度 一般以最低肺泡有效浓度 MAC(minimal alveolar concentration)表示,即指在一个大气压下同时吸入麻醉药与纯氧时,使 50% 患者在切皮时不发生摇头、四肢运动等反应时的最低肺泡浓度。MAC 与麻醉强度成反比(表3-3)

表3-3 常用吸入麻醉药的血/气分配系数与 MAC

药物	油/气	血/气	MAC(%)	代谢率(%)
氧化亚氮	1.4	0.47	105	0.004
氟烷	224	2.4	0.75	15~20
恩氟烷	98	1.9	1.7	2~5
异氟烷	98	1.4	1.15	0.2
七氟烷	53.4	0.65	2.0	2~3
地氟烷	18.7	0.42	6.0	0.02

3. 对心血管系统的抑制作用 现有强效吸入麻醉药,都有不同程度的扩张血管和降低心肌收缩作用。若患者有心功能不全时,此种负性作用表现突出,氟烷可增加心肌对儿茶酚胺的敏感性,易诱发心律失常。

4. 对呼吸的影响 现有强效吸入麻醉药均会产生剂量依赖性呼吸抑制,使通气量减少,呼吸频率增加,动脉血二氧化碳分压增加。

5. 对运动终板的影响 吸入麻醉药具有剂量依赖性肌肉松弛作用,与肌松弛药联合应用可减少肌松弛药的用量,增强肌松药的效果。

6. 对颅内压的影响 大多数吸入麻醉药均会导致颅内压增高,尤其是在快速提高麻醉药浓度时更为明显。

【常用吸入麻醉药】

1. 氧化亚氮(N_2O) 又名笑气,是麻醉效能最弱的吸入麻醉药,常需与其他强效吸入麻醉药联合应用,在短时间内应用,毒性很小,对循环系统基本上无抑制,对呼吸道无刺激,对肝、肾无影响。因此,N_2O适合肝、肾功能障碍及危重患者的辅助麻醉。

2. 恩氟烷(安氟醚) 化学性质稳定;麻醉效能较强;麻醉诱导快速,苏醒迅速而平稳;对呼吸道无刺激,不引起唾液和气道分泌物增多;有明显肌肉松弛作用;可使眼压降低,对眼内手术有利。对外周血管有轻度舒张作用,导致血压下降和反射性心率增快;深麻醉时脑电图显示癫痫样发作,诱导时偶可出现抽搐,有癫痫病史或颅内压高者禁用。

3. 异氟烷(异氟醚) 麻醉效能强,可使脑血管扩张,增加脑血流量,颅内压增高的作用较恩氟烷为轻;对心肌抑制较恩氟烷为轻,不引起心律失常;能够扩张支气管平滑肌;异氟烷不引起痉挛性脑电图;适用于颅脑手术,有心血管功能障碍及支气管哮喘者的麻醉维持。

4. 七氟烷(七氟醚) 麻醉诱导和苏醒迅速,不增加心肌对肾上腺素的敏感性,不刺激呼吸道等优点,故适合麻醉诱导。七氟烷麻醉效能较强,对心肌抑制作用与异氟烷相当,比恩氟烷弱,循环稳定,苏醒过程平稳。恶心、呕吐的发生率低,故也用于麻醉维持。

(二)静脉麻醉药

静脉麻醉药是指经静脉注射直接进入血液循环,作用于中枢神经系统而产生全身麻醉作用的药物。因诱导迅速、患者舒适、操作简便、便于掌握而广泛用于各种手术。

1. 硫喷妥钠 是超短效巴比妥类麻醉药,其镇静、催眠作用强;易透过血脑屏障,能降低脑耗氧量和颅内压,是开颅手术较理想的麻醉药。硫喷妥钠能强烈抑制交感神经,使副交感神经相对兴奋,麻醉中对气管的各种刺激易诱发喉痉挛或支气管痉挛。故严重呼吸功能不全,支气管哮喘、呼吸道梗阻患者禁用。注药前应用足量阿托品。

主要用于麻醉诱导,全身诱导用2.5%的水溶液,静脉注射量为4~8mg/kg。还用于一些短小手术,小儿基础麻醉。

2. 氯胺酮 能选择性抑制大脑联络径路和丘脑-新皮质系统,而兴奋边缘系统。注药后很快出现痛觉消失,但肌张力增强,可睁眼,意识部分存在,这种意识与感觉分离的现象称为分离麻醉。

氯胺酮增加脑耗氧量和颅内压、兴奋交感神经,患者术后可出现幻觉、复视等精神症状,故颅内高压、严重高血压、眼压高、癫痫、精神分裂症者禁用。

临床上主要用于体表小手术、烧伤、清创、换药、各种检查的麻醉,全麻诱导,休克时的麻醉。

氯胺酮静脉注射首次剂量为2mg/kg,5~30分钟追加1/3~1/2量,也可肌内注射,剂量为4~10mg/kg。

3. 异丙酚 具有镇静、催眠作用,有轻微镇痛作用。起效快,停药后苏醒快而完全。异丙酚对心血管系统有显著抑制作用,表现为血管扩张,血压下降,心率减慢,外周阻力和心输出量降低;对呼吸有明显抑制作用,表现为通气量降低和频率减慢,甚至呼吸暂停;对肝、肾功能无明显影响;对静脉有刺激。

用于全麻静脉诱导,剂量为1.5~2.5mg/kg;与其他全麻药复合应用于麻醉维持,用量为 6~10mg/（kg·h）；门诊手术的麻醉，用量 2mg/（kg·h）；亦可作为阻滞麻醉时的辅助药，剂量为 1~2mg/（kg·h）。对于血容量及严重的循环功能不全者慎用。

4. 肌肉松弛药 是一种选择性作用于神经-肌肉接头处的药物，可干扰神经-肌肉兴奋传递，使骨骼肌松弛，是全身麻醉中重要的辅助用药。肌松药的应用有利于全麻诱导时气管插管，并为手术操作创造良好条件。按其作用机制，可分为非去极化与去极化两大类。筒箭毒碱、阿曲库铵等为非去极化肌松药，琥珀胆碱为去极化肌松药。肌松药须在能提供机械通气的前提下使用。

第五节 针刺镇痛与辅助麻醉

针刺镇痛是在人体某些穴位或特定部位进行刺激以达到提高痛阈、镇痛效果。在此基础上辅以一定量的镇静、镇痛药物可施行某些手术或进行术后镇痛称为针刺镇痛辅助麻醉。

【针刺镇痛的特点】

1. 针刺镇痛的优点 ①适用范围广；②使用较安全；③操作简便，易于掌握；④便于术中医患的配合；⑤生理干扰少，利于术后恢复；⑥患者经济负担小。

2. 针刺镇痛的不足 ①镇痛不全、肌肉不够松弛、不能抑制内脏神经牵拉反射；②存在个体差异大的局限性。

3. 临床上大多用"针药复合麻醉"，即在针刺镇痛的同时辅以麻醉性镇痛药或复合应用其他麻醉药，可相应减少麻醉药物的用量而达到相同的麻醉效果，对患者生理功能的扰乱比单用药物轻，以保证患者在麻醉期间的安全，满足手术的需要。

【针刺镇痛辅助麻醉类型】

1. 按所取经穴部位 体针麻醉、耳针麻醉、头针麻醉、鼻针麻醉及面针麻醉。

2. 穴位刺激方法不同 手法运针麻醉、电针麻醉、穴位注射麻醉、指压麻醉、激光穴位照射麻醉。

【针刺镇痛辅助麻醉的临床运用】

目前针刺镇痛辅助麻醉除用于部分手术外，主要用于产科镇痛、术后镇痛和慢性疼痛等方面。

【操作程序】

1. 选择病例 临床上运用针刺辅助麻醉时，应选择针麻效果稳定的手术如甲状腺摘除术、拔牙术；对体质虚弱或药物过敏，不宜药物麻醉者，则可首选针刺辅助麻醉。

2. 术前准备 要了解患者的针感情况和对针刺的耐受力，必要时可进行针麻效果的术前预测、试针或是术中患者配合手术的训练等。

3. 选穴原则 一般选取患侧穴位；穴位数控制在 2~6 个；可体穴、耳穴组合使用；痛感强、有感染及易出血的穴位不宜选用；严格无菌操作。①体针常用选穴法：循经取穴、辨证取穴、邻近取穴和根据神经节段取穴；②耳针常用选穴法：采用基本穴、手术部位取穴和配穴相结合的原则。

4. 刺激方法 手法运针、电脉冲刺激法、穴位注射法和穴位按摩法等。

5. 辅助用药 为加强镇静、镇痛，提高麻醉的效果，可于术前及术中配合使用辅助用药，主要有镇静、镇痛和抗胆碱等药物。术前多可用苯巴比妥、地西泮等。

第六节　局部麻醉

局部麻醉简称局麻,是用局部麻醉药物暂时阻断某些部位神经的冲动传导,使受其支配的相应区域产生麻醉作用。其优点是简便易行、安全且并发症少,患者保持清醒,对重要器官功能干扰轻微。局麻适用于较浅表局限的中小型手术,如手术范围大、病情复杂,局麻难以奏效,则需考虑应用其他麻醉方法。对小儿、精神病或神志不清的患者,不宜单独使用。

【表面麻醉】

将渗透能力强的局麻药施于黏膜表面,使其透过黏膜阻滞黏膜下的神经末梢产生痛觉消失的方法称为表面麻醉。适用于眼、鼻、咽喉、尿道等处的浅表手术、检查和治疗性操作。常用药为1%~2%丁卡因溶液或2%~4%的利多卡因溶液。给药方法有滴注、涂敷、喷射、注射等。

【局部浸润麻醉】

将局麻药分层注射至拟行手术部位组织内,以阻滞神经末梢传导,称局部浸润麻醉。

注意事项:①掌握麻药浓度与剂量:普鲁卡因常用浓度0.5%~1%,成人一次用量不超过1000mg;利多卡因常用浓度0.25%~0.5%,成人一次用量不大于400mg。②一针技术:针斜面向下刺入皮内,注药后形成橘皮样隆起的皮丘。将针拔出,在第一个皮丘边缘再进针,如法操作形成第二个皮丘,如此在切口线上形成皮丘带,上述操作法的目的是使患者只有第一针刺入时的痛感。③分层注射:手术部位较深者,依次浸润皮肤、皮下、筋膜、肌肉,体腔手术尚需浸润腹(胸)膜后切开,直至病灶充分显露。④回吸无血方可注药,以免局麻药误注入血管引起毒性反应。⑤无禁忌者可加入少量肾上腺素,可减少渗血,延长麻醉时间,减少麻药吸收。⑥手术部位有感染或肿瘤部位不宜用局部浸润麻醉。⑦加压注射使药液在组织内形成张力,达到与神经末梢广泛接触,能增强麻醉效果。

【区域阻滞麻醉】

围绕手术区,在其四周及底部注射局麻药,阻滞进入手术区的神经干和神经末梢,称为区域阻滞麻醉。主要适合于肿块、小囊肿的切除及组织活检、腹股沟疝修补等门诊小手术。

区域阻滞麻醉操作要点及局麻药配制与局部浸润法相同。其优点在于:①避免直接穿刺病理组织;②可避免因局部浸润药液使小肿块不易扪及或局部解剖难以辨认而增加手术难度。

【神经干(丛)阻滞麻醉】

在神经干、丛、节的周围注射麻醉药,阻滞其冲动传导,使受它支配的区域产生麻醉作用,称为神经阻滞麻醉。它操作较简便,需药量少,效果好,且十分安全。但必须熟悉局部解剖,以免产生严重并发症。临床常用神经阻滞麻醉有指(趾)神经阻滞、臂丛神经、肋间神经阻滞、颈丛神经阻滞等。神经阻滞成功的关键在于熟悉局部解剖,正确运用体表、骨和血管等标志来确定穿刺入路、方向和深度。近年来,外周神经刺激器的应用,提高了神经定位的准确性和麻醉效果。

1. 指(趾)神经阻滞　先在指(趾)根一侧正中处,垂直进针直抵指(趾)骨,回吸无血才注药,阻断指神经,然后稍退针分别向指(趾)掌面和背面注药;按同法阻滞另一侧指(趾)神经,并使药液环绕指(趾)根。通常用2%普鲁卡因溶液或1%利多卡因溶液4ml左右,忌加肾上腺素。

2. 臂丛神经阻滞 臂丛神经由 $C_{5\sim8}$ 和 T_1 脊神经的前支组成。这些神经自椎间孔穿出后,经前、中斜角肌之间,从锁骨的外下方于第1肋骨上面穿过,经腋窝分布于上肢,支配上肢的感觉和运动。臂丛神经由椎前筋膜形成的三角形管鞘包膜,该神经血管鞘向腋窝延伸即为腋鞘。在成人鞘内任何部位注入1%~1.5%利多卡因溶液20~30ml(加肾上腺素),可使臂丛神经阻滞2小时左右。临床上臂丛神经阻滞,可经肌间沟、锁骨上路或腋路操作,阻滞部位越高,上肢麻醉范围越大(图3-1)。

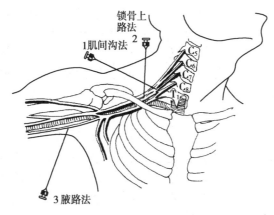

图 3-1 臂丛神经阻滞麻醉

(1)肌间沟法:患者仰卧,头偏向对侧,手臂贴身旁,使肩下垂,充分显露操作部位。令患者略抬头以显露胸锁乳突肌,然后在平环状软骨水平(C_6),胸锁乳突肌后缘深部可摸到前斜角肌,其后为中斜角肌,两者间的凹陷即为前、中斜角肌间隙,以6~7号针垂直穿刺,穿破椎前筋膜时有突破感,继而向后、下、内方向探触,患者诉异样感,此时回抽无血或脑脊液,即可注射局麻药,一般用含1:20万肾上腺素的1.3%利多卡因溶液25ml。

(2)锁骨上路法:患者仰卧,肩下垫枕,充分显露操作部位。麻醉者站在患者头端,确定锁骨中点,在锁骨上窝摸到锁骨下动脉搏动,臂丛神经一般在其外侧,将盛有加肾上腺素的麻醉药,取20ml的注射器,连接7号针头,于锁骨中点上1cm,搏动点外侧0.5cm进针,并向后、内、下方向推进1~2cm,触及第1肋骨,反复针刺骨面,当患者诉有异样感时,固定针头,回抽无血、无气即可注药。

(3)腋路法:患者仰卧,患肢外展90°,呈行军礼姿势,于腋动脉搏动最明显处作皮丘,用两指固定皮肤及动脉,以6号针垂直缓慢刺入腋鞘,当阻力突然消失停止进针,松指后针头随动脉搏动而摆动,示针尖已进入腋鞘内,回抽无血注药。

臂丛神经阻滞适应证:适用于上肢手术,肌间沟法也可用于肩部手术,腋路法仅用于前臂和手部手术。

并发症:除局麻药毒性反应外,肌间沟法和锁骨上路法还可发生膈神经麻痹、喉返神经麻痹和霍纳综合征(Horner syndrome)。肌间沟径路如穿刺不当,药液误注入硬膜外腔可致高位硬膜外阻滞,药液误注入蛛网膜下腔可引起全脊髓麻醉。锁骨上径路如穿刺不当可并发气胸。

第七节　椎管内麻醉

将局麻药注入到椎管内不同腔隙,阻滞脊神经传导的一种麻醉方法,称为椎管内麻醉。根据局麻药注入部位不同,将椎管内麻醉分为蛛网膜下腔阻滞、硬膜外腔阻滞与腰硬联合阻滞麻醉。

【椎管解剖】
脊柱由骨性结构、韧带、脊髓与脊神经、被膜与相应腔隙组成。

1. 骨性结构　脊柱由脊椎连接而成,椎体和椎弓构成椎管,脊髓位于其中。脊柱有颈、胸、腰和骶尾四个生理弯曲。颈、腰曲向前突,胸、骶曲向后突。患者仰卧时 C_3 与 L_3 部位最高,T_5 与 S_4 最低,这对一定体位下的蛛网膜下腔麻醉药液扩散有影响。

2. 韧带　连接椎弓的纤维组织,自外而里依次为棘上韧带、棘间韧带、黄韧带。棘上韧带连接脊柱棘突尖端,质地较坚韧,老年时常发生钙化;棘间韧带连接上下两棘突,质地较疏松;黄韧带连接上下椎板,覆盖着椎间孔,几乎全由弹力纤维构成,组织致密厚实,穿刺时具有阻力抵抗感。故行椎管内麻醉时,穿刺针需经过皮肤、皮下组织、棘上、棘间和黄韧带,即进入椎管内的硬膜外腔。如刺过硬脊膜和蛛网膜,即进入蛛网膜下腔。

3. 脊髓与脊神经　椎管内的脊髓,在成人终止于 L_1 椎体下缘,儿童位置较成人低;行腰椎穿刺成人应选择 L_2 以下椎间隙,而儿童则在 L_3 以下间隙,以免损伤脊髓。脊神经有 31 对(颈 8、胸 12、腰 5、骶 5、尾 1),分前根和后根。前根含运动和交感(骶段为副交感)传出纤维,后根含感觉和交感(骶段为副交感)传入纤维组成。各种神经纤维粗细不同,交感和副交感神经纤维最细,最易被局麻药所阻滞,其次是感觉纤维,最粗是运动纤维。

4. 硬膜与腔隙　脊髓的被膜自内向外,分别为紧贴于脊髓表面的软脊膜、透明而薄的蛛网膜和坚硬结缔组织形成的硬脊膜。软膜与蛛网膜之间称蛛网膜下腔,最宽处位于 $L_{3~4}$,称为终池。脊髓软脊膜与蛛网膜之间称蛛网膜下腔,内有脑脊液 25～30ml,pH 7.4,比重为 1.003～1.009,与颅内相通,下端终止于 S_2。硬膜在外层,与蛛网膜之间有一潜在的硬膜下腔。硬膜与椎管内壁构成硬膜外腔,脊神经在此通过。此间隙内有静脉丛、淋巴管及脂肪组织充填。

5. 脊神经根与体表标志　人体脊神经在体表呈节段性分布,甲状软骨部由 C_2 支配、两侧乳头连线为 T_4 支配、剑突下为 T_6 支配、脐为 T_{10} 支配、耻骨联合部为 $T_{12}～L_1$ 支配、下肢前面是 $L_{1~5}$ 支配,大腿后面、骶部及会阴部属 $S_{1~5}$ 所支配(图 3-2)。

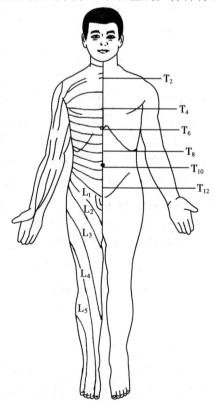

图 3-2　脊神经在体表的节段分布

一、蛛网膜下腔阻滞麻醉

将局麻药注入蛛网膜下腔,被药物波及的脊神经根及脊髓表面部分受到阻滞后,使脊神经所支配的相应区域产生麻醉作用,称为蛛网膜下腔阻滞麻醉(spinal anesthesia),简称脊麻或腰麻。

【适应证与禁忌证】

1. 适应证 适用于脐以下部位(下腹部、盆腔、肛门会阴及下肢)2~3 小时内的手术。

2. 禁忌证 ①神经系统疾病:如颅内高压、椎管内疾病;②心血管疾病:如严重高血压、冠心病及心力衰竭;③休克、严重贫血及其他危重患者;④脊柱畸形、外伤、结核或穿刺部位有感染;⑤腹内压增高,如大量腹水、巨大肿瘤;⑥不合作者,如婴幼儿及精神病患者;⑦凝血功能障碍;⑧脓毒症等。

【麻醉方法】

1. 常用麻醉药物 多用重比重药液(所配药液比重高于脑脊液比重)。

(1)布比卡因:0.75%布比卡因溶液 2ml+10%葡萄糖注射液 1ml+3%麻黄碱溶液 1ml,成人用量 8~15mg。

(2)丁卡因:1%丁卡因溶液 1ml+10%葡萄糖注射液 1ml+3%麻黄碱溶液 1ml,配成所谓 1:1:1 溶液,成人用量 8~10mg。

2. 体位 一般取侧卧位,患者双手抱膝、大腿贴腹、下颌贴胸,脊柱背屈呈弓形,使椎间隙尽量增宽,有利穿刺针进入。

3. 定位与消毒 一般首选 $L_{3~4}$ 间隙为穿刺间隙,其次为 $L_{2~3}$ 间隙。定位方法:可用四指按摸髂骨翼最高点,拇指在两侧髂骨翼连线与脊柱中线交叉处,相当于 $L_{3~4}$ 棘突之间(图 3-3)。皮肤消毒后覆盖孔巾。

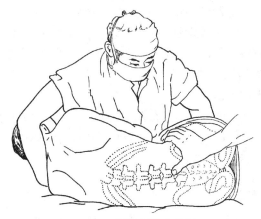

图 3-3 腰椎间隙定位图

4. 穿刺 常用直入穿刺法和侧入穿刺法。

(1)直入穿刺法:用左手拇指、示指固定穿刺针刺入棘突间隙中点,保持与患者背部水平垂直位,针尖稍向头侧缓慢进针,当针头抵达黄韧带时阻力增加,突破黄韧带时阻力消失,即所谓落空感。穿破硬脊膜与蛛网膜时进入蛛网膜下腔,可出现第二个落空感。

(2)侧入穿刺法:由棘突间隙中点旁开 1.5cm 处进针,针与皮肤呈 75°,对准椎间孔刺入。避开棘上韧带与棘间韧带,经黄韧带和硬脊膜而达蛛网膜下腔。

穿刺成功的标志是拔出针芯,见有脑脊液流畅滴出,穿刺成功后,将装有配制好的局麻药注射器与穿刺针紧密衔接,稍加回抽后将药液以每 5 秒 1ml 的速度注入。

5. 麻醉平面调控 麻醉平面是指皮肤感觉消失的界限。使用重比重局麻药液时应注意体位、穿刺间隙、注药速度及斜面的朝向,调节麻醉平面达到手术所需要求。

(1)患者体位,重比重药物进入脑脊液后先流向低处。如患者右下肢手术,除穿刺与注药时患侧朝下外,注药后仍继续维持头高足低侧卧位 10 分钟。

(2)穿刺间隙:仰卧位,L$_3$ 最高、T$_5$ 及 S$_4$ 最低。经 L$_{2-3}$ 注药后,应立即转向仰卧位,局麻药循脊柱斜坡流向胸段,将出现较高的麻醉平面。经 L$_{4-5}$ 注药后转向仰卧位,药液流向骶部,使会阴部出现麻醉效应。

(3)针斜面朝向与注药速度:针斜面决定注入药液的流向,如针斜面朝头端,易使麻醉面升高。注药速度快,药液扩散广,相反药液较集中。

【不良反应及并发症】

1. 血压下降和脉搏缓慢 与麻醉平面过高、交感神经受阻滞过广有关。一般阻滞平面超过 T$_4$ 时,常出现血压下降,伴心动过缓。处理:血压下降可快速静脉输液扩容,同时静脉注射麻黄碱 15mg;心动过缓可给予阿托品 0.3~0.5mg 静脉注射。

2. 呼吸抑制 麻醉平面过高时,可因肋间肌麻痹致呼吸抑制,其症状为胸闷气促,咳嗽无力,胸式呼吸减弱或消失。应给氧或面罩给氧辅助呼吸,一旦呼吸停止,应立即行气管插管和人工呼吸进行急救。

3. 恶心呕吐 多因麻醉平面过高抑制呼吸与循环,导致脑缺氧而兴奋呕吐中枢;交感神经被阻滞,副交感神经兴奋,胃肠蠕动增强;内脏牵拉反射等因素也易发生恶心、呕吐。应针对原因采取治疗措施,如升压、吸氧、麻醉前使用阿托品,暂停手术牵拉等。若恶心呕吐较剧,可静脉注射氟哌利多 2.5mg 镇吐。

4. 头痛 头痛是腰麻后较常见并发症,多发生于麻醉后 1~3 天,7~14 天消失。头痛原因多认为与脑脊液丢失所致颅内压降低有关。处理:①去枕平卧,轻度头痛 2~3 天自行消失;②静脉补液;③应用小剂量止痛片或地西泮;④重者可硬膜外腔注射生理盐水或右旋糖酐 15~30ml。

5. 尿潴留 因支配膀胱的骶神经被阻滞后恢复较晚所致。下腹部、会阴、肛门手术切口疼痛及患者不习惯在床上排尿,均是产生尿潴留的诱因。大多数可自行恢复,必要时可行针刺、热敷、导尿等处理。

二、硬膜外腔阻滞麻醉

将局麻药注入硬膜外腔,阻滞部分脊神经根的传导功能,使其支配的区域出现暂时性麻醉作用的方法,称硬膜外腔阻滞麻醉。有连续法和单次法两种。连续性硬膜外阻滞是通过硬膜外穿刺针将一合适塑料导管置入硬膜外腔,根据病情、手术范围、时间长短分次给药,使麻醉时间得以延长、避免了单次给药麻醉时间的限制、缺乏可控性和易发生全脊髓麻醉的缺点,是目前临床上使用较多的麻醉方法。

【适应证和禁忌证】

1. 适应证 最常用于横膈以下各种腹部、腰部和下肢手术;可用于颈部、上肢和胸壁手术,但麻醉操作和管理技术都较复杂,并发症后果严重,临床现已严格控制应用。

2. 禁忌证　同腰麻类似。

【麻醉方法】

1. 麻醉前准备　术前 1 小时用苯巴比妥钠 100mg、合用阿托品 0.5mg 肌内注射,可防心动过缓。

2. 体位　姿势与腰麻相似。

3. 选择穿刺点　根据手术要求选择,一般穿刺点应选择支配手术区中央的脊神经相应的棘突间隙,手术范围广的可选高低两个穿刺点。参考体表解剖标志确定棘突间隙,如颈部最突出的 C_7 棘突,两肩胛下角连线与脊柱相交于 T_7 棘突,两侧髂骨翼连线与脊柱中线交叉处相当于 L_4 棘突或 L_{3-4} 棘突间隙。

4. 穿刺方法　可用直入法或侧入法。穿刺针尖成功到达硬膜外腔的标志有:

(1)阻力消失法:穿刺针抵达黄韧带时,阻力增大并有韧性感。此时取下针芯,接一内装少量生理盐水留一小气泡的注射器,推动注射器芯有回弹感,气泡被压缩。继续缓慢进针,一旦突破黄韧带时有落空感,推动注射器芯时无阻力,小气泡不被压缩,表明针尖抵达硬膜外腔。

(2)负压测定法:因硬膜外腔呈负压状态,临床上用悬滴法或毛细玻璃管测定法判定穿刺针尖是否抵达硬膜外腔。①悬滴法:当穿刺针尖抵达黄韧带时,在针蒂放 1 滴生理盐水,继续缓慢进针,当突破黄韧带进入硬膜外腔时,此液滴即被吸入;②毛细玻璃管负压法:当穿刺针尖抵达黄韧带时,在针蒂连接盛有液体的毛细玻璃管,继续进针,当针尖进入硬膜外腔时,将特制硬膜外导管插入超过针口约 3~4cm,然后边拔针边置入导管,最后将针体拔出,将硬膜外导管固定。

5. 注射药物　用 1%~2%利多卡因溶液或 0.5%~0.75%布比卡因溶液。穿刺置管成功后,将患者仰卧位,先注入试验剂量 3~5ml,观察 5~10 分钟,排除误注入蛛网膜下腔,即可以每间隔 5 分钟注入 5ml 直到麻醉作用完全(追加剂量),即可开始手术。当初量(试验剂量+追加剂量)作用将消失时,再注入第二次量,其剂量约为初量的 1/2~2/3。

6. 麻醉平面的调节　硬膜外阻滞的麻醉平面呈节段性,麻药的扩散主要取决于:①局麻药容积:注入的量愈多、扩散愈广、麻醉范围愈宽;②穿刺间隙:麻醉上下平面的高低决定于穿刺间隙的高低。若间隙选择不当,常导致麻醉失败,尤其平面过高而影响呼吸与循环;③导管方向:导管向头端置放,药液易向胸、颈段扩散;④注药方式:药量相同,如一次集中注入则麻醉范围较广,分次注入则范围缩小;⑤年老、妊娠、脱水、恶液质的患者,注药后麻醉范围较一般人为广,故应减少药量。

【并发症】

1. 全脊椎麻醉　是硬膜外麻醉最严重并发症。原因为穿刺针或硬膜外导管误入蛛网膜下腔而未及时发现。表现为全部脊神经支配区域均无痛觉、低血压、意识丧失及呼吸停止。处理原则:①维持患者循环和呼吸功能;②意识丧失者,应立即行气管插管、机械通气、加速输液、使用升压药等;③心搏骤停者,按心肺脑复苏术进行处理。

2. 血压下降　多发生在胸段硬膜外阻滞,一般在注药后 15~30 分钟出现,应加快输液补充血容量,必要时静脉注射麻黄碱 15mg,可有效提高血压。

3. 呼吸抑制　颈、胸段硬膜外阻滞多有不同程度呼吸抑制,尤其是阻滞平面达 T_2 以上时,患者呼吸功能明显低下,应严密观察患者呼吸,面罩给氧应列为常规,并做好呼吸急救的准备。

4. 脊神经损伤　多因穿刺时操作粗暴所致。穿刺中患者自诉有电击样痛并向单侧肢体放射,须调整进针方向,以防损伤。术后出现该神经根分布区疼痛,感觉障碍,可采取对症处理,数周或数月自愈,一般预后较好。

5. 硬膜外血肿　多因穿刺和插管时损伤出血、凝血功能障碍等引起。表现为麻醉作用持久不退或消退后又出现,同时腰背部剧痛。由于血肿压迫造成截瘫24小时后就很难恢复,应及早诊断,争取在血肿形成 8 小时内行椎板切开清除血肿。

6. 硬膜外脓肿　无菌操作不严或穿刺部位感染所致。患者出现剧烈腰背痛、寒战高热和白细胞增多,肌无力,随后截瘫等神经症状。治疗应予大剂量抗生素,并在出现截瘫前行椎板切开引流。

7. 脊髓前动脉综合征　较少见。与患者有动脉硬化史、局麻药中肾上腺素浓度过高、麻醉中长时间低血压有关。

三、骶管阻滞麻醉

经骶裂孔将局麻药注入骶管腔内以阻滞骶神经,称骶管阻滞麻醉,是硬膜外阻滞麻醉的一种方法。适用于直肠、肛门及会阴部手术。

1. 穿刺体位　患者取侧卧位或俯卧位。

2. 穿刺点定位　穿刺前先摸清尾骨尖端,再沿中线向头的方向扪摸,约 3～4cm 处可摸到一个 V 形或 U 形凹陷,即为骶裂孔。

3. 穿刺术　患者侧卧,摸清骶裂孔后,在其上端采取垂直进针法,用 7 号短针刺过骶尾韧带后,即可注药。此方法成功率高,损伤血管的概率小,比较安全。

4. 常用局麻药　常用 1.5% 利多卡因溶液或 0.5% 布比卡因溶液,麻醉时间持续分别为 1.5～2 小时和 4～6 小时。成人一般用药量为 20ml,先注入 5ml 试验剂量,无不良反应,再将余下 15ml 注入。

5. 并发症　骶管有丰富的静脉丛,吸收加快易发生局麻药物毒性反应,另可发生术后尿潴留、误注入蛛网膜下腔而发生全脊椎麻醉。

四、蛛网膜下腔与硬膜外腔联合阻滞麻醉

因腰硬联合阻滞麻醉是利用腰麻和硬膜外麻醉的各自优点又弥补了二者各自不足,具有起效迅速、局麻药用量小、镇痛完善、肌松弛及长时间手术不受限制等优点,被广泛用于下腹部及下肢手术。穿刺方法有两种:①一点法:临床多经 $L_{2～3}$ 间隙用特制的联合穿刺针作硬膜外腔穿刺,成功后再用配套的 5G 腰穿针经硬膜外穿刺针行蛛网膜下腔穿刺并注入局麻药(腰麻);然拔出腰穿针,再经硬膜外针向头端置入硬膜外导管 3～4cm 固定备用。②二点法:先于较高位如 $T_{12}～L_1$ 棘突间隙作硬膜外穿刺并置管备用;再于 $L_{3～4}$ 或 $L_{4～5}$ 间隙行蛛网膜下腔穿刺给药行腰麻。

第八节　全身麻醉

麻醉药经呼吸道吸入或静脉、肌内注射进入人体内,产生中枢神经系统的抑制,使

患者意识丧失、痛觉消失、反射抑制和肌肉松弛,这种方法称为全身麻醉,简称全麻。全麻时中枢神经系统的抑制是可逆并可调控的。理想的全身麻醉能满足四要素,即镇痛完全、意识丧失、肌肉松弛及神经反射迟钝。现代麻醉采用多种麻醉药或辅助药进行复合麻醉,以满足手术的要求。

一、全身麻醉的实施

【全身麻醉的诱导】

全麻诱导是指患者接受全麻药后由清醒状态到神志消失,并进行气管内插管的阶段。常用的方法有:

1. 吸入诱导法 将麻醉面罩扣于患者口鼻部,开启麻醉药挥发器,逐渐增加吸入浓度,待患者意识消失并进入麻醉状态时,静脉注射肌松药行气管内插管。

2. 静脉诱导法 开始诱导前,先以面罩吸入纯氧2~3分钟,增加氧储备。根据病情选择合适的静脉麻醉药,缓慢注入静脉,待患者神志消失后再注入肌松药,患者肌肉完全松弛后,进行气管内插管。插管成功后,立即与麻醉机相连接并行人工呼吸或机械通气。

【全身麻醉的维持】

全麻维持期的主要任务是维持适当的麻醉深度以满足手术的要求,同时对患者的加强管理,保证循环和呼吸等生理功能的稳定。

1. 吸入麻醉药维持 通过调节吸入麻醉药的浓度,使麻药深度与手术刺激强弱相适应。

2. 静脉麻醉药维持 全麻诱导后,根据手术刺激、患者循环状态、药物特性,单次、分次或持续注射多种静脉麻醉药以维持适当麻醉深度的方法。

3. 复合全身麻醉 是指两种或两种以上的全麻药复合应用,彼此取长补短,以达到最佳临床麻醉效果。复合麻醉可分为全静脉复合麻醉和静脉与静吸复合麻醉。

【全身麻醉气管内插管】

气管内插管是将一种特制的气管导管通过口腔或鼻腔,经声门置入气管的技术。目的是保持呼吸道通畅,施行辅助呼吸和控制呼吸,为肌松药的使用提供保障。也常用于危重病患者的抢救。插管方法有经口腔或鼻腔明视插管和经鼻腔盲探插管。

1. 经口腔明视插管 借助喉镜在直视下暴露声门后,将导管经口腔插入气管内(图3-4)。导管插入气管内的深度成人为4~5cm,导管尖端至门齿的距离约18~22cm。插管完成后确认导管已进入气管内且位置适当后固定并接麻醉机。确认方法有:①压胸部时,导管口有气流;②人工通气时,可见双侧胸廓对称起伏,并可听到清晰的呼吸音;③如用透明导管时,吸气时管壁清亮,呼气时可见明显的"白雾"样变化;④患者如有自主呼吸,接麻醉机后可见呼吸囊随呼吸而张缩;⑤如监测呼气末二氧化碳分压($P_{ET}CO_2$)则更易判断,$P_{ET}CO_2$图形有显示则可确认无误。

2. 经鼻腔插管 在口腔内手术等特殊情况下,不能经口腔插管者,导管可经鼻腔插入气管内(图3-5)。插管可在明视下进行,也可在保留自主呼吸的状况下盲探插管。

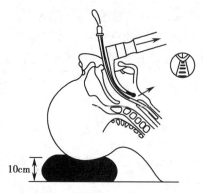

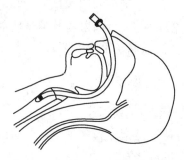

图 3-4 用喉镜显露声门　　　　　　　图 3-5 导管经鼻腔插入气管内

二、全身麻醉的意外和并发症处理

全身麻醉的意外和并发症多发生在呼吸系统、循环系统和中枢神经系统,强调预防为主,及早发现和及时处理。

【呼吸系统并发症及处理】

1. 反流与误吸

(1)原因:①饱餐后剖宫产术、胃排空延迟、内脏牵拉反射等易诱发呕吐;②全麻诱导时,患者咽部反射消失,一旦有反流物即可发生误吸;③全麻后患者没有完全清醒时,吞咽反射未恢复易引发反流物误吸。

(2)预防与处理:①饱餐后需行急诊手术者,尽量选择其他麻醉方法,必须用全麻者,可先置胃管排空胃内容物后,用清醒气管内插管法;②麻醉完全清醒后才拔出气管内导管;③患者呕吐时,应立即将患者的头部置于低位,头偏向一侧,及时清除、吸尽呕吐物或分泌物;④若有较多呕吐物进入气管,应即行气管内插管或支气管镜检查,彻底吸尽呕吐物;⑤使用一定量支气管解痉药及抗生素(氨茶碱、庆大霉素)。

2. 呼吸道梗阻　以声门为界,分上呼吸道与下呼吸道梗阻或同时两者都存在。

(1)上呼吸道梗阻:①原因:舌后坠、咽喉部分泌物增多及胃肠反流物存积等;②临床表现:患者表现为吸气性呼吸困难、鼾音咕噜声及鸡鸣音;③处理:托起下颌,或放置咽通气管,清除分泌物,吸氧。若不能缓解,应即静脉注射琥珀胆碱,行气管插管。亦可用 16 号针头行环甲膜穿刺或紧急气管切开。

(2)下呼吸道梗阻:①原因:气管、支气管内异物堵塞、支气管痉挛、气管内导管插入过深;②临床表现:患者出现呼气性呼吸困难、缺氧发绀、痰鸣音,听诊肺部湿啰音,肺不张时呼吸音消失;③处理:去除异物,解除支气管痉挛(氨茶碱 250mg 或氢化可的松 100mg 静脉滴注)。

3. 通气量不足　①原因:全麻过深,麻醉性镇痛药和肌松药用量过大,硫喷妥钠静脉注射过快;②临床表现:呼吸困难、缺氧、发绀、心率增快、血压下降,严重者可导致心搏骤停;③处理:立即气管内插管人工辅助呼吸。

4. 低氧血症

(1)原因:①麻醉机的故障,氧供应不足所致吸入氧浓度过低;②肺不张:因分泌物过多或通气不足等因素引起肺容量降低;③肺误吸;④肺水肿:见于急性左心衰竭或

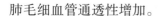

肺毛细血管通透性增加。

（2）临床表现：患者出现呼吸急促、发绀、躁动不安、心动过速、心律失常、血压升高等。

（3）处理：①吸氧，严重者应以呼气末正压通气；②保持气道通畅，严重者应行机械通气治疗；③左心衰竭者，治疗包括强心、利尿、扩血管、吸氧及机械通气治疗；④有感染时，应用抗生素等。

【循环系统并发症及处理】

1. 低血压　是指麻醉期间收缩压下降超过基础值的 30% 或绝对值低于80mmHg。

（1）原因：①麻醉过深；②血容量不足；③胸、腹腔手术，因牵拉或直接刺激迷走神经所致血压下降。

（2）处理：及时控制和调节麻醉深度；补充血容量；手术中力求操作轻柔，使用阿托品和局部封闭治疗。

2. 高血压　麻醉期间舒张压高于 100mmHg 或收缩压高于基础值的 30%。

（1）原因：①原发性疾病：如高血压、甲状腺功能亢进、颅内压增高等；②与麻醉、手术操作有关：如手术探查，压迫腹主动脉、气管插管等；③通气量不足、二氧化碳蓄积；④药物所致高血压：如氯胺酮等。

（2）处理：①原有高血压病史者，在全麻诱导前给以芬太尼 3～5μg/kg 静脉滴注，可减轻气管插管时的心血管反应；②术中根据手术刺激程度适当调节麻醉深度；③对顽固性高血压者，以药物控制血压。

3. 心律失常　表现为心动过速和心室颤动或心搏骤停。①原因：麻醉深浅不当，手术刺激、失血、低氧血症及高碳酸血症均可引起心律失常；②处理：针对不同病因进行处理，如发生心室颤动，按心肺复苏处理。

【中枢神经系统并发症及处理】

1. 高热、惊厥　多见于小儿，因婴幼儿体温调节中枢尚未发育完善，极易受环境温度的影响。高热处理不及时，可引起抽搐甚至惊厥。小儿麻醉时应重视体温的监测，尤其是手术时间长者，一旦发现高热、抽搐，应立即给氧，保持气道通畅，肌内注射硫喷妥钠、同时行物理降温，特别是头部，以防脑水肿而引发脑疝的发生。

2. 苏醒延迟　凡手术后超过 30 分钟呼唤不能睁眼，对痛觉刺激无明显反应，即视为苏醒延迟。多因全麻药过量，镇静药的残留作用，肝、肾功能不全排泄减慢等引起。若反射消失，呼叫不醒，伴躁动不安或瞳孔散大等现象，应考虑缺氧产生脑水肿，需吸氧、人工辅助呼吸、头部脱水、降温等措施。

第九节　术后镇痛和疼痛治疗

一、概述

疼痛（pain）是机体受到各种伤害性刺激时产生的一种主观感觉。很多疾病都有疼痛的症状，并促使患者就医诊治，有时疼痛难以忍受，引起一系列病理生理变化，使人体各器官、系统的功能发生紊乱。如手术后疼痛可影响患者的恢复，慢性疼痛长期困扰着许多患者的生活和工作,需医务工作者采取措施,解除疼痛,让患者在无痛中接受治疗。

麻醉学涵盖了许多有关解除疼痛的专门知识和技术,因此,疼痛治疗已成为麻醉科学的重要分支。近年来,通过有组织的多学科合作,在疼痛理论研究、临床诊治等方面都取得了不少经验。目前,许多医院开设了疼痛门诊,有些医院还设有病房或疼痛治疗中心,专门对疼痛进行研究和治疗。

【疼痛的分类】

1. 按疼痛的程度分类　①轻微疼痛:程度很轻或仅有隐痛;②中度疼痛:较剧,如切割痛或烧灼痛;③剧烈疼痛:难以忍受,如绞痛。

2. 按疼痛的病程长短分类　①急性疼痛:如创伤、手术、急性炎症、心肌梗死、脏器穿孔时的疼痛;②慢性疼痛:如慢性腰腿痛、晚期癌症的疼痛。

3. 按疼痛部位分类　①表浅痛:位于体表皮肤或黏膜,主要由 A_δ 有髓神经纤维传导,性质多为锐痛,较局限,定位准确;②深部痛:起源于内脏、关节、胸腹膜、骨膜等部位,主要由 C 类无髓神经纤维传导,性质多为钝痛,不局限,其中牵涉痛是内脏发散到远离脏器的体表皮肤而出现的一种疼痛。

【疼痛的测定与评估】

疼痛是一种主观感觉,要客观、准确判断疼痛的程度比较困难,目前多采用主观测定或评估法,即利用患者的主诉来评估疼痛的强度,其方法有:

1. 视觉模拟评分法(VAS)　一般采用 10cm 长的评分标尺,两端分别表示从“无痛”到“最剧烈疼痛”。让患者根据自己所感受的疼痛程度,在直线上标出相应位置,然后用尺量出其距起点的长度(以 cm 表示),即为评分值。分值越高,表示疼痛程度越重。

2. 口述疼痛评分法(VRS)　患者描述自身感受的疼痛状态,一般将疼痛分为四级:Ⅰ无痛;Ⅱ轻微疼痛;Ⅲ中度疼痛;Ⅳ剧烈疼痛。每级 1 分,若为剧烈疼痛则记 4分。此法患者易理解,简单实用,但不够精确。

【疼痛的病理生理变化】

1. 精神情绪变化　急性剧烈疼痛可导致患者精神兴奋、烦躁,甚至哭闹。长期慢性疼痛可使人情绪抑制、表情淡漠。

2. 内分泌系统　疼痛产生应激反应促使机体释放多种激素,如儿茶酚胺、促肾上腺皮质激素等分泌增多,引起血糖增高和负氮平衡等代谢紊乱现象。

3. 循环系统　剧痛时交感神经兴奋,血中儿茶酚胺和血管紧张素Ⅱ水平升高,患者血压升高、心动过速和心律失常,对伴有高血压、冠脉供血不足的患者极为不利;疼痛可引起水、钠潴留,加重心脏负担;而剧烈的深部疼痛有时可引起副交感神经兴奋,导致血压下降、脉率减慢、甚至发生虚脱、休克。

4. 呼吸系统　胸、腹部手术后的急性疼痛引起肌张力升高,呼吸系统的总顺应性下降,使通气/血流比值下降,易引起低氧血症。由于疼痛,患者不敢用力咳嗽与深呼吸,气管和支气管内分泌物不易咳出,易造成肺炎或肺不张,尤其是年老体弱者。

5. 消化系统　慢性疼痛常引起消化功能障碍,食欲不振。强烈深部疼痛可反射性引起恶心、呕吐。

6. 泌尿系统　因肾血管反射性收缩、垂体抗利尿激素分泌增加,尿量减少。疼痛可引起排尿困难和尿潴留,长时间排尿不畅将导致尿路感染。

7. 免疫系统 疼痛将引起免疫功能下降,对预防或治疗感染及控制肿瘤扩散不利。

8. 凝血功能 手术后急性疼痛等应激反应可改变血液黏稠度,使血小板黏附功能增强,纤溶功能降低,使血液处于高凝状态,容易导致血栓形成。

二、慢性疼痛的镇痛治疗

慢性疼痛患者人数多,疼痛持续时间长,给患者带来极大的痛苦,长期的疼痛折磨甚至产生厌世而轻生,因此,诊治慢性疼痛,提高患者生活质量是现代临床医学非常重要的课题。

【诊治范围】

在疼痛门诊中经常需要诊治的慢性疼痛的有:①神经痛:肋间神经痛、三叉神经痛、带状疱疹和带状疱疹后遗神经痛等;②头痛、偏头痛、丛集型头痛;③颈肩腰腿痛:颈椎病、肩周炎、腰椎间盘突出症、腰椎骨质增生、腰肌劳损;④四肢慢性损伤疾病:滑囊炎、狭窄性腱鞘炎、肱骨外上髁炎、腱鞘囊肿;⑤周围血管性疾病:血栓闭塞性脉管炎、雷诺综合征;⑥癌症性疼痛;⑦心理性疼痛。

【常用治疗方法】

1. 药物治疗 是疼痛治疗最基本、最重要的手段。

(1)镇痛消炎药:阿司匹林、保泰松、吲哚美辛、布洛芬等。本类药物是通过抑制环氧化酶活性,减少体内前列腺素的合成而发挥作用,对头痛、牙痛、神经痛、肌肉痛等均有一定效果,但对创伤性剧烈疼痛和内脏痛无效。该类药还具有较强的消炎和抗风湿作用。

(2)麻醉性镇痛药:吗啡、哌替啶、可卡因等,这类药主要通过激动阿片受体产生强烈的镇痛作用,易产生依赖性或成瘾性,因此,仅用于急性剧痛和癌症晚期患者。新一代非麻醉性镇痛剂曲马多,适用于急慢性疼痛,口服与注射给药效果几乎相等。

(3)镇静催眠药:地西泮、苯巴比妥、异戊巴比妥和司可巴比妥等,此类药物长期使用可引起药物依赖性和耐药性,不可滥用。

(4)抗抑郁药:丙米嗪、阿米替林、多塞平等。该类药多用于因受长期慢性疼痛折磨并出现精神忧郁、情绪低落、言语少的患者,亦用于治疗四肢痛和带状疱疹后遗神经痛。

(5)其他类药物:苯妥英钠与卡马西平治疗三叉神经痛有效,维生素、糖皮质激素、解痉药等可用于辅助治疗。

2. 神经阻滞治疗 是治疗疼痛的重要手段,尤其是慢性疼痛。当伤害性刺激的传入冲动被阻滞后,患者顿感疼痛消失。阻滞用药多选用长效局麻药,辅以类固醇激素和神经营养药物。采用无水乙醇或 5%~7% 酚甘油破坏神经以达到长期止痛效果,常用于三叉神经痛、舌咽神经痛、带状疱疹、晚期癌症等。神经阻滞方法和适应证有:

(1)痛点注射:是许多慢性疼痛疾病如肩周炎、肱骨外上髁炎、紧张性头痛、腰肌劳损等最重要的治疗手段。此类疾病多有明确的痛点,可用 1% 利多卡因溶液或 0.25% 布比卡因溶液 1~4ml 加泼尼松悬液 0.5ml 做痛点注射,每周 1~2 次,3~5 次为 1 个疗程,效果确切。

（2）周围神经阻滞:将 1% 利多卡因溶液或 0.25% 布比卡因溶液加类固醇激素适量,在疼痛区所支配的神经干(丛)或神经根处进行阻滞。常用的有三叉神经阻滞、肋间神经阻滞、枕大神经阻滞、椎旁神经阻滞等。

（3）硬膜外阻滞:①颈椎病:选颈 $C_{6\sim7}$ 间隙穿刺,成功后注入 0.5~1% 利多卡因溶液 4ml、泼尼松龙 1.5ml(37.5mg)、地塞米松 1ml(5mg)的混合药液,每周注射 1~2 次,3~6 次为 1 个疗程。若病情虽有好转,但仍未康复,间隔 1~2 个月后再注射 1 个疗程。②腰椎间盘突出:一般选椎间盘突出的上或下一个间隙进针穿刺,成功后注入 2% 利多卡因溶液 4ml、泼尼松龙 2ml(50mg)、地塞米松 1ml(5mg)混合药液。也可注入阿片类药物,仅限于癌症疼痛。

（4）交感神经阻滞:①颈胸神经阻滞:患者取仰卧位,肩下垫薄枕,头后仰,伸展颈部。嘱患者张口,消除肌紧张,在环状软骨平面摸清第 6 颈椎横突。术者用二指将胸锁乳突肌、颈内动脉和静脉一起推向外侧。用 3.5~4cm 长的 7 号穿刺针,在环状软骨外侧垂直进针,触及第 6 颈椎横突,将针后退 0.3~0.5cm,回抽无血,注入 1% 利多卡因溶液或 0.25% 布比卡因溶液 5~10ml,注药后同侧出现霍纳综合征和手指温度增高,说明阻滞有效。适应证:颈交感神经支配区的有关疼痛,如偏头痛、颈椎病、肩周炎、带状疱疹和雷诺综合征等。并发症:局麻药的毒性反应;药液误注入椎管内引起血压下降,呼吸停止;气胸;膈神经麻痹;喉返神经麻痹。②腰交感神经阻滞:腰交感神经节位于腰椎体前侧面,左右有 4~5 对神经节,支配盆腔内脏器官及下肢等,阻滞时患者俯卧,腹部垫枕,在 X 线电视荧屏下确认 L_3 棘突上缘旁开 4cm 处作皮丘,以 22G 10cm 长的穿刺针,经皮丘垂直刺入,直到针尖触及第 3 腰椎横突,测得皮肤至横突距离。将穿刺针退至皮下,使之向内向头侧呈 30° 倾斜,再刺入而触及椎体。继而调整针的方向,沿椎体旁滑过再进入 1~2cm,抵至椎体前外侧缘,即达腰交感神经节所在区域,回抽无脑脊液及血液,注入含肾上腺素的 1% 利多卡因溶液或 0.25% 布比卡因溶液 10ml,即可阻滞 L_2 交感神经节,阻滞后下肢温度升高,血管扩张。适应证:下肢末梢循环障碍疾病如血管闭塞性脉管炎、雷诺综合征、股骨头无菌性坏死、反射性交感神经萎缩等。

3. 物理治疗(理疗) 常用理疗方法有电疗、光疗、磁疗、超声波与温热疗法等。理疗的主要作用是消炎消肿、解痉镇痛、改善局部血供、软化瘢痕和兴奋神经-肌肉等。

4. 推拿治疗 是中医学宝贵遗产。利用活筋手法及活动关节手法,解除疼痛,防病治病,对软组织损伤、无菌性炎症、慢性颈肩腰腿痛等有很好的治疗效果。

5. 针灸治疗 利用金属针,在人体特定穴位(部位)刺入,或用艾叶制成艾条点燃熏烤,或用梅花针、经皮神经电刺激(TENS)等治疗,以达到提高痛阈、促进局部血液循环、缓解疼痛的目的。

6. 其他治疗 如心理疗法、小针刀疗法、醋疗、蜂疗等。

三、手术后镇痛

术后疼痛所致的病理生理改变,及其发生的呼吸、泌尿以及心血管系统的并发症,直接影响手术预后,因此,术后镇痛有利于患者的康复,现已成为术后常规开展的治疗工作。

【药物镇痛】

术后镇痛药物常用的有阿片类药,如吗啡、哌替啶和芬太尼等;解热镇痛剂因对内脏痛和锐痛效果较差,多与其他药物联合使用以增强镇痛作用;局麻药布比卡因,常用于硬膜外镇痛,其作用时间较长,浓度在 0.2% 以下不会阻滞运动神经,较安全。

【镇痛方法】

传统的方法是术后患者疼痛时肌内注射哌替啶,其缺点是不灵活,只能由护士按医嘱做肌内注射,而忽视了患者的个体差异和不同时间对止痛剂量的需求。目前较好的方法是硬膜外镇痛和患者自控镇痛。

(1)硬膜外镇痛:采用硬膜外穿刺置管,常用药物为吗啡,成人常用剂量为 2~3mg,用生理盐水稀释至 10ml 注入,约在注药后 30 分钟显效,一般持续 12 小时左右。当患者再度出现疼痛时,可重复给药。常见不良反应有恶心、呕吐、皮肤瘙痒、尿潴留和呼吸抑制。若在药液中加入氟哌利多 2.5mg,可增强麻醉效果,并能减少恶心、呕吐的发生率。

(2)患者自控镇痛(PCA):是患者疼痛时借助 PCA 泵自己给予镇痛药物进行镇痛的方法。PCA 仪由注药泵、微电脑自动控制装置、输注管道和防反流的单向活瓣等构成。PCA 依其给药途径的不同可分为患者自控静脉镇痛(PCIA)和患者自控硬膜外镇痛(PCEA)。

PCA 使用时先由医生确定基本数据:①负荷剂量,为迅速达到无痛所需的最低有效血药浓度所需的药量,在开始 PCA 之前给予一个负荷剂量;②单次剂量:即患者因镇痛不全所追加的镇痛药剂量;③锁定时间:指设定的两个单次有效给药的间隔时间,在此期间内,不论按多少次按钮均无药液输出,目的是防止用药过量;④背景剂量,为设定的持续给药量。

PCIA 常用药物有吗啡、曲马多、芬太尼等。PCEA 常与局麻药和麻醉性镇痛药混合应用,常用 0.25% 布比卡因溶液加小量芬太尼和吗啡。由于 PCA 的良好镇痛效果,故深受患者和医师的喜爱,是目前较受欢迎的术后镇痛方法。

四、癌症疼痛治疗

癌症是多发病,约 70%~80% 晚期癌症患者有剧烈疼痛,一些患者感到绝望甚至轻生,这对患者本人、家属和社会均带来极大影响。故此,对于癌症疼痛的治疗,不但要有效地控制疼痛,而且要重视对患者的心理治疗,包括临终关怀。

【三阶梯疗法】

世界卫生组织(WHO)推荐三阶梯疗法。

癌痛药物治疗原则:①按药效强弱呈阶梯方式顺序使用;②按时服药;③以口服药为首选;④用药剂量个体化。多数患者按此方法治疗后能满意止痛。

(1)第一阶梯:应用非阿片类药。开始时患者疼痛较轻,可用非阿片类药镇痛,代表药如阿司匹林,也可选用胃肠道反应较轻的布洛芬等药。

(2)第二阶梯:应用弱阿片类药。当非阿片类镇痛药不能控制疼痛时,应加用弱阿片类药,以提高镇痛效果,如可卡因。

(3)第三阶梯:应用强阿片类药。重度癌痛及第二阶梯治疗效果欠佳,选用强阿片类药,如吗啡,多采用口服缓释或控释剂型。口服药物有困难者,可用芬太尼透皮贴剂,其作用可持续 72 小时。

(4)辅助用药:癌痛的治疗中,提倡联合用药的方法,加用一些辅助药以协同主药的疗效,以减少其用量与副作用。常用辅助药有:①弱镇静药,如地西泮和艾司唑仑等;②强镇静药,如氯丙嗪和氟哌利多等;③抗忧郁药,如阿米替林。

【椎管内注药】

(1)硬膜外腔注射吗啡:选择与疼痛部位相应的间隙进行穿刺,成功后置管以便反复给药。吗啡每次剂量为1~2mg,用生理盐水10ml稀释后注入,每日一次。

(2)蛛网膜下腔内注射神经破坏性药物:用苯酚或无水乙醇注入蛛网膜下腔,破坏后根神经,使其产生脱髓鞘作用达到止痛目的。因其效果差,难以控制,仅作为最后的选择方法。

【放疗、化疗和激素疗法】

放疗或化疗用于对其敏感的癌肿,使肿块缩小,减少因压迫和侵犯神经组织而引起的疼痛。对放疗敏感的癌瘤有精原细胞瘤、鼻咽癌、小细胞肺癌及骨转移癌等;化疗可用于乳癌、睾丸癌、卵巢癌等;激素疗法用于一些激素依赖性的肿瘤,如雄激素和孕激素治疗晚期乳癌,雌激素用于前列腺癌,都能起到止痛的作用。

(王兴焱)

扫一扫
测一测

? 复习思考题

1. 麻醉前用药的目的是什么?

2. 局麻药毒性反应的常见原因、处理原则及预防措施是什么?

3. 腰麻及硬膜外麻醉的适应证、禁忌证是什么?

4. 全脊髓麻醉的表现与处理措施有哪些?

5. 全身麻醉的并发症有哪些?

6. 癌症疼痛的三阶梯治疗方案是什么?

第四章

心肺脑复苏

 学习要点

心肺脑复苏概念;心搏骤停的诊断;初期复苏处理(胸外按压、畅通气道、人工呼吸);电除颤;后期复苏处理;复苏后监测和处理。

第一节 概 述

心搏骤停是指心脏因急性一过性的原因突然终止搏血而致的循环和呼吸停顿状态,心搏骤停意味着死亡的来临或"临床死亡"的开始。然而因急性原因所导致的这种"临床死亡"在一定条件下是可逆的。针对心跳呼吸停止所采取的紧急医疗措施称心肺复苏(cardiopulmonary resuscitation,CPR),以人工呼吸替代患者的自主呼吸,以心脏按压形成暂时的人工循环并诱发心脏的自主搏动。但是,心肺复苏成功的关键不仅是自主呼吸和心跳的恢复,更重要的是中枢神经系统功能的恢复。西医学已将早年所谓的"心肺复苏"扩展为"心肺脑复苏"(cardiopulmonary cerebral resuscitation,CPCR)。心肺复苏是决定预后的基础,脑复苏是决定预后的关键。

心肺脑复苏成功的关键是时间。在心脏停搏(cardiac arrest)后 4 分钟内开始初期复苏,8 分钟内开始后期复苏者的恢复出院率最高。心搏骤停的判断标准是:①意识突然丧失(呼之不应);②自主呼吸停止或抽泣样呼吸;③大动脉搏动消失或 10 秒内不能判断是否有脉搏;④瞳孔散大固定;⑤心电图表现为心室颤动、心电机械分离、心室停搏、无脉性室性心动过速、室性逸搏心律等。以上标准的前三条最重要。心搏骤停一旦确定,应立即进行心肺脑复苏。

完整的心肺脑复苏术包括三阶段:初期复苏(basic life support,BLS)、后期复苏(advanced life support,ALS)和复苏后治疗(post-resuscitation treatment,PRT)。1992 年美国心脏协会(American Heart Association,AHA)正式提出"生存链"(chain of survival)的概念。成人生存链(adult chain of survival)是指对突然发生心搏骤停的成年患者通过遵循一系列规律有序的步骤所采取的规范有效的抢救措施,将这些抢救序列以环链形式连接起来,就构成了一个挽救生命的"生命链"。2010 AHA 成人生存链包括以下 5 个环节:①立即识别心搏骤停并启动急救反应系统;②尽早进行心肺复苏;

③快速除颤;④有效的高级生命支持;⑤综合的心搏骤停后治疗。《2015 年 AHA 心肺复苏及心血管急救指南更新》中将 AHA 成人生存链分为院内急救体系和院外急救体系两链,对院外生存链和院内生存链进行了区分。详见图 4-1、图 4-2。

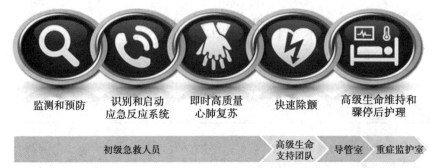

图 4-1　院内心脏骤停(IHCA)生存链

图片源于《2015 年 AHA 心肺复苏与心血管急救指南》

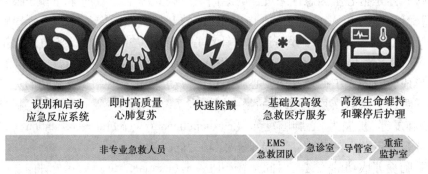

图 4-2　院外心脏骤停(OHCA)生存链

图片源于《2015 年 AHA 心肺复苏与心血管急救指南》

第二节　初期复苏

【基本原则】

1. 尽早识别心搏骤停　早期识别心搏骤停非常重要,但也很困难,尤其是非专业人员,一旦犹豫不决就可能失去抢救生命的最佳时机。因此在《2015 年 AHA 心肺复苏与心血管急救指南》(*2015 Guidelines for Cardiopulmonary Resuscitation and Emergency Cardiovascular Care*)中不再强调检查是否有大动脉搏动作为诊断心搏骤停的必要条件。一旦发现患者没有反应,医护人员立即就近呼救,但在现实中医护人员应继续检查呼吸、脉搏,然后启动应急反应系统(或请求支援)。非专业人员如发现有人突然神志丧失或晕厥,可在轻拍其肩部并大声呼唤无反应、没有呼吸或呼吸不正常(如喘息),就应判断为心搏骤停。

2. 尽早启动紧急医疗服务系统(emergency medical services systems,EMSs),尽早实施CPR以获得专业人员的救助和早期电除颤的机会。如果有2名急救员,一名立即实施CPR,另一名快速求救。

3. 尽早电除颤　心脏停搏者85%以上的患者有心室颤动,室颤后4分钟内CPR或8分钟内除颤均可明显改善预后。因此从倒下到除颤的时间间隔,是心室颤动或无脉性心动过速所伴发的心搏骤停后患者存活的最重要决定因素之一。

【基本方法】

初期复苏(BLS)是呼吸、心搏骤停时的现场急救措施,需争分夺秒,其主要任务是迅速有效地恢复生命器官的血液灌流和供氧。该阶段的主要操作步骤是:C→A→B,即:C(circulation)指迅速建立有效的人工循环;A(airway)指保持呼吸道通畅;B(breathing)指进行有效的人工呼吸。以现场胸外心脏按压和口对口(鼻)人工呼吸为主要措施。

1. 心脏按压　心肺复苏应首先进行30次胸外心脏按压。心脏按压(建立人工循环)是指间接或直接按压心脏以形成暂时的人工循环的方法。心脏停搏时心脏丧失排血能力,全身血液循环处于停止状态,使全身组织细胞失去血液灌流和缺氧。脑细胞经受4~6分钟的完全性缺血缺氧,即可引起不可逆性损伤。因此,尽早建立有效的人工循环将对患者的预后产生显著影响。有效的心脏按压能维持心脏的充盈和搏出,诱发心脏的自律性搏动,并可预防重要器官(如脑)因较长时间的缺血缺氧而导致的不可逆性改变。

心脏按压分为胸外心脏按压和开胸心脏按压两种方法。施行胸外心脏按压时,患者必须平卧于木板或地板上,操作者立或跪于患者一侧,手掌根放在患者胸骨下1/2处或剑突上4~5cm处,或两乳头连线之间的胸骨处,另一只手的掌根置于第一只手上,手指向上翘起,肘关节伸直,利用操作者自己上身重力垂直下压(图4-3)。按压使胸骨下陷至少5cm(不应超过6cm),婴儿和儿童的按压幅度至少为胸廓前后径的1/3(婴儿大约为4cm,儿童大约为5cm),注意双手不离开胸壁,按压频率为100~120次/分钟,每次按压与放松时间比为1:1,直至心脏恢复有效搏动,要维持胸外按压的连续性且不必与人工呼吸同步。小儿复苏用单手按压,新生儿只用2指按压。胸外心脏按压有效的标志是:①触及大动脉搏动;②发绀的皮肤转红润;③测到血压;④散大的瞳孔开始缩小;⑤呼气末CO_2分压($P_{ET}CO_2$)升高。胸外心脏按压较常见的并发症是肋骨骨折。

开胸心脏按压一般在后期复苏进行,应严格遵守无菌操作。开胸的切口位于左侧第4肋间,起于距离胸骨左缘2~2.5cm处,止于左腋前线。开胸后,术

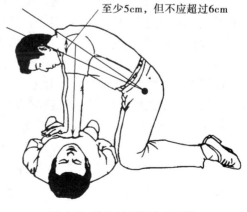

图4-3　胸外按压操作示意图

者将手掌伸进胸腔并将心脏托于掌心,以除拇指以外的四指握住心脏对准大鱼际肌群部位进行按压。

2. **畅通气道**　保持呼吸道畅通是人工呼吸的首要条件,尤其对因窒息导致的心搏骤停者。开放气道常用的方法是仰头抬颏,抢救人员一手将其下颏向上、后方钩起解除舌后坠,若有异物堵塞气道时,可用手指或器械清除;另一手压迫患者前额保持头部后仰位置,使口腔直轴与气道成一直线(图4-4)。注意开放气道之前需检查颈部是否有外伤,若有颈部损伤者注意做好保护。

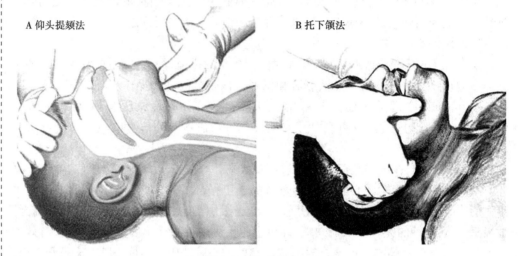

A 仰头提颏法　　　　B 托下颌法

图 4-4　畅通气道操作示意图

3. **人工呼吸**　先心脏按压30次再进行人工呼吸2次(儿童患者双人施救按压15次连续吹气2次)。有效的人工呼吸,应该能保持患者的 PaO_2 和 $PaCO_2$ 接近正常。人工呼吸方法可分为两类:一类是无需借助器械或设备的徒手人工呼吸法,其中以口对口(鼻)人工呼吸最适于现场复苏;另一类是利用器械或特制的呼吸器以求得最佳的人工呼吸,主要用于后期复苏和复苏后处理,须有专业人员使用。在畅通气道的基础上,将置于患者前额的拇指与示指捏住患者鼻孔,操作者深吸一口气,对准患者的口部用力吹入,连续吹入2次(图4-5)。对张口困难者,可向鼻腔吹气(即口对鼻人工呼吸)。操作时,每次吹完即将口移开并做深吸气,此时患者凭其胸廓、肺的弹性被动地完成呼气。施行过程中应注意观察胸壁是否起伏、吹气时的阻力是否过大,必要时可重新调整呼吸道的位置或清除呼吸道内的异物或分泌物。进行人工呼吸时,每次送气时间大于1秒,以免气道压过高;潮气量以可见胸廓起伏即可,约500~600ml,尽量避免过度通气;不能因人工呼吸而中断心脏按压。人工气道建立后可每6~8秒进行一次人工呼吸,或8~10次/分钟,而不中断心脏按压。

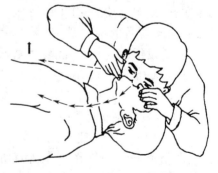

图 4-5　人工呼吸操作示意图

【高质量的心肺复苏】

高质量的心肺复苏术是抢救成功的关键,做到高质量的心肺复苏需要注意以下几个方面。BLS 中成人高质量心肺复苏的注意事项见表 4-1。

表 4-1　BLS 中成人高质量心肺复苏的注意事项

施救者应该	施救者不应
以 100~120 次/分钟的速率实施胸外按压	以少于 100 次/分钟或大于 120 次/分钟的速率按压
按压深度至少达到 2 英寸(5cm,但不应超过 6cm)	按压深度小于 2 英寸(5cm)或大于 2.4 英寸(6cm)
每次按压后让胸部完全回弹	在按压间隙倚靠在患者胸部
尽可能减少按压中的停顿	按压中断时间大于 10 秒
给予患者足够的通气(30 次按压后 2 次人工呼吸,每次呼吸超过 1 秒,每次须使胸部隆起)	给予过量通气(即呼吸次数太多,或呼吸用力过度)

注:以上标准参照《2015 年 AHA 心肺复苏与心血管急救指南》。

第三节　后期复苏

后期复苏(ALS)是初期复苏的继续,是借助于器械和设备、先进的复苏技术和知识以争取最佳疗效的复苏阶段。后期复苏的内容包括:继续 BLS;借助专用设备和专门技术建立和维持有效的肺泡通气和循环功能;监测心电图,识别和治疗心律失常,监测 $P_{ET}CO_2$ 判断复苏效果;建立和维持静脉输液、调整体液、电解质和酸碱平衡失调;采取一切必要措施(药物、电除颤等)维持患者的循环功能稳定。接诊时应首先检查患者的自主呼吸和循环是否已经恢复,未恢复者应继续进行心肺复苏,然后进行必要的生理功能监测,根据监测结果进行更具有针对性的处理,包括药物治疗、电除颤、输液输血以及其他特殊治疗。

【建立有效呼吸通道】

1. 呼吸道的管理　心肺复苏患者中约有 90% 的患者呼吸道有不同程度的梗阻,应放置口咽或鼻咽通气管,采用简易呼吸器,有条件者应尽早行气管内插管,不仅可保证心肺复苏的通气和供氧、防止发生误吸、避免中断胸外心脏按压,并且可监测 $P_{ET}CO_2$ 提高心肺复苏质量。对不宜插管者可施行气管切开,并给以机械通气治疗,以获得最佳肺泡通气和供氧。

2. 呼吸器的应用　利用器械或呼吸器进行人工呼吸,其效果较徒手人工呼吸更有效。凡便于携带于现场施行人工呼吸的呼吸器,都属简易呼吸器,或称便携式人工呼吸器。呼吸囊-活瓣-面罩装置为最简单且有效的人工呼吸器,已广泛应用于临床,应用时只需将面罩紧扣于患者口鼻部,另一手将呼吸囊握于手掌中挤压,将囊内气体挤入患者肺内,当松开呼吸囊时,胸廓和肺被动弹性回缩而将肺内气体"呼"出,由于单向活瓣的导向作用,呼出气体只能经活瓣排入大气;呼吸囊在未加压时能自动膨起,并从另一活瓣吸入新鲜空气,以备下次挤压所用;呼吸囊上还附有供氧的侧管,能与氧气源连接,借以提高吸入氧浓度。

【心脏电除颤】

电除颤(defibrillation)是复苏成功的关键措施,应尽早实施。胸外除颤时将一电极板放在靠近胸骨右缘的第2肋间,另一电极板置于左胸壁心尖部,电极下应垫盐水纱布或导电糊并紧压于胸壁,以免局部烧伤和降低除颤效果。电击能量首次成人为360J,小儿为2J/kg。一次除颤不成功者,应立即行胸外心脏按压和人工呼吸。若心室颤动为细颤,应立即静脉注射0.1%肾上腺素溶液1~2ml,使其变成粗颤,再次电击才能有效。开胸手术或胸内心脏按压时,可做胸内直流电除颤,电击能量成人为20~80J,小儿为5~50J,电击能量不可过大,以免损伤心肌。

知识链接

心脏电除颤

心脏电除颤是利用除颤仪,以一定量的高能脉冲电流经胸壁或直接作用于心脏,使得心脏的大部分或者全部的心肌细胞在瞬间同时除极,终止导致心律失常的异常折返环或异位兴奋灶,从而恢复窦性心律。电击除颤是心脏复苏最有效的手段。原始的除颤器是利用工业交流电直接进行除颤的,这种除颤器常会因触电而伤亡,因此,目前除心脏手术过程中还有用交流电进行体内除颤(心室颤动)外,一般都用直流电除颤。心脏电除颤又分为同步电除颤和非同步电除颤,同步电除颤适用于室上性和室性心动过速等患者;非同步电除颤适用于心室颤动和心室扑动患者。

【药物治疗】

复苏用药的目的,是为了激发心脏复跳并增加心肌收缩力,防治心律失常,调整急性酸碱失衡,补充体液和电解质。用药方法首选静脉给药,其次为骨内通路或经气管内给药,心内注射由于并发症较多,一般不用。

1. 肾上腺素　是心肺复苏的首选药物。成人首次量1mg,必要时每5分钟可重复1次。

2. 利多卡因　最适用于治疗室性期前收缩或阵发性室性心动过速。常用剂量1~1.5mg/kg静脉注射,必要时可重复应用,也可以2~4mg/min的速度连续静脉滴注。

3. 血管加压素　可产生非肾上腺素样的血管收缩作用,增加器官灌流,复苏中的效果与肾上腺素相当,一次用量和重复用量为40U。

4. 胺碘酮　静脉使用可以阻断钠、钾、钙通道以及α、β受体,用于治疗房性或室性心律失常。在CPR中,持续性室性心动过速或心室颤动引起心脏骤停,使用电除颤和肾上腺素无效,可以使用胺碘酮。成人初始用时为300mg静脉滴注,必要时可重复注射150mg,24小时总量不超过2g。

5. 阿托品　最适用于有严重窦性心动过缓合并低血压、低组织灌注或合并频发室性期前收缩患者。现今不主张在心脏停搏和无脉性心电活动情况下常规使用;心动过缓时首次用量为0.5mg,每隔5min可重复注射,直至心率恢复达60次/分钟以上。

6. 碳酸氢钠　为复苏时纠正急性代谢性酸中毒的主要药物,复苏期间不主张常规应用。有条件最好根据动脉血气分析结果及血液pH指导碳酸氢钠用量,当碱剩余(BE)达到-10mmol/L以上时才用碳酸氢钠来纠正。其计算公式为:碳酸氢钠(mmol)=BE×0.2×体重(kg)。复苏期间若不能测知pH及血气分析,碳酸氢钠首次剂量可按

1mmol/kg,然后每 10 分钟给 0.5mmol/kg。成人注射 5%碳酸氢钠以 15ml/min 左右的速度为宜。在用碳酸氢钠时,应采取过度通气以免 CO_2 蓄积。

7. 氯化钙　使用肾上腺素和碳酸氢钠之后心搏仍未恢复时,可以静脉注射氯化钙,尤其适用于因高血钾或低血钙引起的心脏停搏者。成人常用 10%氯化钙溶液 2.5~5ml 静脉注射。

第四节　复苏后监测和处理

复苏后监测和处理(PRT)的主要内容是防治多器官功能衰竭和缺氧性脑损伤。防治多器官功能衰竭时,首先应保持呼吸和循环功能的良好和稳定。

【维持良好的呼吸功能】

心脏复跳后,自主呼吸未必立即恢复,即使恢复,其呼吸功能仍可能不全,应进行机械通气治疗,并根据血气分析结果调节呼吸器以维持良好的 PaO_2、$PaCO_2$ 及 pH,直到患者初步清醒再逐步撤机。

【维持有效循环】

有效循环的恢复是一切复苏措施的先决条件。复苏后期必须严密监测循环功能。如循环功能不稳定,表现为低血压和组织器官灌流不足(如少尿、神经功能障碍),应对有效循环血容量及左心室功能进行评估,并及时纠正。血流动力学监测十分必要,重症患者应监测心电图、动脉压、中心静脉压及尿量,必要时应放置 Swan-Ganz 漂浮导管监测肺毛细血管楔压(PCWP)和心输出量以指导临床治疗。主要措施包括:①有低心排血量或休克者,应纠正酸中毒、选用正性肌力药物;②心排血量和肺毛细血管楔压均低时,应充分扩容;③肺毛细血管楔压增高而心排血量尚能维持时,应给予利尿剂和静脉扩张剂;④心排血量降低伴周围阻力增高者,应选用扩血管药;⑤心排血量降低伴肺毛细血管楔压增高者,应选用增强心肌收缩力的药物。

【防治肾衰竭】

最有效的预防方法是维持循环稳定,保证肾脏的灌注压。尽量避免使用可引起肾血管严重收缩及损害肾功能的药物,纠正酸中毒及使用小剂量肾血管扩张剂(如小剂量多巴胺)等都是保护肾功能的措施。应监测肾功能,包括每小时尿量、血尿素氮、血肌酐及血、尿电解质浓度等,以便早期、及时进行有效的治疗。

【脑复苏】

防治心脏停搏后缺氧性脑损伤而采取的措施称为脑复苏(cerebral resuscitation)。脑复苏的主要任务是防治脑水肿和颅内压增高,以减轻或避免脑组织再灌注损伤,保护脑功能。体温升高、肌张力亢进、痉挛、抽搐以及惊厥,都是脑缺氧性损伤的体征。若肌张力完全丧失时,说明已接近“脑死亡”的程度,目前的复苏措施尚无法使其恢复。脑复苏的原则在于防止或缓解脑组织肿胀和水肿。脱水、降温和应用肾上腺皮质激素是行之有效的防治急性脑水肿的方法。

1. 脱水利尿　应在血压恢复后尽早使用。脱水一般以渗透性利尿为主,甘露醇最常用,用量为每次 20%甘露醇 0.5~1.0g/kg 快速静脉滴注,每日 4~6 次,必要时可加用呋塞米 20~40mg 与甘露醇交替使用。注意应维持血浆渗透压在 280~330mmol/L,应适当补充胶体以维持血容量和血浆胶体渗透压。白蛋白和甘油果糖的利尿作用缓和且持久,可与甘露醇同时使用。应用脱水剂期间应密切观察血压、中心静脉压以及尿量变化。

2. 低温　低温是脑复苏的重要措施,可使脑细胞氧需量降低,从而起到脑保护的作用,可阻止脑细胞进一步受损。若患者出现体温升高趋势或有肌紧张及痉挛表现时,应立即降温。心跳停搏未超过 3~4 分钟或患者肌张力完全丧失时,不是低温适应证。脑组织是降温的重点,头部以冰帽降温效果较好。颈部、腋窝、腹股沟和腘窝等大血管经过部位放置冰袋,可达到全身降温的目的。降温开始宜迅速将体温降到预期水平,一般宜降至 35~33℃。降温之前即开始用镇静剂和止痉剂,以防寒战反应。

3. 肾上腺皮质激素　在脑复苏中的应用理论上有优点,但临床应用仍有争议。激素使用宜尽早开始,心脏停搏即开始静脉滴注氢化可的松 100~200mg,随后用地塞米松 20~30mg/24h。一般用 3~4 日即停药,以免出现并发症。

4. 巴比妥类药物治疗　巴比妥类药物可控制抽搐,防止颅内压增高,目前仅用于抗惊厥。硫喷妥钠首次剂量为 30mg/kg,随后可用 2~5mg/kg 维持。亦可用 10% 水合氯醛保留灌肠。

5. 其他　①高压氧治疗能降低颅内压,延缓或控制脑水肿的发生,根据患者具体情况及时、合理使用;②肌肉松弛和机械通气有利于控制脑水肿;③钙通道阻滞剂如尼莫地平可适当选用;④能量供给药物 ATP、辅酶 A、细胞色素 C、胞二磷胆碱能减少脑损害,促进苏醒,减少脑缺氧的后遗症,可及时应用。

(周毕军)

复习思考题

1. 当疑有呼吸、心跳停止时,如何迅速确诊?
2. 胸外心脏按压的操作要点有哪些?如何判断胸外心脏按压是否有效?
3. 口对口人工呼吸的操作要点有哪些?与心脏按压的比例是多少?
4. 高质量心肺复苏术的注意事项有哪些?

第五章

PPT 课件
05章PPT

围手术期处理

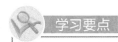 学习要点

围手术期概念;手术前生理准备;手术后处理;手术后并发症的防治。

扫一扫
知重点

第一节　概　　述

手术既是治疗外科疾病的重要手段,又具有创伤性,给患者心理和生理带来负担。围手术期是指从确定手术治疗时开始到与本次手术有关的治疗结束为止的这段时间。围手术期处理就是为患者手术做准备和促进术后康复,以确保手术获得成功。充分的术前准备使患者具有充分的心理准备和良好的机体条件,以便更好地耐受手术;手术后处理应尽快使患者恢复生理功能,防治各种术后并发症,使患者早日康复。完善的围手术期处理较单纯的手术技巧更为重要,科学的做法是将术前、术中、术后三个阶段融为一体。

第二节　手术前准备

手术前准备是指做出手术决定后直至麻醉、手术开始前运用各项措施,使接受手术的患者生理功能接近正常,以便更安全地耐受手术,减少术后并发症,为患者早日康复奠定基础。患者的术前准备,与疾病的轻重缓急、手术范围的大小、手术的性质密切相关。通常按手术的时限性将外科手术分为三种:①急症手术:如外伤性肠破裂,需在最短时间内进行必要的准备,即迅速实施手术;②限期手术:如各种恶性肿瘤根治术,手术时机虽然也可以选择,但应在尽可能短的时间内做好术前准备,以免延误治疗,造成肿瘤扩散,影响预后;③择期手术:施行手术迟早不影响治疗效果,如腹股沟疝修补术等,可在充分的术前准备后手术。手术前要对患者的全身情况有足够的了解,必须详细询问病史,全面地进行体格检查,除了常规的实验室检查外,还需进行一些涉及重要器官功能的检查,以便查出可能影响整个病程的各种潜在不利因素,包括心理和营养状态,心、肺、肝、肾等重要器官功能,同时还要估计患者对手术的耐受力,在术前予以纠正,术中和术后加以防治。

一、一般准备

包括心理和生理两方面准备。

【心理准备】

医务人员应就诊断、手术方法、可能发生的并发症及预防措施等进行充分的术前讨论。向患者及家属讲清施行手术的必要性、可能取得的效果、手术的危险性、可能发生的并发症、术后恢复过程和预后等,使患者以积极的心态配合手术和术后治疗。还要履行书面知情同意手续,由患者本人或委托家属签字。

【生理准备】

调整患者的生理状态,使患者能在较好的状态下安全地度过手术和术后的治疗过程。

1. 手术区皮肤准备　术前患者应修剪指甲、理发、洗澡、手术区皮肤剃毛等。

2. 适应手术后变化的锻炼　包括术前练习在床上大小便、正确的咳嗽和咳痰的方法、术前 2 周应停止吸烟等。

3. 补液和输血　对于存在水、电解质及酸碱平衡紊乱和贫血的患者应在术前予以纠正。凡施行大、中型手术者,术前应做好血型、交叉配合试验及输血前相关检查,并备好一定数量血制品。

4. 预防感染　术前应采取多种措施提高患者机体抵抗力,预防感染。手术严格遵循无菌技术原则,操作动作轻柔,减少组织损伤,是防止感染的重要环节。对于可能污染的手术或预计手术操作时间长、创伤大的手术以及癌肿手术、大血管手术、人工制品植入术、脏器移植术等,需要预防性应用抗生素。

5. 胃肠道准备　包括肠道清洁及肠道制菌药的应用。术前 8~12 小时开始禁食,术前 4 小时禁止饮水,以防术中、术后呕吐而引起窒息或吸入性肺炎,必要时应用胃肠减压。胃肠道手术者,术前 1~2 天开始进流质饮食,术前 1 天做肥皂水灌肠。有幽门梗阻者,术前 1~2 天应用温盐水洗胃;结肠或直肠手术,应在术前 1 天及手术当日清晨进行清洁灌肠,并于术前 2~3 天开始口服肠道抗菌药物及泻药,以减少术后并发感染的机会。

6. 手术时间长或施行盆腔手术的患者,术晨留置导尿管。

7. 其他　手术前患者出现与疾病无关的发热或妇女月经来潮,应推迟手术日期;术前应取下可活动的义齿。

二、特殊准备

如患者情况特殊,除要做好一般术前准备外,还需做相应的特殊准备。

1. 营养不良　血清白蛋白测定值在 30~35g/L 者,应补充富含蛋白质饮食予以纠正;如果白蛋白测定值<30g/L 或转铁蛋白<0.15g/L,则需术前行肠内或肠外营养支持。

2. 脑血管病　近期有脑卒中史的患者,择期手术应延迟 2~6 周;有短暂性脑缺血发作的患者应进一步检查与治疗。

3. 高血压　血压过高(>160/100mmHg)者,应选择合适的降血压药物,使血压平稳在一定水平,但不要求降至正常后才做手术。

4. 心脏病　心脏病患者施行手术的死亡率是无心脏病者的 2.8 倍。①非发绀性先天性心脏病和风湿性心脏病心律正常者手术耐受良好；②冠心病、房室传导阻滞、急性心肌炎者，除非急症手术，均应推迟；③急性心肌梗死患者发病后 6 个月内，不宜施行择期手术；④心力衰竭患者，最好在心力衰竭控制 3~4 周后，再施行手术。

5. 呼吸功能障碍　术前都应做血气分析和肺功能检查。术前准备应包括：①禁烟 1~2 周，练习深呼吸及咳痰；②支气管扩张药雾化吸入；③应用祛痰药；④哮喘者用平喘药；⑤使用抗生素控制感染并做体位引流促进脓性分泌物排出；⑥麻醉前给药量要适当，以免抑制呼吸，造成排痰困难。

6. 肾疾病　改善肾功能，避免使用血管收缩药和对肾功能有损害的药物，必要时透析治疗后才能实施手术。

7. 肝疾病　肝功能不全患者术前应给予改善全身情况，增加肝糖原储备，输注白蛋白、新鲜血、补充各种维生素等改善肝功能的准备。有明显营养不良、黄疸、腹水或急性肝炎患者，除急症抢救，一般列为手术禁忌。

8. 糖尿病　术前应控制血糖水平，纠正水、电解质酸碱平衡失调。①有感染可能的手术，术前需应用抗生素；②术前一般停用口服降糖药或长效胰岛素，改用正规胰岛素皮下注射，使血糖控制在 5.6~11.2mmol/L，尿糖（＋）~（＋＋）；③手术应在当日尽早施行，以缩短术前禁食时间，避免发生酮症酸中毒；④测定空腹血糖后，开始静脉滴注 5% 葡萄糖溶液，取平时清晨胰岛素用量的 1/3~2/3，做皮下注射；⑤术中可按 5∶1 的比例（葡萄糖 5g 加胰岛素 1U），在葡萄糖溶液中加入胰岛素静脉滴注；⑥术后根据每 4~6 小时尿糖或血糖测定结果，确定胰岛素用量。

知识链接

糖尿病酮症酸中毒

糖尿病酮症酸中毒（DKA）是糖尿病最常见的急性并发症之一，指糖尿病患者在各种诱因的作用下，胰岛素分泌明显不足，升糖激素不适当升高，造成的高血糖、高血酮、酮尿、脱水、电解质紊乱、代谢性酸中毒等病理改变的症候群。

第三节　手术后处理

从手术结束到患者康复这一阶段的治疗属于手术后处理。目的是减轻或消除患者术后心理或生理上的紊乱和不适，防治各种手术后并发症，巩固手术疗效并得到早日康复。

一、一般处理

【体位】

手术后，应根据麻醉、手术部位及患者的病情等安置体位。

1. 按麻醉需求　全麻未清醒的患者应去枕平卧，头转向一侧，避免呕吐物或口腔分泌物误吸入气管；蛛网膜下腔麻醉患者，应去枕平卧或头低位 6~12 小时，以防发生头痛;全身麻醉清醒后、蛛网膜下腔麻醉 12 小时后、硬脊膜外腔麻醉、局部麻醉等患者,可根据手术需要安置体位。

2. 按手术部位需求　颅脑术后,可取 15°~30°头高脚低斜坡卧位;颈、胸手后,多采用高半坐卧位;腹部手术后,多取低半坐位或斜坡卧位;脊柱或臀部手术后,可采用俯卧或仰卧位。

3. 按病情需求　休克患者,应取下肢抬高 15°~20°,头部和躯干抬高 20°~30°的特殊体位(V 形体位,又称中凹位);昏迷者应平卧,头转向一侧。

【活动和起床】

术后卧床患者,原则上应该早期床上活动,争取在短期内下床活动。其优点有:①增加肺活量,减少肺部并发症;②改善全身血液循环,促进切口愈合;③减少下肢深静脉血栓形成;④有利于肠蠕动和膀胱功能的恢复,防止腹胀和尿潴留的发生;⑤骨科手术的患者合理的活动和功能锻炼有利于肢体功能的恢复。但有休克、器官功能不全、严重感染、出血、极度衰弱,或术后要维持特殊固定、制动要求的手术患者,则不宜早期活动。早期起床活动,应根据患者的耐受程度,逐步增加活动量。

二、病情观察

【监测】

术后常规监测生命体征,包括体温、脉搏、血压、呼吸。中、小型手术后的患者,每隔 2~4 小时测定脉搏、呼吸和血压 1 次;大手术或有可能发生内出血、气管压迫者,每 15~30 分钟测定 1 次,并记录;病情不稳定,或特殊手术后的患者,应送入监护病房(ICU)、随时监测心率、血压、血氧分压等指标,直到患者情况稳定。

【引流物的观察处理】

引流是外科处理的基本技术之一,目的是将创口内、体腔内、空腔器官内或腔隙中的分泌物、渗出物、血液、脓液、气体等通过引流物及时排出体外,以达到减压和治疗的目的。引流物有乳胶片、纱布条、烟卷式、单腔管和双腔管等。术后要保持引流管的畅通,避免引流管脱出,并应观察、记录引流物的量和颜色。待引流量减少后,具备拔管指征后即可拔出。乳胶片引流一般在术后 1~2 天拔除;烟卷式引流大多在 72 小时内拔除;胃肠减压管一般在肠鸣音恢复、肛门排气后拔除;胆道手术的 T 型管引流于术后 2 周,T 管周围产生充分粘连后拔出。

【术后伤口的观察处理】

术后伤口都用无菌敷料覆盖,要注意保护。

1. 伤口更换敷料　感染伤口 24~48 小时更换敷料,一般伤口 3~4 天更换敷料。更换敷料时检查伤口有无血肿、积液、感染等,并及时处理。

2. 皮肤缝线拆除　详见"第二章　无菌术和手术基本技术"。

3. 切口愈合记录

(1)手术切口分三类:①Ⅰ类切口(清洁切口),如甲状腺手术;②Ⅱ类切口(可能污染切口),如胃肠道手术;③Ⅲ类切口(污染切口),如化脓性阑尾炎。

(2)切口愈合分三级:①甲级愈合:切口愈合优良,无不良反应;②乙级愈合:切口有炎症,如红肿、硬结、血肿、积液等,但未化脓;③丙级愈合:切口化脓,需切开引流。

(3)切口愈合情况记录,Ⅰ/甲(Ⅰ类切口,甲级愈合)。

【术后不适的观察和处理】

1. 疼痛　麻醉作用消失后,患者会感到切口疼痛。切口疼痛在术后最初 24 小时内最剧烈,2~3 日后疼痛明显减轻。切口持续疼痛,或在减轻后再度加重,可能是切口血肿、炎症乃至脓肿形成,应仔细检查,及时处理。非切口并发症引起的疼痛处理原则:小手术后可口服止痛片或可卡因;大手术后 1~2 日内,常需用哌替啶做肌内注射或皮下注射,必要时可间隔 4~6 小时重复使用或应用镇痛泵进行镇痛治疗。

2. 发热　术后由于机体对手术创伤的反应,体温可略升高,幅度在 1℃左右,称为吸收热,1~2 日可恢复正常。术后 3~6 天的发热,要警惕尿路感染、手术切口感染、肺部感染和腹腔残余脓肿的可能。处理原则:除了应用退热药物或物理降温等对症处理,更应明确原因并做针对性治疗。

3. 恶心、呕吐　术后恶心、呕吐的常见原因是麻醉反应,待麻醉作用消失后,即可停止。其他原因如颅内压增高、糖尿病酸中毒、尿毒症、低钾、低钠等。如腹部手术后反复呕吐,有可能是急性胃扩张或肠梗阻。处理原则:除了应用镇静、镇吐药物减轻症状外,应着重查明原因,进行针对性治疗。

4. 腹胀　术后早期腹胀一般是由于胃肠道蠕动受抑制,肠腔内积气不能排出所致,一般持续 2~3 天。随着胃肠道蠕动恢复,肛门排气后,即可自行缓解。如手术后已 3 天仍未排气,兼有腹胀,肠鸣音减弱或消失,可能是腹膜炎或其他原因所致的肠麻痹;如腹胀伴有阵发性绞痛,肠鸣音亢进,甚至出现气过水声或金属音者,提示机械性肠梗阻。处理原则:可应用持续胃肠减压,放置肛管等。如非胃肠道手术,亦可应用促进肠蠕动的药物,直至肛门排气。对于因腹腔内感染引起的肠麻痹或已确定为机械性肠梗阻者,经过非手术治疗不好转,需再次手术。

5. 呃逆　手术后发生呃逆者并不少见,多为暂时性,但有时可为顽固性。呃逆的原因可能是神经中枢或膈肌直接受刺激引起。处理原则:用压迫眶上缘;短时间吸入二氧化碳;抽吸胃内积气、积液;给予镇静或解痉药物等措施。施行上腹部手术后,如果出现顽固性呃逆需警惕膈下感染的可能。

6. 尿潴留　手术后尿潴留较为多见,常见原因有:①全身麻醉或蛛网膜下腔麻醉后排尿反射受抑制;②切口疼痛引起膀胱和后尿道括约肌反射性痉挛;③患者不习惯在床上排尿等。手术后尿潴留可引起尿路感染。凡是手术后 6~8 小时尚未排尿,应在下腹部耻骨上区进行叩诊检查,如发现有明显浊音区,表明有尿潴留。处理原则:①应稳定患者情绪;②如无禁忌,可协助患者坐于床沿或站立排尿;③下腹部热敷、按摩,用止痛镇静药解除切口疼痛;④必要时行导尿。导尿时尿液量超过 500ml 者,应留置导尿管 1~2 天,有利于膀胱壁的逼尿肌恢复收缩力;有器质性病变,如骶前神经损伤、前列腺增生等,也需要留置导尿管。

三、饮食与输液

术前、术中和术后的禁食加上手术的创伤等因素,都可使患者丢失与消耗一定量的水分、热量和蛋白质,故术后患者常需要输液。何时开始进何种饮食,与手术范围大小及是否涉及胃肠道相关,通常可以根据下列两种情况来掌握。

1. 非腹部手术　根据手术大小、麻醉方法和患者的反应,来决定开始饮食的时间。小手术、全身反应轻者术后即可进食;大手术、全身反应明显者,需待 2~3 天后方可进食;局麻术后如无任何不适反应者,即可给予饮食;蛛网膜下腔麻醉和硬脊膜外腔麻醉,在术后4~6小时可少量进食;全身麻醉清醒后,无恶心、呕吐反应方可进食。不能进食者,给予静脉营养支持。

2. 腹部手术　尤其是消化道手术后,一般需禁食24~48小时,待胃肠功能恢复,肛门排气后,开始少量多次进流质饮食,逐步增加到全量流质,第5~6天开始进半流质,第7~9天恢复普通饮食。

禁食期间,应经静脉输液来供给水、电解质和营养物质。如长期禁食,则采用完全胃肠外营养。

第四节　手术后并发症的防治

手术准备不足,或手术造成的组织损伤、细菌污染以及切口疼痛、活动受限、患者抵抗力下降等,均可引发术后并发症。熟悉常见并发症的防治,是最后取得手术治疗成功的关键。

1. 术后出血　多发生在手术切口、空腔脏器或体腔内等处。外出血较易发现,内出血如无引流物,主要靠术后密切观察生命体征,必要时进行B超、CT检查或穿刺才能发现;血性引流量多有助于发现体腔内出血,如胸腔手术后,从引流管内,每小时引流出血液量持续超过100ml,连续3个小时,提示有内出血。内出量多时有休克征象;空腔脏器(如胃肠道)术后出血会出呕血、便血等。造成术后出血的常见原因有术中止血不完善、血管结扎线脱落、凝血功能障碍等。一旦确诊为术后出血,常须再次手术止血。

预防术后出血:①务必做到手术时严格止血;②结扎确切规范牢靠;③关闭切口之前检查手术野有无出血点等措施。

2. 切口感染　清洁切口和可能污染切口并发感染称为切口感染。切口细菌侵入、血肿、异物存留、局部组织血供不足、全身抵抗力降低等因素均可引起切口感染。表现为术后3~4天,切口疼痛加重,或减轻后又加重,并伴有发热(>38℃);心率加快,白细胞计数增高;切口局部有红、肿、热和压痛,或有波动感等;若有疑问,可行局部穿刺,或拆除部分缝线后用血管钳撑开,发现有脓液,即可确诊。凡有分泌物者,均应取标本做细菌学检查及药敏试验,为选择有效的抗生素提供依据。对已形成脓肿者,应切开引流,待创面清洁时,行二期缝合。

预防切口感染应采取:①严格遵守无菌技术;②手术操作轻柔精细;③严格止血,避免切口血肿形成;④加强手术前后处理,增进患者抵抗力。如切口已有早期炎症迹象,应用有效的抗生素和局部理疗等,防止脓肿形成。

3. 切口裂开　多见于腹部及肢体邻近关节部位的手术后,主要原因有:①营养不良,组织愈合能力差;②切口缝合技术有缺点,如缝线打结不紧,组织对合不全等;③腹腔内压力突然增高的动作,如剧烈咳嗽或严重腹胀。切口裂开常发生于术后1周左右。通常发生在患者一次腹部突然用力时,自觉切口疼痛或突然松开,小肠或网膜脱出,切口流出大量淡红色液体。切口裂开分为完全裂开和部分裂开。前者为切口全层裂开;后者除皮肤缝线完整而未裂开外,深层组织全部裂开。切口完全裂开时,立刻用无菌敷料覆盖切口,保护脱出的肠管和网膜,送手术室,在良好的麻醉条件下重新缝合,同时加用减张缝线。切口部分裂开的处理,按具体情况而定。

预防切口裂开的方法:①手术时减张缝合;②应在良好麻醉、腹壁松弛条件下缝合切口,避免强行缝合造成腹膜等组织撕裂;③及时处理腹胀;④患者咳嗽时,最好平卧,同时用手对伤口进行加压,以减轻咳嗽时骤然增加的腹内压;⑤常规采用腹带包扎;⑥术前纠正贫血和低蛋白血症。

4. 肺部并发症 胸、腹部大手术后常发生肺不张、肺炎等并发症,多见于老年人、长期吸烟和患有急、慢性呼吸道感染者。这些患者肺的弹性回缩功能已有削弱,术后由于呼吸活动受限,肺泡和支气管内易积聚分泌物,若不能有效咳出,黏稠的痰液就会堵塞支气管,造成肺不张、肺炎。表现有:术后早期发热、呼吸急促和心率加快、咳嗽频繁;颈部气管向患侧偏移,胸部叩诊常在肺底部出现浊音或实音区,听诊时有局部呼吸音减弱或消失;胸部 X 线、CT 检查,出现典型的肺不张征象,即可确诊。肺不张发生超过 72 小时,则不可避免发生肺炎,此时患者咳脓痰,白细胞计数增加,胸部 X 线检查有渗出病变时,可确诊为肺部感染。治疗上除了应用抗生素外,应着重排除支气管内分泌物。如鼓励患者深呼吸、深咳嗽,帮助患者勤翻身,体位排痰;痰液黏稠不易咳出时,可使用超声雾化吸入,或口服痰液稀释剂,使痰液稀释利于咳出;痰液过多、黏稠、不易咳出者,可行导管或支气管镜吸痰。

预防肺部并发症的主要措施有:①术前锻炼深呼吸、深咳嗽;②术前 2 周停止吸烟;③术后避免限制呼吸的固定或绑扎;④术后有效镇痛;⑤鼓励咳痰,利用体位或药物以利排出支气管内分泌物;⑥防止术后呕吐物或口腔分泌物误吸。

5. 尿路感染 尿潴留是术后并发尿路感染的基本原因,插尿管操作不当、尿管留置时间过长等因素也可引起术后尿路感染。感染可引起膀胱炎,上行感染引起肾盂肾炎。急性膀胱炎的主要表现为尿频、尿急、尿痛,有时尚有排尿困难,一般都无全身症状,尿液检查有较多的红细胞和脓细胞。急性肾盂肾炎多见于女性,主要表现为寒战、高热、腰部疼痛与肾区叩痛,白细胞计数增高,中段尿检查可见大量白细胞和细菌。尿液培养可以明确菌种(多数是革兰阴性菌),并为选择有效抗生素提供依据。

尿路感染的治疗,主要是应用有效抗生素,维持充分的尿量及保持排尿畅通。尿潴留量超过 500ml 时,应放置导尿管持续引流。安置导尿管和膀胱冲洗时应严格遵守无菌操作技术。术后指导患者自主排尿防止尿潴留,及时处理尿潴留,是预防膀胱炎及上行感染的主要措施。

(王兴焱)

复习思考题

1. 呼吸功能障碍的患者术前准备包括哪些内容?
2. 术前胃肠道准备的内容有哪些?
3. 预防性应用抗生素的适应证有哪些?
4. 试述术后腹胀的常见原因及处理原则。
5. 试述切口裂开的主要原因及预防措施。

PPT 课件
06章PPT

扫一扫
知重点

第六章

外科患者的体液失衡

学习要点

各型脱水的区别、诊断和治疗；血钾异常的临床表现、诊断和防治；代谢性酸中毒的临床表现、诊断和防治；外科补液的原则及方法。

第一节　概　　述

体内以水为溶剂，以电解质和非电解质为溶质形成的液体称为体液。正常体液量、渗透压及电解质含量是机体正常代谢和各器官功能正常进行的基本保证。在生理情况下，人体通过各种调节使体液量、渗透压、电解质浓度和酸碱度均保持在一个恒定的范围内，称之为体液平衡。创伤、手术及许多外科疾病均可能导致体内水、电解质和酸碱的平衡失调，这些问题成为外科患者治疗中一个重要的内容。

1. 体液的含量　正常体液量与性别、年龄及胖瘦有关。成年男性约占体重的60%，成年女性约为50%，儿童约占体重的70%，新生儿可达80%。

2. 体液的分布　体液被细胞膜分为细胞内液和细胞外液，成年男、女细胞内液占体重的量不同，而细胞内液则均占体重的20%。（图6-1）

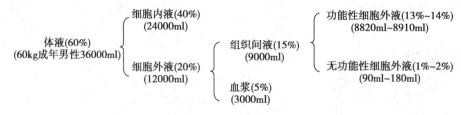

图 6-1　正常男性体液的分布

3. 电解质的分布　体液中的溶质分为电解质和非电解质两类。同为生物半透膜，细胞膜只允许水分子自由通过；而毛细血管壁则允许水分子和小分子物质（葡萄糖及各种离子）自由透过，而不允许高分子蛋白质通过。这就导致细胞内外电解质分布不同，而血浆和组织间液电解质分布基本相同，因此血浆电解质的测定可以比较准确地反映细胞外液的情况（表6-1）。生理情况下细胞内液和细胞外液的渗透压相等，正常血浆渗透压为 290~310mmol/L。由于渗透压的作用,体内水由渗透压低的部分流向渗透压高的部分。细胞内、外间水的流动主要取决于细胞膜两侧的渗透压差;而组织间液与血浆之间水的流动取决于毛细血管内的静水压和血浆蛋白形成的胶体渗透压。体内各部分体液内电解质阴、阳电荷总量相等。

表 6-1 体内电解质的分布(mmol/L)

电解质	血浆	组织间液	细胞内液
Na^+	142	144	15
K^+	4	4	150
Cl^-	103	114	3
Ca^{2+}	2.5	1.25	1
Mg^{2+}	1.5	0.75	13.5
HCO_3^-	27	30	10
PO_4^{2-}	1	1	50
蛋白质	14	0	63

知识链接

渗透压及渗透作用

渗透压指的是溶质分子通过半透膜的一种吸水力量,其大小取决于溶质颗粒数目的多少,而与溶质的分子量、半径等特性无关。由于血浆中晶体溶质数目远远大于胶体数目,所以血浆渗透压主要由晶体渗透压构成。血浆胶体渗透压主要由蛋白质分子构成,其中,血浆白蛋白分子量较小,数目较多(白蛋白>球蛋白>纤维蛋白原),决定血浆胶体渗透压的大小。渗透压作用:晶体渗透压——维持细胞内外水平衡;胶体渗透压——维持血管内外水平衡。

4. 水的平衡　正常人每日排出和摄入的水量基本保持平衡。一般成人 24 小时水的出入量约为 2000~2500ml(表 6-2)。

表 6-2 正常成人每日水的出入量(ml)

摄入量		排出量	
饮水	1000~1500	尿量	1000~1500
食物含水	700	粪便	150
氧化内生水	300	皮肤蒸发	500
		呼吸道失水	350
总计	2000~2500	总计	2000~2500

5. 体液平衡的调节　影响体液平衡的因素有:神经内分泌系统、肾、胃肠道、肺和皮肤。体液平衡的调节主要通过肾完成,肾的调节功能是受神经内分泌系统的影响。包括:①神经系统调节:当体内水分减少时,细胞外液渗透压升高,刺激渗透压感受器,兴奋传入大脑,产生口渴感,机体主动增加饮水使细胞外液渗透压恢正常。②内分泌系统调节:体液渗透压通过下丘脑-垂体-抗利尿激素系统来恢复和维持;血容量则是通过肾素-血管紧张素-醛固酮系统来恢复和维持。细胞外液渗透压升高时,抗利尿激素分泌增加,肾对水重吸收增加,使细胞外液渗透压恢复正常。血容量降低时,醛固酮和抗利尿激素分泌增加,使肾对水、钠重吸收增强,使血容量恢复正常。当同时有血容量锐减和低渗透压,前者对抗利尿激素分泌的促进作用强于后者,以优先保持和恢复血容量。

6. 主要电解质的平衡调节　生理情况下,人体内电解质通过饮食摄入,经体液运至身体各部,供机体代谢需要,多余部分在各种激素调节下,大多经肾排出,少量经汗腺和肠道排出。电解质的生理作用有:①参与细胞代谢;②调节酸碱平衡;③维持渗透压;④影响神经、肌肉的兴奋性。钠离子和钾离子在生理情况下,每日经肾排出出量分别相当于氯化钠 4~5g 和氯化钾 3~4g,外科患者禁食期间应予以补充。

7. 酸碱平衡的调节　酸碱度适宜的体液环境是维持机体正常的生理活动和代谢功能的前提,通常人的体液保持着一定的 pH,亦即 H^+ 的浓度(动脉血 pH 为 7.35~7.45)。酸碱平衡主要是通过体液的缓冲系统、肺的呼吸和肾的调节来维持。血液中的缓冲系统以 HCO_3^-/H_2CO_3 最为重要(中和过多的酸或碱,避免体液酸碱度发生急剧变化),HCO_3^-/H_2CO_3 正常比值是 20∶1,使血浆 pH 维持在 7.40 左右。肺调节酸碱度是通过排出 CO_2,使血中 $PaCO_2$ 下降,来调节血中的 H_2CO_3,如果机体的呼吸功能失常,本身就可以引起酸碱平衡紊乱,也会影响对酸碱平衡的代偿能力。肾在酸碱平衡调节系统中起最主要的作用,通过改变排出酸性物质及保留碱性物质的量,来维持正常的血浆 HCO_3^- 浓度,使血浆 pH 不变。肾调节酸碱平衡的机制为:①Na^+-H^+交换,排 H^+;②HCO_3^-重吸收;③分泌 NH_3^+,与 H^+ 结合成 NH_4^+ 排出;④尿的酸化,排 H^+。

第二节　常见的水、电解质平衡失调

体液平衡失调主要表现为容量失调、浓度失调或成分失调。容量失调是指等渗性体液量的减少或增加,只引起细胞外液量的变化,而细胞内液容量无明显改变;浓度失调是指细胞外液中的水分有增加或减少,以致渗透微粒的浓度发生改变,也即是渗透压发生改变。由于构成细胞外液渗透微粒的 90% 是 Na^+,因此浓度失调表现为低钠血症或高钠血症。细胞外液中其他离子的浓度改变虽能产生各自的病理生理影响,但因渗透微粒的数量小,不会造成对细胞外液渗透压的明显影响,而仅造成成分失调,如低钾血症或高钾血症。

一、水和钠的代谢紊乱

【分类】

在细胞外液中,水和钠的关系密切,当发生代谢紊乱时,脱水和失钠常同时存在。不同原因引起的代谢紊乱,脱水和失钠的程度不同,根据水和钠丧失的比例不同,将脱水分为以下三类。

1. 等渗性脱水 又称急性脱水或混合性脱水。水和钠成比例地丧失,血清钠仍在正常范围,细胞外液渗透压仍保持正常,是外科患者最易发生的一种脱水。

2. 低渗性脱水 又称慢性脱水或继发性脱水。水和钠同时缺失,但失钠多于脱水,故血清钠低于正常范围,细胞外液呈低渗状态。

3. 高渗性脱水 又称原发性脱水。水和钠同时缺失,但脱水多于失钠,故血清钠高于正常范围,细胞外液呈高渗状态。

【病因】

脱水常见病因(表 6-3)主要为:水分丧失过多和摄入不足。

表 6-3 脱水常见病因

等渗性脱水	低渗性脱水	高渗性脱水
消化液的急性丧失,如呕吐、腹泻、胃肠减压等	消化液持续大量丢失,如反复呕吐、长期胃肠减压等	水分摄入不足,如食管癌吞咽困难或危重患者补充不足
体液丧失在感染区或软组织内,如腹腔内或腹膜后感染、肠梗阻、烧伤	较长时间应用排钠利尿剂如氯噻酮、依他尼酸	水分丧失过多,如高热大量出汗、大面积烧伤暴露疗法、糖尿病未控制致大量尿液排出
	血浆成分丢失,如大创面的慢性渗液	
	等渗性脱水治疗时补充水分过多	

【病理生理】

有原发的细胞外液容量的减少及渗透压的变化;继发引起肾素-血管紧张素-醛固酮系统、下丘脑-垂体-抗利尿激素系统变化及体液在体内的重新分布(图 6-2,表 6-4)。

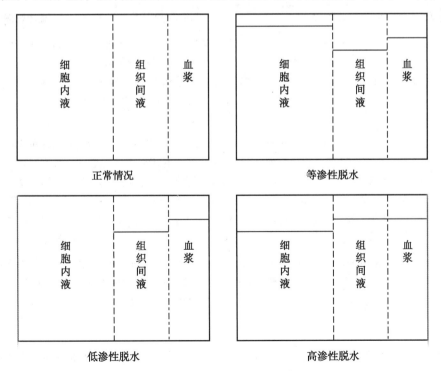

图 6-2 各种类型脱水体液变化

表 6-4 脱水的病理生理

等渗性脱水	低渗性脱水	高渗性脱水
细胞外液量减少且等渗,血容量减少,使肾素、醛固酮的分泌增加,尿量减少	细胞外液容量减少且呈低渗状态,抗利尿激素的分泌减少,使水在肾小管内的再吸收减少,尿量增多,尿比重降低,血容量进一步下降	细胞外液的容量减少且呈高渗状态,抗利尿激素分泌增多,使肾小管对水的再吸收增加,尿量减少,尿比重增加
细胞内液的量一般无变化,久之可引起细胞内脱水	细胞外液的低渗状态使水分移至细胞内,引起细胞内水肿,血容量进一步下降	高渗状态刺激位于视丘下部的口渴中枢,患者感到口渴
	血容量的继续减少,使肾素-血管紧张素-醛固酮系统发生兴奋,肾增强对钠、水的再吸收,尿量减少	细胞内液移向细胞外间隙,致细胞内脱水程度超过细胞外液,引起脑细胞脱水导致脑功能障碍
	血容量下降,使抗利尿激素分泌增多,水再吸收增加,出现少尿	循环血量显著减少,引起醛固酮分泌增加,肾对钠和水的再吸收增加,尿量进一步减少

【临床表现】

患者主要表现为血容量减少及缺钠、脱水症状,有皮肤黏膜、胃肠道、心血管系统、神经系统变化及尿量、尿比重的变化(表6-5)

表 6-5 脱水的主要表现

脱水程度	等渗性脱水	低渗性脱水	高渗性脱水
轻度	占体重2%~3%,无口渴、恶心、厌食、乏力、尿少且比重高	失钠量 0.5g/kg 体重,130mmol/L ≤血清钠浓度<135mmol/L,无口渴、皮肤黏膜变化不突出、疲乏、头晕、手足无力,尿 Na^+ 减少,尿量正常且比重<1.010	占体重2%~3%,口渴、尿少且比重高
中度	达体重 4%~6%,出现血容量不足表现,如脉搏细速、肢端湿冷、血压不稳或下降、表浅静脉萎陷、唇舌干燥、眼窝凹陷、皮肤干燥松弛	失钠量 0.5~0.75g/kg 体重,120mmol/L ≤血清钠浓度<130mmol/L,恶心、呕吐、视力模糊、起立时容易晕倒、血压不稳或下降、尿少且尿中几乎不含 Na^+ 和 Cl^-	占体重4%~6%,极度口渴、乏力、唇舌干燥、皮肤弹性差、眼窝下陷、烦躁、尿少且比重高
重度	>体重的 6%时,出现严重的休克、代谢性酸中毒或代谢性碱中毒	失钠量 0.75~1.25g/kg 体重。血清钠浓度<120mmol/L,表情淡漠、休克、腱反射减弱和昏迷	>体重的 6%,躁狂、谵妄、幻觉、昏迷、高热

【诊断】

根据体液丢失的病史和临床表现,多可作出诊断。能协助诊断的实验室检查有:①红细胞计数、血红蛋白量、血细胞比容升高,反映血液浓缩,提示有脱水。②血清钠测定,低渗性脱水血钠浓度<135mmol/L;高渗性脱水血钠浓度>145mmol/L;等渗性脱水血钠浓度在正常范围内(血钠正常值 135～145mmol/L)。③尿液检查,高渗性脱水和等渗性脱水尿比重升高,低渗性脱水尿比重常在 1.010 以下,尿 Na^+ 和 Cl^- 常明显减少。

【治疗】

脱水的治疗原则:①解除病因,是防治脱水的根本措施;②补液,补液的原则是"缺什么,补什么,缺多少,补多少"。补什么主要由脱水类型决定;补多少由脱水程度决定(也可利用计算公式计算)(表 6-6)。具体补液计划见本章第四节。

表 6-6　脱水的治疗

	等渗性脱水	低渗性脱水	高渗性脱水
补液种类	等渗生理盐水或平衡盐	高渗(3%～5%)盐水或生理盐水	低渗液(0.45%)盐水或 5%葡萄糖溶液
补液量计算	每丧失体重的 1%,补 400～500ml	轻度,补 NaCl 0.5g/kg 中度,补 NaCl 0.5g～0.75/kg 重度,补 NaCl 0.75g～1.25g/kg	每丧失体重的 1%,补 400～500ml

平衡盐溶液的电解质含量和血浆内含量相仿,用来治疗脱水比较理想,可以避免输入过多的 Cl^- 引起高氯性酸中毒中毒的。平衡盐溶液有以下两种混合液:①1.86%乳酸钠和林格溶液 1:2;②1.25%碳酸氢钠和等渗盐水 1:2。

二、体内钾、钙、镁代谢失调

(一) 体内钾的失调

钾是细胞内最主要阳离子,血清钾浓度反映细胞外钾量,正常值为 3.5～5.5mmol/L,临床上钾的代谢失调有低钾血症和高钾血症。

【低钾血症】

血清钾浓度低于 3.5mmol/L 称为低钾血症,临床上多见。

1. 病因　常见原因有:①钾摄入不足,如禁食或昏迷患者,静脉补液中未补充足够的钾盐;②钾丢失过多,经胃肠道丢失,如呕吐、持续胃肠减压、肠瘘;经肾脏丢失过多,如长期应用利尿剂、肾小管性酸中毒、长期应用皮质激素等;③钾分布异常,大量输注葡萄糖和胰岛素或碱中毒时,使钾向细胞内转移。

2. 临床表现　钾与能量代谢关系密切,缺少时将引起神经-肌肉兴奋性降低和心功能障碍。主要表现有:①神经-肌肉系统:四肢软弱无力、软瘫、腱反射减退或消失。②呼吸系统:呼吸肌受累,出现呼吸困难或窒息。③胃肠道系统:厌食、恶心、呕吐和腹胀、肠蠕动减弱或消失。④心血管系统:主要表现为传导阻滞和节律异常。典型的心电图改变为早期出现 T 波降低、变平或倒置,随后出现 ST 段降低、Q-T 间期延长和 U 波(图 6-3),但并非每个患者都有心电图改变,故不应单凭心电图有无异常来诊断低钾血症。⑤代谢性碱中毒和反常性酸性尿:低钾血症引起代谢性碱中毒,但尿液却呈酸性。

3. 诊断　根据病史和临床表现即可作出低钾血症的诊断。血清钾浓度小于 3.5mmol/L 有诊断意义。心电图检查可作为辅助性诊断手段。

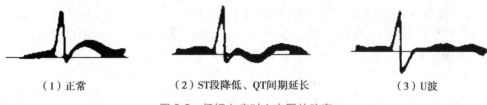

（1）正常　　　　　（2）ST段降低、QT间期延长　　　　　（3）U波

图6-3　低钾血症时心电图的改变

4. 治疗　积极治疗原发病外,补充钾盐。由于正常人细胞外液 K^+ 总量大约只有60mmol,如静脉补钾过快、总量过多会引起致命性的高钾血症,故静脉补钾应持续缓慢进行。补钾的原则是:能口服尽量口服,不能口服则静脉补钾。静脉补钾注意事项:①严禁静脉推注补钾;②浓度不高(<0.3%);③速度不快(<80 滴/分钟);④见尿补钾(尿量>40ml/h);⑤总量控制(<6~8g/d)。由于补钾(20mmol 钾相当于 1.5g 氯化钾)应分次给予,要完成纠正体内的缺钾,常需连续 3~5 天的治疗。

【高钾血症】

血清钾超过 5.5mmol/L 称高钾血症。

1. 病因　高钾血症常见原因有:①钾输入过多:输入大量的库存血液、使用含钾药物、静脉补钾过多过快等。②排钾障碍:急、慢性肾衰竭的少尿、无尿期等;应用保钾利尿剂如螺内酯、氨苯蝶啶等;盐皮质激素不足。③细胞内钾外移:溶血、组织损伤(如挤压综合征)、酸中毒、缺氧、脓毒血症等,细胞内 K^+ 大量释出。

2. 临床表现　高钾血症影响神经-肌肉系统活动,较低钾血症严重。包括:①神经-肌肉系统:神志改变、皮肤感觉异常和四肢软弱;②循环系统:微循环障碍如皮肤苍白、发冷、青紫、低血压,心动过缓、心律不齐甚至心搏骤停,心电图表现 T 波高尖、QT间期延长、QRS 增宽、PR 间期延长(图6-4)。

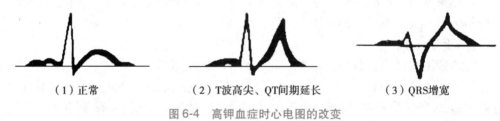

（1）正常　　　　　（2）T波高尖、QT间期延长　　　　　（3）QRS增宽

图6-4　高钾血症时心电图的改变

3. 诊断　对有引起高钾血症原因的患者,出现一些不能用原发病解释的临床表现时,即应考虑有高钾血症的可能。应立即测定血钾浓度,血钾超过 5.5mmol/L 后即可确诊。心电图检查有辅助性诊断价值。

4. 治疗　高钾血症患者有心搏突然停止的危险,因此高钾血症一经诊断,应尽快处理原发病、减少钾摄入、促进钾的排出、降低钾在细胞外液中的分布浓度,并对抗高血钾对心肌的毒性作用。具体措施包括:①使 K^+ 暂时转入细胞内:先静脉注射 5% 碳酸氢钠溶液 60~100ml,再经静脉滴注碳酸氢钠溶液 100~200ml,本方法既可使 K^+ 移入细胞内又使血 K^+ 得到稀释并增加其经肾脏排出;输注葡萄糖溶液和胰岛素,一般用25%葡萄糖溶液 100~200ml,每 5g 糖加入正规胰岛素 1U 静脉滴注,必要时,可每 2~4 小时重复给药;对于肾功能不全输液量受限者,用 10% 葡萄糖酸钙溶液 100ml、11.2% 乳酸钠溶液 50ml、25% 葡萄糖溶液 400ml,加入胰岛素 20U,24 小时持续缓慢静脉滴注。②阳离子交换树脂的应用：每日口服 4 次，每次 15g。可从消化道带走较多的 K⁺，同时口服甘露醇或山梨醇以防止便秘、粪块堵塞。③透析疗法：有腹膜透析和血液透析，适用于肾功不全者。④对抗心律失常：可静脉注射 5% 氯化钙溶液 5ml 或 10% 葡萄糖酸钙溶液 20ml，能缓解 K⁺对心肌的毒性作用。

（二）低钙血症

机体内绝大部分钙以磷酸钙和碳酸钙的形式贮存于骨骼中，细胞外液钙仅占钙总量的 0.1%。血清钙正常浓度为 2.25～2.75mmol/L，游离钙离子影响神经-肌肉兴奋性。钙代谢失调包括低钙血症和高钙血症，临床上以低钙血症较多见。血清钙<2mmol/L，称低钙血症。

1. 病因　可发生于急性重症胰腺炎、坏死性筋膜炎、肾衰竭、消化道瘘、甲状旁腺受损害者。

2. 临床表现和诊断　主要是神经-肌肉兴奋性增强的表现，如容易激动、口周和指（趾）尖麻木及针刺感、手足抽搐、腱反射亢进以及耳前叩击试验（chvostek 征）阳性。血清钙低于 2mmol/L 有诊断价值。

3. 治疗　积极治疗原发病，并补充钙剂。临床常将 10% 葡萄糖酸钙溶液 10～20ml 或 5% 氯化钙溶液 10ml 做静脉注射，必要时可 8～12 小时后重复注射。需要长期治疗者可服乳酸钙，同时补充维生素 D，以减少静脉钙剂的用量。

（三）低镁血症

正常成人体内镁主要存在于骨骼内和细胞内，仅有 1% 存在于细胞外液中。正常血清镁浓度为 0.70～1.10mmol/L。镁对神经活动的控制、神经-肌肉兴奋性的传递、肌肉收缩、心脏激动性以及血管张力等方面有着重要作用。镁主要从粪便排出，其余经肾排出。肾有很好的保镁作用，低镁血症较少单独发生，常在其他电解质紊乱纠正后，由于镁补充不足引起。

1. 病因　饥饿、吸收障碍综合征、长时间消化液的丧失、长期静脉营养未注意补充镁、急性胰腺炎、甲状旁腺功能低下等。

2. 临床表现和诊断　主要表现与低钙血症相似，常与低钙和低钾同时存在。低镁血症可表现为神经-肌肉兴奋性增强、面色苍白、肌震颤、手足抽搐及 Chvostek 征阳性、精神紧张、记忆力下降、易激动。严重时出现谵妄、定向力障碍、神志不清、惊厥、癫痫样发作乃至昏迷。对手足抽搐注入钙剂无好转者，应想到低镁血症，镁负荷试验有辅助诊断价值。

3. 预防和治疗　控制原发病，口服硫酸镁或肌内注射 10% 硫酸镁溶液，亦可用硫酸镁溶液静脉补充，25% 硫酸镁溶液 5～10ml 加入 5%～10% 葡萄糖溶液 500ml 中缓慢静脉注射。若已发生抽搐，可将硫酸镁剂量加至 10～20ml，但滴速不宜过快以防发生镁中毒，发生镁中毒应立即静脉注射葡萄糖酸钙或氯化钙溶液作为对抗措施。

第三节　酸碱平衡及失调

动脉血浆 pH 正常值为 7.35～7.45，凡体内酸碱物质超过了机体的缓冲和调节能力，就可形成不同形式的酸碱平衡失调。低于 7.35 为酸中毒，高于 7.45 为碱中毒。原发性酸碱平衡失调可分为四种类型：代谢性酸中毒、代谢性碱中毒、呼吸性酸中毒和呼吸性碱中毒。如同时存在两种或两种以上的原发性酸碱平衡失调,则称为混合性酸碱平衡失调。

任何一种酸碱失调发生后,机体都会通过代偿机制进行调节,以减轻酸碱紊乱,使体液 pH 尽量恢复至正常范围。机体的这种代偿,可根据其纠正程度分为部分代偿、代偿和过度代偿。pH、HCO_3^- 及 $PaCO_2$ 是反映机体酸碱平衡的三大基本要素(表 6-7)。其中 HCO_3^- 反映代谢性因素,HCO_3^- 的原发性增加或减少引起代谢性碱中毒或代谢性酸中毒;$PaCO_2$ 反映呼吸性因素,$PaCO_2$ 的原发性增加或减少,引起呼吸性酸中毒或呼吸性碱中毒。

表 6-7 酸碱平衡失调血液检诊断指标

指标		正常值	代谢性		呼吸性	
			酸中毒	碱中毒	酸中毒	碱中毒
共用	血 pH	7.35~7.45	<7.35	>7.45	<7.35	>7.45
	二氧化碳结合力	23~31mmol/L	直接↓	直接↑	间接↑	间接↓
代谢性	标准 HCO_3^-	24~29mmol/L	显著↓	显著↑	不变	不变
	剩余碱	−3~+3mmol/L	显著↓	显著↑	不变	不变
呼吸性	动脉血二氧化碳分压	35~45mmHg	↓	↑	显著↑	显著↓

一、代谢性酸中毒

代谢性酸中毒是体内酸性物质产生过多或 HCO_3^- 丢失过多所引起的酸碱平衡失调,是外科最常见的酸碱平衡失调。

【病因】

主要病因有:①碱性物质丢失过多:见于胆瘘、胰瘘、肠瘘、腹泻、肠梗阻等;②酸性物质产生或摄入过多:休克;糖尿病酮症酸中毒;大量应用酸性药物如氯化铵、精氨酸等,致血中 Cl^- 增多,HCO_3^- 减少,引起酸中毒;③肾功能不全:肾小管功能障碍,内生性 H^+ 不能排出体外,或 HCO_3^- 吸收减少。

机体的代偿:①肺代偿:细胞外液 H^+ 和 H_2CO_3 浓度的增高刺激呼吸中枢,呼吸加快加深,CO_2 呼出增多;②肾代偿:增加泌 H^+ 和 HCO_3^- 的重吸收;③H^+-K^+ 交换:细胞外液的 H^+ 和细胞内液 K^+ 的交换,使细胞外液的 H^+ 浓度降低 K^+ 浓度升高。

【临床表现】

患者出现 H^+ 浓度升高引起的神经-肌肉兴奋性降低、心功能障碍和呼吸代偿等的症状体征。最突出的表现是呼吸深而快,频率可高达 40~50 次/分钟;面颊潮红、眩晕、嗜睡、心率加速、血压偏低,可出现腱反射减弱或消失、神志不清甚至昏迷;呼气中可带酮味;常有脱水的表现,心律不齐、急性肾衰竭和休克。

【诊断】

①患者有严重腹泻、肠瘘或休克等相应病史;②临床表现,尤其是出现呼吸深而快,即应考虑代谢性酸中毒的存在;③动脉血气分析可明确诊断,pH 和 HCO_3^- 明显降

低。如无条件做血气分析,可测定二氧化碳结合力和 pH,在除外呼吸因素之后,二氧化碳结合力的下降也可确定酸中毒的诊断和大致判断酸中毒的程度。

【治疗】

积极治疗原发病是纠正代谢性酸中毒的关键。若肺和肾的调节功能尚可,除去病因,再补充液体、纠正脱水,较轻的代谢性酸中毒(血浆 HCO_3^- 为 16~18mmol/L)常可自行纠正,无需使用碱性药物治疗。对于血浆 HCO_3^- 低于 10mmol/L 的重症酸中毒患者,应立即输液及使用碱性药物。常用的碱性药物是碳酸氢钠溶液。临床上根据酸中毒的严重程度,补充 5% 碳酸氢钠溶液的首次剂量一般为 100~200ml(2~4ml/kg 体重)。也可依据计算公式得出所需 HCO_3^- 的量,先补充一半的量,剩余半量要根据情况决定是否继续补充,以防矫枉过正变成碱中毒。2~4 小时后复查血气分析及血中电解质浓度,根据测定结果再调整用量。边治疗边观察,逐步纠正酸中毒,是治疗的原则。应注意 5% 碳酸氢钠溶液为高渗溶液,过快输入可引起高钠血症。另外,纠正酸中毒过快,可引起大量 K^+ 转向细胞内,致低钾血症。酸中毒纠正后还可能引起低钙血症,也要注意防治。

二、代谢性碱中毒

代谢性碱中毒是体内 H^+ 丢失或 HCO_3^- 增加引起的酸碱平衡失调。

【病因】

主要病因有:①酸性物质丧失过多:如严重呕吐、长期胃肠减压等,可丧失大量的 H^+ 和 Cl^-,Cl^- 的丢失使 HCO_3^- 在肾小管内的重吸收增加。②碱性物质摄入过多:长期服用碱性药物,导致 HCO_3^- 增多。大量输注库存血,抗凝剂入血后转化成 HCO_3^-,也会引起代谢性碱中毒。③利尿剂的作用:使用呋塞米和依他尼酸等利尿剂使尿排出的 Cl^- 多,肾增加对 HCO_3^- 的回吸收,引起低氯性碱中毒。④缺钾:血清钾低时,引起细胞内酸中毒和细胞外碱中毒。

机体的代偿:①肺代偿,血浆 H^+ 浓度下降,抑制呼吸中枢,呼吸浅而慢;②肾代偿,肾小管排 H^+ 减少,HCO_3^- 的重吸收减少;③H^+-K^+ 交换,细胞外液 K^+ 与细胞内液的 H^+ 交换,可引起低钾血症。

代谢性碱中毒时,氧合血红蛋白解离曲线左移,氧不易从血红蛋白中释出。此时尽管患者的血氧含量和氧饱和度均正常,但组织仍存在缺氧。故应认识到积极纠正碱中毒的重要性。

【临床表现和诊断】

有呼吸变浅变慢;中枢神经系统症状如谵妄、精神错乱或嗜睡,严重时发生昏迷;手足搐搦,因碱性环境中钙离子化程度低;可有低钾血症和脱水的表现。

一般根据病史可作出初步诊断。血气分析显示 pH 和 HCO_3^- 增高,也可能有血 K^+ 或 Cl^- 减少,据此可以明确诊断。

【治疗】

①首先应积极治疗原发病;②对胃酸丢失过多者,可输注等渗盐水或葡萄糖盐水,轻症低氯性碱中毒即可得到纠正,同时补充氯化钾;③严重的碱中毒(血浆 HCO_3^- 在 45~50mmol/L,pH>7.65),须用稀盐酸溶液,将 1mmol/L 盐酸 150ml 溶入 1000ml 生理

盐水或5%葡萄糖溶液1000ml中,经中心静脉导管缓慢滴注(25～50ml/h),也可依据计算公式得出所需酸的量,先补充半量,剩余半量要根据情况决定是否继续补充,每4～6小时测血气分析及血电解质。切忌从周围静脉输入,以免溶液渗漏引起软组织坏死。纠正碱中毒不宜过快,一般也不要求完全纠正。

知识链接

外科补液的常用计算公式

高渗性脱水需补水量(L)=血清钠上升值×体重×4(女性为3,婴儿为5)。

低渗性脱水需补氯化钠量(g)=血清钠下降值×体重×0.6(女性为0.5)/17

等渗性脱水需补液量(L)=血细胞比容上升值/血细胞比容正常值×体重(kg)×0.25

代谢性酸中毒需补 HCO_3^- 量(mmol)= HCO_3^- (mmol)下降值×体重(kg)×0.4

代谢性碱中毒需补酸的量(mmol)= HCO_3^- (mmol)上升值×体重(kg)×0.4

三、呼吸性酸中毒

呼吸性酸中毒是体内二氧化碳蓄积造成血液 $PaCO_2$ 增高,pH 降低所引起的酸解平衡失调。

【病因】

①呼吸道梗阻:呼吸道分泌物或异物阻塞、急性肺水肿、支气管痉挛、喉痉挛、心搏骤停等;②呼吸中枢受抑制:全身麻醉过深、镇静剂过量;③慢性阻塞性肺部疾病:肺组织广泛纤维化、重度肺气肿等;④呼吸肌麻痹:重症肌无力、低钾血症;⑤急性肺部疾病:肺不张、胸外伤、血气胸。

【临床表现和诊断】

患者有胸闷、呼吸困难、躁动不安;换气不足导致缺氧,可有头痛、发绀。严重者可有血压下降、谵妄、昏迷;脑缺氧可致脑水肿、脑疝,甚至呼吸骤停。患者有呼吸功能受影响的病史,出现上述症状,应怀疑呼吸性酸中毒。动脉血血气分析显示 $PaCO_2$ 升高、pH 降低,血浆 HCO_3^- 可正常或增高。

【治疗】

主要解决病因,改善通气功能,以排出蓄积的二氧化碳。必要时可行气管插管或气管切开,使用呼吸机以有效地改善机体的通气及换气功能。慢性呼吸性酸中毒的原发疾病大多难以治愈,有针对性地采取控制感染、扩张小支气管等措施,可改善换气功能而减轻酸中毒的程度。

四、呼吸性碱中毒

呼吸性碱中毒是由于肺泡通气过度,体内 CO_2 排出过多,血 $PaCO_2$ 降低、pH 升高的酸碱平衡失调。

【病因】

多见于疼痛、癔症、发热、创伤、感染、甲状腺危象、低氧血症、中枢神经系统疾病、肺栓塞和呼吸机辅助通气过度等。

【临床表现和诊断】

多数患者有呼吸急促的表现,可出现眩晕、手足麻木、肌震颤及手足抽搐。危重患者发生急性呼吸性碱中毒,常提示预后不良,或将发生急性呼吸窘迫综合征。动脉血气分析显示 $PaCO_2$ 和 HCO_3^- 下降、pH 增高,结合病史可作出诊断。

【治疗】

积极治疗原发病。增加呼吸道死腔,用面罩罩住口鼻来减少二氧化碳的呼出,可提高血 $PaCO_2$。因呼吸机使用不当引起者,及时调整呼吸频率和潮气量。手足抽搐者可用钙剂。

第四节 外科补液

水、电解质与酸碱平衡失调的临床表现比较复杂,治疗除针对原发病外,常需要通过补液进行矫正。补液要结合患者的具体情况,制订出合适方案,掌握好"缺什么、补什么;缺多少、补多少"和"边治疗、边观察、边调整"的补液原则,以获得最佳效果。

【制订补液计划】

制订补液计划时,应考虑"补什么、补多少、如何补"三个基本问题。一般依据患者的临床表现及必要的化验结果进行估计,同时参照疗效与患者的心、肺、肾功能情况,不断进行调整。

1. 补液量 补液应包括既往已经丧失量、额外丧失量和生理需要量三个部分。其中累积丧失量当日只补充 1/2,其余 1/2 酌情于第 2 天、3 天输入,额外丧失量和生理需要量当日全量补入。

(1)累积(既往)丧失量:指患者入院就诊前累积丧失的水及电解质量。临床上一般采用估算方法,主要根据患者的临床表现,推断其脱水程度、性质(高渗、低渗或等渗),算出已经丧失量,并粗略确定补给 NaCl、KCl 及 $NaHCO_3$ 等的量。也可利用计算公式来计算。

(2)继续(额外)丧失量:是指患者入院后体液的丧失量。外科患者的体液额外丧失较多,主要有:①消化液的额外丧失:如呕吐、腹泻、胃肠减压、肠瘘等,丧失的胃液补充相应配比的生理盐水和 5% 葡萄糖溶液,丧失的肠液补平衡盐水(含 $NaHCO_3$)。②发热、出汗等的丧失:体温每升高 1℃,每千克体重丧失 3~5ml,体温升到 40℃ 时,每日需多补水 600~1000ml;气管切开患者,每天随呼吸蒸发的水分比正常多 2~3 倍,相当于 800~1200ml,补 5% 葡萄糖溶液;出汗湿透一套衬衣裤,约丧失体液 1000ml,补低渗盐水。③内在性失液的估计:如组织间隙或腹腔的渗出等,一般补给平衡盐水。

(3)生理需要量:即补充生理需要液体 2000~2500ml,氯化钠 4~5g、氯化钾 2~3g。

2. 补液程序 一般先扩容,继而调整渗透压,再适当纠正酸碱平衡,后调整 K^+、Ca^{2+}、Mg^{2+} 的紊乱。临床上要根据患者的具体情况灵活掌握。补液时遵循的一般原则是,先盐后糖,先快后慢,先晶后胶,见尿补钾。

(1)扩容:目的在于迅速提高细胞外液量,使有效循环血量恢复正常,以增加肾的血流量。尿量增多后,机体常能自行纠正水、电解质与酸碱失衡。扩容量不大时,多用生理盐水或 5% 葡萄糖氯化钠溶液,有时也用复方氯化钠溶液。生理盐水大量输入后可引起高氯血症,诱发高氯性酸中毒。因此临床上扩容量大时多采用平衡盐溶液,包括乳酸钠林格溶液、碳酸氢钠生理盐水等,休克或肝功能不全时,忌用乳酸钠林格溶液,以免导致乳酸蓄积。

(2)恢复和维持血浆的渗透压:根据患者血浆的高渗或低渗状况进行纠正。若为高渗,则先输入 5% 葡萄糖溶液或低渗的盐水;如果低渗,一般输等渗盐水即可,也可考虑使用高渗盐水。凡有失血或渗出者,均需补充胶体液。通常每输入晶体液 3000ml,需同时输胶体液 500ml,方可恢复体液的渗透压平衡,否则输入的液体将迅速进入组织间液,不能很快提高有效循环血量。

(3)纠正电解质及酸碱平衡紊乱:根据患者临床表现及化验检查,确定电解质及酸碱平衡失调的性质和程度,再制订出治疗方案。

3. 补液的速度　一般约 60 滴/分钟(标准滴管每毫升液体为 15 滴)。但应根据治疗需要、患者的耐受能力以及所使用的液体性质具体而定:①严重脱水、休克和大面积烧伤等,起初补液需快,以后按疗效和患者的耐受情况不断调整;②心、脑、肺、肾功能障碍者,输液宜慢;③补钾时要控制速度,采用甘露醇脱水则需快速滴注。

【安全补液的监护指标】

水、电解质与酸碱平衡失调的纠正,一般需要一定的时间。有效循环血量的恢复,应在 3~6 小时内完成;酸碱平衡失调,可在 12~36 小时内调整就绪;细胞内缺钾或脱水,则需经 3~4 天、甚至更长的时间逐步纠正。因年老体弱或心、肺、肾、脑功能障碍者,输含钠溶液过多过快,循环血量骤增,易致心力衰竭和肺水肿。而葡萄糖输入过多过快,将引起以急性脑水肿为主要表现的水中毒。因此,补液时,尤其是大量、快速补液时,应对患者的情况进行监护。

1. 中心静脉压(CVP)测定　其大小取决于腔静脉回心血量及右心室搏出量的多少,正常值为 0.49~0.98kPa(5~10cmH$_2$O)。CVP、血压变化与补液关系详见第十二章休克。

2. 观察颈静脉的充盈程度　由于测定 CVP 监测操作复杂,且有一定的并发症,大多病例采用简便的观察颈静脉充盈情况来判断。颈部静脉压力接近中心静脉压,平卧时其瘪陷,说明血容量不足,可安全输液;补液中该静脉膨胀或怒张,提示输液过多或心脏功能不全,应减慢或停止输入。

3. 脉搏　扩容后脉搏由快弱逐渐恢复正常,表明输液量和速度掌握较好。继续补液时,脉搏变快、变弱,则是发生心力衰竭的先兆。

4. 尿量　是反映肾血流灌注情况的主要指标之一。有效循环血量不足时尿量减少,随着输液尿量应逐渐增多,当达到 40~50ml/h,尿比重在 1.010~1.020 之间,说明输液量及速度均较适宜。若尿量增多后又骤降,应警惕出现急性肾衰竭。

5. 其他　如果输液量过大,出现外周水肿(最早见于眼睑、球结膜)、低血浆蛋白、高排尿量,即表明体液超载,宜减慢输液;一旦发现肺部湿啰音、下肢凹陷性水肿,则示细胞外液明显超量,应暂停补液,并酌情强心、利尿。

(王兴焱)

复习思考题

1. 等渗性脱水的常见病因、诊断要点及治疗原则有哪些?

2. 低钾血症的病因、临床表现和静脉补钾的原则有哪些?

3. 代谢性酸中毒的病因、临床表现及治疗原则有哪些?

4. 如何处理高钾血症?

第七章

外科患者的营养支持

学习要点

外科患者的代谢反应与营养支持;营养状态的评定和营养支持的适应证;全胃肠外营养和肠内营养;外科营养支持的并发症及其防治;外科营养支持的管理与监测。

机体正常的代谢及良好的营养状态,是维护生命活动的重要保证。任何营养不良或代谢紊乱都可以影响组织及器官功能,甚至导致器官功能衰竭。自从20世纪80年代营养支持治疗广泛用于临床以来,已成为急危重症患者的救治中不可缺少的重要措施。在外科领域,患者常因疾病或手术打击而不能进食、进食不足和高代谢状态,会不同程度引起代谢紊乱和营养不良,进而影响组织、器官功能,降低患者对手术和感染的耐受力,影响术后恢复过程。因此,在外科患者的围手术期,利用现代外科营养学知识,根据患者代谢变化,正确评价其营养状况,选择合理的营养支持途径,提供合理的营养底物,能有效避免或减少并发症的发生。

营养支持(NS)是指在饮食摄入不足或不能正常进食的情况下,通过消化道或静脉将特殊制备的营养物质送入患者体内的治疗方法,包括肠外营养(PN)和肠内营养(EN)。当胃肠功能障碍时可进行肠外营养;当胃肠功能正常,甚至仅有部分功能时,只要安全,应选择进行肠内营养;必要时可肠内营养和肠外营养同时进行。

第一节 饥饿、创伤、感染后的代谢反应与营养支持

一、外科患者的代谢状况

外科患者的代谢改变,根据代谢特征一般可分为饥饿性代谢和应激性代谢。机体在饥饿或创伤的情况下,受神经内分泌系统的调控,发生一系列病理生理变化,包括物质代谢及能量代谢的变化。营养支持治疗时,需适应这些变化。

【饥饿状态的代谢反应】

外科患者常因食欲下降、吞咽困难、胃肠道梗阻或治疗需要禁食等特殊情况不能进食,即处于饥饿状态,人体必须用自身组织供能才能维持生存。为使机体更好地适

应饥饿状态,许多内分泌物质参与了这一反应。此时,胰岛素分泌减少,而胰高血糖素、生长激素、儿茶酚胺等分泌增加,以加速糖原分解,使糖异生增加。单纯饥饿状态下,葡萄糖作为体内的主要能量物质,并迅速耗竭;持续饥饿时,上述激素的变化可使氨基酸自肌肉动员,糖异生增加,同时消耗体内蛋白质;受内分泌支配,体内脂肪组织水解增加,而成为机体的主要内源性供能物质。充分利用脂肪能源,减少糖异生,即减少了蛋白质的分解,这是饥饿后期机体为生存而产生的自身保护措施。蛋白质主要是为各脏器维持特定功能而存在,并非能源储备。饥饿状态下,机体的组成会发生显著变化,包括水分丢失,大量脂肪分解,蛋白质不可避免地分解,使组织、器官重量减轻,功能下降,此种变化涉及各种器官。

 知识链接

糖 异 生

非糖物质(如乳酸、甘油、生糖氨基酸)转变为葡萄糖或糖原的过程称为糖异生。机体在饥饿、创伤和感染时机体内蛋白质分解代谢增强,蛋白质(分解成氨基酸)经由糖异生作用转化为葡萄糖供能。机体蛋白质过度消耗,会直接影响组织器官的结构和功能。

【创伤、感染后的代谢反应】

在遭受创伤和感染时,机体产生应激反应,出现一系列神经-内分泌反应,表现为交感神经系统兴奋、胰岛素分泌减少,肾上腺素、去甲肾上腺素、胰高血糖素、抗利尿激素等分泌均增加,机体处于高分解和高代谢状态,使机体的静息能量消耗(REE)增加,代谢率增高。正常状态下蛋白质合成速度和分解速度基本相同,氮的摄入和排出相等,即处于氮平衡状态。应激时蛋白质分解速率随应激水平增加而明显增加,机体出现明显的负氮平衡。糖异生过度活跃,脂肪分解明显增加。创伤时机体对葡萄糖的利用减少,容易发生高血糖、尿糖升高。

二、能量需要量及营养物质的代谢

人体能量的物质来源是食物,当人体消化、利用碳水化合物、蛋白质及脂肪时,可产生能量或以可能的能量形式储存。合理的营养支持应充分了解机体各种状况下的代谢变化,正确进行营养状况评价,选择合理的营养支持途径,提供合适的营养物质,尽可能地避免或减少并发症的发生。

【能量需要量】

机体可利用的能源物质有三类:糖类、脂肪和蛋白质。物质在代谢过程中所伴随的能量释放、转移和利用称为能量代谢。从营养治疗角度,最重要的是蛋白质代谢及能量代谢。机体热能85%来自糖类及脂肪,称为非蛋白质能源,其余由蛋白质提供。因此在营养支持时,提高非蛋白热量,可减少蛋白质的分解供能,保证所供氨基酸主要用于蛋白质的合成,氨基酸的营养价值在于供给机体合成蛋白质及其他生物活性物质的氮源,而不是作为供给机体能量,不计入总能量。

健康成人的能量需求与年龄、性别、身高、体重等因素密切相关。临床上可根据患者体重,结合其活动及应激情况粗略估计需要的热量与氮量。正常状态下成人每天所需热量为 105～125kJ(25～30kcal)/(kg·d),蛋白质 1.0～1.5g/kg,热氮比为(125～150)∶1。

知识链接

机体能量消耗的构成

每日总能量消耗(需求量)=基础能量消耗+食物生热效应+运动生热效应+兼性生热效应。基础能量消耗(BEE)是指人体在清醒、空腹(饭后 12～14 小时)、安静而舒适的环境中(室温 25～30℃)、无任何体力活动和紧张的思维活动、全身肌肉松弛、消化系统处于静止状态下的能量消耗,即指人体用于维持体温、心跳、呼吸、各器官组织和细胞基本功能等最基本的生命活动的能量消耗。占总能量消耗的比例最大,约为 60%～70%;食物生热效应是指人体摄食过程中引起的能量消耗额外增加的现象;运动生热效应是指人体力活动的能量消耗;兼性生热效应指环境温度、进餐、情绪应激和其他因素变化而引起的能量消耗变化,占每日总能量消耗的10%～15%。

静息能量消耗量(REE)是指机体禁食 2 小时以上,在合适温度下,平卧休息 30 分钟后的能量消耗,约占总能量的 65%～70%。REE 与 BEE 相比,多了部分食物的特殊动力作用和完全清醒状态时的能量代谢。REE 需用代谢仪测量,无代谢仪可用 BEE 值来估算。

【营养物质的代谢】

食物中含人体所必需的营养物质主要包括糖类、脂肪、蛋白质、无机盐或矿物质、维生素等。人体通过消化、利用碳水化合物、蛋白质和脂肪等营养物质在体内的分解代谢与合成代谢而获得能量。为人体提供能量则是食物的主要营养功能。

1. 碳水化合物 主要功能是提供能量,同时也是细胞结构的重要成分。正常情况下,维持机体正常功能所需的能量中 50%～60%由碳水化合物供给。人体大脑神经组织等则完全依赖葡萄糖氧化供能。食物中的碳水化合物经消化吸收后以葡萄糖、糖原及含糖复合物的形式存在。但糖原的储备有限,在饥饿状态下仅能供 12～24 小时之用。较易获取且最符合人体生理需求和代谢利用的是葡萄糖。葡萄糖主要功能是通过有氧氧化和无氧酵解供能,1g 葡萄糖可提供 16.7kJ(4.0kcal)的能量。

2. 蛋白质 组成蛋白质的基本单位是氨基酸,占人体体重的 15%。其主要功能是参与合成细胞成分,以实现组织的自我更新和修复,或用于合成酶、激素等生物活性物质。成人平均每天需要蛋白质为 1g/kg。为机体提供能量则是氨基酸的次要功能,只有在长期不能进食或体力极度消耗时,机体才会依靠组织蛋白质分解所产生的氨基酸氧化功能。1g 蛋白质或氨基酸氧化可产生 18kJ(4.3kcal)能量。

3. 脂肪 脂肪是人体能量的主要贮存形式,主要功能是氧化供能,是机体的重要能量来源。此外,脂肪还有保持体温、保护内脏、协助脂溶性维生素吸收的功能。脂肪所提供的能量占总能量的 25%～35%,1g 脂肪可提供 38.9kJ(9.0kcal)能量。大多数饱和及单不饱和脂肪酸可在体内自行合成,称为非必需脂肪酸,而亚油酸和亚麻酸则完全不能在体内合成,必须从植物性食物中获取,称为必需脂肪酸(essential fatty acid,EFA)。糖类摄入不足时,脂肪被动员分解产能,以节约蛋白。

糖类、脂肪及蛋白质这三大营养物质主要作用是支持生长、维持细胞群、组织修复及宿主防御。无机盐特别是微量元素和维生素主要用于维持生存所必需的生理代谢过程。此外,尚需足够的水分。

第二节　营养状态的评定和营养支持的适应证

一、营养状态的评定

对患者营养状态的评定,既可判别其营养不良程度,又是营养支持治疗效果的客观指标。

【人体测量】

1. 身高和体重　体重变化可反映营养状态,但应排除脱水或水肿因素的影响。体重低于标准体重的15%,提示存在营养不良;成人身高体重不成比例表示营养不良或脂肪贮存过多。

2. 三头肌皮肤皱褶厚度(TSF)　是测定体脂贮备的指标,在右上臂后面肩峰与鹰嘴连线的中点,夹取与上肢长轴平行的皮褶,纵向测量其厚度。参考值:男性>10mm,女性>13mm,测定值若低于正常参考值的10%时,提示营养不良。

【实验室检查】

1. 血浆蛋白　较常用的有白蛋白、转铁蛋白、前白蛋白、纤维连接蛋白。血浆白蛋白浓度降低,是营养不良最明显的生化特征,但由于半衰期较长(20天),难以评价短期营养支持的效果。前白蛋白、纤维连接蛋白半衰期各为2~3天和20小时,是营养不良早期诊断和评价营养支持效果的敏感指标。

2. 肌酐身高指数(CHI)　肌酐是肌肉蛋白质的代谢产物,尿中的肌酐排泄量与体内骨骼肌群基本成正比。CHI=(实测24小时尿肌酐量/标准尿肌酐量)×100%(正常值>1)。CHI<80%提示有营养不良,<60%为严重营养不良。

3. 氮平衡测定　氮平衡可以动态地反映机体的蛋白质摄入与蛋白质分解的平衡状况。具体的计算公式为:氮平衡(g/d)=氮摄入量−(24小时尿素氮+3g)。公式中的3g代表经皮肤和肺丢失的未测定的蛋白分解产物。当氮摄入量大于排出量时,称为正氮平衡;反之为负氮平衡,以此来指导营养支持治疗。食物中蛋白质(或静脉输入氨基酸)每6.25g含氮1g。

4. 血浆游离氨基酸谱　是敏感的评估指标,有助于了解体内蛋白质代谢紊乱的程度,为肠外营养支持时选用合适的氨基酸配方提供参考。

5. 免疫功能测定　营养不良和内脏蛋白质合成减少可造成免疫功能减退,因此,免疫功能不全是内脏蛋白质不足的指标。机体免疫系统包括细胞免疫和体液免疫两大部分,营养不良时多以细胞免疫系统受损为主。总淋巴细胞计数是反映细胞免疫状态的一项简易参数,其正常值为2.5~3.0×10^9/L。总淋巴细胞计数低于1.5×10^9/L为异常,0.8~1.2×10^9/L为中度营养不良,小于0.8×10^9/L为重度营养不良。

二、营养支持的适应证

营养支持方式可分为肠外营养及肠内营养两种。

肠内营养的可行性主要决定于小肠是否具有能吸收各种营养物质的功能。当患者因为疾病、治疗与诊断的需要而不能经口进食,或进食量不足以满足需要时,如胃肠道功能允许,首先应考虑肠内营养。麻痹性和机械性肠梗阻、消化道活动性出血及休克均系肠内营养的禁忌证;严重腹泻或极度吸收不良时也当慎用。

凡是需要营养支持,但又不能或不宜接受肠内营养的患者均为肠外营养的适应证,但休克、重度肺功能衰竭、重度肝功能衰竭、重度肾衰竭、重度败血症等患者不宜应用或慎用。

<h2 style="text-align:center">第三节　全胃肠外营养和肠内营养</h2>

一、肠外营养

全胃肠外营养(parenteral nutrition,PN)是指通过静脉途径补充人体所需全部营养素的营养方式,也被称为静脉营养。根据输入途径可分为:经中心静脉肠外营养和经周围静脉肠外营养两种。1 周以上不能进食、因胃肠功能障碍,不能耐受肠内营养的患者或通过肠内营养无法达到机体需要的目标量的患者,都是应用肠外营养的指征。

【肠外营养的供应量】

一般成人主要如下:

1. 热卡量　105~125kJ(25~30kcal)/kg。
2. 热量比　脂肪:糖=1:1~1:1.5
3. 氮入量　0.15~0.20g/kg
4. 热氮比　520~630kJ(125~150kcal):1g
5. 钠　50~100mmol
6. 钾　60~80mmol

【肠外营养液的配制】

配制过程中应严格无菌操作,最好在有空气层流装置的净化台上进行。近年来采用 3L 袋全营养混合液(TNA)的输注方法,即将上述成分不间断地一次完成混合,充入 3L 袋中混合后在室温下 24 小时内匀速滴注,暂不用者置于 4℃冷藏室保存。全营养混合液的基本组成见表 7-1。基本溶液中,根据病情及血生化检查,酌情添加各种电解质和维生素及微量元素,适量加正规胰岛素。

表 7-1　全营养混合液基本组成(60kg)

	ml	kJ(kcal)	N(g)
25%葡萄糖	1000	4180(1000)	
20%脂肪乳剂	250	2090(500)	
10%葡萄糖	500	836(200)	
5%糖盐水	500	418(100)	
复方氨基酸	1000		9.4
总量	3250	7524(1800)	9.4

【肠外营养液的输注】

可经中心静脉和周围静脉途径输注。

1. 中心静脉途径　适用于肠外营养支持时长超过 2 周,需要高渗透营养液的患者。临床上常用的中心静脉途径有:颈内静脉、锁骨下静脉、经头静脉或贵要静脉插入中心静脉导管(PICC)。一般情况下每根导管都可保留 3 个月以上,如果管理得当可保留一年以上。

2. 周围静脉途径　适用于肠外营养支持的预期不超过 2 周的患者。周围静脉是指浅静脉,大多数是上肢末梢静脉。周围静脉途径应用方便、安全性高、并发症少。

二、肠内营养

肠内营养(enteral nutrition,EN)是经胃肠道用口服或管饲的方法提供营养物质及其他各种营养素的临床营养支持方法。具有符合消化道生理、维持肠道结构和功能、并发症少、应用方便和费用低的优点。只要胃肠道允许,应尽量应用肠内营养。

【肠内营养制剂的种类和选择】

可用于肠内营养的制剂很多,包括管饲膳制品和要素膳。选择时应考虑患者的年龄、疾病种类、消化吸收功能,给予途径,患者的耐受力,必要时调整配方。由于临床营养研究的进展,渗透压不高、低黏度的要素营养已有多种商品供应,基本上分为以氨基酸为氮源、以水解蛋白为氮源和以酪蛋白为氮源的三大类。各种商品经肠营养的维生素与无机盐含量,尤其是电解质的量相差较大,通常配成热量密度为 4.18kJ/ml 的溶液。

【肠内营养的给予途径】

肠内营养的最佳途径是口服,但是由于肠内营养制剂均有特殊气味,患者常不愿口服,或口服量达不到治疗剂量,因此肠内营养的实施基本上均需通过导管输入。用以输注胃肠内营养液的管道有鼻胃管、鼻十二指肠管、鼻空肠管、胃造瘘管、空肠造瘘管等。

【肠内营养的给予方式】

能口服患者每日饮用 6~8 次,每次 200~300ml,必要时加用调味剂。口服不足的能量和氮量可经周围静脉营养补充。经管饲的患者常用以下两种方法。

1. 按时分次给予　将配好的胃肠内营养液用注射器缓缓注入,每日 4~8 次,每次250~400ml。此方法易引起患者胃肠道反应,尽量少用。

2. 间隙重力滴注　将配好的营养液置于吊瓶内,经输注管与饲管相连,借助重力缓慢滴注。每次 250~500ml,持续 30~60 分钟,每日滴注 4~6 次。

第四节　外科营养支持的并发症及防治

一、肠外营养支持的并发症及防治

认识肠外营养可能发生的并发症,并注意预防和及时治疗,是保持肠外营养实施的重要环节。

【技术性并发症】

这类并发症与中心静脉导管的放置或留置有关。最常见的是穿刺损伤肺,产生气胸;损伤血管时,可致血胸、纵隔血肿或皮下血肿;也可能因穿刺而损伤臂丛神经或胸导管;空气栓塞是最严重的并发症,空气可在穿刺置管过程中,液体走空或导管接头脱开时逸入静脉。一旦发生,后果严重,可因心脏空气堵塞而致死。

【代谢性并发症】

代谢性并发症从其发生原因可归纳为三方面:补充不足、糖代谢异常以及肠外营养本身所致等。

1. 肠外营养补充不足所致的并发症

(1)血清电解质紊乱:接受肠外营养支持的患者往往病情较重,伴有电解质的额外丢失,若按常规量补充,易发生电解质紊乱。故要严密定期监测血电解质水平,随时纠正补充量。

(2)必需脂肪酸缺乏症:表现为皮肤干燥、鳞状脱屑、脱发及伤口延迟愈合等。每周输注脂肪乳 1～2 次,可有效地预防必需脂肪酸缺乏症。

(3)微量元素缺乏:锌缺乏最多见,表现为口周围及肢体皮疹、皮肤皱痕和神经炎等。

2. 糖代谢紊乱所致的并发症

(1)低血糖或高血糖:外源性胰岛素过量应用可致低血糖,调整胰岛素用量后即可纠正。对长期肠外营养者,要随时监测血糖水平,高血糖较常见,主要是葡萄糖溶液滴注速度过快或机体的糖利用率下降所致。

(2)肝功能损害:肠外营养时肝功能损害的因素很多,其中葡萄糖用量过大是最主要原因。临床表现为血胆红素浓度升高及转氨酶升高,可出现轻度黄疸。为此,宜采用脂肪和糖的双能源供应,以减少糖用量。

3. 肠外营养本身引起的并发症

(1)胆囊内胆泥沉积和胆石形成。

(2)胆汁淤积及肝酶谱升高。

(3)肠屏障功能减退,应尽早将肠外营养改为肠内营养可有效预防。

【感染性并发症】

主要是导管性脓毒血症。其发病与置管技术、导管使用及导管护理有密切关系。临床表现为突发的寒战、高热,重者可致感染性休克。在找不到其他感染灶时即应考虑导管性脓毒血症的可能,应暂停肠外营养,并取输液袋内液体及血样做细菌培养,更换输液器后改输其他液体,观察 8 小时,若发热仍不退,应拔除导管,做导管头培养。一般在拔管后发热自退,不必用抗生素。导管性脓毒血症的预防措施有:置管时应严格无菌操作;避免中心静脉导管多用途使用,不应用于输注血制品、抽血及测压;应用全封闭输液系统;定期导管护理等。

二、肠内营养支持的并发症及防治

肠内营养较肠外营养更安全易行,但也可因营养剂选择或配制不合理,营养液污染及护理不当等,产生一系列与之相关的并发症,包括:

1. 机械性并发症　主要与喂养管的柔软度、放置、所处的位置及护理有关。

2. 误吸　由于年老体弱、昏迷或存在胃潴留，当通过鼻胃管输入营养液时，可因呃逆后误吸而导致吸入性肺炎。这是较为严重的并发症。预防措施是患者取 30° 半卧位输入营养液，以减轻误吸。

3. 腹胀、腹泻　与输入速度、溶液浓度及溶液的渗透压有关。输注太快是引起症状的主要原因，故应缓慢输入；因渗透压过高所致的症状，可给予阿片酊等药物以减慢肠蠕动。

与肠外营养相比，肠内营养的并发症不多，也不严重，其预防和处理也相对较容易。

第五节　外科营养支持的管理与监测

【肠外营养的管理及监测】

1. 全身情况　有无脱水、水肿，有无发热、黄疸等。

2. 血清电解质、血糖及血气分析　开始时每日测定，3 天后情况稳定改为每周 1~2 次。

3. 肝肾功能测定　每 1~2 周 1 次。

4. 营养指标　包括体重、淋巴细胞计数、血清白蛋白、运铁蛋白、前白蛋白测定等。1~2 周 1 次，有条件时测氮平衡。

5. 中心静脉导管穿刺的观察　注意有无红肿、压痛、渗出，每周 1 次做局部细菌培养。

【肠内营养的管理及监测】

1. 生命体征　每日观察患者血压、脉搏、呼吸和体温。

2. 生化指标　每周 1 次测定肝肾功能、血浆蛋白、电解质、血糖、血脂及尿糖等；血糖异常者勤于复查，随时调节肠内营养液及胰岛素的用量。

3. 临床指标　观察记录患者的每日出入水量、体重、喂养管位置、腹部体征、排便次数、量及性状。

（陈京来）

　复习思考题

1. 创伤、感染后的代谢变化有哪些？
2. 全肠外营养的指征有哪些？
3. 肠外营养的并发症有哪些？

第八章

输　　血

学习要点

　　血型的分类;血液的保存;外科输血的适应证、禁忌证及输血方法;输血反应及并发症;血液成分制品及血浆代用品;自体输血。

第一节　概　　述

　　输血(blood transfusion)是指将全血或血液成分通过血管输注给患者的一种抢救和治疗方法,在临床上广泛应用。输血能补充血容量和血液中的成分、改善微循环、增加携氧能力、提高血浆蛋白、增强免疫力、增加凝血功能等。但输血也可能导致一些不良反应,甚至严重并发症。正确掌握输血的适应证、合理选用各种血液制品、采用恰当的途径与速度进行输血,有效预防输血的并发症,对保证患者临床治疗的成功及生命安全有着重要的意义。

　　输血包括输入全血、成分血和血浆增量剂。是治疗外伤、失血、感染等疾病引起的血液成分丢失(或破坏)和血容量降低的重要手段。

知识链接

血液的成分和生理功能

　　血液是一种流动的液体组织,由液态的血浆和有形的血细胞所组成。血细胞包括红细胞、白细胞、血小板;血浆中包括白蛋白、球蛋白、纤维蛋白原、无机盐及凝血因子等。机体中的血液具有运输物质、缓冲、防御、体液调节、参与生理止血等功能。

第二节　血型、血源及血液的保存

【血型】

血型是以抗原为表现形式,存在于人体各成分中的遗传性状之一,人类的红细胞、白细胞及血小板表面存在着许多不同的抗原,这些不同的抗原构成了血型系统。自从 1901 年美籍奥地利病理学家 Landsteiner 首先发现 ABO 血型以来,人类应用血清学等新技术不断发现新的血型系统,1996 年国际输血协会确认,人类共有 23 个血型系统,200 多个红细胞抗原,400 多个白细胞抗原。一般所说的血型(狭义)是指红细胞血型,由存在于红细胞表面的多种抗原(凝集原)所决定,其中 ABO 及 Rh 是最重要的两个红细胞血型系统。

 知识链接

Rh 血型

Rh 血型:Rh 是恒河猴(Rhesus Macacus)外文名称的头两个字母。Landsteiner 等科学家在 1940 年做动物实验时,发现恒河猴和多数人体内的红细胞上存在 Rh 血型的抗原物质,故而命名。凡是人体血液红细胞上有 Rh 抗原(又称 D 抗原)者,为 Rh 阳性,反之为阴性。这样就使已发现的红细胞 A、B、O 及 AB 四种主要血型的人,又都分别被划分为 Rh 阳性和阴性两种。Rh 血型系统抗原强度仅次于 ABO 血型系统,Rh 血型不合易发生迟发性溶血反应,Rh 阴性母亲孕育胎儿如为 Rh 阳性,易引起流产、死胎、发生新生儿溶血病,多发生在第二胎。我国汉族人大多为 Rh 阳性,仅 0.34% 为 Rh 阴性。

1. ABO 血型及其鉴定 红细胞表面有不同的抗原,血清中则含有不同的抗体(凝集素),ABO 血型系统按红细胞表面所含抗原及血清所含抗体的不同将血型分为 A、B、AB、O 四型。凡红细胞上有 A 抗原,血清中有抗 B 抗体者,为 A 型;红细胞上有 B 抗原,血清中有抗 A 抗体者为 B 型;红细胞上有 A 和 B 抗原,血清中无抗 A、抗 B 者,为 AB 型;凡红细胞上无 A 和 B 抗原,血清中有抗 A、抗 B 者,为 O 型。此外 Rh 血型系统对临床输血有重要意义。

通常采用正、反定型来鉴定血型。正向定型是用已知抗体(抗 A、抗 B)的标准血清检查受检者红细胞上未知的抗原;反向定型:用已知血型的标准红细胞抗原(A、B、O 红细胞抗原)检测受检者血清中未知的抗体(表 8-1)。

表 8-1 ABO 血型鉴定

供体红细胞(抗原)	标准血清(抗体)			
	O 型(抗 A、抗 B)	A 型(抗 B)	B 型(抗 A)	AB 型(无)
O 型(无)	−	−	−	−
A 型(A)	+	−	+	−
B 型(B)	+	+	−	−
AB 型(AB)	+	+	+	−

2. 交叉配血试验 在输全血或红细胞之前,除需证明供血者与受血者 ABO 血型相同外,还需常规做交叉配血试验。交叉配血试验是指受血者血清加供血者红细胞悬液;供血者血清加受血者红细胞悬液,同时进行凝集试验。前者称主试验,后者称副试验。其目的是验证供者与受者 ABO 血型鉴定是否正确,防范引起溶血性输血反应。两者必须均无凝集或溶血发生,才能输血。据此可知,O 型血并非万能输血者,必须输

血而又无同型血时,最好只输 O 型血的红细胞,不输血浆。

【血源】

目前的医疗用血主要来自献血者,少量来自胎盘血和术中回收的无污染的血。近年来多地开展的术前自体血储备、术前等容性血液稀释等技术减少了异体血用量。供血者年龄 18~55 岁,身体健康,无急慢性疾病,一次供血量为 200~400ml,间隔时间为 3~4 个月。

【血液的保存】

血液一旦离开人体后将迅速凝固。血液的保存是指采用一定的保存液来防止血液凝固和代谢所需能量物质,并低温(2~6℃)保存,降低红细胞的代谢,延长血液在体外的保存期限。常用保存方法有:

1. ACD 全血保存液　是目前临床上最常用的保存液,主要含有枸橼酸、枸橼酸钠和葡萄糖。其中葡萄糖作为红细胞代谢所需能量,枸橼酸作为酸化剂,稳定 pH 环境,枸橼酸钠作为抗凝剂与钙离子络合防止血液凝固。ACD 保存液一般能保存血液 21 天。

2. CPD 全血保存液　CPD 血液保存液中的磷酸盐使保存液 pH 有所提高,使红细胞内的 2,3-二磷酸甘油酸得以维持。CPD 保存液一般能保存血液 28 天。

3. 加入腺嘌呤的全血保存液　如在 ACD 中加入 6-氨基腺嘌呤磷酸盐,维持细胞内的 2,3-二磷酸甘油酸和 ATP 水平,使血液保存期延长至 42 天。CPDA-1 中加入的腺嘌呤使血液保存期延长至 35 天。

4. 其他保存法　ARC-8 全血保存液是在枸橼酸、磷酸、葡萄糖及甘露醇中加入氨盐,4℃保存 12 周后,还能保持 ATP 和 2、3-DPG 的值,红细胞的功能和在机体内的寿命与新鲜血相同。血液成分制品的保存与全血保存不全相同,如冰冻红细胞,将去血浆的红细胞加入甘油作为防冻剂,在-80℃或-196℃下保存 5~10 年,由于这种方法红细胞保存时间长,可用于保存稀有血型红细胞或备以后自身输血。

血液在低温保存期间仍会进行缓慢代谢,发生生化和血液学变化,因而应针对不同的病例,选择合适的理化数值的血液进行输注。

第三节　外科输血的适应证、禁忌证及输血方法

【适应证】

1. 急性大出血　用于治疗因手术、严重创伤或其他原因所致的低血容量性休克。如果失血量超过总血容量的 20%(1000ml),应及时输血补充血容量。

2. 贫血或低蛋白血症　手术前,贫血患者宜少量多次输血,输入新鲜全血或浓缩红细胞;低蛋白血症应输入血浆或人血清白蛋白,以提高患者对手术的耐受力。

3. 严重感染　全身严重感染性疾病宜少量多次输入新鲜血,必要时输给浓缩粒细胞以提高血中白细胞总数和抗体、补体的含量,增强患者的抗感染能力。

4. 凝血异常　由凝血功能障碍引起的出血性疾病可输给有关的血液成分,如甲型血友病应输抗血友病因子;纤维蛋白原缺少症应输冷沉淀或纤维蛋白原制剂;血小板减少症或血小板功能障碍者输血小板等。如无上述制品时可输入新鲜冰冻血浆,也可以少量多次输入新鲜血液。

【禁忌证】

肺水肿、心力衰竭、恶性高血压及真性红细胞增多症等属输血的禁忌证;肝肾功能不全必须输血者,可缓慢输入少量新鲜血液。

【输血方法】

1. 输血途径　有静脉和动脉两种途径:①周围静脉输血是常用的输血途径,与一般静脉输液方法相同,针头应该稍粗。必要时可通过切开、穿刺或插入导管,进行快速输血。在病情危重、急性大出血而静脉穿刺困难者可行中心静脉置管输血。②动脉输血是经动脉穿刺将血液加压注入,能在短时间内扩充循环血量,改善心、脑组织的缺血。用于抢救大出血、濒死和重度休克的患者。病情好转后立即改为静脉输入。

2. 血液过滤　所有血液制品均应经过带过滤器的输血器输入,便于滤出细胞聚集物和纤维蛋白块。

3. 输注速度　依病情而定。成人一般控制在 5~10ml/min;老年或心功能较差者约 1ml/min;小儿 10 滴/分钟左右。但一次输血不应超过 4 小时,以免室温下引起细菌繁殖,每次以 200~400ml 为宜。但急性大出血时,则可经加压输血器快速输入或将塑料血袋卷起后行手工挤压输血。

4. 注意事项　①输血前,由两人仔细核对患者和供血者的姓名、血型、交叉配血试验,严防输入不同血型的血。②检查血袋或血瓶,若有破损、标签模糊不清、封口不严的不能输入。③仔细观察血液质量,如有溶血、混浊或絮状物不能输入。④输血前,轻摇血袋或转动血瓶,使红细胞和血浆充分混合。⑤从血库取出的血液应在短时间内输入,不能在室温下放置过久;输入大量冷的血液,可造成体温下降和血管痉挛。⑥输血前后应输入少量生理盐水冲洗管道;血液中不可加入任何药物,以防血液凝固或溶血。⑦输血期间应严密观察患者有无输血反应,特别应注意生命体征及尿色变化。输血后血袋应至少应保留 24 小时以上,以备实验室检查之用。

第四节　输血反应及并发症

输血可能发生不同程度的并发症,严重者可危及生命。只要严格掌握输血适应证,遵守输血操作规程,大多数输血并发症是可以预防的。

【发热反应】

发热反应是最常见的输血早期并发症,发生率为 2%~10%。主要表现为寒战、高热,体温可上升至 39~40℃,同时伴有头痛、恶心、呕吐、出汗、皮肤潮红,少数反应严重者还可出现呼吸困难、血压下降、抽搐,甚至昏迷。可在输血后 15 分钟至 2 小时内发生。一般认为发热反应是由输血器具或制剂被致热原污染引起,也可能与免疫反应有关。出现发热反应后,应立即减慢输血速度或停止输血。有寒战时用异丙嗪 25mg 或哌替啶 50mg 肌内注射,或者地塞米松 5~10mg 静脉注射。为预防发热反应,强调输血器具应严格消毒、控制致热源。

【过敏反应】

过敏反应多见于有过敏体质或多次输血(包括血浆)的患者。轻度过敏反应表现为皮肤局限性或全身性瘙痒或荨麻疹;严重者出现呼吸困难或过敏性休克,甚至死亡。过敏反应轻者,减慢输血速度,肌内注射异丙嗪 25~50mg;严重者,立即停止输血,保证有效的液体通路,防治休克,皮下注射肾上腺素 0.5～1mg 和(或)静脉滴注糖皮质激素;气管痉挛或喉头水肿严重者,应尽早做气管插管或气管切开。

【溶血反应】

溶血反应是最严重的输血并发症。主要原因是误输异型血液,一般发生在输血10～20ml 后,患者出现头部胀痛、胸闷、呼吸困难、腹痛或腰骶部痛。严重者有休克、黄疸、血红蛋白尿和急性肾衰竭。

怀疑有溶血反应时,立即停止输血,迅速查明是否为异型血输入。治疗的重点是:①抗休克:扩充血容量,维持血压,输入同型新鲜血液或输注浓缩血小板或凝血因子和糖皮质激素,以控制溶血性贫血。②保护肾功能:5%碳酸氢钠溶液 250ml 静脉滴注,使尿液碱化,防止肾小管堵塞。血压稳定后,应用甘露醇等药物利尿,必要时应用血液透析疗法。③肝素治疗:发生弥散性血管内凝血(DIC)时,要考虑肝素治疗。④血浆交换治疗:以彻底清除患者体内的异形红细胞及有害的抗原抗体复合物。

【细菌污染反应】

从采血到输血的某一环节操作不当,血液被污染,输入人体后立即发生严重细菌污染反应。表现为高热、寒战、呼吸困难和中毒性休克;诊断方法是对血袋内剩余的血液进行细菌培养及细菌涂片染色;治疗与感染性休克相同。

【疾病传播】

病毒和细菌性疾病可经输血传播,其中最常见的是乙型病毒性肝炎和丙型病毒性肝炎。另外,艾滋病、回归热、疟疾、梅毒等,均可通过输血传播。预防方法是对供血者进行严格筛查。

【循环超负荷】

输血过量或过快,可因循环超负荷而造成急性心力衰竭和肺水肿,特别是老年、小儿或心脏病患者。大量输血时要严密观察,调节输血速度。治疗包括立即停止输血、半坐位、吸氧、使用强心剂和利尿剂等。

【大量输血的影响】

大量输血是指 24 小时内用库存血细胞置换患者全部血容量或者数小时内输入血量超过 4000ml。可出现:①出血倾向:可因患者体内凝血因子被稀释、消耗引起。治疗可根据凝血因子缺乏的情况,补充有关血液成分,如新鲜冷冻血浆、凝血酶原复合物、血小板等。②酸碱平衡及电解质紊乱:大量库血输入可引起高钾血症;大量枸橼酸盐代谢后可引起代谢性碱中毒;大量含枸橼酸钠的血制品可引起暂时性低血钙。③低体温:可因大量输入冷藏血引起。

第五节 血液成分制品及血浆代用品

【血液成分制品】

成分输血在临床已被广泛应用,优点为:一血多用、节约血源,针对性强、疗效好、副作用少、便于保存和运输等。常用的血液成分制品分为:血细胞、血浆和血浆蛋白成分三大类。

1. 血细胞成分 有红细胞、白细胞和血小板三类。

(1)红细胞制品:①浓缩红细胞:其细胞比容 0.70 左右,保存期同全血。主要用于血容量正常而需补充红细胞的贫血患者。②特殊红细胞制品:包括洗涤红细胞、冰冻红细胞和去白细胞的红细胞。适用于多次输血后产生白细胞凝集抗体而发生发热反应以及器官移植、尿毒症、高血钾患者。

(2)白细胞制品:主要为浓缩粒细胞,可用于治疗粒细胞减少症。

(3)血小板制品:有手工制备浓缩血小板和机器单采浓缩血小板两种。适用于各种原因引起的严重血小板减少,如再生障碍性贫血、输大量库存血或体外循环后血小板锐减、特发性血小板减少性紫癜等。

2. 血浆成分　主要有:①新鲜冰冻血浆(FFP)和冰冻血浆(FP),FP 中 V 因子和Ⅷ因子及部分纤维蛋白原的含量较 FFP 低,其他全部凝血因子和各种血浆蛋白成分含量相同。适用于多种凝血因子缺乏。②冷沉淀(Cryo),适用于血友病 A、先天或获得性纤维蛋白缺乏症。

3. 血浆蛋白成分　有 20%或 25%浓缩白蛋白、5%白蛋白液及纤维蛋白原、抗血友病因子(AHF)、凝血酶原复合物、免疫球蛋白等。

【血浆代用品】

血浆代用品又称血浆增量剂,血容量不足时,可以代替血浆扩充血容量。常用的有右旋糖酐、羟乙基淀粉代血浆及明胶类代血浆。

1. 右旋糖酐　根据相对分子质量大小分为高、中和低分子右旋糖酐。中分子右旋糖酐具有良好的扩充血容量作用,并有一定的胶体渗透压,临床上多用于治疗低血容量性休克,24 小时用量不宜超过 1000~2000ml,以防引起出血倾向。低分子右旋糖酐具有降低血液黏稠度、改善微循环的作用,有出血倾向和少尿患者慎用。

2. 羟乙基淀粉代血浆　是玉米淀粉制成的血浆代用品。为 6%羟乙基淀粉的电解质平衡代血浆,pH 接近中性,无毒性、抗原性和过敏反应。临床上多用于补充血容量,治疗各种微循环障碍性疾病。每日输入量不超过 2000ml。

3. 明胶类代血浆　是由各种明胶与电解质组合的血浆代用品。含 4%琥珀酰明胶的血浆代用品,其胶体渗透压可达 6.2kPa,能有效地增加血浆容量,防止组织水肿,故有利于静脉回流,能改善心输出量和外周组织灌注。适用于手术、创伤引起的失血性血容量降低和血液稀释、体外循环时,用作胶体性血浆增量剂。

第六节　自体输血

自体输血(autologous blood transfusion)是指收集自体血液,需要时再回输给患者本人。其优点是:①不需要检测血型和交叉配合试验;②能避免输血反应和疾病传播;③适用于血型特殊和血源困难者;④节约血源。目前外科自体输血常用的方法有三种。

1. 回收式自体输血　是将创伤后体腔内积血或手术过程中的失血收集后,经抗凝、过滤后再回输给患者。因胸、腹腔大血管破裂,闭合性外伤所致的脾破裂或宫外孕等引起的大出血,若无肠内容物污染或癌细胞污染,可用于自体输血。

2. 预存式自体输血　于手术前若干日内,定期反复采血贮存,然后在手术时或急需时输还患者。术前自体血预存者必须每天补充铁剂和营养支持,适用于择期手术、一般状况良好、估计术中失血量较大需输血的患者。

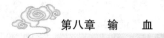

3. 稀释式自体输血　麻醉前从患者一侧静脉采血,同时从另一侧静脉输入血浆增量剂和晶体液,保持患者血容量正常,以置换采集的血液。此时血液处于稀释状态,然后根据患者术中失血情况再将自体血回输给患者。

(陈京来)

　复习思考题

1. 输血的适应证有哪些?

2. 输血发生溶血反应时有哪些表现?如何预防和治疗?

3. 自体输血的优点有哪些?

第九章

外 科 感 染

 学习要点

外科感染分类、临床表现及治疗;体表软组织感染、全身性感染的临床表现及治疗;特异性感染的临床表现及治疗;外科抗生素的使用适应证。

第一节　概　　述

感染是指病原体入侵机体引起的局部或者全身炎症反应,病原体主要有细菌和真菌等。外科感染一般是指发生在组织损伤、空腔器官梗阻和手术后的感染,包括创伤、手术、烧伤等并发的感染,一般需要通过外科方法进行治疗,是外科领域中最常见疾病之一,它包括两大类:非特异性和特异性感染。非特异性感染又称化脓性感染或一般性感染,常见致病菌有葡萄球菌、链球菌、大肠埃希菌等,常见疾病有疖、痈、丹毒、急性乳腺炎、急性阑尾炎等;特异性感染有结核病、破伤风、气性坏疽、念珠菌等,因致病菌不同,各自有特殊的临床表现。

 知识链接

外科感染与内科感染的区别

外科感染与内科感染相比其特点有:①大部分由几种细菌引起,有的开始时由单种细菌感染引起,以后发展成为多种细菌混合感染;②多数有明显而突出的局部症状;③病变常比较集中在某个局部,发展后常引起化脓、坏死、愈合后形成瘢痕组织而影响功能;④常需进行切开、切除或修复手术。

【分类】

根据病程长短可分为急性、亚急性与慢性感染。病程在 3 周之内的为急性感染,超过 2 个月为慢性感染,介于两者之间为亚急性感染;也可以按发生条件来进行分类,如条件性(机会性)感染、二重感染(菌群交替)、院内感染等;还可以按病原体来源加以分类,如外源性感染、内源性感染。

【致病因素】

外科感染的发生受致病菌毒力、患者局部及全身的抵抗力、正确和及时的治疗等因素的影响。近年来,越来越多的重视研究肠道细菌的易位与外科感染的关联。尤其在危重患者中,大量的细菌和内毒素易位,引发机体过度的炎症反应,甚至可能发展为多器官的功能衰竭。

【临床表现】

外科感染发生后,常见的临床表现有:

1. 局部症状 红、肿、热、痛和功能障碍是化脓性感染的五个典型症状。但这些症状并不一定全部出现,而随病程迟早、病变范围和位置深浅而异。

2. 全身症状 轻重不一,感染轻微的可无全身症状;感染较重的常有发热、头痛、乏力、呼吸心跳加快、全身不适、食欲减退等表现;严重脓毒症时还有尿少、神志不清、高乳酸血症等器官灌注不足的表现,甚至出现休克和多器官功能障碍。

3. 特殊表现 某些感染可有特殊的临床表现,如破伤风有肌强直性痉挛;气性坏疽和其他产气菌引起的蜂窝织炎可出现皮下捻发音;皮肤炭疽有发痒性黑色脓疱等。

【诊断】

外科感染根据临床表现和检查一般可以作出正确诊断。波动感是诊断表浅脓肿的主要依据;深部脓肿,尤其是位于筋膜以下的,波动感不明显,但脓肿表面组织常有水肿、局部有压痛、全身症状明显,可用穿刺帮助诊断。必要时,还可进行一些辅助检查,如化验、B超、X线等检查。白细胞计数及分类是常规检查,总数大于 $12×10^9/L$ 或小于 $4×10^9/L$ 或发现未成熟的白细胞,提示重症感染;取脓液、血、尿、痰或穿刺液进行细菌培养以及药物敏感试验,以确定病原体和指导用药;超声波检查可用以探测肝、胆、肾等器官的病变,还可发现胸膜腔、关节腔的积液;胸部病变和骨关节病变常需 X线摄片;CT、MRI 可用以发现体内脓肿、炎症等多种疾病,诊断率较高。

【预防】

总的原则是增强人体的全身和局部抵抗力,减少和杜绝致病菌进入人体的机会。

1. 大力开展卫生宣传,注意个人卫生,及时治疗各种瘙痒性皮肤病,以防止体表化脓感染的发生。

2. 做好劳动保护工作,预防创伤的发生;及时和正确处理创伤,包括做好清创术。

3. 糖尿病、尿毒症、白血病、大剂量激素疗法和抗癌疗法等均可削弱人体抗御感染的能力。要加强对这些患者的医疗和护理,以防严重感染的发生。

4. 手术时注意无菌操作,动作轻柔,爱护组织,彻底止血,防止积液。

5. 换药、气管切开、静脉内插管、留置导尿管,以及烧伤患者的护理,均应遵守无菌操作规则,以预防或减少医源性感染的发生。

6. 应用免疫疗法,如破伤风类毒素或抗毒素预防破伤风,铜绿假单胞菌疫苗在严重烧伤患者中的应用等。

7. 合理预防性使用抗菌药物。

【治疗】

外科感染处理的关键在于恰当的外科干预和抗菌药物的合理使用。去除感染灶、通畅引流是外科治疗的基本原则,任何一种抗菌药物都不能替代引流等外科处理,抗菌药物在外科感染的治疗中仅仅起到辅助作用。增强人体抗感染和修复能力,应从局部处理和全身性治疗两方面着手。

1. 局部处理

(1)患部制动、休息:可减轻疼痛,而且有利于炎症局限化和消肿,也可防止感染范围扩展。

(2)外用药物:炎症早期可以局部热敷等物理疗法,有改善局部血液循环,促进炎症消散,加速感染局限化,适用于浅部的感染,有时也可用于深部感染。

(3)手术治疗:脓肿形成后应及时切开引流使脓液排出,局部炎症剧烈,迅速扩展,或全身症状明显者可切开减压,以减轻局部和全身症状,防止感染继续扩展。深部脓肿可在 B 超、CT 引导下穿刺引流,切除或切开病变组织、排脓及留置引流物。

2. 抗感染药物的应用 较轻或局限的感染可不用或口服抗菌药物,范围较大或有扩展趋势的感染,需全身用药。应根据细菌培养与药敏试验选用有效药物,在培养和药敏尚无结果时,可以根据感染部位、临床表现、脓液性状等估计病原菌种类,选用适当抗菌药物。外科感染不同于内科感染,关键是外科处理,抗菌药物不能取代外科处理,更不能依赖药物而忽视无菌操作,这是必须重视的一条外科原则。

3. 全身支持疗法 外科感染对患者全身有不同程度的影响。对于重要脏器感染、脓毒症、手术后或创伤合并感染以及原先有较重的其他病症者,改善患者的全身状态、增强机体抵抗力尤显重要。

(1)保证患者有充分的休息与睡眠,维持良好的精神状态。

(2)维持体液、电解质与酸碱平衡;加强营养支持,补充足够的热量、维生素、蛋白质等,优先采用肠内营养方式;对于不能进食、高分解代谢的患者可采用肠外营养支持,以弥补体内的能量不足和蛋白质过多消耗。

(3)如有贫血、白细胞减少或低蛋白血症,需适当予以成分输血。

(4)体温过高时采用物理降温疗法或解热类药;体温过低时需保暖。

(5)同时治疗原发病,如纠正糖尿病患者的高糖血与酮症、肾功能不全等。

(6)并发感染性休克或多器官功能障碍者应加强监护治疗,改善组织灌注,争取康复。

(7)对于感染引起过度炎症反应的重症者,可考虑短程使用皮质激素或炎症介质抑制剂;严重感染免疫功能低下者可给予胸腺素、丙种球蛋白、干扰素等免疫制剂促进康复。

第二节 皮肤和软组织的急性化脓性感染

一、疖

【病因和病理】

疖(furuncle)是单个毛囊及其周围组织的急性化脓性感染,病菌以金黄色葡萄球菌和表皮葡萄球菌为主,好发于颈项、头面和背部,与局部皮肤不洁、擦伤、毛囊与皮脂腺分泌物排泄不畅或机体抵抗力降低有关。因金黄色葡萄球菌产生血浆凝固酶,炎症特性多为局限性而有脓栓形成。

【临床表现】

初始时局部皮肤有红、肿、痛的小硬结(直径<2cm),数日后结节中央组织坏死软化,肿痛范围扩大,中央处出现黄白色的脓栓;破溃后脓液流尽炎症逐步消退,即可愈合。有的疖无脓栓,自溃稍迟,需促进脓液排出。

面疖特别是发生在"危险三角区"(鼻、上唇及其周围的)疖,病情加剧或被挤压时,病菌可经内眦静脉,眼静脉进入颅内海绵状静脉窦,引起化脓性海绵状静脉窦炎,出现颜面部进行性肿胀、寒战、高热、头痛、呕吐等症状,病情严重者,死亡率高,不同部位同时发生几处疖,或者在一段时间内反复发生疖称为疖病,与患者的抗感染能力较低(如有糖尿病)或皮肤不洁、擦伤等有关。

【预防】

保持皮肤清洁,勤洗澡和勤换内衣,避免表皮组织受伤,婴幼儿尤为重要。

【治疗】

1. 促进炎症消退 红肿期可采用热敷、红外线理疗等。

2. 排脓 局部化脓后应及早排脓,禁忌挤压,可用无菌针头将脓栓剔出,敷以湿纱条或呋喃西林纱布。

3. 抗感染治疗 若有发热、头痛、全身不适等症状或并发急性淋巴管炎时,可选用青霉素或磺胺类等抗菌药物治疗。

二、痈

【病因和病理】

痈(carbuncle)指多个相邻毛囊及其周围组织的急性化脓性感染,也可由多个疖融合而成。致病菌以金黄色葡萄球菌为主。感染与皮肤不洁、擦伤、机体抵抗力不足有关。中医称之为"疽"。

炎症常从毛囊底部开始,沿皮下组织蔓延,再沿深筋膜向外周扩散,上传入毛囊群形成多个脓头。病变可累及深层皮下结缔组织,使其表面皮肤血运障碍甚至坏死;自行破溃慢,全身反应重,可有其他病菌进入病灶形成混合感染,甚至发展成脓毒症。

【临床表现】

一般多见于中、老年患者,部分患者有糖尿病病史,好发于皮肤较厚的部位,如项部、背部,开始皮肤硬结、色暗红,疼痛轻,多有畏寒发热、食欲减退和全身不适。随着硬结范围增大,周围呈现浸润性水肿,引起区域淋巴结肿大,局部疼痛加剧,全身症状加重。随着病变进展,中心处可破溃出脓、坏死脱落,创口呈蜂窝状,其间皮肤可因组织坏死呈紫褐色,但肉芽增生比较少见,很难自行愈合。延误治疗,病变继续扩大加重,出现严重的全身反应。唇痈容易引起颅内化脓性海绵状静脉窦炎,危险性更大。

【预防】

注意个人卫生,保持皮肤清洁,及时治疗疖病,以防感染扩散。

【治疗】

及时使用抗菌药物,可根据细菌培养和药物敏感试验结果选择用药,有糖尿病者应控制血糖和饮食。局部处理:开始仅局部红肿时,可用给予50%硫酸镁、鱼石脂软膏、金黄散敷贴等外敷,同时静脉给予抗生素,争取病变范围缩小,如已出现脓点或表面紫褐色,需及时切开,充分引流,在静脉麻醉下做"+"或"++"形切口切开引流,切口线应超出病变边缘皮肤,清除已化脓或尚未化脓、但已失活的组织;然后填充生理盐水纱条或凡士林纱条,外加绷带包扎(图9-1),一般在术后24小时更换敷料,改呋喃西林纱条,促进肉芽组织生长,以后每日换药一次,直至创面愈合,较大的创面,在肉芽组织长出后可行植皮术以加快修复。

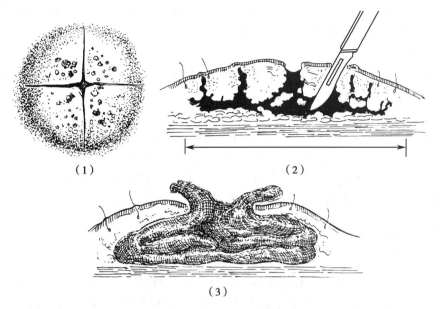

图 9-1 痈的切开引流

(1)十字切口 (2)切口长度要超过炎症范围少许,深达筋膜 (3)伤口内填塞纱布条

三、急性蜂窝织炎

【病因和病理】

急性蜂窝织炎(acute cellulitis)是指疏松结缔组织的急性化脓性感染,可发生在皮下、筋膜下、肌间隙或深部蜂窝组织。致病菌多为溶血性链球菌、金黄葡萄球菌以及大肠埃希菌或其他型链球菌等,由于受侵组织质地疏松,病菌释放毒性强的溶血素、链激酶、透明质酸酶等,故其炎症不易局限,扩展迅速,附近淋巴结受侵及,可出现明显毒血症。

【临床表现】

由于病菌的种类与毒性、患者的状况、感染原因和部位的不同,可分为以下几种类型:

1. 一般性皮下蜂窝织炎 致病菌以溶血性链球菌、金黄葡萄球菌常见,患者可先有皮肤损伤或手、足的化脓性感染,局部肿胀疼痛、表皮发红、边缘界限不清楚。邻近病变部位的淋巴结肿痛。病变加重时,皮肤部位变成褐色,可起水疱或破溃流出脓液,常伴有畏寒、发热和全身不适等症状。

2. 产气性皮下蜂窝织炎 致病菌以厌氧菌为主,如肠球菌、兼性大肠埃希菌、变形杆菌。下腹与会阴部多见,常在皮肤损伤且污染较重的情况下发生,病变主要局限于皮下结缔组织,不侵及肌层。初期表现为一般性蜂窝织炎,病变进展快,可及皮下捻发音,破溃后可有臭味,全身状态较快恶化。

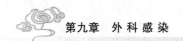

3. 新生儿皮下坏疽 亦称新生儿蜂窝织炎,新生儿皮肤柔嫩,抵抗力弱,护理不当,导致皮肤擦伤,病菌可侵入皮下组织致病,病变多发生在背部、臀部,初期皮肤发红,触之稍硬,病变范围扩大时,中心部分变暗变软,皮肤与皮下组织分离,脓液多时有波动感,并可破溃,患儿发热、哭闹不安,拒绝进乳。

4. 颌下急性蜂窝织炎 小儿多见,感染多起源于口腔或面部,有高热、咽喉疼痛、吞咽困难、颌下肿胀明显,甚至不能进食。

【预防】

重视皮肤日常清洁卫生,防止损伤,受伤后要及早医治,婴幼儿和老年人抗感染能力弱,要注意生活护理。

【治疗】

早期一般的蜂窝织炎局部热敷,一旦形成脓肿应切开引流;口底及颌下急性蜂窝织炎应及早切开减压,以防喉头水肿,压迫气管而发生窒息;对产气性皮下蜂窝织炎,伤口要用3%过氧化氢液冲洗和湿敷。抗菌药物,一般选用新青霉素或头孢类抗生素,有厌氧菌感染时,加用甲硝唑,可根据细菌培养与药敏试验调整用药。

四、丹毒

【病因和病理】

丹毒(erysipelas)是皮肤淋巴管网的急性非化脓性感染,致病菌为乙型溶血性链球菌,好发于下肢、面部,患者常先有皮肤和黏膜的某种病损,发病后淋巴管网分布区域的皮肤出现炎症反应,可累及引流区淋巴结,很少组织坏死和化脓,治愈后容易复发。

【临床表现】

起病急,表现为片状皮肤红疹、微隆起、色鲜红、中间较淡、边缘清楚,局部有灼烧样疼痛,病变范围扩展时,附近淋巴结常肿大。病情加重时可出现全身性脓毒症。治疗好转后,可因病变复发而致淋巴管阻塞,甚至发展成象皮肿。

【预防】

注意皮肤清洁,及时处理创口,接触丹毒患者后要洗手消毒,防止医源性感染;与丹毒相关的足癣、溃疡、鼻窦炎等疾病,应积极治疗,避免复发。

【治疗】

注意休息,抬高患肢。局部可用50%硫酸镁湿热敷。全身应用抗菌药物,如青霉素、头孢类抗生素,静脉滴注,症状消退后继续用药3~5天,防止复发。

五、急性淋巴管炎和淋巴结炎

【病因和病理】

致病菌从破裂的皮肤或黏膜侵入,导致淋巴管和淋巴结的急性炎症,致病菌多为金黄色葡萄球菌和溶血性链球菌。急性淋巴管炎在皮下结缔组织层内,沿集合淋巴管蔓延;急性淋巴结炎好发于颈部、腋窝、腹股沟、肘内侧或腘窝等处。

【临床表现】

急性淋巴管炎分为网状淋巴管炎和管状淋巴管炎,丹毒为网状淋巴管炎,管状淋巴管炎常见于四肢,以下肢多见。淋巴管炎使管内淋巴液回流受阻,淋巴管周围组织有炎症反应,浅层淋巴管炎在皮下可见红色线条,病变部位有压痛,深层淋巴管不出现红线,但有肿胀和压痛,两种淋巴管炎都可以引起全身性反应,如畏寒、发热、头痛、全身不适等症状。

急性淋巴结炎,先有局部淋巴结肿大、压痛,表面皮肤正常,轻者可自愈,炎症加重时肿大淋巴结可出现红、痛、热并伴有全身症状,可发展为脓肿。

【预防】

及时处理损伤,治疗原发病灶如扁桃体炎、龋齿、手指感染及足癣感染等。

【治疗】

主要是针对原发病的处理,及早抗炎治疗,急性淋巴结炎形成脓肿时,需作切开引流。

六、甲沟炎和脓性指头炎

甲沟炎(paronychia)是甲沟及其周围组织引起的感染,常因微小创伤引起;脓性指头炎是指手指末节掌面的皮下化脓性感染,致病菌多为金黄色葡萄球菌。

【临床表现】

开始时,指甲一侧的皮下组织发生红、肿、痛,有的可自行消退,有的可迅速化脓,脓液自一侧蔓延到甲根部的皮下及对侧甲沟,形成半环形脓肿,甲沟炎多无全身症状,一般疼痛较轻,如不及时切开引流,脓肿可向下蔓延,成为甲下脓肿。甲沟炎加重或指尖、手指末节皮肤受伤后均可引起末节手指的皮下化脓感染,即指头炎。指头肿胀加重,有剧烈的跳痛,可有发热,全身不适,白细胞计数升高。感染严重时,神经末梢因受压和营养障碍而麻痹,疼痛反而减轻,皮色由红转白,局部组织趋于坏死,若末梢指骨并发骨髓炎,手指皮肤破溃溢脓后,因指骨坏死或骨髓炎致创口愈合迟缓。

【治疗】

甲沟炎未化脓时,局部可用鱼石脂软膏、金黄散糊剂等贴敷或微波、红外线等理疗,并口服抗菌药物,脓液形成时需切开引流,采用指神经阻滞麻醉,沿甲沟旁纵行切开,手术时应避免甲床损伤,防止感染扩散。

指头炎初起时,应悬吊前臂平置患手,以减轻疼痛,同时给予抗菌药物治疗,若患指剧烈疼痛,肿胀明显,伴有全身症状,应及时切开引流,采用指神经阻滞麻醉,末节指侧面做纵形对口切口,使脓液引流通畅,切口不应做成鱼口形,以免术后瘢痕形成影响手指感觉。(图9-2,图9-3)

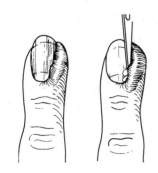

图9-2 甲沟炎与切开引流

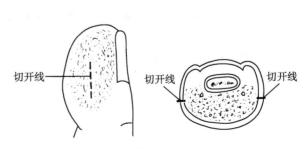

图9-3 指头炎与切开线

知识链接

脓 肿

脓肿是急性感染过程中，组织、器官或体腔内，因病变组织坏死、液化而出现的局限性脓液积聚，四周有一完整的脓壁。常见的致病菌为黄色葡萄球菌。脓肿可原发于急性化脓性感染或由远处原发感染源的致病菌经血液、淋巴管转移而来。脓肿尚未形成时，给予非手术治疗；脓肿一旦形成，穿刺抽出脓液，即应做切开引流，以免组织继续坏死、毒素吸收，引起严重的后果，切开大型脓肿时，要慎防发生休克，必要时补液、输血等。

第三节　全身性外科感染

病原菌侵入人体血液循环系统中，并在其内生长繁殖或产生毒素，引起严重的全身性感染症状或中毒症状，称为全身性感染（systemic infection）。全身性感染一般分为脓毒症和菌血症。脓毒症是指因病原菌因素引起的全身性炎症反应，体温、循环、呼吸、神志有明显改变者，以区别一般非侵入性的局部感染；菌血症是脓毒症中的一种，感染灶的病原菌一过性或间歇性入血，即血培养检出病原菌者。其限于一过性菌血症的概念，即拔牙、内镜检查时，血液在短时间出现细菌。目前多指临床有明显感染症状的菌血症。

全身性感染不仅由于病原菌，还因其产物，如内毒素、外毒素等和他们介导的多种炎症介质对机体的损害。在感染过程中，细菌繁殖和释放毒素，毒素除其本身的毒性外，能刺激机体产生多种炎症介质，包括肿瘤坏死因子、白细胞介素、氧自由基、一氧化氮等，这些介质适量时可起预防作用，过量时就可造成组织损害。如得不到控制，可因炎症介质失控，导致严重的全身炎症反应综合征（SIRS），脏器受损和功能障碍，严重者可至感染性休克、多器官功能障碍综合征（MODS），危及生命。

【病因】

导致全身性感染的原因包括致病菌数量多、毒力强和（或）机体抗感染能力低下，常继发于严重创伤后的感染和各种化脓性感染，如大面积烧伤创面感染、急性弥漫性腹膜炎、急性梗阻性化脓性胆管炎等，还有一些潜在的感染途径，如静脉导管感染、肠源性感染。静脉留置导管，尤其是中心静脉置管，因护理不慎或留置时间过长而污染，容易成为病原菌侵入血液的途径。肠道内有大量的细菌和内毒素，健康状况下，肠黏膜有严密的屏障功能，在严重创伤等急危重症者，肠黏膜屏障功能受损或衰竭时，肠内致病菌和内毒素可移位而导致肠源性感染。原有抗感染能力降低者，如糖尿病、尿毒症、长期大量应用糖皮质激素或抗癌药物等，患化脓性感染后容易引起全身性感染。

全身性感染的常见致病菌

1. 革兰染色阴性杆菌　包括大肠杆菌、铜绿假单胞菌、变形杆菌、克雷伯菌、肠杆菌等，此类细菌的毒性主要在于内毒素，多数抗生素虽能杀菌，但对内毒素及其介导的多种炎症介质是无能为力，所以由革兰阴性杆菌所致的脓毒症一般比较严重，发生感染性休克者多。

2. 革兰染色阳性球菌　较常见的有三种：①金黄葡萄球菌：感染常年不减，常因出现多重耐药性的菌株，这类菌株还倾向于血液传播，可在体内形成转移性脓肿；②表皮葡萄球菌:由于易黏附在医用塑料制品如静脉导管、气管导管等,细菌包埋于黏质中,可逃避机体的防御与抗生素的作用,近年的感染率明显增高;③肠球菌:是人体肠道中的常驻菌,有时不易找到原发灶,耐药性较强,可能来自肠道。

3. 无芽孢厌氧菌　无芽孢厌氧菌在普通培养基上无法检出,因此被忽略。由于厌氧菌培养技术的提高,发现腹腔脓肿、阑尾脓肿、肛旁脓肿、脓胸、脑脓肿、吸入性肺炎、口腔颌面部坏死性炎症、会阴部感染等都含有厌氧菌。厌氧菌感染易于形成脓肿,脓液有粪样恶臭。常见病菌是梭状杆菌、厌氧葡萄球菌和厌氧链球菌。

4. 真菌　外科真菌感染中特别要注意白念珠菌、曲霉菌、毛霉菌、新型隐球菌等,属于条件下感染:①持续应用广谱抗生素,真菌得以过度生长,成为一般细菌感染后的二重感染;②基础疾病重,应用免疫抑制剂、激素等,使免疫功能进一步削弱;③长期留置静脉导管。真菌可经血行传播,一般血培养不易被发现,但在多个内脏形成肉芽肿或坏死灶,易导致血管栓塞,组织进行性坏死。

【临床表现】

脓毒症主要表现为:①起病急,寒战,体温可高达 40～41℃,病情重,发展迅速;②头痛、头晕、恶心、呕吐、腹胀、面色苍白、出冷汗、烦躁;③心率加快,脉搏细速、呼吸急促,白细胞计数明显增高,寒战发热时抽血培养较易发现细菌。如病情发展未能控制,可出现脓毒性休克以及多器官功能衰竭。

【诊断】

根据原发感染病灶的基础上出现典型的脓毒症的临床表现,结合实验室检查,不难作出初步诊断。对原发病灶比较隐蔽或者临床表现不典型,有时诊断困难,疾病又不能用原发感染来解释者,要提高警惕,应密切观察和进一步检查,以免误诊和漏诊。

【治疗】

全身性感染,采用综合性治疗,关键是处理原发病灶。

1. 原发病灶的处理　要明确感染的原发灶,作出及时、彻底的处理;如一时找不到原发病灶,应进行全面的检查,特别注意一些潜在的感染源和感染途径,并予以解决。

2. 抗菌药物的应用　重症感染时不能等待培养结果,根据原发感染灶的性质,选用广谱抗生素,以后再根据细菌培养及药敏试验结果,调整抗菌药物;对真菌性脓毒症应停用广谱抗生素,改用窄谱抗生素,并全身应用抗真菌药物。

3. 支持疗法　补充血容量,纠正低蛋白血症。

4. 对症治疗　控制高热,纠正电解质紊乱和酸碱平衡失调等。

还应对受累的心、肺、肝、肾等重要脏器以及原有糖尿病、肝硬化、尿毒症等疾病,同时给予相应处理。

知识链接

全身炎症反应综合征

全身炎症反应综合征(systemic inflammatory response syndrome,SIRS)指任何致病因素(包括感染、创伤、烧伤等)作用于机体所引起的全身性炎症反应。该综合征应具备以下 2 项或 2 项以上体征:①体温>38℃ 或<36℃;②心率>90 次/分钟;③呼吸>20 次/分钟或动脉二氧化碳分压<4.27kpa(32mmHg);④白细胞计数>12.0×10^9 或<4.0×10^9/L,或幼稚细胞>0.1%。

第四节 特异性感染

特异性感染(specific infection)是指除引起一般性感染以外的病原菌所引起的感染,如结核、破伤风、气性坏疽等。其临床表现特殊,需特殊隔离治疗。

一、破伤风

【病因】

破伤风(tetanus)是常和创伤相关联的一种特异性感染,病菌是破伤风梭菌,为专性厌氧,革兰染色阳性。此菌对环境有很强的抵抗力,能耐煮沸。

【临床表现】

潜伏期一般7天左右,个别可在伤后1~2天就发病,潜伏期越短者,预后越差,还有伤后数月或数年因清除病灶或异物而发病的;前驱症状是全身乏力、头晕、头痛,咀嚼无力、局部肌肉发紧、反射亢进等;典型症状是在肌肉紧张性收缩的基础上,阵发性强烈痉挛。相应出现牙关紧闭、口角下缩、颈项强直、表情痛苦、头后仰形成角弓反张或侧弓反张;膈肌受影响,发作时面唇青紫,通气困难、可出现呼吸暂停。这些症状可因轻微的刺激,如光、声、饮水、接触而诱发。每次发作时间由数秒至数分钟不等。多因窒息、心力衰竭或肺部并发症而死亡。

【诊断】

实验室检查很难诊断破伤风,但破伤风的症状比较典型,诊断主要根据临床表现。凡有外伤史,不论伤口大小、深浅,如果伤后出现肌紧张,扯痛、张口困难,颈项发硬,反射亢进等,均应考虑此病的可能性。

【预防】

破伤风是可以预防的疾病。由于破伤风梭菌是厌氧菌,其生长繁殖必须有缺氧的环境。因此,伤后早期彻底清创、改善局部循环,是预防破伤风发生的关键;此外,还可以通过人工免疫,产生较稳定的免疫力。临床上常用被动免疫,皮下注射破伤风抗毒素1500~3000U。

【治疗】

破伤风是一种极为严重的疾病,死亡率较高,尤其是新生儿,应采取积极的综合治疗措施,包括清除毒素来源,中和游离毒素,控制和解除痉挛,保持呼吸道通畅和防止并发症等。

1. 凡能找到伤口的,对伤口要彻底清洗,充分引流,局部可用3%过氧化氢溶液冲洗,伤口看上去已愈合,应仔细检查痂下有无窦道或死腔。

2. 抗毒素的应用,目的是中和游离毒素,所以只在早期有效,如毒素已和神经组织结合,则很难收效,一般用药1万~6万U,分别肌内注射或静脉滴注,静脉用药应稀释、缓慢滴注,用药前应作皮内过敏试验。破伤风人体免疫球蛋白在早期应用有效,剂量为3000~6000U,一般只用一次。

3. 患者入院后,应隔离,避免光、声等刺激;根据病情可交替使用镇静、解痉药物,以减少患者痉挛和痛苦。但新生儿破伤风要慎用镇静解痉药物。可供选用的镇静、解痉药物有:10%水合氯醛,20~40ml保留灌肠;苯巴比妥钠肌内注射,每次0.1~0.2g;

地西泮,10~20mg,肌内注射或静脉滴注,一般每日一次。病情严重者,可用冬眠 1 号合剂(由氯丙嗪、异丙嗪各 50mg,哌替啶 100mg 及 5%葡萄糖溶液 250ml 配成)静脉缓慢滴注。

4. 注意防治并发症,保持呼吸道通畅,防止窒息、肺部感染;发作时防止掉下床、骨折、舌咬伤等,对抽搐频繁、药物又不易控制的严重者,应尽早进行气管切开,以改善通气,清除呼吸道分泌物,必要时可进行人工辅助呼吸。

5. 由于患者不断阵发性痉挛、出大汗等,消耗热量和水分丢失多,应注意补充水和电解质,必要时采用中心静脉肠外营养,并发肺部感染者,应选用抗菌药物治疗。

二、气性坏疽

【病因】

气性坏疽(gas gangrene)是厌氧菌感染的一种,即梭状芽孢杆菌所致的肌坏死或肌炎。致病菌有产气荚膜梭菌、水肿杆菌、腐败杆菌、溶组织杆菌等,感染发生时,往往不是单一细菌,而是几种细菌的混合。此类细菌在人体内生长繁殖需具备缺氧环境。如开放性骨折伴有血管损伤,挤压伤伴有深部肌肉损伤,上止血带时间过长或石膏包扎过紧,邻近肛周会阴部位的严重创伤,继发此类感染的概率较高。

【临床表现】

创伤后并发此症的时间最早为 8~10 小时,最迟 5~6 日,通常 1~4 日发病,临床特点是病情急剧恶化,烦躁不安,皮肤口唇变白,大汗、脉搏快,体温逐渐上升。随着病情的发展,可发生溶血性贫血、黄疸、酸中毒。患者常诉伤肢疼痛,局部肿胀和创伤所能引起的程度不成比例,并迅速加重。伤口中有大量浆液性或浆液血性渗出物,当更换敷料时可见气泡从伤口中冒出,由于局部张力,皮肤受压而变白,因组织分解、液化、腐败和大量产气,伤口可有恶臭。

【预防】

对容易发生此类感染的创伤,应特别注意,预防的关键是尽早彻底清创。对深而不规则的伤口充分敞开引流,避免死腔存在;对疑有气性坏疽的伤口,可用 3%过氧化氢或 1:1000 高锰酸钾等溶液冲洗、湿敷;对腹腔穿透性损伤,特别是直肠、结肠、会阴部创伤,应警惕此类感染发生。

【治疗】

诊断明确,需立即积极治疗,越早越好,可以挽救患者的生命,减少组织的坏死或截肢率。主要措施有:

1. 急症清创 术前准备应包括静脉滴注大剂量青霉素、输血等,准备时间应尽量缩短,深部病变往往超过表面显示的范围,故病变区应作广泛、多处切开,彻底清除变色不收缩、不出血的肌肉,因细菌扩散的范围常超过肉眼病变的范围,应整块切除肌肉,包括肌肉的起止点。如整个肢体广泛感染,应果断进行截肢以挽救生命。

2. 应用抗生素 对此类感染,首选青霉素,常见产气荚膜梭菌中对青霉素大多敏感,但要大剂量应用,每天应在 1000 万 U 以上,大环内酯类和硝基咪唑类(如甲硝唑、替硝唑)也有一定疗效。氨基糖苷类抗生素对此类细菌无效。

3. 高压氧治疗 提高组织间的含氧量,造成不适合细菌生长繁殖的环境,可提高治愈率,减轻伤残率。

4. 全身支持疗法　输血、纠正水与电解质失调、营养支持与对症处理等。

第五节　抗生素在外科临床中的应用

抗生素、磺胺药的发明与应用在医学史上曾有划时代的意义,对防治感染起到不可磨灭的作用。但随着抗菌药物的不断问世,滥用现象所招致细菌耐药性和种种不良反应已相当严重。外科感染不同于内科感染,关键是外科处理,假如存在坏死组织不清除、脓液不引流或梗阻未解除,只依赖抗生素,不但感染无法控制,还将招致耐药菌群的产生、微生态的失调以及其他的毒副作用。抗菌药物不能取代外科处理,更不能依赖药物而忽视无菌操作,这是必须重视的一条外科原则。

【适应证】

不是所有的外科感染都需要应用抗菌药物。化脓性感染中,有应用指征的是严重的急性病变,如急性蜂窝织炎、急性骨髓炎、急性腹膜炎、急性胆道感染等,对一些表浅的感染,如毛囊炎、疖等则不需应用,对特异性感染,如破伤风、气性坏疽等则应选用有效的抗菌药。

必须重视正确的预防性用药,应用抗菌药物增强临床的"安全感"是不可取的,反将导致耐药菌的滋生和患者体内菌群失调(二重感染)。需要预防性用药者包括:潜在继发感染率高者,如炎症污染的软组织创伤、开放性骨折、火器伤、腹腔脏器破裂、结肠手术;或一旦继发感染后果严重者,如风湿病或先天性心脏病手术前后、人工材料体内移植术等。手术患者预防性抗菌药,应根据手术野的局部感染或污染的程度而定。有效合理的用药需在麻醉开始时静脉滴注。

【药物的选择和使用】

应用抗菌药物目的是抗菌,前提是选用的药物需针对病原菌。近代外科感染的病原菌日趋复杂,抗菌药的品种繁多。理想的方法是依据细菌学检查和药敏试验,来选择和调整抗菌药物,但微生物检验需要一定的时间,而药物的最佳疗效在感染的早期。为此还需要"经验性用药",特别是对一些危重患者,不能错失时机,经验来自对有关感染的认识,包括本地区、本单位常见菌及药敏的动态而选择用药。下列情况可供参考:①结合感染部位分析:临床医生应熟悉身体不同部位和其邻近组织的常驻菌。②局部情况也供参考:如链球菌感染,炎症反应较明显,炎症扩散快,易形成急性蜂窝织炎、淋巴管炎等;葡萄球菌感染,化脓反应较明显,脓液稠厚,易有灶性破坏;铜绿假单胞菌感染,敷料易见绿染,与坏死组织共存时有霉腥味;厌氧菌感染时因蛋白分解、发酵,常有硫化氢、氨等特殊粪臭味,有些厌氧菌有产气作用而致皮下气肿。③结合病情分析:病情急剧,较快发展为低温、低白细胞、低血压、休克者以革兰阴性杆菌感染居多;病情发展相对缓慢,以高热为主,有转移性脓肿者,以金黄葡萄球菌为多;病程迁延,持续发热,口腔黏膜出现霉斑,对一般抗生素治疗不敏感,应考虑真菌感染。

抗生素品种繁多,病原菌对药物治疗的反应可因病原菌株种属和耐药菌株的变化,而随时间、地区甚至单位的不同,而有差异,所以应强调根据细菌学检查和药敏试验选择合理的抗菌药物。下列药物(表9-1)选择可供参考:

表 9-1　抗菌药物的选用

致病菌	首选药物	可选药物
葡萄球菌	青霉素、磺胺甲噁唑、苯唑西林、氯唑西林（用于耐药菌株）	红霉素、头孢菌素、克林霉素、环丙沙星、万古霉素（用于多重耐药菌株）
链球菌	青霉素、磺胺甲噁唑+甲基苄啶、氨苄西林+氨基糖苷类（用于肠球菌）	红霉素、万古霉素、头孢菌素
铜绿假单胞菌	氨苄西林+庆大霉素、环丙沙星、多黏菌素	羧苄西林、阿米卡星、新头孢菌素
变形杆菌	庆大霉素（用于奇异变形杆菌）、哌拉西林（用于奇异变形杆菌和其他变形杆菌）	变形杆菌羧苄西林、新头孢菌素、氨基糖苷类
克雷伯菌、肠杆菌、沙雷菌	氨基糖苷类	新头孢菌素、哌拉西林、阿米卡星
拟杆菌	甲硝唑,头孢菌素（用于脆弱拟杆菌）、青霉素、氯霉素（用于其他拟杆菌）	克林霉素、氯霉素（用于脆弱杆菌）、头孢菌素（用于其他拟杆菌）
大肠杆菌	哌拉西林+庆大霉素、阿米卡星、新头孢菌素、诺氟沙星（用于尿路感染）	氨苄西林、头孢菌素、吡哌酸（用于尿路感染）
真菌	两性霉素 B（全身感染）、氟康唑、制霉菌素（局部感染）	氟胞嘧啶、酮康唑、克霉唑（局部感染）

知识链接

抗菌药物的选择和使用原则

1. 根据体液、分泌物致病微生物检查和药敏试验结果选择抗菌药。

2. 根据临床经验选择给药种类、途径、疗程,如根据感染病灶所在部位、病灶局部情况、全身病情选择药物。

3. 根据药物在组织器官的分布浓度和渗透能力选择抗菌药物。如氯霉素、氨苄西林、头孢菌素等易穿透血脑屏障;氧氟沙星、甲硝唑、氯霉素等易穿透血胰屏障。

4. 根据年龄、体重、器官功能状态、药物不良反应等,选择用药剂量、间隔、种类。

5. 应遵循的一般原则为:能单用、不联合;能窄谱、不广谱;能短用、不长期;能一线、不二线。

（尚效贤）

复习思考题

1. 引起外科感染的易感因素有哪些?

2. 试述外科感染与内科感染的区别。

3. 什么是二重感染? 哪些原因易引起?

4. 外科手术应用抗生素时必须考虑哪些基本原则?

第十章

创　伤

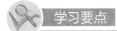学习要点

创伤的分类、修复和救治；闭合性损伤和开放性损伤的特征及其处理方法；清创术。

第一节　概　　述

机械性因素作用于人体，造成组织结构完整性的破坏或功能障碍，称为创伤。创伤在日常生活和战时非常常见，是导致死亡的主要原因之一。

【创伤的分类】

创伤的分类是为了尽快对伤员做出准确的诊断，采取及时有效的救治，提高救治工作的有效性和及时性，同时为了便于进行资料统计、分析和总结。常用的分类方法有以下几种：

1. 按致伤因素分类　可分为烧伤、冻伤、挤压伤、刃器伤、火器伤、冲击伤、毒剂伤、核放射伤及复合伤。

2. 按受伤部位分类　一般按解剖分为颅脑伤、颌面伤、颈部伤、胸（背）部伤、腹（腰）部伤、骨盆伤、脊柱脊髓伤、四肢伤和多发伤等。

3. 按伤后皮肤完整性分类　皮肤完整无开放性伤口者称闭合伤，如挫伤、扭伤、挤压伤、震荡伤、关节脱位、闭合性骨折和闭合性内脏伤等；皮肤有破损者为开放伤，如擦伤、挫裂伤、撕裂伤、切割伤、砍伤和刺伤等。在开放伤中，伤道既有入口又有出口称为贯通伤，只有入口没有出口称为非贯通伤。

4. 按伤情轻重分类　一般分为轻、中、重和特重伤。轻伤主要是局部软组织伤，多无生命危险，能坚持日常工作，或只需小手术；中度伤主要是广泛软组织伤、上下肢开放性骨折、肢体挤压伤、机械性呼吸道阻塞、创伤性截肢及一般的腹腔脏器伤等，丧失作业能力和生活能力，一般无生命危险，常需要手术治疗；重伤指病情严重，有生命危险，治愈后常有严重残疾者；特重伤指病情特别严重，常危及生命。

【创伤的病理生理】

在致伤因素的作用下，机体为维持自身内环境的稳定，迅速产生各种局部和全身性防御反应。局部软组织轻微损伤，一般以局部反应为主，全身反应较轻或持续时间

短;严重的损伤不仅局部反应重,全身反应也明显,且持续时间长,两者还可相互加重形成恶性循环。早期正确处理局部伤口,不仅有利于减轻全身性反应,而且可以促进局部反应的尽早消退。

1. 局部反应　主要表现为局部炎症反应,局部反应的轻重与致伤因素的种类、作用时间、组织损害程度和性质,以及污染轻重和是否有异物存留等有关。创伤性炎症反应是非特异性的防御反应,有利于清除坏死组织、杀灭细菌及组织修复。

2. 全身反应　是致伤因素作用于人体后引起的一系列神经内分泌系统活动增强并由此而引发的各种功能和代谢改变的过程,是一种非特异性应激反应。其表现呈综合的复杂性过程,不仅包括神经内分泌系统和物质能量代谢改变,还涉及凝血系统、免疫系统、重要的生命器官和一些炎症介质及细胞因子等参与。

(1)神经内分泌的变化:通过下丘脑-垂体-肾上腺皮质轴和交感神经系统,产生大量的儿茶酚胺、肾上腺皮质激素、抗利尿激素、生长激素和胰高血糖素。同时,肾素-血管紧张素-醛固酮系统也被激活。上述三个系统相互协调,共同调节全身各器官功能和代谢,动员机体的代偿能力,以对抗致伤因素的损害作用。

(2)代谢改变:由于神经内分泌系统的作用,伤后机体总体上处于一种分解代谢的状态,表现为基础代谢率增高,能量消耗增加,糖、蛋白质、脂肪分解加速,糖异生增加。因此伤后常出现高血糖、高乳酸血症,血中游离脂肪酸和酮体增加,尿素氮排出增加,因而出现负氮平衡状态。水、电解质代谢紊乱可导致水、钠潴留,排钾增多及钙、磷代谢异常等。

【创伤并发症】

严重创伤后,由于组织或器官损伤,局部及全身器官功能和代谢紊乱,易发生较多的并发症。常见的并发症有以下几种:

1. 感染　开放性创伤一般都有污染,如果污染严重,处理不及时或不当,加之免疫功能降低,很容易发生感染。初期可为局部感染,重者可迅速扩散为全身感染。伤道较深,大量坏死组织存在且污染较重者,还可能发生厌氧菌(破伤风或气性坏疽)感染。

2. 休克　早期常为失血性休克,晚期可出现严重感染导致脓毒症,甚至出现感染性休克危及生命。

3. 脂肪栓塞综合征　常见于多发性骨折,主要病变部位是肺,可造成肺通气功能障碍,甚至引起呼吸功能衰竭。

4. 应激性溃疡　发生率较高,多见于胃、十二指肠,小肠和食管也可发生。溃疡可为多发性,有时溃疡面积较大、且深,可引起消化道大出血或穿孔。

5. 凝血功能障碍　主要是由于凝血物质消耗、缺乏,抗凝系统活跃,低体温和酸中毒等,造成出血倾向。凝血功能障碍、低体温和酸中毒合称为"死亡三联征",是重症创伤患者死亡的重要原因之一。

6. 器官功能障碍　重症创伤可造成机体严重而持久的炎症反应,加之休克、应激、免疫功能紊乱及全身因素的作用,容易并发急性肾衰竭、急性呼吸窘迫综合征等严重并发症。此外,由于缺血缺氧、毒性产物、炎症介质和细胞因子的作用,还可导致心脏和肝脏等重要脏器功能损害。

【创伤的修复】

组织修复在创伤中具有重要的意义,机体受到创伤后造成组织损伤或缺损,如愈合不良,不仅影响机体功能,还将成为重要的感染途径。组织修复的基本方式是伤后增生的细胞和细胞间质再生、增殖、充填、连接或替代损伤后的缺损组织。组织修复过程可分为以下三个阶段:

1. 局部炎症反应阶段 在创伤后立即发生,常可持续 3~5 天。主要是血管和细胞反应、免疫应答、血液凝固和纤维蛋白的溶解,目的在于清除损伤或坏死的组织,为组织再生和修复奠定基础。

2. 细胞增殖分化和肉芽组织生成阶段 局部炎症开始不久,即可有新生细胞出现,成纤维细胞、内皮细胞等增殖、分化、迁移,分别合成、分泌组织基质(主要为胶原)和形成新生毛细血管,并共同构成肉芽组织。

3. 组织塑形阶段 主要包括胶原纤维交联增加、强度增加,多余的胶原纤维被胶原蛋白酶降解,过度丰富的毛细血管网消退和伤口的黏蛋白及水分减少等,让初步修复的组织得到进一步的改构和重建。

【创伤愈合】

1. 一期愈合 组织修复以原来的细胞为主,仅含少量纤维组织,局部无感染、血肿或坏死组织,再生修复过程迅速,结构和功能恢复良好。多见于损伤程度轻、范围小、无感染的伤口或创面。

2. 二期愈合 以纤维组织修复为主,愈合后可不同程度影响机体结构和功能恢复。多见于损伤程度重、范围大、坏死组织多,且伴有感染而未经合理的早期外科处理的伤口。

【影响创伤愈合的因素】

主要包括局部和全身两个方面。

1. 局部因素 ①伤口感染是最常见的局部原因。细菌感染可损害细胞和基质,导致局部炎症持久不易消退,甚至形成化脓性病灶等,均不利于组织修复及创伤愈合。②损伤范围大、坏死组织多或有异物残留的伤口,伤缘往往不能直接对合,新生细胞和基质连接被阻隔,必然影响修复。③局部血液循环障碍使组织缺血缺氧。④处理措施不当(如局部制动不足,包扎或缝合过紧等)造成组织继发性损伤,均不利于愈合。

2. 全身因素 主要有营养不良,如蛋白质、维生素及微量元素缺乏或代谢异常;大量使用细胞增生抑制剂,如皮质激素等;免疫功能低下及全身性严重并发症,如多器官功能不全等。

【创伤的临床表现】

临床表现包括局部和全身两方面。

1. 局部症状 包括疼痛、瘀斑或肿胀、功能障碍、伤口和流血等。

2. 全身表现 包括一般症状(如精神差,不活动,食欲差,尿量少,面色苍白,脉搏快等)发热、休克、急性肾衰竭及其他症状(如肺活量减少,支气管内分泌物增多;胃肠道的消化和吸收功能不良;肝功能也可有损害等)。

轻度创伤一般仅有局部症状,较重的创伤既有局部症状,又有全身表现。局部创伤越严重,全身症状就越显著。

【创伤的诊断】

创伤的诊断主要是明确创伤的部位、性质、程度、全身性情况及并发症,特别是要判断原发创伤相邻部位或远处内脏器官是否受损及其程度。应详细地了解受伤史、仔细地全身检查,并借助必要的特殊检查等才能得出全面、正确的诊断。

1. 仔细询问受伤史 了解受伤情况,如致伤原因、时间、部位、伤时姿势等;伤后表现、演变过程及伤后处理情况;伤前情况,如伤员是否饮酒、有无其他相关疾病等。

2. 全面的体格检查 首先应从整体上观察伤员状态,判断伤员的一般情况,区分伤情轻重缓急。对生命体征尚平稳者,可做进一步仔细检查;伤情较重者,一边急救,一边进行必要的检查。一般的检查包括呼吸、脉搏、血压、体温等生命体征以及意识状态、面容、体位姿势等。再根据患者受伤史或突出的临床表现、体征进行详细检查,如头部伤需检查头皮、颅骨、瞳孔、耳道、鼻腔、神经反射、肢体运动和肌张力等;腹部检查包括腹肌紧张、压痛、反跳痛、移动性浊音、肝区浊音和肠鸣音等。对于开放性损伤,必须仔细观察伤口形状、大小、边缘、深度及污染情况、出血的性状、外露组织、异物残留及伤道位置等。

3. 辅助检查 对某些特殊部位创伤的诊断有重要的价值。应有针对性选择相应的检查项目,以免增加伤员痛苦,甚至贻误抢救时间。

(1)实验室检查:血常规和血细胞比容可判断失血或感染情况;尿常规可提示泌尿系统损伤和糖尿病;电解质检查可分析水、电解质和酸碱平衡紊乱的情况;对可疑损伤器官采取相应检查,如考虑胰腺损伤时,做血或尿淀粉酶测定等。

(2)诊断性穿刺:是一种简单、安全的辅助方法,阳性者能迅速明确诊断,但阴性时不能完全排除组织或器官损伤,应注意区分假阳性和假阴性。

(3)影像学检查:X线检查为骨折、胸腹部伤及有无异物残留的常用检查方法;B超检查可发现胸腹腔积液和腹部实质性脏器损伤;CT可以诊断颅脑损伤和某些腹部实质器官及腹膜后脏器的损伤;MRI有助于诊断颅脑、脊柱、脊髓等损伤;选择性血管造影可帮助确定血管损伤和某些隐蔽的器官损伤。

【创伤的救治】

创伤常发生在生活和工作的场所,院前急救和院内救治是否及时、正确,直接关系到伤员的生命安全和功能恢复。一般的治疗原则和措施包括如下:

1. 急救 急救的目的是挽救生命和稳定伤员病情。在处理复杂伤情时,应优先解除危及伤员生命的伤情,如心跳、呼吸骤停、窒息、大出血、张力性气胸和休克等急症。常用的急救技术主要有复苏、通气、止血、包扎、固定和搬运等。

(1)复苏:发现伤员心跳、呼吸骤停时,现场立即行体外心脏按压及口对口人工呼吸;有条件时,改用呼吸面罩及手法加压给氧或气管插管接呼吸机支持呼吸、在心电监测下电除颤等,并兼顾脑复苏。

(2)通气:呼吸道发生阻塞可在很短时间内使伤员窒息死亡,故抢救时必须争分夺秒地解除呼吸道阻塞,维持呼吸道的通畅。

(3)止血:大出血可使伤员迅速陷入休克,甚至致死,必须及时止血。常用的止血方法有指压法、加压包扎法、填塞法和止血带法等。

(4)包扎:包扎的目的是保护伤口、减少污染、压迫止血,固定骨折、关节和敷料,并有一定的止痛作用。最常用的材料是绷带、三角巾和四头带。无上述物品时,可就地取材替代。伤口包扎时,注意动作要轻巧,松紧要适宜,既要保证敷料固定和压迫止血,又不影响肢体血液循环;遇有外露污染的骨折断端或腹内脏器,不可轻易还纳。

(5)固定:骨关节损伤时必须固定制动,以减轻疼痛,避免骨折端再损伤血管和神经,有利于防治休克和后送搬运。

(6)搬运:伤员转运多采用担架或徒手搬运。对于骨折伤员,特别是脊柱损伤的伤员,搬运时必须保持伤处稳定,切勿弯曲或扭动,以免加重损伤;对昏迷伤员,搬运时必须保持呼吸道通畅,可采用半卧位或侧卧位。

2. 进一步救治　伤员经现场急救转运到医疗救治机构后,即应对其伤情进行判断、分类,然后采取针对性的措施进行救治。包括伤情判断、呼吸支持、循环支持、镇静止痛和心理治疗、防治感染、病情观察及支持治疗等。

知识链接

创伤急救原则

不管在受伤现场,还是在医院,急救的首要目的都是抢救伤员的生命。应根据创伤的严重性及需要决定抢救的先后顺序,根据病情轻重缓急,予以抢救。第一类需最优先考虑并立刻抢救的有:呼吸道阻塞引起窒息,心血管损害及严重外出血;第二类需优先考虑抢救的有:腹腔及腹膜后创伤,颅脑脊髓创伤及广泛软组织创伤;第三类需抢救的有:下泌尿生殖系统创伤,面部创伤,骨折,脱位,周围血管、神经、肌腱创伤,软组织创伤。窒息如不解救可以即刻致死,对有头面部创伤的伤员要特别注意,可用鼻咽管或气管内插管维持呼吸道通畅。胸腔开放性或吸气性伤口应立即封闭,否则也可因严重缺氧而死亡。严重外出血可用加压包扎,止血带或抗休克裤来控制。应用止血带应每隔1小时放松1~2分钟,以免因长时期缺血引起组织坏死。伤员因出血而休克,可先输入平衡液,如乳酸钠林格溶液,以纠正低血容量。骨折或严重软组织创伤应给以固定。经过各种抢救,伤员情况得以转危为安或保持稳定后再运送。运送过程应注意安全、平衡、迅速。

第二节　闭合性创伤

闭合性创伤是指局部皮肤或黏膜完整的机械性创伤。

【分类】

闭合性创伤包括挫伤、扭伤、挤压伤、冲击伤等。此外,尚有比较少见的创伤性窒息。

1. 挫伤　钝物打击所致的皮下组织创伤。表现为伤部肿胀、疼痛、皮肤青紫、皮下出血、血肿、压痛等。严重者有肌纤维断裂或深部血肿。

2. 扭伤　由于外力的作用,发生关节的异常扭转,致关节囊、韧带、肌腱等组织损伤称为扭伤,严重时可出现组织撕裂。伤处有疼痛、肿胀、皮肤青紫和关节活动障碍。

3. 挤压伤　因重物挤压人体某一部位所致。多见于交通、工矿事故或房屋倒塌。伤处有较广泛的组织破坏、出血和坏死。严重挤压伤可引起休克和急性肾衰竭。

4. 冲击伤(爆裂伤)　由强大爆炸力产生的冲击波所造成的损伤,其特点是体表无明显创伤,但体腔内的器官可能遭受严重而广泛的创伤,如鼓膜破裂、肺破裂或胃、肠破裂等。

5. 创伤性窒息 见于某些胸部闭合伤的综合征。常见的致伤原因有房屋倒塌、工程塌陷或车辆挤压等。在胸部受伤的瞬间,伤者的声门突然紧闭,气管和肺内的气体不能排出,造成胸膜腔内压急剧升高,压迫心脏和大静脉,使静脉内的血液沿上腔静脉倒流,引起上半身淤血,甚至小静脉和毛细血管由于过度充盈而破裂。上胸部、肩部、头颈部的皮下组织、眼结膜、口腔黏膜均有多数小出血点;眼眶结缔组织内出血可致眼球凸出,视网膜血管破裂可致失明;颅内静脉破裂可致昏迷,但须与颅脑直接损伤相鉴别。创伤性窒息时,呼吸困难等症状比较严重,预后也决定于胸内脏器的伤情。创伤性窒息本身只需卧床安静休息和对症治疗,2~3周后即可痊愈。

【治疗】

局部应予恰当的制动,如踝部扭伤或腕部挫伤均可采用绷带等器材做暂时的固定;抬高患肢以促进静脉回流,改善局部血液循环,减轻局部挫伤性水肿;骨折者应做复位固定;严重广泛的挤压伤,其全身和局部的反应都很剧烈。如局部肿胀严重,静脉回流有障碍,应考虑做局部切开减压,以改善血液循环,避免组织缺氧坏死和毒素吸收。对于头、胸、腹等部位的闭合性损伤,必须注意有无内部组织器官的损伤,如颅内出血、血气胸、内脏破裂等,而采取相应的治疗措施。

第三节　开放性创伤

开放性创伤是指伴有局部皮肤或黏膜破裂的机械性创伤。

【分类】

常见的开放性创伤有擦伤、刺伤、切伤、裂伤等。此外,尚有比较少见的大面积皮肤剥脱伤。

1. 擦伤 皮肤被粗糙物擦过所致的表皮损伤。伤处出现擦痕、小出血点和组织液渗出。

2. 刺伤 多由细长尖锐物如针、木刺、刺刀等刺入机体所致。其特点是伤口细小但较深,可能造成深部器官损伤;刺入物往往可以折断,留在伤口内,有时可将异物带入伤口引起感染。

3. 切伤 多由利器伤所引起,如锐刀、利剑、玻璃片等。伤口边缘整齐,多呈直线,出血较多,但周围组织损伤较轻。深的切伤可伴有大血管、神经、肌腱等损伤。

4. 裂伤 因钝器打击所引起的皮肤和软组织裂开,伤口边缘不整齐,周围组织被破坏较重且广泛。裂伤组织常因失去活力而坏死,引起感染。

5. 大面积皮肤剥脱伤 根据致伤原因,大面积皮肤剥脱伤可分为碾轧型(压挤型)和撕脱型。碾轧型是由于车轮碾轧或重物挤压造成,肢体位于车轮与地面构成的三角间隙中,受车轮冲击和惯性卷碾,牵拉皮肤时,中心部常造成裂伤或缺损,周围皮肤在皮下脂肪和肌膜间广泛潜行分离,基膜下常伴有血肿、肌纤维断裂。重物挤压在足背等处,重力很大,短时间内伤员迅速将脚拉出,造成大面积皮肤剥离,可无裂口,但剥离之皮肤挫伤很重。撕脱型皮肤剥离多为上肢或头发误入快速转动的机器,造成大块皮肤撕脱,裂口很大。大面积皮肤剥脱时,分离的创面广泛出血。如暴力很大,则深层肌肉肌腱也被撕裂,甚至造成脱臼、骨折或断肢。这种损伤大多很严重,应警惕并积极预防休克和挤压伤综合征。同时,污染也很严重,应预防感染,特别是厌氧菌感染。

【治疗】

开放性损伤的处理原则与闭合性损伤相同。由于伤口的存在,有感染风险,并可能有异物进入组织内,所以对伤口的处理极为重要。开放性损伤的伤口分为三类,即清洁伤口、污染伤口和感染伤口。根据不同情况区别对待。

1. 清洁伤口的处理 清洁伤口通常是指"无菌手术"(如甲状腺切除术、腹股沟疝修补术等)的切口,缝合后一般都能达到一期愈合。

2. 污染伤口的处理 污染伤口指伤口内有致病菌存在,但尚未发生感染。早期行清创术可将污染伤口变成清洁伤口,为组织愈合创造良好条件。

3. 感染伤口的处理 感染伤口是指损伤时间较长或已发生感染甚至化脓的伤口。伤口须经过换药处理,以促进伤口早日愈合。用含等渗盐水或呋喃西林等药液纱布条敷在伤口内,引流脓液促使肉芽组织生长。肉芽生长较好时,脓液较少,表面呈粉红色、颗粒状突起,擦之可渗血,创缘有新生皮肤生长,伤口可渐收缩;如肉芽有水肿,可用高渗盐水湿敷;如肉芽生长过多,超过创缘平面而有碍创缘上皮生长,可用10%硝酸银溶液棉签涂肉芽面,随即用等渗盐水棉签擦去。

第四节 清 创 术

【概述】

清创术是对污染伤口进行外科处理,清洗去污、切除失活组织,使之转变成清洁伤口的方法。清创的时间越早越好,伤后6~8小时内清创一般都可以达到一期愈合。头面部局部血运良好,伤后12小时仍可清创。

【术前准备】

1. 清创前须对伤员进行全面评估,如有休克,应先抢救,待休克好转后争取时间尽早进行清创。

2. 术前必要的实验室检查和其他检查。如颅脑、胸、腹部有严重损伤,应先予处理;如四肢有开放性损伤,应注意是否合并骨折,摄X线片协助诊断。

3. 术前应用止痛和镇痛药物。

4. 如伤口较大,污染严重,应预防性应用抗生素,在术前1小时,手中、术毕分别用一定量的抗生素。

5. 上肢清创可用臂丛神经或腕部神经阻滞麻醉;下肢可用硬膜外麻醉。较小较浅的伤口可使用局麻;较大复杂严重的则可选用全麻。

【清创步骤】

1. 先用无菌敷料覆盖伤口,用无菌刷和肥皂液清洗周围皮肤。

2. 去除伤口敷料后可取出明显可见的异物、血块及脱落的组织碎片,用生理盐水反复冲洗。

3. 常规消毒铺巾。

4. 沿原伤口切除创缘皮肤1~2mm,必要时可扩大伤口,但肢体部位应沿纵轴切开,经关节的切口应做S形切开。

5. 由浅至深,切除失活的组织,清除血肿、凝血块和异物,对损伤的肌肉和神经可酌情进行修复或仅用周围组织掩盖。

6. 彻底止血。

7. 再次用生理盐水反复冲洗伤口,污染重者可用3%过氧化氢溶液清洗后再以生理盐水冲洗。

8. 彻底清创后,伤后时间短和污染轻的伤口可予缝合,但缝合不宜过密、过紧,以伤口边缘对合为度。缝合后消毒皮肤,外加包扎,必要时固定制动。

【术后处理】

1. 根据全身情况输液或输血。

2. 合理应用抗生素,防止伤口感染,促使炎症消退。

3. 注射破伤风抗毒素,防止破伤风感染。如伤口深,污染重,必要时肌内注射气性坏疽抗毒血清。

4. 抬高伤肢,促使血液回流。

5. 注意伤肢血运、伤口包扎松紧是否合适、伤口有无出血等。

6. 伤口引流条,一般应根据引流物情况,在术后24~48小时内拔除。

7. 伤口出血或发生感染时,应即时拆除缝线,检查原因,对症处理。

(曹礼荣)

复习思考题

1. 影响创伤愈合的因素有哪些?

2. 创伤现场急救包含哪些内容?

扫一扫
测一测

PPT 课件
11章PPT

扫一扫
知重点

第十一章

烧　伤

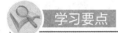学习要点

烧伤伤情的判断;烧伤的病理生理及临床分期;烧伤的急救处理;烧伤休克的治疗。

第一节　烧伤概述

烧伤为平、战时常见外伤。平时烧伤发生率约为外科住院患者的 3%~5%。在现代战争条件下,随着燃烧武器的发展和广泛应用,烧伤的发生率越来越高。烧伤不仅造成皮肤的毁损,而且会引起严重的全身性反应,尤其是大面积烧伤,全身反应甚为剧烈,可出现多个系统、器官代谢紊乱,功能失调,谓之"烧伤病"。为了提高严重烧伤的防治效果,目前国内外对此进行了广泛的研究,应用现代科学技术,如引进细胞生物学,分子生物学的理论和实践技术,从细胞和分子水平研究烧伤的创面覆盖和感染防治问题,已取得了一些可喜成果。

我国的烧伤防治工作,实行预防为主的方针,采用中西医结合的方法进行治疗,积累了丰富的经验,取得了显著的成绩。已有烧伤总面积 100%,Ⅱ度达 96% 的烧伤伤员抢救成功的报道,不少基层单位在简陋条件下也成功地治愈了烧伤面积 90% 以上的伤员,使我国的烧伤治疗效果达到国际先进水平。

烧伤的治疗,不仅仅是为了挽救患者生命,还要尽可能减轻或避免畸形,恢复功能和劳动能力。烧伤早期的治疗,就应考虑到晚期外形容貌和功能恢复问题,以满足患者生理、心理、社会的需要。

烧伤按病因的不同,常分为热烧伤、电烧伤和化学烧伤等。

第二节　热力烧伤

火焰、热液、高温气体、激光、炽热金属液体或固体等引起的组织损害称热力烧伤。

一、伤情判断

热力烧伤伤情判断最主要是根据烧伤面积和深度,同时还应兼顾呼吸道和其他脏器损伤的程度。

【烧伤面积的估算】

人体体表面积的计算可有不同的方法。根据我国的调查研究,采用下列的计算法:

1. 新九分法　如表 11-1、图 11-1 所示。

表 11-1　烧伤新九分法

部位		比例(%)	成人面积(%)	小儿面积(%)
头颅	发部	3	1×9=9	9+(12-年龄)
	面部	3		
	颈部	3		
双上肢	双上臂	7	2×9=18	18
	双前臂	6		
	双手	5		
躯干	躯干前面	13	3×9=27	27
	躯干后面	13		
	会阴	1		
双下肢	双臀	5*	5×9+1=46	46-(12-年龄)
	双大腿	21		
	双小腿	13		
	双足	7*		

* 成年女性的臀部和双足各占 6%;小儿头部面积相对较大,双下肢相对较小,因此,对小儿应根据不同年龄来计算头部和两下肢的面积。小儿面积的估算:头颈部面积=[9+(12-年龄)]%,双下肢面积=[46-(12-年龄)]%。

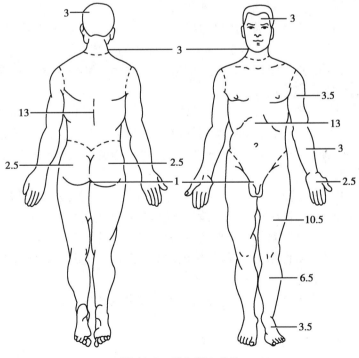

图 11-1　烧伤新九分法

2. 手掌法 伤者自己一侧手掌面积(五指并拢)占体表1%(图11-2)。计算烧伤面积时,应先将大片烧伤处以九分法计算,零星烧伤处以手掌法计算,两者相加即为烧伤总面积。

【烧伤深度的判断】

采用三度四分法:即Ⅰ度、浅Ⅱ度、深Ⅱ度、Ⅲ度;Ⅰ度、浅Ⅱ度一般称浅度烧伤,深Ⅱ度和Ⅲ度则属深度烧伤(图11-3)。

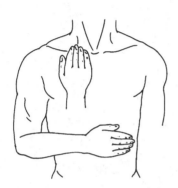

图11-2 手掌法(手指并拢单掌
面积为体表面积的1%)

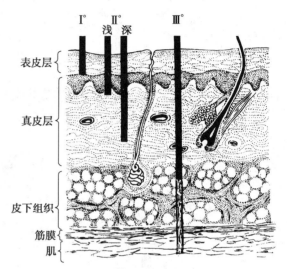

图11-3 热烧伤深度分度示意图

1. Ⅰ度烧伤 仅伤及表皮浅层,再生能力强的生发层健在。表面红斑状、干燥,烧灼感,3~7天脱屑痊愈,短期内有色素沉着。

2. 浅Ⅱ度烧伤 伤及表皮的生发层、真皮乳头层。局部红肿明显,形成大小不一的水疱,内含淡黄色澄清液体,水疱皮如剥脱,创面红润、潮湿、疼痛明显。上皮再生靠残存的表皮生发层和皮肤附件(汗腺、毛囊)的上皮增生,如不感染,1~2周内愈合,一般不留瘢痕,多数有色素沉着。

3. 深Ⅱ度烧伤 伤及皮肤真皮层的深层,介于浅Ⅱ度和Ⅲ度之间,深浅不尽一致,表面有水疱,但去疱皮后,创面微湿,红白相间,痛觉较迟钝。由于真皮层内有残存的皮肤附件,可依赖其上皮增殖形成上皮小岛,如不感染,可融合修复,需时3~4周。但常有瘢痕增生。

4. Ⅲ度烧伤 已损害皮肤全层,甚至肌肉和骨骼,创面无水疱,呈蜡黄或焦黄色甚至炭化,感觉神经全部被破坏,痛觉消失,随后形成焦痂触之如皮革,痂下可显树枝状栓塞的血管。因皮肤和附件已全部烧毁,无上皮再生的来源,必须靠植皮才能愈合。只有较小面积的Ⅲ度烧伤,才有可能靠周围健康皮肤的上皮爬行而收缩愈合。

【烧伤严重性分度】

为了对烧伤严重程度有一基本估计,作为治疗方案的参考,我国常用下列分度法:

1. 轻度 Ⅱ度<10%。

2. 中度 10%≤Ⅱ度<30%;或Ⅲ度<10%。

3. 重度 30%≤总面积(Ⅱ度+Ⅲ度)<50%;或10%≤Ⅲ度<20%;或中度+休克、

吸入性损伤、有较重的复合伤。

4. 特重 总面积(Ⅱ度+Ⅲ度)≥50%;或Ⅲ度≥20%;或重度烧伤合并较重的吸入性损伤、复合伤等严重并发症。

【吸入性损伤】

1. 吸入性损伤 习惯称"呼吸道烧伤",是较危重的烧伤。之所以改称为"吸入性损伤"是因其致伤因素不单纯由于热力,燃烧时的烟雾含有大量的化学物质,可被吸入至下呼吸道,这些化学物质有局部腐蚀和全身中毒的作用,如 CO 中毒、氰化物等,所以在相对封闭的火灾现场,死于吸入性窒息者多于体表烧伤,合并严重吸入性损伤者仍为烧伤救治中的突出难题。

2. 吸入性损伤的诊断 ①燃烧现场相对密闭;②呼吸道刺激,咳出炭末痰;③面、颈、口鼻周常有深度烧伤;④声音嘶哑、吞咽困难或疼痛;⑤呼吸困难,肺部可能有哮鸣音;⑥鼻毛烧伤;⑦支气管镜检查发现气道黏膜充血、水肿,黏膜苍白、坏死、剥脱等,是诊断吸入性损伤最直接和准确的方法。

二、烧伤的病理生理和临床分期

【病理生理】

1. 局部病理改变

(1)轻度:局部毛细血管扩张、充血、有少量血浆渗出到细胞间隙,故局部出现红肿。

(2)中度:毛细血管壁损伤而通透性明显增加,血浆渗出增多,除了细胞间隙,还渗出到表皮和真皮之间而形成水疱。

(3)重度:直接引起蛋白凝固,细胞脱水,炭化,皮肤形成焦痂,焦痂的皮肤不能再生。

2. 全身性反应

(1)烧伤的疼痛刺激可引起应激反应,甚至神经性休克。

(2)更重要且常见的,则是烧伤后血容量减少引起的一系列变化。由于毛细血管通透性增高,血浆渗出到创面和组织间隙,损伤组织分解的大分子物质,对水、钠有较大的亲和力,进一步扩大组织间隙(引起功能性失液);血液浓缩,血容量减少,心输出量随之减少,血压下降,可发生低血容量性休克。

(3)肾缺血,抗利尿激素和醛固酮分泌增多,尿量减少。烧伤后造成红细胞破坏,释出大量血红蛋白,可引起血红蛋白尿,易引起急性肾衰竭。

(4)48~72 小时后,烧伤部位的病理从以渗出转为吸收为主,血液可稀释,尿量可增多。但此时渗出液的蛋白质和大量坏死组织已分解,其分泌物质均对人体有害,所以人体可呈现中毒症状、酸中毒、血氮质增高等。另一方面,重度烧伤可使人体的白细胞功能、调理系统均受抑制,抗感染能力明显下降;加上创面有渗出液和坏死组织,细菌就很容易繁殖而引起感染、中毒性休克。

【临床分期】

根据烧伤病理生理的特点,病程大致分为四期。

1. 体液渗出期(休克期) 组织烧伤后的立即出现是体液渗出,一般要持续 36~48 小时。小面积浅度烧伤,体液的渗出量有限,通过人体的代偿,不致影响全身的有效循环血量。烧伤面积大而深者,防止休克是此期的关键。由于体液的大量渗出和其他血流动力学的变化,可急剧发生休克。烧伤早期的休克基本属于低血容量休克,但与一般急性失血不同之处在于体液的渗出是逐步的,伤后 2~3 小时最为急剧,8 小时达高峰,随后逐渐减缓,至 48 小时渐趋恢复,渗出致组织间的液体开始吸收,临床表现为血压趋向稳定,尿液开始增多。

2. 感染期　自烧伤水肿液体吸收期一开始,感染就上升为主要矛盾。浅度烧伤如早期创面处理不当,可出现创周炎症(如蜂窝织炎)。严重烧伤由于经历休克的打击,全身免疫功能处于低迷状态,对病原菌的易感性很高,早期暴发全身性感染的概率也高,预后也最严重。后期大面积烧伤的侵入性感染,可形成烧伤创面脓毒症,仍可危及患者生命。

3. 修复期　组织烧伤后,炎症反应的同时,组织修复也已开始。浅度烧伤多能自行修复,深Ⅱ度靠残存的上皮岛融合修复;Ⅲ度烧伤靠皮肤移植修复。

4. 康复期　深度烧伤后形成的瘢痕严重影响外观和功能,需要锻炼、整形等方法进行康复治疗。

三、烧伤的常见并发症

1. 感染　是引起烧伤患者死亡的主要原因。烧伤后不仅皮肤屏障功能破坏、大量坏死组织和渗出形成微生物的良好培养基、机体免疫功能损害等因素外,而且肠道黏膜屏障常常出现应激性损害,肠道微生物、内毒素可发生易位进入血液,成为内源性感染的重要来源,是早期暴发全身感染的主要原因。感染不仅是脓毒症和全身炎症反应综合征的重要原因,而且会直接加深创面。因此防治感染是烧伤救治和创面修复过程的中心环节之一。

2. 休克　低血容量休克是严重烧伤患者早期主要并发症,如不能平稳度过休克期,既容易引发感染,又可诱发多脏器功能损害。

3. 肺部感染　吸入性损伤、肺水肿、肺不张、脓毒血症等都可诱发肺部感染,严重时引起成人呼吸窘迫综合征,导致进行呼吸衰竭。

4. 急性肾衰竭　血容量减少引起肾缺血,血红蛋白、肌红蛋白、毒素等损害肾脏,诱发急性肾衰竭。

5. 应激性溃疡　烧伤患者出现应激反应,引起胃、十二指肠等消化道黏膜糜烂、溃疡、出血等,又称 Curling 溃疡。

四、烧伤的诊治

烧伤的创面恢复,是烧伤治疗的根本问题,贯穿于烧伤治疗的整个过程。

【治疗原则】

小面积浅表烧伤按外科一般治疗原则,如及时清创、保护创面,能自然愈合。大面积深度烧伤、全身性反应重的患者,治疗原则是:①保护烧伤创面,清除和防止外源性污染;②早期及时补液,维持呼吸道通畅,纠正低血容量休克;③预防局部和全身感染;④促使创面早日愈合,减少瘢痕增生造成的功能障碍和畸形;⑤防止器官功能衰竭等并发症。

【现场急救】

现场急救的主要目的是尽快去除致伤原因、脱离现场和对危及患者生命的紧急情况采取正确的救治措施。主要包括:①迅速脱离热源:火焰烧伤应尽快脱离火场,就地翻滚熄灭火焰,脱去燃烧衣物,避免双手扑打火焰,造成重要功能的双手烧伤。②保护受伤部位:创面用干净敷料保护,或行简单包扎后,转运时避免创面受压;创面避免用有色药物涂抹,增加随后深度判定的困难。③维护呼吸道通畅:火焰烧伤常伴呼吸道受烟雾、热力等损伤,特别注意保持呼吸道通畅,必要时行气管切开、输氧。④其他救治措施:大面积严重烧伤有休克时,应就近输液抗休克;安慰和鼓励受伤者,使其情绪稳定;疼痛剧烈时需镇痛等。

【创面处理】

烧伤创面处理是贯穿于整个治疗过程中,正确的创面处理是抢救烧伤患者成功的关键。一般处理原则为保护创面,减少渗出;预防和控制创面感染,选用适当的创面外用抗菌剂;尽快地清除失去活力的组织,并立即用各种方法封闭创面;积极预防烧伤后期瘢痕挛缩畸形,争取最大限度地恢复功能和外貌。主要方法:①轻度烧伤:清洁创周健康皮肤,移除异物,浅Ⅱ度水疱表皮应予保留,水疱大者,可用消毒空针抽去水疱液,保护表皮。内层采用油质纱布、外层用吸水敷料均匀包扎创面,如无敷料渗湿、创面无异味或感染等现象,适当延长换药时间,避免损伤新生上皮。创面出现感染时,应经常换药,清除脓性分泌物,保持创面清洁、干燥。②中、重度烧伤:由于坏死组织多、组织液化、创面细菌定居,全身情况允许时早期清创,清除坏死组织,保持创面清洁,换药需应用抗菌药物。近来主张行早期切痂、削痂及皮肤移植等手术。常用外用抗菌药物包括磺胺嘧啶银、碘伏等。早期外科手术可减少全身性感染发病率降低重要脏器并发症,缩短住院日期,提高大面积烧伤患者治愈率。常用的植皮方法包括大张异体(种)皮开洞嵌植小块自体皮、异体(种)皮下移植自体微粒皮、自体表皮细胞培养等。

知识链接

自体表皮细胞培养

自体表皮细胞培养与移植是 20 世纪 80 年代发展的新动向。取自体表皮基底细胞进行细胞培养,3 周左右在培养瓶内扩展生长成一张复层表皮皮片。许多张培养皮片移植于部分烧伤创面,成功地治愈一些危重烧伤病例。移植后 8 天形成角质层,3 个月后有 10 层表皮细胞,基膜发育良好,表皮下网织纤维较完整。由于表皮细胞培养传代技术复杂,上皮细胞生长中抗感染能力弱,过渡到临床广泛应用尚需攻克一些难关,但其发展前景将使烧伤治疗大大改观。

【全身治疗】

中度以上烧伤患者,除正确处理创面外,还需要防治休克、感染、重要脏器功能衰竭等。

1. 烧伤休克的防治 烧伤休克可危及患者生命,正确的液体疗法是防治休克的主要措施。

(1)早期补液方案:根据国内多年的临床实践,常用下列输液公式:按照患者的烧伤面积和体重计算,伤后第一个 24 小时,成人每 1%烧伤面积(Ⅱ度、Ⅲ度)每千克体重应补胶体和电解质液共 1.5ml(儿童 1.8ml,婴幼儿 2.0ml)。胶体(血浆)和电解质液(平衡盐液)的比例为 1:2,广泛深度烧伤者与小儿烧伤其比例可改为 1:1,另加以 5%葡萄糖溶液补充水分 2000ml(小儿另按年龄、体重计算),总量的一半应于伤后

8小时内输入,后16小时补入另一半。第二个24小时,胶体和电解质液为第一个24小时的一半,水分补充仍为2000ml。举例:Ⅱ度、Ⅲ度烧伤面积共60%、体重50kg患者,第一24小时补液总量为$60×50×1.5+2000=6500$ml,其中胶体为$60×50×0.5=1500$ml,电解质液为$60×50×1=3000$ml,水分为2000ml,输入速度先快后慢。第二个24小时,胶体减半为750ml,电解质液减半为1500ml,水分仍为2000ml。紧急抢救一时无法获得血浆时,可以使用低分子量的血浆代用品,利用其暂时扩张血容量和溶质性利尿,但用量不宜超过1000ml,并尽快以血浆取代。电解质液、胶体和水分应交叉输入。鉴于严重烧伤后因炎症介质的大量释放,导致毛细血管通透性的广泛增高,包括远离烧伤部位的组织器官,在大量补液的同时,可因血液高度稀释,血管内胶体压下降,静水压上升,而加剧渗出。细胞间隙积液将影响氧的弥散;体腔内组织水肿和积液可导致多个器官的功能障碍乃至衰竭,近年来已屡见报道。故快速补液时,不得不慎重,特别是幼儿。此外,广泛深度烧伤者,常伴有较严重的酸中毒和血红蛋白尿,为纠正酸中毒和避免血红蛋白降解产物在肾小管的沉积,在输液成分中可增配1.25%碳酸氢钠防止肾功能损害。

(2)病情观察:由于患者伤情和个体的差异,抗休克期更应强调严密观察,根据患者的反应,随时调整输液的速度和成分。临床观察指标有:①成人每小时尿量以30~50ml为宜,小儿每千克体重每小时不低于1ml;②患者安静,无烦躁不安;③无明显口渴;④脉搏、心跳有力,脉率在120次/分钟以下;⑤收缩压维持在90mmHg、脉压在20mmHg以上;⑥呼吸平稳。如出现血压低、尿量少、烦躁不安等现象,则应加快输液速度。在注意输液的同时,特别应注意保持呼吸道的通畅。

2. 感染的防治 烧伤全身性感染的成功防治,关键在于对其感染发生和发展的规律性认识,重视烧伤休克和感染的内在联系,及时积极地纠正休克,正确处理创面,保护机体的防御功能等。

(1)及时积极地纠正休克:维护机体的防御功能,保护肠黏膜的组织屏障,对防止感染有重要意义。

(2)坚持严格的消毒隔离制度:做好床边隔离,减少或防止细菌的入侵,尤其是铜绿假单胞菌和耐药性金黄色葡萄球菌的交叉感染;在静脉输液时,严格无菌操作,及时防治静脉炎、防导管菌血症。如静脉通道附近有红肿疼痛反应,输液不够通畅或由近端挤压出脓性分泌物时,应立即拔管,创面敞开。

(3)营养与支持疗法:这是防治感染的基础。大面积烧伤每天需补充热量达12550~16740kJ(3000~4000kcal),蛋白质100~150g。热量与氮的摄入以100:1较合适。营养补充以口服为主,口服不足加静脉补充。根据患者饮食习惯改进烹调技术和内容,进高热量蛋白饮食,脂肪控制在5%~10%,同时放硅胶胃管,滴注要素饮食(可在夜间),其浓度和量均宜逐渐增加,以患者能耐受不引起腹泻为度。外周静脉内可以滴注25%葡萄糖能量合剂,前两者需用双头输液器同时滴注,避免使用深静脉插管带来的感染危险。注意补充全血,血浆及人血清白蛋白,维持血红蛋白>100g/L,血浆白蛋白>30g/L,肌内注射丙种球蛋白,皮下注射转移因子。针对铜绿假单胞菌感染者给予铜绿假单胞菌免疫血浆,增强抗感染能力。维持水电解质平衡,纠正脱水、低血钾、酸中毒;补充各种维生素及微量元素等。

(4)正确处理创面:是防治全身感染关键之一。烧伤休克较稳定后及早清创,外用磺胺嘧啶银,尽早暴露创面。抗休克期间随时更换潮湿的敷料及床垫。48 小时后及早翻身,处理并烤干创面,有利于预防感染。对大面积Ⅲ度焦痂作早期切痂植皮,是预防菌血症的积极措施。对于尚未切痂的创面保持干燥,经常检查有无痂下积脓,及时引流。已发生菌血症的情况下施行切痂手术应慎重考虑。衡量患者对手术的耐受性,不但要找准创面感染病灶,还要顾及肺部感染情况,把挽救生命放在第一位。若迫不得已需要手术,应力求简单有效,时间短,仅作抢救性病灶切除,然后用异体(种)皮覆盖。

(5)合理使用抗菌药物:抗生素的选择应针对致病菌,且贵在病菌侵入之初,及时用药。因此,平时应反复作细菌培养以掌握创面的菌群动态和其药敏情况,一旦发生感染,及早用药。一般烧伤创面的病菌多为多菌种,耐药性较其他病区为高,病区内应避免交叉感染。对严重患者并发全身性感染时,可联合应用一种第三代头孢菌素和一种氨基糖苷类抗生素,从静脉滴注,待细菌学复查报告后,再予调整。需要注意的是,感染症状控制后,应及时停药,不能留待体温完全正常,因烧伤创面未修复前,一定程度的体温升高是不可避免的,敢于应用抗生素而不敢及时停用抗生素,反而导致体内菌群失调或二重感染(如真菌感染)。

【重要脏器并发症的防治】

严重烧伤的打击、休克、感染等释放炎症介质,引起全身炎性反应,导致全身重要脏器功能损害,甚至出现多脏器功能不全综合征,在治疗烧伤过程中,应注意防治。纠正休克、正确处理创面、合理使用抗菌药物等,是防止脏器并发症的主要手段。

第三节 电 烧 伤

电流通过人体可引起全身性和局部性烧伤。其严重程度取决于电流的强度和性质、电压、接触部位的电阻和时间的长短等因素。一般来说,交流电比直流电危险,电流强度越大、接触时间越长,烧伤程度越重。高压电的危险性高,接触部位的电阻低,进入人体内的电流强度大时,往往可立即致死。

【临床表现】

1. 全身性损害 轻者有恶心、心悸、头晕或短暂的意识障碍;重者昏迷,呼吸、心搏骤停,及时抢救多可恢复。

2. 局部损害 电流通过人体有"入口"和"出口",入口处较出口处重。入口处常炭化,形成裂口或洞穴,烧伤常深达肌肉、肌腱、骨周,损伤范围常外小内大;没有明显的坏死层面;炎性反应和深部组织水肿较一般烧伤重,包括筋膜腔内水肿;由于邻近血管的损害,常出现进行性坏死,伤后坏死范围可扩大数倍。

【防治】

1. 现场急救 立即切断电源,或用不导电的物体拨离电源;呼吸、心搏骤停者,立即进行心肺复苏,复苏后还应注意心电监护。

2. 液体复苏 补液量不能根据其表面烧伤面积计算,对深部组织损伤应充分估计,由于肌肉和红细胞的广泛损害,必将释放大量的血红蛋白和肌红蛋白,在酸中毒的情况下,很易沉积于肾小管,导致急性肾衰。早期补液量应高于一般烧伤,并补充碳酸氢钠以碱化尿液,使用甘露醇利尿,每小时尿量应多于一般烧伤患者。

3. 创面处理 清创时应特别注意切开减张,包括筋膜切开减压,尽早作较彻底的探查,切除坏死组织,必要时应用皮瓣修复。对坏死范围难以确定,可以异体皮或异种皮暂时覆盖,2~3天后,再行探查,继续清创,创造条件植皮。

4. 抗生素使用 早期全身应用较大剂量的抗生素和注射破伤风抗毒素,深部组织坏死,局部供血、供氧障碍,应特别警惕厌氧菌感染,局部应暴露、过氧化氢溶液冲洗、湿敷。

第四节 化 学 烧 伤

化学烧伤除导致机体立即损伤外,还可继续侵入或被吸收,导致进行性局部损害或全身性中毒。损害程度除与化学物质的性质有关外,还取决于剂量、浓度和接触时间的长短。

化学烧伤急救时应立即解脱被污染和浸渍的衣物,连续大量清水冲洗,时间不少于30分钟。已明确为化学毒物致伤者,应选用相应的解毒剂或对抗剂。特别应注意眼部与五官的冲洗,以免严重角膜损伤致盲或导致其他不良后果。早期输液量可稍多,加用利尿剂以排出毒性物质。

一、酸烧伤

较常见的酸烧伤为强酸(硫酸、盐酸、硝酸)。其共同特点是使组织脱水、蛋白沉淀、凝固,一般无水疱,迅速成痂,不向深部侵蚀。硫酸烧伤后痂呈深棕色,硝酸者为黄棕色,盐酸为黄色。急救时用大量清水冲洗伤处,随后按一般烧伤处理。

氢氟酸穿透性很强,能溶解脂质和使骨质脱钙,向深部侵蚀,应立即用大量清水冲洗,随后用5%~10%葡萄糖酸钙溶液($0.5ml/cm^2$)加入1%普鲁卡因溶液创周浸润注射,以缓解疼痛和减轻进行性损害。

二、碱烧伤

强碱如氢氧化钠(钾)、氨、石灰等可使组织细胞脱水并皂化脂肪,碱离子还可与蛋白结合,形成可溶性蛋白,向深部穿透,若是早期处理不及时,创面可继续扩大加深,并引起剧痛。

急救时应大量清水冲洗,冲洗时间至少30分钟。深度碱烧伤适合早期切痂与植皮。碱烧伤中的生石灰和电石的烧伤必须在清水冲洗前,先去除伤处的颗粒或粉末,以免加水后产热。

三、磷烧伤

磷与空气接触即自燃引起烧伤外,还由于燃烧氧化后生成五氧化二磷,对细胞有脱水和夺氧作用。磷是细胞质毒物,吸收后能引起肝、肾、心、肺等脏器损害。

急救时应将伤处浸入水中,以隔绝氧气,切忌暴露于空气中,以免继续燃烧。应在水下移除磷粒,用不超过1%的硫酸铜涂创面,可形成无毒性的磷化铜,便于识别和移除。忌用油质敷料,因磷易溶于油脂,而更易吸收;适用3%~5%碳酸氢钠湿敷包扎。深度创面尽早切除与植皮。

(曹礼荣、朱云根)

 复习思考题

1. 烧伤严重程度如何分度?
2. 烧伤的现场急救包含哪些内容?
3. 烧伤的治疗原则是什么?

PPT 课件
12章PPT

扫一扫
知重点

第十二章

外 科 休 克

学习要点

休克的定义;病理生理变化;休克的临床表现;休克的诊断与监测;常见外科休克的治疗。

第一节 概 述

休克(shock)是机体受到强烈的致病因素侵袭后,出现的有效循环血量锐减、组织灌注不足、细胞代谢紊乱和器官功能受损的一种危急的综合征。休克的最基本的病理生理改变是有效循环血量锐减。单位时间内在心血管系统内参与循环的血量称为有效循环血量。正常的有效循环血量,有赖于心脏的功能状态、血管的舒缩状态和体内总的血容量这三个基本因素的正常。

休克的分类方法很多,按照有效循环血量的三个维持因素这一基本分类依据,可将休克分为心源性、血管源性、低血容量性、复合性;按其他分类依据又可将休克分为失血性、失液性、损伤性、感染性、心源性、神经源性、过敏性等。外科常见的休克有低血容量性休克和感染性休克,低血容量性休克中以失血性和损伤性休克常见。

知识链接

休 克

休克(Shock)原意为打击、震动或震荡。最早在 1731 年法国医生 Le Dran 首次将法语 secousseuc 翻译成 shock 并用于医学。19 世纪末,Warren 和 Crile 对休克患者的临床表现作了经典描述:面色苍白、四肢湿冷、脉搏细数、脉压缩小、尿量减少、神志淡漠、低血压。20 世纪 60 年代,通过不断的临床研究,Lillehei 提出了休克的微循环障碍学说及难治性休克与弥散性血管内凝血(DIC)的有关概念。20 世纪 80 年代以来,临床学者们从低血容休克转向感染性休克,从细胞、亚细胞和分子水平对休克的发病机制进行了研究。

【病理生理】

1. 微循环障碍

(1)微循环收缩期:强烈的致病因素的侵袭,导致有效循环血量锐减,引起组织灌注不足和细胞缺氧,肾上腺髓质释放大量儿茶酚胺,使外周和内脏小血管收缩,微循环动静脉短路和直捷通路开放,毛细血管血流减少,静脉回心血量增加。这种代偿,维持血压暂时不出现明显下降,保证心、脑等重要器官的血液供应。此期的主要特点是毛细血管括约肌"前紧后紧"、微循环灌注"少灌少流"。此期为休克早期、休克代偿期、轻度休克,若能及时救治,患者很容易、很快好转。

（2）微循环扩张期:机体处于微循环收缩代偿状态时,若未得到及时正确治疗,组织长时间缺氧,导致体内大量酸性代谢产物蓄积,酸性环境使微循环的毛细血管前括约肌松弛开放,大量血液淤积于微循环。毛细血管内静水压增加、毛细血管通透性增强,使血浆大量外渗。血液的淤积和外渗,使回心血量明显减少,血压明显下降,重要器官得不到血流灌注。此期的特点是毛细血管括约肌"前松后紧"、微循环灌注"多灌少流"。此期为休克中期、休克失代偿期、中度休克,经及时救治后大部分患者可逆转。

（3）微循环衰竭期:淤滞在微循环中的黏稠血液,在酸性环境中处于高凝状态,细胞和血小板在毛细血管内凝集,形成微血栓,血液流动明显受阻,毛细血管灌注趋于停止,出现弥散性血管内凝血(DIC)。组织细胞溶酶体破裂,水解酶溢出,造成细胞自溶和死亡、器官功能障碍甚至衰竭。此期的特点是微循环灌注"少灌少流"或"不灌不流"。此期为休克晚期、重度休克、难治性休克或顽固性休克,但若积极抢救,仍有部分患者能够逆转。

2. 代谢障碍 微循环障碍,组织灌注减少,使抗利尿激素(ADH)和醛固酮分泌增加,致使尿量减少、水钠潴留。组织缺氧,无氧代谢造成代谢性酸中毒。无氧糖酵解使三磷酸腺苷(ATP)生成减少,细胞膜钠、钾泵功能失常,钾离子游出细胞外形成高钾血症,钠离子进入细胞内致细胞水肿自溶。体内蛋白质分解加速,引起血尿素氮、肌酐增高。

3. 重要器官继发性损害 微循环障碍的持续存在和发展,使各器官的部分组织严重缺血缺氧而发生细胞变性、坏死和出血,进而引起器官功能障碍或功能衰竭。血压下降导致冠状动脉血流量明显减少,心肌缺血缺氧导致心功能下降,心肌微循环内血栓形成时可引起心肌局灶性坏死;肺内微循环障碍,导致肺间质水肿、肺泡萎陷、局限性肺不张,最终因"通气/血流比例失调"而致急性呼吸窘迫综合征(ARDS);肾血流减少以及体内抗利尿激素和醛固酮分泌增加,导致尿量减少、体内代谢废物蓄积,肾脏持续缺血导致肾实质受损,最终出现急性肾衰竭(ARF);脑血管通透性增高可致脑水肿和颅内压增高,缺血、CO_2 潴留和酸中毒可致脑细胞肿胀,患者可出现意识障碍甚至脑疝;肝脏缺血缺氧致肝细胞功能受损,肝脏的合成、解毒和代谢能力下降;肝解毒能力下降可引起内毒素血症,加重原有的代谢紊乱和酸中毒。

 知识链接

休克时体内炎性介质释放和缺血再灌注损伤

严重创伤、感染、休克可刺激机体释放过量炎性介质形成"瀑布样"连锁放大反应。炎性介质包括白细胞介素、肿瘤坏死因子、集落刺激因子、干扰素和血管扩张剂(一氧化氮)等。活性氧代谢产物可引起脂质过氧化和细胞膜破裂。代谢性酸中毒和能量不足还影响细胞各种膜的屏障功能。细胞膜受损后除通透性增加外,还出现细胞膜上离子泵的功能障碍,如 Na^+-K^+ 泵、钙泵。表现为细胞内外离子及体液分布异常,如钠离子、钙离子进入细胞内不能排出,钾离子则在细胞外无法进入细胞内,导致血钠降低、血钾升高,细胞外液随钠离子进入细胞内,引起细胞外液减少和细胞肿胀、死亡,而大量钙离子进入细胞内后除激活溶酶体外,还导致线粒体内钙离子升高,并从多方面破坏线粒体。溶酶体膜破裂后释放出许多引起细胞自溶和组织损伤的水解酶,还产生心肌抑制因子(MDF)、缓激肽等毒性因子。线粒体膜发生损伤后,引起膜脂降解产生血栓素、白三烯等毒性产物,呈现线粒体肿胀、线粒体嵴消失,细胞氧化磷酸化障碍,从而影响能量生成。

【临床表现】

1. 休克代偿期 相当于微循环收缩期。患者精神紧张或烦躁不安,心率增快,呼吸急促,皮肤苍白、四肢湿冷,尿量减少,尿比重增高,血压正常或稍高,脉压缩小。此期若处理得当,休克可较快好转,否则病情加重进入休克抑制期。

2. 休克抑制期 相当于微循环扩张期和微循环衰竭期。患者表情淡漠,反应迟钝,甚至意识模糊或昏迷,皮肤黏膜发绀,四肢厥冷,脉搏细速,呼吸困难,血压下降,少尿或无尿;若皮肤、黏膜出现瘀斑或消化道出血,提示病情已发展至 DIC 阶段;若出现进行性呼吸困难、脉速、烦躁、发绀,一般的吸氧不能改善呼吸状态,应考虑并发 ARDS。详见表 12-1。

表 12-1 休克的临床表现及休克的严重程度

分期	程度	临床表现								失血量估计(成人低血容量性休克)
		神志	脉搏	血压	口渴	皮肤黏膜		尿量	周围循环情况	
						色泽	温度			
休克代偿期	轻度	神志清楚,精神紧张,伴有痛苦的表情	100 次以下,有力	收缩压正常或稍升高,舒张压增高,脉压缩小	口渴	开始苍白	正常发凉	正常	正常	20% 以下(800ml 以下)
休克抑制期	中度	神志尚清楚,表情淡漠		收缩压 90~70mmHg 脉压小	很口渴	苍白	发冷	尿少	表浅静脉塌陷,毛细血管充盈迟缓	20%~40%(800~1600ml)
	重度	意识模糊,甚至昏迷	速而细弱,或摸不清	收缩压在 70mmHg 以下或测不到	非常口渴,可无主诉	显著苍白,肢端青紫	冰冷(肢端更明显)	尿少或无尿	毛细血管充盈非常迟缓,表浅静脉塌陷	40% 以上(1600ml 以上)

【诊断】

休克诊断的关键是早期及时发现。较轻的病因一般不会导致休克,各种疾病,发展到一定严重程度时,都可能发生休克。凡是有严重损伤、大量出血、严重感染等强烈的致病因素存在时,均应想到患者可能会发生休克。在临床观察中,有出汗、兴奋、心率加快、脉压小或尿少等症状者,应疑有休克存在;若患者出现神志淡漠、反应迟钝、皮肤苍白、呼吸浅快、收缩压<90mmHg、尿量明显减少者,应考虑患者已进入休克抑制期。

【监测】

1. 一般监测

（1）意识状态：主要反映脑组织的血流灌流情况。患者安静、神志清楚，对外界的刺激能正常反应，说明患者循环血量基本充足；若患者烦躁不安、表情淡漠、谵妄或嗜睡、昏迷，说明循环血量不足。

（2）皮肤温度、色泽：反映体表组织灌注情况。患者四肢温暖，皮肤干燥，轻压指甲或口唇时，局部暂时苍白，放松压迫后色泽迅速转为正常，表明末梢循环已经恢复、休克好转；反之，则说明休克仍然存在。

（3）脉搏和血压：主要反映有效循环血量状况。通常认为收缩压<90mmHg、脉压<20mmHg 是休克存在的表现；脉率变化常出现在血压变化之前。当血压仍较低，但脉率已恢复、神志清楚，且肢体温暖者，常表示休克趋于好转。常用脉率/收缩压二者之比计算休克指数，帮助判定休克的有无及轻重。休克指数为 0.5 多表示无休克；1.0～1.5 有休克；>2.0 为严重休克。

（4）呼吸：反映肺部功能状况和缺氧情况。呼吸深快提示代谢性酸中毒，呼吸急促或节律不规则表示休克严重。

（5）尿量：能反映肾脏灌注情况，同时能间接反映其他内脏灌注情况。尿量减少较血压降低更早出现。对疑有休克或已确认者，应观察每小时尿量。血压正常但尿量仍少且比重偏低者，提示有急性肾衰竭的可能。尿量维持在 30ml/h 以上、血压虽仍偏低时，提示休克趋于好转。

2. 特殊监测

（1）中心静脉压（CVP）：主要反映右心房和胸腔段静脉内压力变化，在反映全身血容量及心功能状态方面比动脉压改变早。正常值为 5～10cmH$_2$O。当 CVP<5cmH$_2$O 时，表示血容量不足；CVP>15cmH$_2$O 时，提示右心功能不全、静脉血管床过度收缩或肺循环阻力增高；CVP>20cmH$_2$O 时，提示有充血性心力衰竭。连续监测 CVP 的动态变化，能准确反映心脏前负荷的情况，可用于指导临床治疗及估计预后。

（2）肺毛细血管楔压（PCWP）：将 Swam-Ganz 漂浮导管随血流漂过右心房、右心室，进入肺小动脉，可测得肺动脉压（PAP）和肺毛细血管楔压（PCWP），有助于了解肺静脉、左心房压力和肺循环阻力情况。通过漂浮导管进行混合静脉血气分析，可了解肺内动静脉分流或肺内通气/血流比例的变化情况。PAP 正常值为 10～22mmHg，PCWP 的正常值为 6～15mmHg。PCWP<6mmHg 提示血容量不足，PCWP>15mmHg 提示肺微循环阻力增高，PCWP>20mmHg 提示有右心功能不全，PCWP>30mmHg 提示存在肺水肿。PCWP 增高时，即使 CVP 正常，也应限制输液量，以免发生或加重肺水肿。

（3）动脉血气分析：动脉血氧分压（PaO$_2$）正常值为 80～100mmHg，动脉血二氧化碳分压（PaCO$_2$）正常值为 36～44mmHg。PaCO$_2$>45mmHg 时，提示肺泡通气功能障碍；PaO$_2$<60mmHg、吸入纯氧仍无改善者则可能是 ARDS 的先兆。

【治疗】

治疗原则：消除病因，改善循环，纠正缺氧，维持重要器官功能。

1. 一般紧急治疗　积极处理原发病。保持呼吸通畅，避免过度搬动。采用 V 形体位，上身抬高 20°～30°，下肢抬高 15°～20°，以增加回心血量和改善呼吸。建立静脉通道,给予药物维持血压,鼻导管或面罩吸氧,注意保暖。

2. 补充血容量　恢复有效循环血量,是抗休克的基本措施。应全面综合分析各项监测指标,特别是根据血压和中心静脉压这二者的联合分析,来判断扩容的效果。应根据原发病的种类和休克的程度来选用不同的液体、成分输血、输全血等。休克患者因常有体液丢失在体腔内和组织间,故扩容之液体量常需大于显性丢失量。

3. 控制原发病　原发病的治疗是抗休克的前提。外科休克,常需要手术来处理原发病。原发病易控制者,可先抗休克,待休克基本控制后再手术处理原发病;对原发病不去除难以纠正休克时,如外伤性脾破裂伴失血性休克等,应边手术边抗休克。

4. 纠正酸碱平衡失调　经给氧、扩容等治疗后,酸碱平衡失调常能自行纠正。对给氧扩容后仍不能自行纠正的严重的酸碱平衡失调,可适当应用碱性或酸性药物进行纠正(参见水电解质酸碱平衡失调章节)。

5. 血管活性药物的应用　是抗休克的重要措施。血管活性药物,一般在有效扩容的前提下使用。

(1)血管收缩剂

1)多巴胺:为外科抗休克时的常用药物。兼具兴奋 α 受体、β 受体和多巴胺受体作用,其药理作用与剂量有关,抗休克时常用小剂量,取其兴奋 β 受体强心扩管疏通循环的作用,能增强心肌收缩力和扩张内脏血管,尤其是能扩张肾脏血管。一般取 40mg 加入到平衡液 500ml 中静脉滴注,滴速为 $2\sim15\mu g/(kg\cdot min)$。当积极扩容后血压仍不能有效回升时或暂无有效扩容措施时,可加快多巴胺滴注速度,起到大剂量兴奋 α 受体的缩血管作用,血压回升后再减缓滴速。

2)多巴酚丁胺:多巴胺的衍生物,能增强心收缩力,能明显扩张肺小动脉,而对其余血管作用较弱,故可用于肺换气功能不佳、肺动脉高压的休克患者。静脉滴注用量为 $2.5\sim10\mu g/(kg\cdot min)$。

3)去甲肾上腺素:以兴奋 α 受体为主,轻度兴奋 β 受体。能兴奋心肌,收缩血管,升高血压及增加冠脉血流量。作用时间约 10 分钟。常用量为 $1\sim5mg$,加入到生理盐水或平衡液 500ml 内静脉滴注。

4)间羟胺:间接兴奋 α、β 受体,对心脏和血管的作用同去甲肾上腺素,但作用弱,维持时间约 30 分钟。常用量为 $2\sim10mg$ 肌内注射或 $2\sim5mg$ 静脉注射;或 $10\sim20mg$ 加入到生理盐水或平衡液 100ml 中静脉滴注,$20\sim30$ 滴/分钟。

(2)血管扩张剂

1)α 受体阻滞剂:①酚妥拉明(苄胺唑啉):能扩张阻力血管、增加组织灌流量。作用短暂,易于控制。常用 10mg 加入到平衡液 $100\sim250ml$ 内静脉滴注,0.3mg/min。多与去甲肾上腺素合用,以抵消后者的强力收缩血管的作用。②酚苄明:能阻滞 α 受体、间接反射性兴奋 β 受体,作用缓慢而持久,一般可维持 $3\sim4$ 天。多用于治疗顽固性休克。用量 $0.5\sim1mg/kg$,加入到 10% 葡萄糖溶液或生理盐水 $200\sim400ml$ 中,$1\sim2$ 小时内滴完。

2)抗胆碱能药:包括阿托品、山莨菪碱、东莨菪碱。大剂量直接扩张血管,增加冠脉血流量,减轻心脏前、后负荷,且可疏通微循环、防止血栓形成和 DIC,对感染性休克有良效。首选山莨菪碱静脉注射,$5\sim10mg/10\sim30min$,总量不超过 30mg。

(3)强心药:包括兴奋 α 受体和兴奋 β 受体兼具强心功能的药物,如多巴胺和多巴酚丁胺等,其他还有强心苷如毛花苷丙,可增强心肌收缩力,减慢心率。充分扩容后血压低而中心静脉压高时,可静脉注射毛花苷丙行快速洋地黄化,首次剂量 0.4mg 加入到 50% 葡萄糖溶液 20~40ml 中缓慢静脉注射,有效时可再给维持量 0.2mg。休克时心肌缺氧,对洋地黄类药敏感,易致心律不齐,毛花苷丙用量宜偏小,并应做心电图监测。

6. 改善微循环　休克合并 DIC 时,应用肝素抗凝治疗,1.0mg/kg,6 小时一次,也可用丹参或双嘧达莫、低分子右旋糖酐。

7. 肾上腺皮质激素　用于感染性休克和其他较严重的休克。可在血容量基本补足、代谢性酸中毒已初步纠正,而患者情况仍不见显著好转,或感染性休克血压急剧下降时,早期、足量、短期使用。常用氢化可的松 10~30mg/kg 或地塞米松 1~3mg/kg,加入到 10% 葡萄糖溶液 500ml 中静脉滴注。一般主张短期作冲击性大剂量给药,防止长时间大剂量应用激素可能产生的副作用。

第二节　低血容量性休克

低血容量休克(hypovolemic shock)是外科患者中最为常见的休克类型。常因大量出血、体液丢失或液体滞留在第三间隙,导致有效循环量降低而引起,包括失血性休克和损伤性休克。失血及失液性休克的原因是血容量锐减;损伤性休克的发病机制较复杂,除有血和体液丢失外,还有其他因素。失血多见于创伤、肝脾破裂、上消化道出血等;血浆及细胞外液丢失可见于创伤、烧伤、急性胰腺炎或肠梗阻等。

一、失血性休克

失血性休克多见于大血管破裂、外伤性肝脾破裂、胃、十二指肠溃疡大出血、门静脉高压症所致的食管或胃底曲张静脉破裂大出血、严重骨折、开放性颅脑损伤等。其发生与出血速度和出血量有关。成人急性失血超过全身血容量的 20%(800ml),即可出现休克。

【出血量估计】

面色苍白、脉快、呼吸快、乏力,提示出血已较多。成人脉搏 90~100 次/分钟,收缩压 80~90mmHg,急性失血约 500ml;脉搏 100~120 次/分钟,收缩压 60~80mmHg,血细胞比容 30%~40%,急性失血约 500~1000ml;脉搏>120 次/分钟,收缩压<60mmHg,血细胞比容<30%,急性失血在 1000ml 以上。

【治疗】

止血和抗休克宜同时进行,常需通过手术方法来止血。当重要器官功能极差不能耐受手术时,可先抗休克,待情况好转后再行手术处理。

1. 补充血容量　可根据血压和脉率的变化来估计失血量。失血性休克虽然丢失的是血液,但补充血容量时,并不需全部补充血液。扩容量常为估计失血量的 3~4 倍。成人患者可在最初 1~2 小时内静脉输入平衡液 1000~2000ml(20~40ml/kg),然后按血压回升及尿量情况补充输液、输血量。失血量小于 20%(800ml),胶体液可全部用羧甲淀粉;失血量 20%~40%(800~1600ml),或血细胞比容<30%、血红蛋白<90g/L,羧甲淀粉与全血各输一半;失血量>50%(2000ml),全血应占 2/3。临床上常用血压结合中心静脉压的联合分析来指导补液(表 12-2)。

表 12-2 中心静脉压的测定指导补液

中心静脉压	血压	原因	处理原则
低	低	血容量严重不足	充分补液
低	正常	血容量不足	适当补液
高	低	心功能不全或血容量相对过多	给强心药,纠正酸中毒,舒张血管
高	正常	容量血管过度收缩	舒张血管
正常	低	心功能不全或血容量不足	补液试验*

* 补液试验:等渗盐水 250ml 于 5~10 分钟内静脉滴注,血压回升而中心静脉压不变提示血容量不足,血压不变而中心静脉压升高 $3~5cmH_2O$ 提示心功能不全。

2. 止血 一般先采取压迫、填塞、包扎等措施暂时控制出血,待休克病情平稳后再手术彻底止血。对于肝脾破裂、急性活动性上消化道大出血等情况,应在抗休克的同时及早手术止血。

二、损伤性休克

损伤性休克常因多种因素引起,机制较为复杂,临床上一般将其划归低血容量性休克。见于严重的损伤如大血管破裂、多处复杂性骨折、多器官损伤、严重挤压伤、大面积烧伤、严重颅脑损伤、大手术等,损伤引起大量血液或血浆丢失,损伤后的继发改变引起体液丢失,损伤因素直接或间接影响心肺功能,多种因素和机制导致了休克的发生和发展。

【发病机制】

损伤(包括手术)导致休克的机制较复杂。对不同的创伤应根据不同的发病机制区别对待,积极处理,防止休克的发生,一旦发生休克,应尽早抢救。

1. 急性出血 损伤部位有较大血管破裂,出血量超过血容量 15%~20%,即可引发休克。大出血的肢体可先用局部压迫或(和)止血带压迫止血。若为下半身多处伤,可用含气囊的抗休克裤(服)充气压迫止血,并驱血回心,有利于稳定血压和重要脏器的血流灌注。大出血应积极输液、输血,以维持血容量,同时急诊手术止血。

2. 大量血液成分外渗或失液 如大面积烧伤、大范围组织挫伤(如挤压伤、多处伤)、大面积组织暴露(如撕裂伤、手术分离范围广)、毛细血管通透性增高,大量渗液而使血容量骤减,应及时补充血容量以防止休克。

3. 疼痛可加重或促成休克 疼痛刺激,加上患者紧张,虽创伤不大,出血量不多,也可因强烈的交感神经兴奋,大量儿茶酚胺分泌,导致面色苍白、脉搏细弱、猝倒、晕厥,重者发生休克。应立即使患者平卧,必要的安慰镇静,指压人中穴,口服葡萄糖溶液,重者输液,多能较快好转。

4. 心脏大血管功能障碍 胸部有开放性气胸、张力性气胸或多处肋骨骨折形成反常呼吸运动等,可导致换气功能障碍及腔静脉回流障碍,从而引起血流动力学失常,造成或加重休克。

5. 其他 脊柱损伤并有截瘫时,因肌张力减弱,大量血液滞留在微循环,回心血减少,致使血压降低,呈早期不典型休克表现,应输液和使用缩血管药以维持血压。

【急救】

1. 首先处理威胁生命的伤情,如心搏呼吸骤停、窒息、大出血、开放性或张力性气胸等。

2. 早期避免随意搬动重伤患者,待血容量基本纠正后,再做需搬动的 X 线、CT 等检查。

3. 需大量持续扩容才能维持正常血压者,常提示存在隐蔽而致命的损伤,如肝脾破裂或较大血管损伤等,需仔细检查,并紧急手术。

【治疗】

1. 镇痛 剧痛可引起或加重休克,可根据情况适当选用吗啡、哌替啶等药物进行止痛,但腹内损伤诊断不明者忌用,有呼吸抑制者禁用吗啡;对骨折的患者,及时妥善固定骨折,可以减轻疼痛。

2. 补充血容量 仔细检查,综合分析各项监测指标,尽量准确估计失血量和失液量,积极有效扩容。

3. 手术 活动性大出血者,边抗休克边手术;非手术方法能暂时控制出血者,待休克较平稳后亦应争取早期手术,妥善处理好损伤的组织和器官。

4. 预防感染 严重损伤和休克,能明显降低患者的抵抗力,伤后的感染,又会引起或加重休克,故应及时应用有效抗生素预防感染。

5. 防治并发症 损伤和休克,可引起损伤器官和非损伤器官的功能障碍或衰竭,应及早预防。

第三节 感染性休克

感染性休克(septic shock)是由脓毒症引起的低血压状态,又称为脓毒性休克。外科感染性休克多见于烧伤、腹膜炎、化脓性胆管炎、重症胰腺炎、绞窄性肠梗阻、泌尿系感染等。

【分型及临床表现】

按血流动力学改变情况,可将感染性休克分为两型。

1. 高动力型(高排低阻型、暖休克) 多由革兰阳性菌(金黄色葡萄球菌、链球菌、肺炎球菌)感染引起,见于中毒性肺炎、脑膜炎、脓毒症等。血管以扩张为主,临床上较少见。特点是高心输出量、低外周血管阻力、低血压、中心静脉压正常或偏高,四肢皮肤温暖干燥。

2. 低动力型(低排高阻型、冷休克) 多由革兰阴性菌(大肠杆菌、类杆菌、变形杆菌、铜绿假单胞菌)感染引起,如急性化脓性梗阻性胆管炎、绞窄性肠梗阻、弥漫性腹膜炎、大面积烧伤等。血管以收缩为主,临床上较多见。特点是低心输出量、高外周血管阻力、低血压、低中心静脉压,四肢湿冷发绀。见表 12-3。

表 12-3 感染性休克的临床表现

临床表现	冷休克	暖休克
神志	躁动、淡漠或嗜睡	清醒
皮肤色泽	苍白、发绀	淡红或潮红

续表

临床表现	冷休克	暖休克
皮肤温度	湿冷或冷汗	温暖干燥
毛细血管充盈时间	延长	1~2 秒
脉搏	细、速	慢而清楚
脉压(mmHg)	<30	>30
尿量(ml/h)	<25	>30

【治疗】

治疗原则:抗休克与抗感染同时进行。休克未纠正前,治疗以抗休克为主;休克纠正后,治疗以抗感染为主。

1. 补充血容量　充分扩容的同时,注意细菌毒素对心、肾的损害,补液过多,有心力衰竭、肺水肿危险,因此,扩容时应尽量精准估计,并根据监测指标进行精细调节。

2. 控制感染　包括应用抗生素和局部感染灶控制两方面,二者缺一不可。严重感染或已存在感染性休克者,应及早大量应用有效抗生素预防感染。早期,根据临床判断的可能的致病菌用药,或选用广谱抗菌药。致病菌明确后,则选用敏感抗生素。原发感染灶的存在是休克发生和持续存在的主要原因,应尽早处理,如切开排脓、切除坏死的肠管等。

3. 纠正酸碱平衡　感染性休克患者,酸碱平衡失调常以代谢性酸中毒为主,可先根据临床表现给以一定量的碱性药物,然后根据血气分析结果进行精细调节。

4. 血管活性药物的应用　经上述治疗后休克仍未见明显好转者,可给以血管活性药物,如多巴胺、山莨菪碱等,其中抗胆碱能药山莨菪碱对感染性休克有良效;当休克较顽固时可应用能阻滞 α 受体又能间接反射性兴奋 β 受体的酚苄明。感染性休克时,心功能常受损。改善心功能可用强心苷(毛花苷丙)、β 受体兴奋剂(多巴酚丁胺)。

5. 皮质激素治疗　糖皮质激素能抑制多种炎性介质的释放和稳定溶酶体膜。但应用限于早期,用量宜大,可达正常用量的 10~20 倍,维持不宜超过 48 小时,否则,易发生急性胃黏膜损害和免疫抑制等严重并发症。

(周毕军)

复习思考题

1. 简述冷休克与暖休克的临床鉴别要点。
2. 简述休克的临床分期与各期的临床表现。
3. 简要分析早期休克的诊断要点。

第十三章

PPT 课件

13章PPT

多器官功能障碍综合征

 学习要点

扫一扫
知重点

> 多器官功能障碍综合征的临床表现及诊断;多器官功能障碍综合征的防治要点;急性肾衰竭的临床表现、诊断及治疗;急性呼吸窘迫综合征的临床表现、诊断及治疗。

第一节 概 述

多器官功能障碍综合征(multiple organ dysfunction syndrome,MODS)是指急性疾病过程中两个或两个以上的器官或系统同时或序贯发生功能障碍。

【病因】

引起 MODS 的常见的外科疾病有:①外科感染引起的脓毒症;②严重损伤引起的大量失血、失液;③各种外科休克;④心跳呼吸骤停复苏后;⑤缺血再灌注损伤;⑥严重的急腹症;⑦输血、输液、药物或呼吸机使用不当;⑧重要器官或系统原已患慢性疾病者更易发生 MODS。

 知识链接

多器官功能障碍综合征的发病机制

尚未完全明了。病因不同,其发病机制可能略有差异。目前认为,全身炎症反应综合征(SIRS)是 MODS 的发病基础,各种炎症介质、细胞因子的参与加剧了 SIRS 并导致 MODS 的发生。包括:①机体严重感染时,体内各种炎症介质过度释放,造成广泛的组织破坏,最终导致 MODS 发生。②机体释放促炎症介质同时,也很快释放各种抗炎症介质,控制炎症的过度发展。促炎症介质与抗炎症介质之间的相互作用取得平衡,则保持着内环境的稳定。如果促炎症介质取得优势,将出现 SIRS 及持续过度的炎症反应;如果抗炎症介质过度释放,则为代偿性炎症反应综合征,引起免疫功能瘫痪。③机体在感染、创伤或休克时,肠道内细菌及其毒素的移位也将激活肠道及相关的免疫炎症细胞,导致大量炎症介质的释放,参与 MODS 的发病。④机体除释放炎症介质以外,还同时释放前列腺素(PGE_2),强烈抑制淋巴细胞功能,导致免疫功能低下,从而加重 SIRS,最终导致 MODS。⑤机体受到一次不太严重的打击可导致免疫系统处于预激状态,当受到再次打击时,全身炎症反应过激,更容易发生 MODS。

【临床表现及诊断】

MODS 可分为两种类型:①速发型,是指原发疾病在发病 24 小时后有两个或两个以上器官或系统同时发生功能障碍,此型原发病多为急症且甚为严重。发病 24 小时内发生器官功能衰竭者,属复苏失败而非 MODS。②迟发型,是先发生一个器官或系统的功能障碍,稳定一段时间后,继发更多的器官或系统功能障碍,此型多见于继发感染或存在持续的毒素或抗原。

MODS 的诊断需要对病史、临床表现、实验室和其他辅助检查结果作综合分析。MODS 的诊断指标目前尚未统一,初步诊断标准见表 13-1。

表 13-1　MODS 的初步诊断标准

器官或系统	病症	临床表现	检验或监测
心	急性心力衰竭	心动过速,心律失常	心电图失常
外周循环	休克	无血容量不足的情况下血压降低,肢端发凉,尿少	平均动脉压降低,微循环失常
肺	ARDS	呼吸加快、窘迫,发绀,需吸氧和辅助呼吸	血气分析有血氧降低等,监测呼吸功能失常
肾	ARF	无血容量不足的情况下尿少	尿比重持续在 1.010±,尿钠、血肌酐增高
胃肠	应激性溃疡肠麻痹	进展时呕血、便血腹胀,肠鸣音弱	胃镜检查可见病变
肝	急性肝衰竭	进展时呈黄疸,神志失常	肝功能异常,血清胆红素增高
脑	急性中枢神经功能衰竭	意识障碍,对语言、疼痛刺激等反应减退	
凝血功能	DIC	进展时有皮下出血瘀斑、呕血、咯血等	血小板减少,凝血酶原时间和部分凝血活酶时间延长,其他凝血功能试验也可失常

诊断 MODS 应注意以下几点:

1. 熟悉引起 MODS 的常见疾病,警惕存在 MODS 的高危因素。

2. 及时作详细的检查,尽快作特异性较强的检查。

3. 危重患者应常规动态监测心肺肾功能。

4. 当某一器官出现功能障碍时,注意观察其他器官的变化。

5. 熟悉 MODS 的诊断指标。

【防治要点】

1. 控制原发病　只有控制原发病,才能有效防治 MODS。

2. 监测生命体征　对发生 MODS 者,应扩大监测范围。

3. 防治感染　合理使用抗生素,及时处理原发感染灶。

4. 免疫调理治疗　对难以控制的 SIRS,增强免疫功能可防止 SIRS 加剧。

5. 保护肠黏膜的屏障　改善肠黏膜灌注,尽可能采用肠内营养。

6. 及早治疗首发器官　治疗单个器官功能障碍的效果胜过治疗 MODS。

第二节　急性肾衰竭

急性肾衰竭(acute renal failure,ARF)是指短时间(数小时至数天)内发生的肾脏功能减退,即溶质清除能力及肾小球滤过率下降,从而导致水、电解质和酸碱平衡紊乱及氮质代谢产物蓄积为主要特征的一组临床综合征。近年来医学界建议将 ARF 归类于急性肾损伤(acute kidney injury,AKI)。其死亡率高达 50% 以上。ARF 的主要病理表现是各种原因引起的肾实质损害。

少尿(尿量<400ml/d)或无尿(尿量<100ml/d)是 ARF 的主要临床表现之一。"自身中毒"是 ARF 的实质。正常人体内每天产生 35~40g 固体代谢废物,若 24 小时尿量少于400ml,即不能将代谢废物完全溶解排出。代谢废物在体内蓄积,引起自身中毒。

【分类】

根据尿量是否减少,可将 ARF 分为少尿型和非少尿型。

根据病因,可将 ARF 分为肾前性、肾性、肾后性三类。

【病因】

1. 肾前性　有效循环血量减少或肾动脉阻力增高,使肾脏血流灌注减少。常见原因有休克、严重损伤、大出血、大量体液丢失、心力衰竭等。肾缺血早期,属功能性改变,未及时处理,将发展为肾实质损害。

2. 肾性　包括肾实质病变和肾毒性物质两类原因。肾实质病变常见的有急性肾小球肾炎、急性肾间质疾病及肾血管病变等。肾毒性物质常见的有氨基糖苷类抗生素、造影剂、重金属毒物、生物性毒素、有机溶剂、肌红蛋白、血红蛋白等。

3. 肾后性　急性尿路完全梗阻,梗阻以上尿路压力升高,肾积水使肾实质受压,肾小球滤过降低甚至中断。常见原因有结石、肿瘤、血块梗阻,前列腺增生等。梗阻如能及时解除,肾功能可以恢复,梗阻时间过长,将引起肾实质损害。

知识链接

急性肾衰竭的发病机制

1. 肾缺血　是 ARF 的始动因素。肾缺血时,肾小球滤过减少,收缩压低于 60mmHg 时,肾小球滤过基本停止。血压恢复后,体内的儿茶酚胺、5-羟色胺、血管紧张素等介质,使肾血管反应性收缩,肾小球滤过率仍未恢复。肾小球滤过率降低引起少尿(图 13-1),体内代谢废物蓄积。

2. 肾小管功能障碍　是 ARF 持续存在的主要因素。肾持续缺血时,细胞能量代谢障碍、肾内炎症介质及氧自由基的作用,导致肾小管上皮细胞变性坏死和脱落,发生肾小管堵塞和滤液返漏。肾小管上皮细胞坏死和脱落,使肾小管壁出现缺损区,管腔与肾间质直接相通,原尿反流至肾间质,引起肾间质水肿,压迫肾单位,加重肾缺血,使肾小球滤过率更低。

3. 肾缺血再灌注损伤　可直接损伤肾实质细胞。肾缺血恢复血流时,血管内中性粒细胞隔离、氧化物质和其他有害物质及氧自由基的释放,使肾小管上皮细胞内膜发生脂质过氧化,导致细胞功能障碍甚至死亡。

4. 非少尿型急性肾衰竭　机制尚不完全清楚,一般认为,肾小管上皮细胞变性坏死、肾小管堵塞仅发生于部分肾小管,而另外部分肾单位血流灌注并不减少、血管无明显收缩和血管阻力不高时,就会出现非少尿型急性肾衰竭。

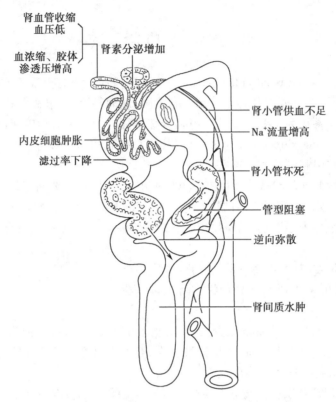

肾血管收缩
血压低

肾素分泌增加

血浓缩、胶体
渗透压增高

内皮细胞肿胀

滤过率下降

肾小管供血不足

Na$^+$流量增高

肾小管坏死

管型阻塞

逆向弥散

肾间质水肿

图 13-1　肾缺血致少尿的示意图

【临床表现】

1. 少尿型急性肾衰竭

（1）少尿或无尿期：是整个病程的主要阶段，一般持续 1~2 周，也可长达 1 月；少尿期越长，病情越重。

1）水、电解质和酸碱平衡失调：①少尿导致水中毒，引起高血压、肺水肿、脑水肿及心力衰竭，表现为恶心、呕吐、头晕、心悸、呼吸困难、嗜睡和昏迷，水中毒是 ARF 的主要死因之一；②少尿时钾排出受限引起高钾血症，表现为心律失常等，严重时甚至心搏骤停，高钾血症是 ARF 的常见死因之一；③少尿时镁排出受限引起高镁血症，表现为肌力减弱、呼吸抑制、嗜睡、昏迷甚至心脏停搏；④ARF 时 60%~80% 的磷转向肠道排出，与肠道内的钙结合成不溶解的磷酸钙，影响钙的吸收，出现高磷血症和低钙血症；⑤水潴留引起稀释性低钠血症和低氯血症；⑥无氧代谢增加和肾排酸障碍引起代谢性酸中毒，表现为呼吸深快、颜面潮红、恶心呕吐、胸闷、嗜睡及神志不清或昏迷，血压下降，心律失常，甚至心搏骤停。

2）蛋白质代谢产物积聚：含氮物质不能经肾排泄，积聚于血中，称氮质血症，同时有酚、胍等毒性物质积聚，称尿毒症。表现为恶心呕吐、头痛、烦躁、倦怠无力、意识模糊甚至昏迷。

3）出血倾向：因血小板改变、凝血因子消耗和毛细血管脆性增加，常有皮下、口腔黏膜、齿龈及胃肠道出血。

（2）多尿期：少尿期之后，当每日尿量增至 400ml 以上，即进入多尿期。此期持续时间约 2 周。当肾功能逐渐恢复后，尿毒症症状逐渐改善。因大量尿液排出，可出现脱水、低血钾、低血钠、低血钙等现象。此时机体抵抗力低,易发生感染,患者并未脱离危险。低血钾和感染是多尿期的主要死因。多尿期尿量增加可表现为突然增加、逐步增加和缓慢增加,若尿量增加一段时间后不再增加,提示肾脏有难以恢复的损害,预后差。多尿期后常需数月肾功能方能恢复正常,少数患者最终遗留不同程度的肾结构和功能缺陷。

2. 非少尿型急性肾衰竭 无少尿表现,每日尿量在 800ml 以上。化验指标改变较少尿型轻。临床表现轻,进程缓慢,并发症少,预后较好,但临床上不可忽视。

【诊断】

1. 病史及体格检查 询问和检查有无肾缺血因素、肾实质病变、肾毒性物质中毒、尿路梗阻等因素。

2. 尿液检查

(1)尿量:不能仅记每 24 小时的尿量,须准确记录每小时尿量,以便更准确及时地了解肾脏及全身的病情变化。

(2)尿液检验:尿呈酸性,比重为 1.010~1.014。镜下可见宽大颗粒管型(肾衰管型)、红细胞管型和大量蛋白。肾前性和肾后性 ARF 早期尿液检查常无异常。

3. 肾功能检查

(1)血肌酐和尿素氮:呈进行性升高,每日血尿素氮升高 3.6~7.1mmol/L,血肌酐每日升高 44.2~88.4μmol/L。

(2)尿渗透压:肾前性大于 500mmol/L,肾性常小于 400mmol/L。

(3)尿钠:肾性大于 40mmol/L,肾前性小于 20mmol/L。

(4)肾衰指数:$RFI = U_{Na} \times [P_{cr}(血肌酐)/U_{cr}(尿肌酐)]$。正常值在 1 以下;肾性急性肾衰竭时,一般在 1 以上;肾前性在 1 以下。

4. 血生化检查 测定血清钾、钠、氯、钙、血浆碳酸氢根及血清 pH,分析水、电解质及酸碱失衡状况,可了解病情进展情况并用于指导治疗。

5. 影像学检查 可了解有无肾后性因素和肾实质病变变化情况,可行 B 超、KUB、IVU、CT、MRI 等检查。

6. 补液试验 可用于区别患者是单纯的血容量暂时不足引起的少尿还是 ARF。30~60 分钟内输入 5%葡萄糖溶液或 5%葡萄糖盐水 250~500ml,血容量不足者尿量可增加,而肾衰竭者尿量不增加。有心肺功能不全者不宜采用此方法。

【预防】

1. 预防肾缺血 对大量失液、休克、严重创伤者应及时纠正血容量不足,必要时测定中心静脉压作为输液的依据。较大手术影响肾血流者应注意扩充血容量,纠正水、电解质酸碱失衡,保护肾功能。慎用肾血管收缩药物。

2. 保持肾小管通畅 对严重挤压伤及错误输血,治疗时应碱化尿液、使用甘露醇,防止血红蛋白、肌红蛋白阻塞肾小管。

3. 药物预防 采用腺嘌呤核苷酸类药物、氧自由基清除剂、血管紧张素转换酶抑制剂、钙离子拮抗剂等,预防肾细胞损伤,改善肾血流,促进细胞的再生与修复。

【治疗】

治疗原则:维持内环境稳定,促进受损肾细胞的再生和修复。

1. 少尿期治疗

(1)控制水、电解质入量:补液原则为"量出为入,宁少勿多"。补液公式:每日补液量＝显性失水量+非显性失水量−内生水。补液量应精准估计,并根据补液监测指标进行精细调节,实际每日补液量以每日体重减少 0.5kg 左右为佳。除了纠正酸中毒,一般不需补充钠盐,应注意钙的补充。

(2)预防高钾血症:严格控制钾的摄入,减少导致高血钾的因素,禁用含钾食物和药物,减少组织分解,控制感染,清除坏死组织,纠正酸中毒,不输库存血;促进钾离子进入细胞内,促进钾的排出,必要时可透析治疗。

(3)纠正酸中毒:血浆 HCO_3^- 低于 15mmol/L 时应用碳酸氢盐治疗,但应注意所用的液量,以免导致血容量过多。严重酸中毒时血液滤过治疗是最佳方法。

(4)营养疗法:采用低蛋白、高热量、高维生素饮食或肠外营养,提供足够热量,减少体内蛋白分解,也可应用促蛋白合成激素。

(5)控制感染:严格无菌操作,预防各种介入导管引起的感染。应用抗菌药物预防感染,禁止使用肾毒性药物,根据肾功能及药物敏感试验调整用药剂量及治疗次数,采用半衰期较短的药物。

(6)血液净化

1)血液净化指征:①血尿素氮>21.4mmol/L,或血尿素氮每日升高超过 8.9mmol/L;②血肌酐>442μmol/L,或血肌酐每日升高超过 176.8μmol/L;③血钾>6.5mmol/L,或血钾每日升高超过 1.0mmol/L;④CO_2CP<13mmol/L,pH<7.25。

2)血液净化方法:①血液透析(HD):通过血泵将血液输送至透析器,利用透析器内半透膜两侧的血液与透析液内溶质的浓度差扩散渗透进行溶液与溶质交换,以达到去除体内过多水分和某些代谢产物的目的,经过透析的血液再回输体内;②腹膜透析(PD):腹腔内置管并注入透析液,以腹膜作为透析膜(图 13-2),清除体内积聚的水分和电解质及代谢产物,再将透析交换过的液体排出体外,适用于建立血管通路有困难者;③连续性肾替代治疗(CRRT):利用患者自身血压,将血液持续地送入滤血器,通过超滤清除过多水分和电解质,血液再回流入体内。CRRT 用于治疗有严重合并症的肾衰竭、多脏器功能衰竭、严重创伤、高分解代谢者。

2. 多尿期的治疗　多尿期出现大量排尿时,肾的病理改变未完全恢复,水、电解质仍处于失衡状态,机体虚弱,易于感染。应加强营养,增强机体

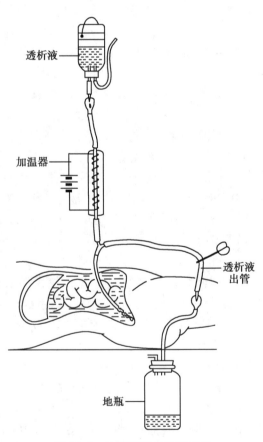

图 13-2　腹膜透析疗法示意图

透析液

加温器

透析液出管

地瓶

抗病能力,补充足够的热量和氨基酸、蛋白质以达到正氮平衡,并补充维生素和微量元素。预防感染及并发症。严密监测水、电解质平衡情况,随时调整治疗方案,一般补充前一天尿量的 1/2~2/3,使机体呈轻度负氮平衡又不出现脱水。当 24 小时尿量超过1500ml 时应给予补钾,口服钾盐或静脉滴注,每日 3~5g。适当补充胶体液,提高胶体渗透压。

3. 恢复期处理　定期复查肾功能,避免使用对肾功能有损害的药物。少数患者需终身依赖透析治疗。

第三节　急性呼吸窘迫综合征

急性呼吸窘迫综合征(acute respiratory distress syndrome,ARDS)是因肺实质发生急性弥漫性损伤而导致的急性缺氧性呼吸衰竭。其临床特征是进行性呼吸困难和顽固性低氧血症。ARDS 常是 MODS 的先兆或重要组成部分。死亡率为 48%~75%。

【病因】

1. 直接病因　包括:①误吸;②溺水;③肺挫伤;④弥漫性肺部感染;⑤机械通气引起的肺损伤等。

2. 间接病因　包括:①肺外感染并发严重毒血症和感染性休克;②严重的非胸部创伤;③紧急复苏时大量输血输液;④脂肪栓塞;⑤体外循环术等。

知识链接

急性呼吸窘迫综合征的发病机制

目前认为,急性呼吸窘迫综合征(acute respiratory distress syndrome,ARDS)是全身炎症反应综合征(SIRS)在肺部的表现。

1. 直接病因　作用于肺部,局部损伤刺激肺部吞噬细胞等炎性细胞,激发炎症反应连锁放大,引起炎症性的自身性破坏反应,使肺损伤恶化。肺损伤后继发性的炎症反应,实际上就是SIRS,是导致 ARDS 进一步恶化的原因。

2. 间接病因　作用于机体,产生多种细胞因子和炎症介质,造成肺血管内皮细胞的损伤,肺微血管通透性增高,血液成分渗漏,肺间质发生水肿。炎性细胞在趋化因子和黏附分子的作用下,移行入肺间质,继续释放炎症介质,造成肺泡上皮的损伤,气血交换屏障破坏,肺水肿和肺组织炎症呈进行性加重。

【病理生理】

1. 肺毛细血管通透性增加是 ARDS 的早期特征,大量富含蛋白质的液体从肺毛细血管渗出,表现为肺间质和肺泡水肿。

2. 肺容量降低是 ARDS 的重要特征,表现为肺容量、肺活量、潮气量和功能残气量均明显降低。

3. 肺顺应性降低是 ARDS 的力学特征,表现为需要较高的气道压力才能维持正常的潮气量。

4. 低氧血症是 ARDS 的最终结果,肺内分流增加、通气/血流比例失调等,导致了低氧血症。

【临床表现】

1. 初期　无明显的呼吸困难和发绀,有呼吸窘迫感,且用一般的吸氧方法不能得到缓解。肺部理学检查和 X 线摄片可无明显异常(肺部原有病变除外)。此期实际上是心脏增加搏出量,对低氧血症起一定的代偿作用,而肺部病变则在进展。

2. 进展期　出现明显的呼吸困难和发绀,呼吸道分泌物增多,肺部有啰音;X 线胸片有广泛性点片状阴影,意识发生障碍,体温可增高,白细胞计数增多。此时须作气管插管机械通气支持,才能缓解缺氧症状。

3. 末期　患者陷于深昏迷,心律失常,心跳变慢乃至停止。

【诊断】

1. 有原发病史,如严重创伤、感染或休克、颅脑损伤、体外循环、胃液误吸、急性胰腺炎、急性肺炎等。

2. 原发病抢救过程中或已稳定数小时至数日后,出现呼吸急促,频率大于 28 次/分钟,并出现缺氧进行性加重,不能用原发病解释,常规氧疗无效。

3. X 线早期多无异常发现,有时可呈轻度间质改变,表现为肺纹理增多;中晚期有斑片状阴影或大片实变。

4. 血气分析 $PaO_2 < 60mmHg$、$PaCO_2 < 35mmHg$(晚期可增高),吸入纯氧 15 分钟后,$PaO_2/FiO_2 < 300mmHg$。

5. 排除肺部慢性疾病、心源性或其他原因引起的肺水肿。

【治疗】

治疗原则:消除病因,呼吸支持,改善循环,维护其他重要器官功能,防治并发症。

1. 呼吸支持　机械通气是目前治疗 ARDS 最重要、最具疗效的方法,其目的是维持气体交换,恢复肺毛细血管通透性,纠正低氧血症。

(1)初期患者呼吸加快而其他症状较轻时,可用面罩持续正压通气(continuous positive airway pressure,CPAP),使肺泡复张,增加交换面积,并增加吸入氧浓度。

(2)进展期,需作气管插管或气管切开,给以呼气末正压通气(positive end-expiratory pressure,PEEP),呼气末气压一般从 $3\sim5cmH_2O$ 开始,最高不超过 $15cmH_2O$,过高的气压会减少静脉回心血量和心输出量,并导致气压性肺损伤及颅内压增高。为了迅速纠正低氧血症,使用呼吸机开始时应用较高的吸入氧浓度(FiO_2),然后维持在 $PaO_2 > 65mmHg$ 水平,逐步降低至 $FiO_2 \leqslant 0.4$,以避免高浓度氧对肺的损害。潮气量为 $6\sim8ml/kg$,气道峰压应 $<40\sim45cmH_2O$,潮气量过大或气道峰压过高会诱发或加重肺损伤。呼吸频率可维持在 15 次/分钟左右。

2. 改善循环　低血容量须及时纠正。输液过量会加重肺间质和肺泡水肿,应监测尿量、中心静脉压以指导输液。输液以晶体液为主,适当给予白蛋白或血浆,酌情用利尿剂。低氧血症和肺动脉高压会增加心脏的负荷,加之感染、代谢亢进等可影响心功能,必要时可使用正性肌力药和血管活性药物改善循环功能。

3. 药物治疗

(1)肾上腺皮质激素:如氢化可的松、地塞米松,可减轻炎症反应,宜在短期内(3~4 天)使用,以免出现免疫抑制。

(2)低分子右旋糖酐:可减少红细胞聚集及微血栓形成,改善肺的微循环。

(3)肺表面活性物质:经雾化吸入可降低肺泡表面张力,改善肺泡功能。

（4）一氧化氮（NO）：可明显降低肺动脉压，减少肺内分流，改善低氧血症；同时具有抑制肺泡巨噬细胞致炎效应、防止肺毛细血管通透性增加和改善肺损伤的作用。

4. 防治并发症

（1）感染：感染是导致 ARDS 的高危因素；已发生 ARDS 者，易并发感染。有明确的感染征象时，应采用抗生素治疗。

（2）休克：休克是 ARDS 的病因之一；感染性休克是 ARDS 最主要的直接死因。各种原因的休克均需及时纠正。

（3）DIC：ARDS 患者应每日检查血小板计数，若逐日减低，应考虑有 DIC 存在的可能，可参考其他指标，及时采用抗凝疗法。

（4）心律失常：缺氧、酸碱失衡、电解质紊乱等，均可导致心律失常，应及时纠正。

（5）氧中毒：长时间吸入高浓度氧可致氧中毒，损害肺毛细血管内皮，妨碍气体交换，引起局灶性肺泡不张与透明膜形成。在肺组织缺氧或已有损伤的情况下，氧中毒更易发生。吸入氧浓度应保持在 40%～50%。

（6）气压伤：应用呼吸机治疗者，应注意随时调整呼吸机参数，防止发生气压伤。

（7）消化道出血：缺氧、皮质激素的使用，均可引起胃、十二指肠出血，应及时防治。

5. 其他　肺外器官衰竭是 ARDS 重要的死亡危险因素，治疗 ARDS 时应注意防治肾、肝等器官功能障碍。

（陈京来）

复习思考题

1. 何谓多器官功能障碍综合征？
2. 多器官功能障碍综合征的防治要点有哪些？
3. 急性肾衰竭少尿或无尿期，体内水、电解质和酸碱平衡发生哪些改变？

扫一扫
测一测

第十四章

肿　瘤

学习要点

　　肿瘤的概念、病因、病理、临床表现、诊断、预防及治疗原则；常见体表肿瘤的临床表现及治疗。

第一节　概　　述

　　肿瘤（tumor）是机体正常组织细胞在各种始动因素与促进因素长期作用下，增生与异常分化而形成的新生物。肿瘤细胞在基因水平上失去正常调控，一旦形成，不因病因消除而停止增生。肿瘤组织不受正常机体生理调节，不断破坏正常组织器官。

　　随着医学的发展和非肿瘤性疾病诊治技术的进步，恶性肿瘤对人类生命的威胁相对显得更为突出。恶性肿瘤为男性死亡原因的第二位，为女性的第三位。全世界每年约有 1000 万人患恶性肿瘤。我国每年新发肿瘤病例约 200 万，死亡约 150 万，其中 60% 以上为消化系统癌症。我国常见的恶性肿瘤，城市依次为肺癌、胃癌、肝癌、肠癌及乳癌，农村依次为胃癌、肝癌、肺癌、食管癌、肠癌。

【分类与命名】

　　根据肿瘤的形态学特征及生物学行为，可将肿瘤分为良性与恶性两大类。良性肿瘤一般称"瘤"，预后较好，但有恶变可能；恶性肿瘤来自上皮组织者称"癌"，来自间叶组织者称"肉瘤"，胚胎性肿瘤常称"母细胞瘤"，易转移、复发，常危及生命。恶性肿瘤按其细胞形态、大小、染色、核改变、细胞分裂相的不同，可分为高分化、中分化和低（未）分化，或Ⅰ级、Ⅱ级、Ⅲ级。

　　少数肿瘤，形态上属良性，但呈浸润性生长，易转移，切除后易复发，生物学行为上介于良性与恶性之间，称为交界性或临界性肿瘤。有的肿瘤虽属良性，但生长在特殊部位，或肿瘤细胞具有特殊功能，可导致恶性的后果。

　　肿瘤可根据"部位＋组织＋瘤或癌"命名，如乳腺纤维瘤等；或用"器官＋肿瘤"命名，如肺癌等；相同器官或组织发生不同细胞形态肿瘤，对细胞形态冠以全名，如宫颈鳞状细胞癌、宫颈腺癌等。

【病因】

肿瘤的病因目前尚不完全清楚,一般认为肿瘤是环境因素(外界致癌与促癌因素)与机体内在因素相互作用的结果,80%以上的恶性肿瘤与环境因素有关。

(一)环境因素

1. 化学因素 煤焦油、煤烟、石蜡、矿物油、燃烧不全的废气中所含有的环碳氢化合物、亚硝胺化合物等,与肺癌的发病有明显关系;接触芳香胺及偶氮染料者,易患膀胱癌;亚硝酸物质可能是食管癌、胃癌的主要病因;被黄曲霉素污染的食物可诱发肝癌。

2. 物理因素 长期吃过热、过硬食物及饮酒、吸烟等与食管癌、肺癌的发生有关;异物的慢性刺激,电离辐射作用,可能引起皮肤癌、骨肉瘤、肺癌、白血病、恶性淋巴瘤等;紫外线可能引起皮肤癌;石棉纤维吸入与肺癌有关;滑石粉与胃癌有关。

3. 生物致癌因素 血吸虫可引起结肠癌;人乳头瘤病毒(HPV)与子宫颈癌的发生密切相关;乙型肝炎病毒与肝癌有关;鼻咽癌、白血病、肉瘤等,可能与病毒有关。

知识链接

环境、行为因素与相关恶性肿瘤的发生部位

因素		相关肿瘤发生部位
职业因素	石油、沥青	肺、皮肤
	煤烟	阴囊、皮肤
生物因素	细菌、病毒	鼻咽、胃、肝、子宫颈
生活方式	烟草	肺、胰腺、肾、膀胱
	硝酸盐、亚硝酸盐、低维生素 C、真菌毒素	胃、肝
	高脂、低纤维、煎或烤焙食物	大肠、胰腺、乳腺、前列腺、卵巢、子宫内膜
多种因素	烟与酒	口腔、食管
	烟与石棉	肺、呼吸道
	酒与病毒	肝
医源性因素	放射线、药物	皮肤、造血系统

(二)机体因素

1. 内分泌因素 乳癌与雌激素和催乳素有关;子宫内膜癌与雌激素有关;生长激素可以刺激癌的发展。

2. 免疫因素 胸腺发育不全,淋巴细胞缺少,细胞免疫消失者,易发生恶性肿瘤;先天性丙种球蛋白缺乏者,淋巴细胞性白血病发生率增高;器官移植后,长期使用免疫抑制剂者,肿瘤发生率较高。

3. 遗传因素 肠息肉病综合征、乳腺癌、肝癌、胃癌、视网膜细胞的肿瘤、鼻咽癌等,有遗传倾向性;少数肿瘤有一定的家族史,可能是有遗传易感性;携带缺陷基因BRCA-1者易患乳腺癌;APC基因突变者易患肠道腺瘤病;代谢酶多态性也可构成易感性。

4. 胚胎残留因素 少数肿瘤的发生与胚胎残留组织有关。某些残存的胚胎组织细胞在体内可能呈暂时静止状态,在某些因素作用下可以发展成为肿瘤,如畸胎瘤、皮样囊肿、腮裂源性肿瘤等。

肿瘤的发生可能还与营养、微量元素、精神因素等有关。肿瘤可能是多种因素或综合因素共同作用的结果。

【病理】

1. 良性肿瘤 膨胀性生长,生长速度较慢,肿块增大过程中挤压周围组织形成包膜,有明显界限,细胞分化程度较高。有些良性肿瘤的细胞仍能保持正常生理功能,可引起肿瘤所属器官功能亢进,如甲状旁腺腺瘤、胰岛素细胞瘤等;部分良性肿瘤的细胞则失去正常生理功能,如平滑肌瘤影响运动功能。

2. 恶性肿瘤 浸润性生长,生长速度较快,无包膜,界限不清,肿瘤细胞沿组织间隙蔓延。高分化者近似正常分化程度,恶性程度较低;低(未)分化者分化程度极差,高度恶性,核分裂较多。恶性肿瘤细胞的代谢失常,以无氧代谢为主,消耗能量多,导致全身分解代谢加速。

3. 转移

(1)直接蔓延:肿瘤直接向周围浸润。

(2)淋巴转移:肿瘤细胞侵入淋巴管随淋巴液回流发生转移,多数为区域淋巴结转移,也可跳跃式转移。

(3)血行转移:肿瘤细胞进入血液循环,转移到远处组织器官。

(4)种植转移:肿瘤细胞脱落在体腔或空腔脏器内,黏附于浆膜或黏膜表面形成转移灶。

【临床表现】

早期临床表现常不明显,进展期的临床表现与肿瘤性质、发生组织、所在部位、进展程度有关。

1. 局部表现

(1)肿块:是肿瘤的主要表现。位于体表或表浅的肿瘤,肿块常是首发表现,深部肿块早期常难被发现。

(2)疼痛:多数肿瘤早期疼痛不明显,肿块增大、破溃、感染,刺激、压迫神经,或导致空腔器官梗阻时,可出现疼痛。不同部位不同性质的肿瘤,其疼痛的性质和程度各不相同。

(3)溃疡:体表或消化道恶性肿瘤,若生长快血供不足可继发坏死或继发感染导致溃烂,周边隆起,中央凹陷,基底不平,有恶臭或血性分泌物。

(4)出血:体表及与体外相通的肿瘤,发生破溃、血管破裂可致出血。在上消化道有呕血或黑便;下消化道为血便或黏液血便;泌尿道肿瘤有血尿;肺癌有咯血或痰中带血;子宫颈癌有阴道出血;肝癌破裂可致腹腔内出血。

(5)梗阻:肿瘤可导致空腔器官梗阻。如食管癌致吞咽困难;腹内肿瘤致肠梗阻;支气管癌致肺不张;胰头癌、胆管癌致胆管阻塞。

（6）转移症状：恶性肿瘤转移后，在转移灶所在的组织和器官产生相应的临床表现。

2. 全身症状　良性及早期恶性肿瘤，多无明显的全身症状；中晚期恶性肿瘤常有贫血、消瘦、乏力、低热等表现，恶性肿瘤晚期因全身衰竭出现恶病质。

【诊断】

恶性肿瘤诊治越早预后越好，但恶性肿瘤早期诊断有一定的困难，诊断时强调反复详细询问病史、详细检查、综合分析所获得的各项资料。

1. 病史

（1）年龄：儿童肿瘤多为胚胎性肿瘤或白血病；青少年肿瘤多为肉瘤；中老年多为癌。

（2）病程：良性肿瘤病程较长，恶性肿瘤病程较短；良性肿瘤恶变时增长速度加快。

（3）个人史及过去史：①个人史：长期吸烟、饮酒、有特殊不良饮食习惯、有特殊职业史者，患某种相关肿瘤的可能性较大；②家族史或遗传史：怀疑为乳癌、胃癌、肠癌、鼻咽癌、食管癌、肝癌时，应仔细询问家族中有无类似病史；③癌前病变：黏膜白斑、宫颈糜烂、结肠或直肠腺瘤性息肉、慢性萎缩性胃炎、慢性溃疡性结肠炎、皮肤慢性溃疡、乙型肝炎、EB病毒反复感染等。这是目前认为与恶性肿瘤的发生密切相关，若患者曾患或正患以上某种疾病，则患相关肿瘤的可能性较大。

2. 体格检查

（1）局部检查：注意检查肿块部位、大小、数目、形态、质地、表面光滑程度、有无压痛或放射痛、活动度、与周围组织器官的关系等，同时注意检查肿块所在器官的功能状况。

（2）区域淋巴结或转移灶检查：怀疑为某种肿瘤时，应注意检查其区域淋巴结的情况，如检查颈部淋巴结、锁骨上淋巴结、腋窝淋巴结和腹股沟淋巴结等；还要注意常见的远处转移部位的检查，如肺部、肝脏、脑、骨骼、盆底及颈部等。

3. 实验室检查

（1）常规化验：血、尿、粪常规检查可为肿瘤诊断提供相关线索。

（2）血清学检查：用生化方法测定人体血液、分泌物、排泄物中的肿瘤标志物，如某些酶、糖蛋白、激素等。

（3）免疫学检查：可检查体内来自肿瘤的胚胎抗原、相关抗原及病毒抗原。

（4）其他：如流式细胞分析术、基因检测诊断技术等。

4. 影像学检查

（1）X线检查：透视与平片对肺肿瘤、骨肿瘤等有诊断价值；钼靶X线可检查软组织肿瘤；造影检查可通过口服、静脉或导管注入各种造影剂后静态或动态显示某些组织器官的形态与功能变化；CT、MRI常用于实质性脏器肿瘤及神经系统和软组织肿瘤的诊断和鉴别诊断。

（2）超声显像：安全、简便、无创伤，有助于了解肿瘤部位、范围及性质。广泛应用于肝、胆、胰、脾、子宫及卵巢和泌尿系统等检查。

（3）核素显像：可用于甲状腺、肝脏、脑、肾、骨及大肠的肿瘤检查。

5. 内镜检查　内镜可直接观察病变的部位、范围、形态，并可对细胞或组织取材行病理学诊断。常用内镜有支气管镜、胃镜、食管镜、十二指肠镜、结肠镜、膀胱镜、腹腔镜、胆道镜及阴道镜等。

6. 病理学检查　为目前确定肿瘤的直接而可靠的依据。

（1）细胞学检查：取材方便，应用广泛，包括：①体腔脱落细胞，如胸腔积液、腹水、尿液沉渣及痰液、阴道分泌物涂片细胞学检查；②黏膜脱落细胞，如食管拉网、胃黏膜洗脱液、宫颈刮片、内镜下肿瘤表面刷脱细胞涂片；③细针吸取细胞，如各种实体组织器官必要时可做穿刺细胞学检查。

（2）组织学检查：①经手术摘除的器官、组织切片检查。②特制穿刺针抽取体表软组织或某些内脏实体肿瘤组织，行病理学检查。缺点是可能引起肿瘤转移，需严格掌握适应证。③经内镜钳取体表或腔黏膜浅表肿瘤小块组织检查。

【肿瘤分期】

为了合理制订治疗方案、正确评定疗效和判断预后，国际抗癌联盟提出 TNM 分期方法。T 指原发肿瘤（tumor），N 为淋巴结（node），M 为远处转移（metastasis）；分别在三个字母后面标以 0~4 的数字，表示肿瘤发展程度，0 为无，1 代表小，4 代表大，T_x 表示无法判断肿瘤体积，Tis 表示原位癌，即癌细胞生长局限于上皮内，尚未破坏基膜；M_0 表示无远处转移，M_1 表示有远处转移。根据不同的 TNM 组合，可将肿瘤分为 Ⅰ期、Ⅱ期、Ⅲ期、Ⅳ期。肿瘤分期有临床分期（CTNM）和术后病理分期（PTNM）。各种肿瘤的 TNM 分期具体标准，由各专业会议协定。

【预防】

恶性肿瘤的发生是机体与外界环境因素长期相互作用的结果，因此肿瘤预防应该贯穿人们的日常生活中并长期坚持。国际抗癌联盟认为 40% 左右的癌症是可以预防的。肿瘤预防的目的是降低恶性肿瘤的发病率和死亡率，从而减少恶性肿瘤对人的健康、家庭的危害、医疗资源的消耗，减轻恶性肿瘤导致的家庭和社会的经济负担。恶性肿瘤的预防包含病因预防、诊治预防、康复预防三级。

一级预防：消除或减少可能致癌的因素，减少癌症发病率；

二级预防：癌症一旦发生，如何早期发现及时治疗，降低死亡率；

三级预防：诊断与治疗后的康复，提高生存质量，减轻痛苦，延长生命。

【治疗】

肿瘤的治疗有手术、化疗、放疗、生物治疗、中医中药治疗等方法，不同的肿瘤应选择不同的综合治疗方法。良性肿瘤以手术切除为主。恶性实体肿瘤 Ⅰ 期以手术治疗为主；Ⅱ 期主要采用局部手术+化疗+放疗的方法；Ⅲ 期采取综合治疗，手术前、后及术中进行化疗或放疗；Ⅳ 期以全身治疗为主，辅以局部对症治疗。

1. 手术治疗　手术切除肿瘤，仍是目前最有效的治疗方法。

（1）根治手术：切除全部肿瘤组织及肿瘤可能累及的周围组织和区域淋巴结，以求达到彻底治愈的目的。

（2）扩大根治术：在根治手术基础上适当超范围切除附近器官及区域淋巴结。

（3）姑息手术：手术切除的范围及彻底程度明显小于根治手术，甚至未切除肿瘤本身。主要用于治疗肿瘤已有明显转移以及全身情况较差者。其目的是缓解症状、减轻痛苦、相对提高生存质量和延长生命。

（4）其他手术：激光手术、超声手术、冷冻手术、去势手术及腔镜下手术、诊断性手术等。

2. 化学疗法 是用各种化学药物来抑制肿瘤细胞或直接破坏肿瘤细胞的治疗方法。

(1)药物分类:一般按化疗药物的作用原理进行分类。

1)细胞毒素类:环磷酰胺、氮芥、卡莫司汀、白消安、洛莫司汀等,由其氮芥基团发挥治疗作用,可导致肿瘤细胞死亡。

2)抗代谢类:氟尿嘧啶、甲氨蝶呤、替加氟等,对核酸代谢物与酶结合反应有相互竞争作用,可阻断核酸的合成。

3)抗生素类:放线菌素 D、丝裂霉素、阿霉素、博来霉素等,此类抗生素有抗肿瘤作用。

4)生物碱类:长春新碱、长春碱、依托泊苷等,干扰细胞内纺锤体的形成,可使细胞分裂停留在有丝分裂中期。

5)激素类:他莫昔芬、己烯雌酚、黄体酮、丙酸睾酮、甲状腺素及地塞米松等,能改变内环境,影响肿瘤生长,增强机体对肿瘤的抵抗力。

6)其他:丙卡巴肼、顺铂、卡铂、抗癌锑等。

还可根据药物对细胞增殖周期的作用,对化疗药物进行分类。

细胞增殖周期有 4 个时相,G_1 期为 DNA 合成前期,S 期为 DNA 合成期,G_2 期为 DNA 合成后期,M 期为有丝分裂期,G_0 期为暂停增殖时期或静止期。不同的化疗药物,可分别作用于不同的细胞增殖时相,化疗药物可分为细胞周期非特异性药物、细胞周期特异性药物、细胞周期时相特异性药物。

联合用药可使各药物分别作用于各时相肿瘤细胞,可以提高疗效、减轻副作用。

常用的化疗方案有:CMF 方案(环磷酰胺、甲氨蝶呤、氟尿嘧啶)、CAF 方案(环磷酰胺、阿霉素、氟尿嘧啶)、ACMF 方案(阿霉素、环磷酰胺、甲氨蝶呤、氟尿嘧啶)、MFO 方案(丝裂霉素、氟尿嘧啶、长春新碱)等。

(2)给药方式:化疗药物可口服、肌内注射,目前较常用的方法是静脉滴注或注射。为了增高药物在肿瘤局部的浓度,可选用局部用药方法,如肿瘤内注射、腔内注射、局部涂抹、动脉内注入或局部灌注。

静脉给药的剂量与时间,可有不同方法。大剂量冲击治疗用量大,时间间隔较长(如 3~4 周 1 次),毒性较显著。中剂量间隔治疗为目前较常使用,每周 1~2 次,4~5 周为 1 个疗程。小剂量维持治疗,每日或隔日 1 次。

(3)化疗副反应:抗癌药物对正常细胞也有一定影响,用药后可出现各种不良反应。化疗时可出现白细胞和血小板减少,用药前及用药后应每周检查一次,低于正常值应及时停药或应用骨髓干细胞刺激因子、利血生等药物;消化道反应有食欲不振、恶心呕吐、腹泻等,可给予呕吐中枢抑制剂及黏膜保护药物;皮肤改变有脱发、色素沉着等;心、肝、肾、脑等功能障碍,可能与用药时间较长有关;免疫功能降低易并发感染等。

近年来开展的肿瘤介入化疗,在肝癌、肺癌等应用较多,在介入治疗肿瘤缩小后可采取手术切除或多次反复治疗使肿瘤得以控制或缓解。

3. 放射疗法 是利用各种放射线照射肿瘤,使其生长受到抑制而死亡的治疗方法。常用的有深度 X 线、γ 射线和粒子加速器等。治疗方法有外照射和内照射。各种肿瘤对放疗的敏感性不尽相同,高度敏感的有淋巴造血系统肿瘤、性腺肿瘤、肾母细胞瘤等低分化肿瘤;中度敏感的有鳞状上皮癌及部分未分化癌,如子宫颈鳞癌、鼻咽癌、乳腺癌、食管癌、肺癌等;低度敏感的有胃肠道腺癌、软组织肿瘤及骨肉瘤等。放疗的副反应有骨髓抑制、皮肤黏膜改变及胃肠道反应等。

4. 生物治疗　是应用生物学方法治疗肿瘤。

(1)免疫治疗:非特异性免疫治疗方法有接种卡介苗、麻疹疫苗、转移因子、干扰素、白细胞介素-2 等;特异性免疫治疗方法有接种瘤苗、肿瘤免疫核糖核酸等。

(2)基因治疗:是应用基因工程技术,干预肿瘤细胞相关基因表达水平的治疗方法。目前正在研究的有细胞因子、肿瘤疫苗、肿瘤药物基因疗法及调整细胞遗传系统的基因疗法。

5. 中医中药治疗　是应用中医辨证施治的原理治疗肿瘤的方法,部分中药可以起到类似西药化疗的作用。一般的中医中药方法主要作为手术、化疗、放疗等的一种辅助治疗。

第二节　常见体表肿瘤

一、皮肤乳头状瘤

皮肤乳头状瘤(skin papilloma)为表皮乳头结构组织增生所致,瘤体向表皮下乳头状伸延,易恶变为皮肤癌。

1. 乳头状疣　又称寻常疣,非真性肿瘤,多由病毒引起。病变处皮肤表面乳头样点状肿物向外突出。常为多发性,有时微痒,有时可自行脱落。可用激光治疗,单发者也可手术切除。

2. 老年性色素疣　又称老年斑,多见于头面部及躯干,呈灰黑色、斑块样,大小不一、高出皮面,表面干燥,基底平整,不向表皮下伸延。局部扩大增高、出血破溃时有恶变可能。恶变时可手术切除。

二、皮肤癌

1. 皮肤基底细胞癌(skin basal cell carcinoma)　好发于头面部。来源于皮肤或附件基底细胞,发展缓慢,浸润性生长,质地较硬,破溃后呈鼠咬状溃疡边缘,很少发生淋巴转移和血行转移。可同时伴色素增多,呈黑色,称色素性基底细胞癌,易误诊为恶性黑色素瘤。对放射线敏感,可做放疗,早期也可手术切除。

2. 皮肤鳞状细胞癌(squamous cell carcinoma)　继发于慢性溃疡或慢性窦道开口处,或为瘢痕部的溃疡经久不愈而癌变。表面为菜花状,边缘隆起而不规则,底部高低不平,易出血,伴感染时有恶臭。可发生局部浸润及区域淋巴结转移。治疗以手术切除为主,应做区域淋巴结清扫。对放疗亦敏感,但不易根治。病变在下肢者有骨髓浸润时,需截肢。

三、黑痣和黑色素瘤

1. 黑痣(pigment nevus)　为色素性斑块。位于真皮层者称皮内痣,少见恶变;位于表皮和真皮交界处者称交界痣,外伤或感染后易恶变;皮内痣与交界痣同时存在者称混合痣。当黑痣色素加深、变大、瘙痒、疼痛时,可能已恶变,应及时切除并送病检。黑痣受激惹后易恶变,忌做不完整切除或化学烧灼。不主张做冷冻或电烧灼,因无病理诊断难以明确其性质。

2. 黑色素瘤(melanoma) 由制造黑色素的细胞组成,高度恶性,向四周和深部浸润性生长,早期即可发生淋巴转移和血行转移,发展迅速,预后极差,应争取早期诊断和进行广泛根治性切除,并辅助化疗和免疫治疗。

四、血管瘤

一般为非真性肿瘤。按瘤体结构可将其分为三类。

1. 毛细血管瘤(capillary hemangioma) 多见于女婴,出生时或生后早期见皮肤有红点或小红斑,逐渐增大,局部稍隆起且红色加深。瘤体境界清楚,压之褪色,放手后恢复红色。一般为错构瘤,1 年内可停止生长或消退。如增大速度比婴儿发育更快,则为真性肿瘤。

早期瘤体较小时治疗较容易,可手术切除或作液氮冷冻,亦可用 ^{32}P 敷贴、X 线照射或激光治疗,愈后一般不留痕迹,效果良好。瘤体增大后再治疗,易留下痕迹。个别生长范围较广者,可试用泼尼松口服治疗。

2. 海绵状血管瘤(cavernous hemangioma) 一般由小静脉和脂肪组织构成。多数生长在皮下组织内,也可在肌肉内,少数可在骨或内脏等部位。位于皮下者,局部稍隆起,但皮肤正常,或可见毛细血管扩张,或呈青紫色。瘤体质地较软,境界不清,按压时有压缩性,可有钙化结节,可有触痛。位于肌肉内者,局部肌肉肥厚、下垂,在下肢者长时间站立或行走后有发胀感。

治疗应及早手术切除,术前须充分估计病变范围,必要时可做血管造影,术中要注意控制出血、尽可能切除瘤体组织。局部注射血管硬化剂可作为辅助治疗。

3. 蔓状血管瘤(hemangioma racemosum) 由较粗的迂曲血管构成,大多数为静脉,也可有动脉或动静脉瘘。常发生在皮下组织、肌肉或侵入骨组织,范围较大,甚至可超过一个肢体。体表常可见蜿蜒的血管,部分病变可听到血管杂音,或可触到硬结。病变在下肢者,皮肤可因营养障碍而变薄、着色、破溃、出血。病灶累及较多肌群者可影响运动能力。青少年患者病变累及骨组织时,肢体可增长、增粗。

治疗可做手术切除,但因瘤体大、范围广、境界不清、术中出血多,手术难度较大。术前必须做血管造影,详细了解瘤体范围,并准备足够血源,设计好术中止血的措施。少数严重病例,病变位于一侧整个下肢甚至累及躯体者,广泛迂曲的血管可能明显增加心脏负荷,有导致心力衰竭可能时,必要时可考虑做截肢手术。

五、脂肪瘤

脂肪瘤(lipoma)为正常脂肪样组织的瘤状物,好发于四肢、躯干浅表部位。境界清楚,分叶状,质软,无痛,生长缓慢。瘤体一般较小,直径 1~2cm,少数患者可单发巨大脂肪瘤。多发性脂肪瘤可能有家族史。

无症状者可暂不作治疗;影响外观及功能的单发性脂肪瘤,可考虑手术切除;肩部、项部的脂肪瘤,质稍偏硬,界限不甚清楚,且术后伤口愈合稍慢、易感染,术后的瘢痕可能影响局部外观及功能,故一般不建议手术。考虑为深部脂肪瘤时,可做 B 超、CT、MRI、穿刺等检查。深部脂肪瘤有恶变可能,应及时切除。

六、纤维瘤和纤维瘤样病变

1. 纤维黄色瘤(fibroxanthoma) 位于真皮层及皮下,多见于躯干、上臂近端。由不明的外伤或瘙痒后小丘疹发展而成。瘤体内常有陈旧性出血,含铁血黄素,故呈褐色或深咖啡色。肿块质硬,边界不清,易误为恶性。直径一般在 1cm 以内,增大者应怀疑恶变可能,应及时手术并送病检。

2. 隆凸性皮纤维肉瘤(dermatofibrosarcoma protuberans) 好发于躯干,来源于真皮层,呈瘢痕疙瘩样隆起,有假包膜,表面皮肤光薄,低度恶性。治疗应做根治性切除,切除后易复发,多次复发恶性度增高,还可发生血行转移。

3. 带状纤维瘤(desmoid fibromatosis) 见于腹壁,为腹壁外伤后或产后修复性纤维瘤,常夹有增生的横纹肌纤维,无明显包膜,为非真性肿瘤。治疗应手术完整切除。

七、神经鞘瘤和神经纤维瘤

神经纤维包括神经纤维束内的神经轴及轴外的神经鞘细胞与纤维细胞。

1. 神经鞘瘤(schwannoma) 来源于神经鞘细胞。见于四肢神经干的分布部位,包括:①中央型:源于神经干中央,其包膜即为神经纤维。瘤体呈梭形,手术不慎易切断神经,应沿神经纵行方向切开包膜分离出肿瘤。②边缘型:源于神经边缘,神经索沿肿瘤侧面而行。手术易摘除瘤体,较少损伤神经干。

2. 神经纤维瘤(neurofibroma) 来源于神经纤维细胞,可夹杂有脂肪、毛细血管等。常对称生长,沿神经干分布,呈多发性,大小不一。上肢多见于正中神经和尺神经走行区域,下肢多见于大腿和小腿的后侧。多无症状,也可伴明显疼痛,皮肤常呈咖啡样色素斑,肿块可如乳头状。本病可伴有智力低下,或伴原因不明的头痛头晕,可有家族聚集倾向。

八、囊性肿瘤和囊肿

1. 皮样囊肿(dermoid cyst) 为先天性囊性畸胎瘤,好发于眉梢或颅骨骨缝处,可与颅内交通呈哑铃状。手术时应有充分估计和准备。

2. 皮脂囊肿(sebaceous cyst) 俗称粉瘤,非真性肿瘤,为皮脂腺腺管阻塞、皮脂潴留而形成的潴留性囊肿。多见于头面及背部等皮脂腺丰富部位。瘤体较小,质柔韧、圆形、与表面皮肤粘连。囊内容物为皮脂与表皮角化物,外观呈豆渣样,继发感染时有奇臭。治疗方法为手术完整切除,继发感染者待感染控制后再手术。

3. 表皮样囊肿(epidermoid cyst) 为表皮进入皮下组织生长而成的囊肿,一般为外伤或注射引起。囊壁由表皮构成,囊内为角化鳞屑与液体。囊肿指头大小,圆形,质较软。治疗为手术切除。

4. 腱鞘或滑液囊肿(synovial cyst) 由腱鞘或滑囊慢性劳损变性而形成。多见于手腕、足背或关节附近。瘤体较小者一般 1~2cm,质硬、边界清楚、表面光滑,活动度差;大者直径可达数厘米,质较软。囊壁为腱鞘或滑囊壁,囊内为稠厚的白色胶冻状物。局部可有疼痛,但一般认为疼痛为劳损所致而非囊肿所致。治疗可手术切除,手术时注意勿损伤肌腱;瘤体小而硬者可用指力按破,大而软者可抽出囊液后注入泼尼松龙,治疗后易复发。

（陈京来）

复习思考题

扫一扫
测一测

1. 良性肿瘤与恶性肿瘤有哪些区别?

2. 肿瘤的临床诊断主要包括哪些内容?

3. 试述肿瘤的分期及其治疗方法。

第十五章

外科微创技术

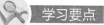

学习要点

内镜技术;腔镜技术;介入技术;微创外科的临床应用。

第一节 概 述

外科手术切除病变之同时必然会对机体的局部或全身造成不同程度的损伤和破坏,甚至引起严重并发症而导致死亡。因此,要降低或减少手术操作对机体造成的过度损伤与不良后果,"微创"技术一直是外科医生所努力追求的最高境界。

一、微创的基本概念

微创外科(minimally invasive surgery,MIS)概念的提出是外科学的一场革命,它深刻地影响了外科学的根本理念。它应是一种措施,借助各种各样的器械,经过最小的手术切口、最小的器官组织创伤及产生最轻的全身和局部炎性反应,达到治疗疾病的目的。自 20 世纪后期,腔镜系统的出现使微创外科观念迅速建立并得以传播,使外科微创化和微创外科得以实施。法国 Mouret 在 1987 年完成第一例腹腔镜胆囊切除术,标志着腹腔镜外科技术的成熟并成为微创外科历史发展的里程碑。此后,以腹腔镜为首的微创技术渗透到普通外科、胸外科、泌尿外科、妇产科、心脏外科、神经外科、骨科等各具体专业,逐渐动摇并替代传统外科手术方式。随着大型 X 光机、B 超、CT 及磁共振等现代医疗影像设备的出现,在其引导或帮助下,介入治疗的出现,进一步减小了手术创伤。

二、微创外科的发展简史

1. 内镜探索阶段 1880 年 Nitze 和 Leiter 制造出实用的膀胱镜;不久 Leiter 又与 Mikulicz 设计出胃镜和食管镜;1886 年膀胱镜上装上了微型灯泡,使术者可以看到比较清晰的图像,成为可靠的检查手段。

2. 内镜在体腔的应用和腹腔镜的形成与完善阶段 瑞典医学教授 Jacobaeus 于 1910 应用自己设计的套管先做气腹,再应用膀胱镜插入腹腔,进行腹腔和胸腔检查,首先提出用内镜诊断腹内疾病的可能;德国外科医师 Kelling 于 1923 年用内镜检查有助于胃癌的分期;Hopkins 柱状透镜和纤维导光束的发明,使现代腹腔镜问世。

3. 腹腔镜外科手术发展阶段　德国的 Semm 1983 年完成第一例腹腔镜阑尾切除术;1986 年电子内镜问世,主要是电子胃镜和电子结肠镜;1987 年电视腹腔镜做成,可以开展较复杂手术,腹腔镜外科手术的开展有了坚实的基础。

知识链接

微 创 医 学

微创医学(MIM)是将社会人文思想与医学微创理念融为一体的现代医学观念。前者强调医学要以人为本,患者至上,治病过程中要从人文关怀出发,在不违背医疗原则的基础上,确立以患者为中心的医疗原则,促进其心身全面康复;后者强调在诊断与治疗疾病的全过程中,尽可能减轻或不损害机体内环境稳定性为目的。

第二节　内镜技术

早在 1805 年德国医生 Bozzini 便提出了内镜的设想,近 200 多年来,随着现代科学技术的飞速发展,内镜技术已经发展成为现代临床外科学的最重要的诊断和治疗方法之一。内镜技术在外科临床实践中的应用,深刻地影响着并在逐渐地改变着人们的一些传统外科思维方式。目前内镜已广泛应用于临床各科。

一、内镜技术的基本原理

内镜种类较多,习惯上把经人体自然通道进入者称为内镜(endoscope),如胃镜、结肠镜等;而经戳孔进入体腔或潜在腔隙者称为腔镜,如腹腔镜、关节镜等。从性能和质地角度分为硬质内镜和软质内镜,现以膀胱镜和纤维胃镜来说明这两类内镜的基本原理。

1. 膀胱镜　硬质膀胱镜的结构原理是以纤维导光索将冷光源光线导入,镜身自尿道插入至膀胱,可依次观察尿道及膀胱腔内的各种病变,包括结石、异物、血块、溃疡或新生物等。可做病灶活检或切除,还可做输尿管插管及造影。硬质内镜虽然不能像软质内镜那样随意调节观测方向,但具有结构简单、操作方便、内镜不易受损等多种优点,至今在临床上仍被广泛应用。

2. 纤维胃镜　属软质内镜,其镜身及头端均可弯曲。完整的纤维胃镜设备包括纤维、冷光源和附件(包括活检及治疗器械、摄影及电视装置)三部分。有多个腔道,术者在胃镜直视下可采用各种附件进行操作,包括活检及切除等。

二、内镜下的常用诊疗技术

内镜对人体组织结构的成像成为进行诊断和治疗的基础。不但可以对病变部位、形状、大小、颜色等进行观察,还可对病灶进行染色、放大、造影、活检以确定病变的性质,甚至可以应用高频电凝及超声刀、激光、微波、射频、氩氦刀等对某些疾病进行治疗。

联合应用染色内镜和放大内镜可更准确地反映病变的病理学背景,如区分增生性、腺瘤性和癌性病变等,从而提高早期癌的检出率。食管黏膜喷洒碘溶液,通过观察黏膜是否着色来判定病变区域,在该部位取活检往往可以发现早期肿瘤。大肠黏膜喷洒靛胭脂染色,通过放大内镜观察黏膜隐窝的形态,判定病变的性质及浸润深度,决定是否进行内镜或手术治疗。

内镜下造影技术,如经内镜逆行胰胆管造影术、膀胱镜下逆行输尿管肾盂造影术等扩展了常规 X 线造影技术的应用范围,提高了诊断准确率。经内镜可以利用活检钳取出组织标本获得病变的病理诊断,为进一步诊断和治疗打下基础。

内镜手术所用的基本的设备是高频电发生器,可产生电凝电流及电切电流,并根据需要可调整成不同比例的混合电流。高频电刀通过电极尖端产生的高频高压电流在与机体接触时,可使组织瞬时加热,实现对机体组织的分离和凝固,达到切除病变组织和止血的目的。

射频是一种高频交流变化电磁波。高于 10kHz 的高变电流通过活体组织时,组织内离子随高变电流产生振动在电极周围产生 90~100℃的高温,通过热传导使局部组织毁损,但并不引起神经-肌肉的应激。射频现已应用于肝癌、消化道出血、消化道息肉、胃食管反流、骨关节炎等疾病的治疗。

氩氦刀是一种冷冻治疗仪,可使靶区组织的温度在 10~20 秒内迅速降到-140℃以下,然后快速升温至 30~35℃,从而使病变组织摧毁。在腔镜下可通过氩氦刀对肝、肾等器官的恶性肿瘤进行冷冻治疗。

三、内镜技术在外科的临床应用

1. 胆管结石　开腹胆道探查取石术有较大的盲目性和局限性,并发症也较多。纤维胆道镜可用于胆道探查取石、取异物、止血,也可在术中指引狭窄段胆管的扩张,或经肝实质切开处或肝断面取出胆管结石。

2. 胃癌　随着胃镜技术的完善,早期胃癌的诊断率已明显提高。这些早期胃癌可以行内镜黏膜切除术。

3. 泌尿外科疾病　泌尿外科是内镜技术应用最为广泛的临床科室之一,约90%以上的泌尿外科手术均可通过内镜来完成。泌尿系结石已经很少需要开放手术。经皮肾镜、输尿管镜、膀胱镜或腹腔镜,可采用气压弹道、液电、超声、激光等方法碎石,清除绝大多数肾、输尿管或膀胱结石。

4. 胸外科疾病　如食管镜用于食管息肉、早期肿瘤性病变切除等;支气管镜用于支气管病变的切除、止血或支气管狭窄球囊扩张等。

四、内镜技术的进展

近年来内镜技术又有很多革命性的进步。

1. 胶囊内镜　完整的系统由胶囊内镜、无线接收记录仪和工作站三部分组成。胶囊内镜是一个塑料胶囊,其内包含有摄像机、无线电发射器等装置。胶囊被检查者吞下后,借助消化道的蠕动在全消化道内推进过程中,能随时将胃肠道所观测到的图像发射到无线接收记录仪。这些信息接收后再转传至定制的 PC 工作站后,医生就能通过软件观看到所接收的图像,并对疾病作出诊断。

2. 各种新型内镜　染色内镜是应用特殊的燃料对胃肠道黏膜进行染色,使黏膜结构显示更加清晰,病变部位与周围的对比更强,从而提高病变检出率;放大内镜则是在普通内镜的物镜与导光束之间,或物镜与微型摄像机之间装有不同倍数的放大镜头,可将观察对象放大 60~170 倍,使其对早期黏膜病变的诊断效果明显优于普通内镜。更新的发展还有共聚焦激光纤维内镜、超声内镜等。

第三节　腔镜外科技术

一、概述

1910 年瑞典的 Jacobaeus 首次将腔镜用于观察人的腹腔。1938 年匈牙利的 Veress 发明了弹簧安全气腹针并一直沿用至今。20 世纪 50 年代,英国物理学家 Hopking 发明了柱状透镜使光传导损失减小,腹腔镜的图像更为清晰,极大地促进了腹腔镜在妇科、消化内科疾病诊断和治疗中的应用。1987 年法国的 Mouret 用腹腔镜在为一妇女治疗妇科疾病的同时切除了病变的胆囊,从此,开启了以腹腔镜手术为代表的微创外科时代。

二、腹腔镜外科手术设备、器械和基本技术

临床上有很多不同类型腔镜,如胸腔镜、腹腔镜、宫腔镜和关节镜等,其基本构件和操作原理相似。腹腔镜主要设备由四部分组成:①腹腔镜图像显示系统,包括腹腔镜、光源、导光束、摄像机和电视监视器;②气腹系统,有气腹针、气腹机、CO_2 气瓶三部分组成;③切割止血系统,目前最常用的是高频电刀及超声刀;④冲洗吸引系统,包括冲洗吸引管和冲洗吸引装置。腹腔镜手术器械主要有电钩、分离钳、肠钳、吸引管、持针钳、打结器、钛夹钳及吻合器等。

腹腔镜外科的发展,形成了不同于开腹手术的基本技术。

1. 造气腹技术　有闭合式与开放式之分。闭合式造气腹最常用的是气腹针法,选好穿刺点后,通过穿刺点做一纵形或弧形切口,深达皮下或腹白线,此切口用来插入气腹针,也为插入第一套管做准备,捏住气腹针依次穿经筋膜和壁腹膜,使针的侧孔进入游离腹腔;开放式造气腹在穿刺点做一 2cm 左右小切口,逐层切开至腹膜,直视下检查和用手指探查并分离切开周围有无腹腔粘连,然后放置 10mm 套管,在套管上下方缝合腹膜以防漏气,并用此线固定套管以防其脱出,连通气腹管以低流量缓慢充起腹腔。

2. 腹腔镜下止血　电凝止血是腹腔镜手术中的主要止血方式,有单极和双极电凝两种。其他有钛夹、超声刀、自动切割吻合器、内套圈结扎及缝合等。

3. 腹腔镜下组织分离与切开　组织切开、分离是腹腔镜手术中重要的步骤,分离得好,解剖结构就清楚,手术中出血就少。腹腔镜手术分离组织结构时,不像开腹手术那样,可以用手触摸感觉组织的致密与疏松,只能借助于手术器械。组织分离与切开的方法主要有电凝切割、剪刀锐性剪开、超声刀凝固切割、分离钳钝性分离等。

4. 腹腔镜下缝合打结　此乃腹腔镜手术必须掌握的复杂技术之一。与传统开腹手术相比,增加了进出针线、体内拾针、失去立体视觉不易绕线等许多方面的技术难

度。掌握2种体外打结法和1~2种体内打结法可以应对大多数复杂的腹腔镜手术。对腹腔镜缝合打结技术依赖性较大的腹腔镜手术主要有腹腔镜胆总管切开探查术、腹腔镜食管裂孔疝修补胃底折叠术、腹腔镜 Heller-Dor 手术、腹腔镜胆总管囊肿切除胆肠吻合术、腹腔镜近端胃大部切除食管-胃吻合术等。

5. 标本取出　小于或略大于套管鞘的标本可以直接从套管鞘内取出。如标本较大可将操作孔扩大后取出。切除的组织巨大,又是良性病变,可借助器械"弄碎"后从套管鞘内取出,亦可做一小切口取出组织。有条件最好使用塑料标本袋,将标本放入袋中,再用上述方法取出标本,恶性肿瘤标本取出必须使用标本袋,保持完整以免造成肿瘤的播散。

6. 手助腹腔镜技术　对于那些肿块直径超过8cm的腹腔镜肿瘤根治术以及腹腔镜肝、胰、脾、肾等实质性脏器切除术,手助腹腔镜技术不仅可以大大降低手术难度、提高手术安全性,而且能节省手术时间、降低手术费用。手助口原则上应选在避开腹直肌又便于左手操作的部位,如腹白线上的腹正中切口、左右下腹部的麦氏切口或类麦氏切口。

三、腹腔镜技术在外科的临床应用

早年,腔镜主要用于腹腔探查,对疾病进行诊断。近20年来,腹腔镜手术在临床上广泛地应用于外科疾病的治疗。主要包括炎性疾病(如胆囊炎、阑尾炎)、先天性发育异常(如小儿巨结肠)、外伤及良性肿瘤等。常用的手术包括腹腔镜胆囊切除术、结肠切除术、阑尾切除术、食管反流手术(Nissen 手术)、小肠切除术、疝修补术、脾切除术等;目前结直肠癌根治性切除术、胃癌根治术等越来越普及;而腹腔镜胰十二指肠切除术(Whipple 手术)、解剖性半肝切除术、血管动脉瘤切除或转流术等,在三级医院也越来越成熟。

四、腹腔镜手术的并发症

腹腔镜外科手术过程中可能出现的并发症:①气胸、纵隔气胸、皮下气肿;②二氧化碳蓄积、高碳酸血症、酸中毒;③气栓;④静脉血栓形成;⑤颅内压增高;⑥低钠血症、水中毒;⑦脏器穿孔及血管损伤。

知识链接

腹腔镜胆囊切除术主要并发症及处理

1. 出血　可分为渗血、小动脉出血、大动脉出血及静脉出血。可先用压迫法或电凝法止血,凡无法止血或有严重的出血,均需立即开腹止血。

2. 胆管损伤　解剖变异,术中解剖关系不清,容易发生胆管误伤。对于损伤小或侧壁的损伤,可予缝合并予以腹腔引流。若胆管损伤严重,则需开腹手术。

3. 胆囊破损　术中胆囊破损属常见现象,不会增加死亡率。移出胆囊、吸净胆汁后,用生理盐水冲洗右结肠旁沟即可。

4. 内脏器官损伤　多发生于横结肠、十二指肠以及上腹部小肠,可在腹腔镜下缝合修补,必要时开腹手术,术后需使用抗生素。

第四节　介入治疗技术

一、概述

介入治疗（interventional therapy）是以影像诊断学为基础，在西医学影像诊断设备，如在大型 X 光机、B 超、CT 或磁共振等引导或帮助下，利用穿刺针、导管、导丝、球囊、支架等介入器械引入人体，对体内病灶进行有目的的诊断和治疗的一种微创技术。介入治疗不用开刀，即可治疗许多过去无法治疗或必须手术治疗或内科治疗欠佳的疾病，如冠心病、心律失常、先天性心脏病、肿瘤、脑中风、各种脑血管畸形、各种出血、动脉瘤等。

二、外科常用介入治疗技术

1. 经血管介入治疗技术

（1）经导管血管内药物灌注术：经介入导管将药物直接注射到靶器官的供血动脉或静脉，以提高病变（靶组织）局部的药物浓度和治疗效果，减少药物的毒副作用。临床常用于：①恶性肿瘤；②消化道出血；③器官供血不足性病变；④动脉血栓形成等。

（2）经导管动脉内化疗栓塞术或栓塞术（TACE 或 TAE）：前者常用于不可切除肝癌的姑息性治疗，对于可切除而肝癌局部的动脉血供较差者原则上不采用；门静脉主支或主干有癌栓、脾肿大、脾功能亢进及肝功能较差者慎用。栓塞术主要适用于消化道止血；大咯血；肝、脾、肾和后腹膜及骨盆外伤性大出血；其他可用于动脉瘤、脾功能亢进或肝、脾动静脉瘘，以及各种动静脉畸形（瘘）等。

（3）经皮腔内血管成形术（PAT）：主要适用于粥样动脉硬化、大动脉炎、血管壁肌纤维发育不良、血管蹼、血管发育畸形；血管搭桥后或移植血管吻合术后吻合口狭窄、巴德-吉亚利综合征下腔静脉性或节段性狭窄、闭塞及肝静脉狭窄和闭塞等。

（4）经颈静脉肝内门体静脉分流术（TIPS）：主要适用于门脉高压症并发食管静脉曲张破裂出血、顽固性腹水的治疗，特别适用于肝功能较差不能耐受外科手术者或等待肝移植的患者。

（5）经皮血管内导管药盒系统植入术：主要用于少血供型的转移性肝癌门静脉化疗，或经门静脉输注非化疗药物如干扰素、胰岛素和胰源性激素以增加肝细胞的营养；或经门静脉进行干细胞移植如胰岛细胞和肝细胞移植，治疗糖尿病和终末期肝病。

2. 非血管途径介入治疗技术

（1）经皮经肝穿刺胆道外引流术（PTCD）：在超声或 X 线的引导下，经皮经肝穿刺肝内扩张的胆管。可作为不能耐受外科手术的急性梗阻化脓性胆管炎暂时性外引流，也可作为肝门部胆管癌或胰头癌术前减轻黄疸、改善肝功能，以提高手术安全性的一种手段。

（2）经皮穿刺置入式微波组织凝固治疗技术和射频消融术（IMTC 和 RFA）：在超声引导下，将微波治疗天线或射频探头插入靶组织癌肿内，通过微波或射频对局部产生高温固化，使肿瘤及其他周边组织迅速产生球形或扁球形的变性、坏死。

（3）超低温冷冻消融术（CSA）：其穿刺方法与上述两种方法相同，不一样的是超低温冷冻消融术在肿瘤组织内产生-172℃以下的低温冷冻效应,可使癌肿发生凝固性坏死。

（4）经皮无水乙醇注射治疗（PEI）、电化学治疗:在超声引导下穿刺肿瘤中心部位,分别注入无水乙醇或插入正负电极,使肿瘤产生凝固坏死。

（5）经皮穿刺置管引流术:在超声或 CT 的引导下,将穿刺导管置入脓腔或积液区局部,用于治疗肝脓肿、腹腔内脓肿,盆腔脓肿或积液等。

三、介入外科技术的主要并发症

1. 经血管介入治疗技术主要并发症　包括:①穿刺并发症:穿刺部位出血、血肿、血管内膜损伤或假性动脉瘤形成,导管在血管内打结、断裂、甚至形成血栓;②造影剂引起的过敏反应或肾小管损害等不良反应。

2. 非血管途径介入治疗技术主要并发症　包括穿刺部位相关的症状和脏器损害,穿刺所致脓肿破溃扩散、肿瘤种植等。

（彭　鋆）

扫一扫
测一测

复习思考题

1. 腹腔镜外科基本操作技术有哪些?

2. 腹腔镜手术的并发症有哪些?

3. 常用的外科介入技术有哪些?

颅内压增高

学习要点

颅内压增高的概念、原因、临床表现、诊断及治疗;脑疝的概念、原因、临床表现及治疗。

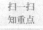

第一节 概 述

颅腔与脑组织、脑脊液和血液,是颅内压形成的物质基础。颅缝闭合后,颅腔容积固定不变,约为 1400~1500ml。颅腔的三种内容物(脑组织、脑脊液和血液)对颅腔壁所产生的压力,称为颅内压(intracranial pressure,ICP)。正常成人颅内压为 0.7~2.0kPa(70~200mmH$_2$O),儿童为 0.5~1.0kPa(50~100mmH$_2$O)。由于某种原因造成颅腔内容物体积或容量增加时,超过其代偿能力,使颅内压持续在 2.0kPa 以上而引起的综合征,称为颅内压增高。

【颅内压的调节】

正常成人的颅腔是一个半密闭的腔隙,其容积是固定不变的,而颅内容物的总体积也是维持相对的恒定,使颅内压相对稳定。颅内的三种内容物,如有其中一种的体积增加,其他两种的体积作代偿性的缩减。由于脑组织不能被压缩,因此颅内压的调节需通过脑脊液和血液体积变化来实现。为了维持脑的正常代谢,颅内血流量不可能出现大幅的增减,因此,颅内压的代偿主要依靠脑脊液量的变化来完成。颅内压增高时,脑脊液分泌减少,吸收增加,颅内压降低时则相反。颅内脑脊液量仅占颅内容物总体积的 10%,因此脑脊液的增减对颅内压的调节作用是有限的;一般认为,颅内容物总体积增加超过 5% 时,颅内压开始增高,增加 8~10% 时,将产生严重的颅内压增高。

【病因】

1. 颅内占位性病变 如颅内出血或血肿、肿瘤、脓肿、肉芽肿及寄生虫病等。

2. 脑体积增加 脑损伤、炎症、缺氧、缺血、中毒或酸碱平衡失调等,可引起脑水肿,使脑体积增加。

3. 脑血流量增加 高血压、脑血管畸形、动静脉瘘以及呼吸道梗阻、呼吸衰竭、严重酸中毒等,导致 PaCO$_2$ 增加、PaO$_2$ 降低,使脑血管扩张,脑血流量增加。

4. 脑脊液增多 见于某些颅内中线部位的肿瘤、小脑幕下肿瘤或脓肿等病变阻塞脑脊液循环通路,产生梗阻性脑积水;某些颅内先天性畸形、蛛网膜炎及脑脊液分泌吸收障碍等引起交通性脑积水。

5. 颅腔容积缩小　向颅内生长的骨瘤、颅底陷入症、颅缝过早骨化、严重的颅骨凹陷性骨折及狭颅症等,可使颅腔容积缩小,引起颅内压增高。

【分类】

1. 病因分类　①弥漫性颅内压增高:特点是颅内各部位压力均匀增高,不存在明显的压力差,脑组织没有明显的移位。多见于脑膜炎、脑水肿、交通性脑积水等。②局灶性颅内压增高:特点是颅内存在局灶性病变,脑组织、脑室和中线结构受病灶挤压而移位,造成颅腔内不同部位之间出现压力差更容易出现脑疝。多见于颅内血肿、肿瘤等。

2. 病程分类　①急性颅内压增高:病情发展快,见于外伤性颅内血肿、高血压脑出血等;②亚急性颅内压增高:病情发展较快,但没有急性颅内压增高那么紧急,见于进展性恶性颅内肿瘤、颅内炎症等;③慢性颅内压增高:病情发展较慢,可长期无颅内压增高的症状和体征,见于发展较慢的颅内肿瘤、脑血管畸形和慢性硬脑膜下血肿等。

【颅内压增高的后果】

1. 脑血流量减少　脑灌注压为平均动脉压与颅内压之差,正常为 70~90mmHg。严重颅内压增高将导致脑灌注压降低,脑血流量减少。当颅内压接近动脉舒张压时出现代偿性血压升高,以维持脑血流量;当颅内压接近平均动脉压时脑血液供应接近停止,患者处于严重脑缺血状态。

2. 脑疝　是颅内压增高的最严重后果及患者死亡的直接原因。

3. 脑水肿　颅内压增高时,某些因素可直接影响脑的能量代谢和血流量,使水分潴留在神经细胞内,称为细胞中毒性脑水肿;颅内病变使毛细血管通透性增加,水分潴留在神经细胞外间隙,称为血管源性脑水肿。

4. 生命体征改变　颅内压急剧增高时,患者出现血压升高、心跳和脉搏缓慢、呼吸加深变慢、呼吸节律紊乱、体温升高,继之出现血压下降、心跳呼吸停止,这种生命体征变化称为库欣现象(Cushing phenomenon),多见于急性颅内压增高,慢性者不明显。

5. 应急性溃疡　颅内压增高时,下丘脑自主神经中枢缺血而致功能紊乱,消化道黏膜血管收缩而致缺血,可产生广泛的消化道溃疡。

6. 神经源性肺水肿　颅内压增高时,下丘脑及延髓受压,血压反应性升高,左心室负荷过重,左心房及肺静脉压增高,肺毛细血管压力增高,液体外渗,引起肺水肿。

【临床表现】

1. 头痛　为颅内压增高最早出现和最常见的症状,多为胀痛或撕裂痛,通常在夜间和清晨较重,以前额及颞部明显,当咳嗽、用力、低头活动时加重。

2. 呕吐　头痛剧烈时常伴有呕吐,典型表现呈喷射性呕吐,为呕吐中枢受刺激所致,无恶心前驱表现,与进食无关。

3. 视盘水肿　是颅内压增高时最重要的体征。眼底检查可见有视盘充血、边缘模糊不清、生理凹陷消失、视网膜静脉怒张等;严重者视盘隆起,周边呈火焰状出血;视力在早期可无明显改变或仅有视野缩小,继而可发生视力下降或失明,为继发性视神经萎缩所致。

头痛、呕吐和视盘水肿是颅内压增高的典型表现,称为颅内压增高的"三主征"。

三个征象出现的时间可能各自先后不同,轻重也不一致。

4. 意识障碍 早期表现为嗜睡、反应迟钝;严重时可出现昏睡、甚至昏迷。

5. 生命体征改变 急性颅内压增高时,出现库欣现象。

6. 其他 颅内压增高时,有的患者可出现抽搐。外展神经受到牵拉,可出现眼外直肌瘫痪,眼球外展受限,出现复视,阵发性黑矇。小儿颅骨骨缝未闭,可见前囟扩大,张力增加,叩击时呈破罐声。

【诊断】

1. 病史和体检 当有颅内压增高的"三主征"出现时基本可以确定存在颅内压增高。视盘水肿出现较晚,仅出现头痛或呕吐应进一步检查,结合伴随的颅内疾病作出诊断。

2. 辅助检查

(1)CT、MRI:CT不仅能将脑断面上的解剖结构显示出来,还可将病灶部位清晰地显示出来。如果给患者静脉注入增强剂后,再作扫描,检出率将更高,是目前神经外科定位定性诊断常用的方法;MRI影像分辨率明显高于CT,并可进行不同方位的成像,更清楚地显示颅内占位性病变的大小、形态、位置。

(2)头颅平片:可显示颅内压增高征象,如颅缝增宽、脑回压迹加深、蝶鞍扩大、鞍背和后床突骨质吸收、颅骨骨质局部破坏或增生、钙化的松果体移位等。

(3)腰椎穿刺:可测定脑脊液压力,并同时做脑脊液生化检查以辅助诊断颅内某些病变。腰椎穿刺可能诱发急性脑疝,检查时应慎重。

(4)脑血管造影术:可以帮助了解颅内肿瘤的血供和脑血管的受累情况。对颅内动脉瘤、血管畸形病变,具有重要的诊断价值。

(5)其他检查:如颅内压监护仪、脑电图描记、放射线核素扫描等,对颅内病变有一定的诊断和鉴别诊断意义。

【治疗】

1. 病因治疗 是最根本和最有效的治疗方法。如切除颅内肿瘤,清除颅内血肿,控制颅内感染等。

2. 对症治疗——降颅内压。

(1)脱水疗法:①限制入水量:成人每日输液量控制在1500ml左右,以10%葡萄糖溶液为主;②高渗性脱水剂:以甘露醇最常用,可用20%甘露醇以每千克体重1~2g在10分钟左右静脉快速滴注或推注,每日2~3次;③利尿剂:常用呋塞米,每次20~40mg,肌内注射,每日2次;④血浆或白蛋白:20%~25%的人血清白蛋白可提高血液渗透压,减轻脑水肿。脱水利尿治疗时应注意防止发生严重水电解质紊乱,一般脱水至患者处于轻度脱水状态为宜。

(2)激素应用:皮质激素对减轻脑水肿效果明显,宜早期应用,常用的药物有氢化可的松、地塞米松等,但不宜久用,以免诱发应激性溃疡等并发症。

(3)低温疗法:冬眠低温有利于降低脑细胞代谢,使之能耐受缺氧,防治脑水肿,降低颅内压。

(4)过度换气:用呼吸机等机械方法增加患者肺通气量,以降低 $PaCO_2$,脑脊液碱化,使脑血管床的体积缩小,减少脑血流量和脑血容量,快速降低颅内压。一般短暂应用,以免造成或加重脑缺血。

(5)巴比妥治疗:可减少氧耗量,增加脑组织对缺氧的耐受力;使血管收缩,减少脑血流量;增强细胞膜钠钾泵功能;抑制脑脊液产生,从而降低颅内压。常用药物为硫喷妥钠及戊巴比妥。

3. 手术治疗:脑室穿刺引流、颞肌下减压术和各种脑脊液分流术等。

第二节 脑 疝

当颅内病变所致的颅内压增高达到一定程度时,可使部分脑组织通过一些孔隙,从高压区向低压区移位,从而引起一系列临床综合征,称为脑疝。

【病因】

任何原因引起颅内不同区域的压力差以及颅腔与椎管腔之间的压力差增大到一定程度时,均可导致脑疝。常见原因:①外伤所致的各种颅内血肿,如硬脑膜外、硬脑膜下及脑内血肿;②颅内脓肿;③颅内肿瘤;④颅内寄生虫病及各种肉芽肿性病变;⑤医源性因素,如不适当的腰椎穿刺。

【分类】

根据移位的颅内结构的部位不同,或移位时所通过的间隙或孔道不同,可将脑疝分为三类:①小脑幕切迹疝,又称颞叶钩回疝;②枕骨大孔疝,又称小脑扁桃体疝;③大脑镰下疝,又称扣带回疝。

知识链接

与脑疝有关的解剖知识

颅腔被小脑幕分隔成幕上幕下两个腔隙,幕下腔容纳脑桥、延髓及小脑。幕上腔又被大脑镰分隔成左右两个分腔,分别容纳左右大脑半球。两侧幕上分腔借大脑镰下的镰下孔相通。中脑在小脑幕裂孔中通过,其外侧面与颞叶的钩回、海马回相邻。发自大脑脚内侧的动眼神经越过小脑幕切迹走行在海绵窦的外侧壁直至眶上裂。颅腔与脊髓腔相通处的出口即为枕骨大孔,延髓下端通过此孔与脊髓相连。小脑蚓椎体下部两侧的小脑扁桃体位于延髓下侧的背面,其下缘与枕骨大孔后缘相对。

【病理】

脑疝时,脑干受压移位,脑干内血管可能受牵拉而致断裂,引起脑干内部出血;一侧的大脑脚受压,出现对侧偏瘫;一侧动眼神经受压,出现同侧动眼神经麻痹症状;颞叶钩回挤压大脑后动脉,引起枕叶皮质缺血坏死;小脑幕裂孔、枕骨大孔被阻塞,脑脊液循环通路受阻,进一步加重颅内压增高。

【临床表现】

1. 小脑幕切迹疝

(1)颅内压增高的症状:主要表现为三主征。

(2)瞳孔改变:动眼神经受刺激时,患侧瞳孔缩小,对光反射迟钝;动眼神经受压麻痹时,患侧瞳孔散大,对光反射消失,并有上睑下垂、眼球外斜;脑干内动眼神经核功能丧失时,出现双侧瞳孔散大,为濒死征象。

(3)运动障碍:一侧的大脑脚受压,表现为对侧肢体肌力减退或麻痹,出现阳性病理征;脑干严重受损时,双侧肢体自主活动消失,甚至出现去大脑强直,为濒死征象。

（4）意识障碍:脑干内网状上行激动系统受损,患者出现不同程度的意识障碍。

（5）生命体征改变:脑干受压,脑干内生命中枢出现功能紊乱或衰竭,表现为心率慢或不规则、血压忽高忽低、呼吸不规则、高热或体温不升,最终呼吸循环衰竭而死亡。

2. 枕骨大孔疝　枕骨大孔被阻塞,脑脊液循环通路受阻,进一步加重颅内压增高,形成恶性循环。表现为剧烈头痛、频繁呕吐、颈项强直、强迫头位;生命体征紊乱出现较早,意识障碍出现较晚;脑干缺氧致瞳孔忽大忽小;延髓呼吸中枢严重受损,患者早期即可突发呼吸骤停而死亡。

3. 大脑镰下疝　一侧小脑幕上出现占位性病变时,首先即可出现大脑镰下疝,超声和 CT 检查易发现,但此时可仅有颅内压增高的表现,而无明显的颅内重要结构受压的表现;当占位性病变进一步增大、引起明显颅内压增高时,若未及时处理,即逐渐发展为小脑幕切迹疝或枕骨大孔疝。

【处理原则及要点】

1. 脑疝是颅内压增高逐渐发展后的最严重的后果,是患者死亡的直接原因。

2. 当患者出现颅内压增高的症状和体征时,即应及时对症处理,避免进一步发展为脑疝。

3. 当颅内压逐渐增高,考虑即将发生脑疝时,应快速输注高渗等药物降颅内压,以暂时缓解病情,争取时间作出更全面的降颅内压治疗。

4. 已经发生脑疝者,应紧急手术去除病因。

5. 脑疝原因难以确定或虽已确定原因但一时无法去除时,可先作侧脑室体外引流术、脑脊液分流术、减压术等姑息手术,病情缓解后再争取彻底处理。

（彭　鉴）

复习思考题

1. 试述颅内压增高的常见病因、临床分型及临床表现。

2. 简述颅内压增高的治疗措施。

3. 试述脑疝的分类、临床表现及处理原则。

第十七章

颅 脑 损 伤

 学习要点

> 颅脑损伤的病因及损伤机制;颅脑损伤的分级;头皮损伤、颅骨骨折、脑损伤的临床表现、诊断与治疗。

第一节 概 述

颅脑损伤在平、战时均常见,仅次于四肢,平时主要因交通事故、坠落、跌倒等所致,战时多因火器伤造成。多年来,尽管在颅脑损伤的基础研究和临床诊治方面取得了不少进展,但其致残率和死亡率仍为身体各部位损伤之首。

【分类】

1. 按损伤的层次或部位及病理过程分类

(1)颅损伤:①头皮损伤:有头皮挫伤、头皮血肿、头皮挫裂伤、头皮撕脱伤;②颅骨骨折:有颅盖骨折、颅底骨折。

(2)脑损伤:①原发脑损伤:有脑震荡、脑挫裂伤等,为致伤因素直接作用于脑组织所致;②继发脑损伤:有颅内血肿、脑水肿等,为头部损伤后颅内病理变化的继发改变。

临床上,致伤因素相对单一者,可能仅导致单一的损伤,致伤因素较复杂者,可能有几种损伤同时存在。就病情而言,颅损伤相对较轻,而脑的损伤往往较重。当暂时仅发现有较轻的颅损伤存在时,一定要注意观察和分析有无可能存在较重脑的损伤,必要时可反复多次 CT 检查。

2. 按损伤组织是否与外界相通分类

(1)闭合性损伤:损伤组织未与外界相通,又分为闭合性颅损伤和闭合性脑损伤。

(2)开放性损伤:损伤组织已与外界相通。患者可出现开放性颅损伤与闭合性脑损伤同时存在,此时头皮、颅骨和硬脑膜在同一部位至少有一层未破;当上述三层结构在同一部位均已破损时,则为开放性颅脑损伤。

临床上,开放伤常较重,如较小的头皮挫裂伤可出现大量出血甚至休克,由火器等造成的开放性脑损伤其死亡率很高。

【病因及损伤机制】

头皮损伤和颅骨骨折的原因及机制分别参见本章第二节和第三节。本节仅叙述脑损伤的原因及机制。

1. 直接损伤 指外力直接作用于头部造成的脑损伤。

(1)加速性损伤:静止的头部受到外力作用而出现加速运动,如头部遭到汽车撞击、棍棒打击、飞石击伤等,外力直接造成脑组织损伤,脑损伤多发生在外力直接作用部位,是较为常见的一种类型。

(2)减速性损伤:运动着的头部,受到外力的阻碍作用而停止运动,如高空坠落、后仰跌倒等使头部撞击在静止的硬物上,脑损伤多发生在撞击点的对侧。其受伤机制是,颅和脑的整体运动过程中,颅受撞击而突然停止运动,而脑组织因惯性继续在颅内向前运动,在撞击的对侧瞬间形成脑与颅之间的负压空间,导致脑组织出现损伤。

(3)挤压伤:头部受到方向相反的两个力的挤压作用而致伤,如倒地后头部被挤压在车轮与地面之间,除了两个力作用点处发生脑伤外,脑的中间结构、脑干也可能发生损伤。

2. 间接损伤 指外力作用于头部以外部位造成的脑损伤。

(1)力的传导:如高空坠落时臀部或双足着地,外力沿脊柱上传至颅底,造成颅底骨折和脑挫伤。

(2)挥鞭样损伤:如从高坡上滚落时,头部与躯干的运动速度和方向不一致,造成头颈交界处软组织、颈髓和脑组织的损伤。

(3)胸部挤压伤:胸部突然受到巨大压力冲击,胸腔内压力升高致使上腔静脉的血液逆行灌入颅内,引起广泛性脑损伤。

【颅脑损伤分级】

1. 伤情轻重分级(表 17-1)

表 17-1 颅脑损伤伤情轻重分级

	轻型(Ⅰ级)	中型(Ⅱ级)	重型(Ⅲ级)
主要损伤	脑震荡	轻度脑挫裂伤 颅内小血肿	广泛颅骨骨折 广泛脑挫裂伤 脑干损伤 颅内血肿
次要损伤	有或无颅骨骨折	有或无颅骨骨折 有或无蛛网膜下腔出血 无脑受压征	
昏迷时间	<30 分钟	<6 小时	>6 小时
自觉症状	轻度头痛头昏	明显	严重
神经系统和脑脊液检查	无明显改变	有轻度神经系统阳性体征	意识障碍逐渐加重或出现再昏迷,有明显神经系统阳性体征
生命体征改变	无明显改变	有轻度改变	明显改变

2. 意识障碍分级(表 17-2)

表 17-2 颅脑损伤意识障碍分级

	语言刺激	疼痛刺激
嗜睡	+叫醒后回答正确	+
昏睡	+叫醒后回答有误	+
浅昏迷	–	+主动有目的回避
昏迷	–	+被动无目的躁动
深昏迷	–	–

3. Glasgow 昏迷评分(表 17-3)

表 17-3 Glasgow 昏迷评分

睁眼反应	记分	言语反应	记分	运动反应	记分
				遵嘱动作	6
		回答正确	5	刺痛定位	5
自动睁眼	4	答非所问	4	刺痛躲避	4
呼唤睁眼	3	言语混乱	3	刺痛屈曲	3
刺痛睁眼	2	仅能发音	2	刺痛过伸	2
无反应	1	无反应	1	无反应	1

轻度颅脑损伤:15~13 分;中度颅脑损伤:12~8 分;重度颅脑损伤:7~5 分;特重度颅脑损伤:4~3 分。

第二节 头皮损伤

1. 头皮闭合性损伤 钝性力量撞击头部,轻则引起头皮挫伤,表现为局部疼痛、肿胀和皮下青紫或瘀血;撞击较重则导致头皮血肿(表 17-4)。头皮闭合性损伤有明显头痛、呕吐者,应留院观察,必要时做 CT、MRI 等检查,以排除颅内损伤。

表 17-4 三种头皮血肿的临床特点及处理要点

	皮下血肿	帽状腱膜下血肿	骨膜下血肿
血肿位置	皮下组织	帽状腱膜与骨膜之间	骨膜与颅骨之间
血肿范围	小而局限,常为 1~2cm	大而广泛,波及整个头皮,积血可达数百毫升	仅限于一块颅骨,终止于颅骨骨缝
血肿硬度	质硬,中央稍软或有凹陷感,易误认为颅骨凹陷性骨折	质软,有明显波动感	硬度居中,无明显波动感
处理要点	自行吸收,一般不须做特殊处理	穿刺抽出积血,加压包扎。儿童注意抗休克	穿刺抽血,加压包扎。警惕并存颅内血肿

2. 头皮开放性损伤

（1）头皮裂伤：钝性所致头皮裂伤创缘多不规则，锐器所致创缘整齐。头皮血运丰富，伤处血管断端因其周围有致密结缔组织包绕，不易闭合止血，伤后出血量大，严重者可发生休克。

治疗：原则宜尽早清创，由于头皮无伸缩性，清创时创缘不宜过多修剪。头皮血运丰富，抗感染能力强，患者就诊时只要创口无感染征象，均可作一期缝合，已感染者则换药处理。头皮裂伤应注意有无颅骨骨折和颅内损伤，如发现脑脊液和脑组织外溢，应按开放性脑损伤处理，术后常规使用抗生素和破伤风抗毒素。

（2）头皮撕脱伤：为最严重的头皮损失，多因长发辫卷入转动的机器中，常连同帽状腱膜在内的大块或全部头皮撕脱，颅骨外露，创面大，出血多，患者往往处于休克状态。

治疗：立即给予创口加压包扎止血、镇痛和抗休克治疗，视撕脱情况选择以下处理：①有蒂相连且血运尚好的头皮，可行原位缝合；②完全游离的头皮可修整成中厚或全厚皮片回植；③若骨膜已被撕脱，应找出被撕断的动静脉，用肝素液灌注后，做血管吻合，建立血供后，再做头皮原位缝合；④当大块头皮毁损，颅骨外露难以修复时，可将颅骨外板多处钻孔，术后换药，待生长新鲜肉芽组织后，施行植皮术，修复创面。

第三节 颅骨损伤

头部受到暴力作用使颅骨结构发生改变称为颅骨骨折。颅骨骨折患者，头部所受暴力较重，常合并颅内损伤。根据骨折部位分颅盖骨折和颅底骨折；按骨折形态分线形性骨折、凹陷性骨折；按骨折处是否与外界相通分闭合性骨折和开放性骨折。

一、颅盖骨折

1. 线形骨折　局部可有头皮挫伤或血肿，开放性颅盖骨折常在伤口内触到骨折线；闭合性颅盖骨折时需作头颅X线摄片确诊。单纯线形骨折一般无需特殊处理，当骨折线横跨颅骨脑膜血管沟或静脉窦时，应警惕发生硬膜外血肿。

2. 凹陷骨折　局部有明显的软组织损伤，着力点处可触及颅骨下陷，着力点切线位X线平片或CT可明确凹陷部位、深度和范围。手术复位适应证：①有脑受压征象、癫痫或颅内高压者；②凹陷深度>1cm（小儿0.5cm）；③压迫静脉窦使其回流受阻，引起持续颅内压增高或神经功能障碍；④开放性粉碎性骨折，需要作清创、碎骨片取出。静脉窦处凹陷性骨折手术时要警惕大出血。

二、颅底骨折

多因颅盖骨折向颅底延伸所致，少数因高处跌落臀部或双足着地，伤力向上传导至颅底骨折。颅底骨折绝大多数为线形。临床表现为局部瘀血，耳、鼻出血或脑脊液漏，脑神经损害，临床诊断主要依据临床表现。因颅底结构高低不平，骨折线较细微，X线平片诊断阳性率不高（30%～50%），对没有脑脊液漏的患者，诊断比较困难。必要时可做CT协助诊断。

颅底分前、中、后三个颅窝，根据局部迟发性瘀血部位和脑脊液漏以及相应脑神经损害等情况,可判别骨折的部位(表17-5)。

表17-5 颅底骨折临床特点

骨折部位	迟发性瘀血部位	脑脊液漏	常见脑神经损害
前颅窝	球结膜下、眶周(熊猫眼征)	鼻漏	I
中颅窝	颞部耳后皮下	鼻漏、耳漏	VII、VIII
后颅窝	乳突部、枕部、咽后壁	少见	IX、X、XI、XII

【治疗】

颅底骨折本身一般不需特殊治疗,重点是观察有无脑损伤及处理脑脊液漏、脑神经损伤、脑血管损伤等合并症。凡伴有脑脊液漏者应视为开放性颅脑损伤,需早期使用抗生素;患者取半卧位,头偏向患侧,以利引流,促使漏口早期闭合;禁止堵塞、冲洗耳鼻腔或向腔内滴注药液;禁止做腰穿,避免咳嗽、打喷嚏,以防已外漏的脑脊液反流入颅内,造成颅内感染。漏口一般可自行愈合,如超过1个月仍未闭合者,可考虑手术修补硬脑膜。

第四节 脑 损 伤

一、原发性脑损伤

(一)脑震荡

颅脑受外力作用后出现的一过性脑功能障碍,称为脑震荡。脑组织无肉眼可见的病理变化,显微镜下和超微结构可见神经细胞存在广泛的微小改变,可见脑组织轻度充血、水肿,甚至点状出血。

知识链接

脑震荡的发生机制和病理

传统观念认为,脑震荡仅是中枢神经系统暂时的功能障碍,并无可见的器质性损害。但近年来的研究发现,受力部位的神经元的线粒体、轴索肿胀,间质水肿,脑脊液中乙酰胆碱和钾离子浓度升高,影响轴突传导或脑组织代谢的酶系统紊乱。临床资料也证实,有半数脑震荡患者的脑干听觉诱发电位检查提示有器质性损害。有专家提出,脑震荡可能是一种最轻的弥漫性轴索损伤。现一般认为,脑震荡患者的意识障碍,主要是脑干网状结构受损的结果。这种损害与受伤时脑脊液的冲击、颅内压瞬间变化、脑血管功能紊乱、脑干的机械性牵拉和扭曲等因素有关。

【临床表现】

1. 意识障碍 伤后立即出现短暂的意识障碍,可为神志不清或昏迷,持续数秒或数分钟,时间<30分钟。醒后可出现头痛、头昏、恶心、呕吐等症状,一般短期内可自行好转。

2. 逆行性遗忘 患者清醒后对受伤经过及受伤前一段时间内的情况失去记忆,但对往事回忆良好。

3. 自主神经功能紊乱 受伤较重患者可表现为面色苍白、冷汗、脉细弱、呼吸浅慢、血压下降、四肢松软等,但随意识好转而迅速恢复。

【治疗】

卧床休息 1~2 周;可使用神经营养类、脑血管调节剂、镇痛等药物作对症治疗,同时注重心理治疗。脑震荡患者,必须警惕继发性脑损伤。

（二）脑挫裂伤

外力作用导致脑的形态结构的破坏,轻者为挫伤,仅有脑皮质或其深部组织点状出血或静脉淤血,但软脑膜完整;重者为裂伤,有软脑膜、血管、脑组织破裂,伴有外伤性蛛网膜下腔出血,两者常同时并存,合称为脑挫裂伤。

【临床表现】

脑挫裂伤临床表现轻重不一,主要取决于脑挫裂伤的部位、范围和程度等。

1. 昏迷 伤后立即出现,昏迷深浅与脑挫裂伤严重程度密切相关;绝大多数昏迷时间>30 分钟,重者可持续昏迷;伤情越严重,昏迷时间越长。

2. 局灶症状与体征 受伤当时立即出现与伤灶相对应的神经功能障碍或体征,如运动区可出现对侧肢体抽搐、瘫痪等锥体束征;语言中枢损伤时可发生失语;伤及脑干时除昏迷外,可有瞳孔大小多变、眼球固定、甚至去脑强直和呼吸衰竭等;但额叶和颞叶前端等"哑区"损伤后,可无明显局灶症状或体征。

3. 生命体征改变 轻度和中度脑挫裂伤时无明显变化,类似脑震荡;重度脑挫裂伤时可因脑组织出血、水肿而出现急性颅内压增高的表现。若为下丘脑挫裂伤,可出现中枢性高热等。

4. 脑膜刺激征 脑挫裂伤时,常合并脑血管破裂出血,血液流入蛛网膜下腔,刺激脑膜、神经,出现剧烈头痛、呕吐、颈项强直等脑膜刺激征。

5. 神经精神症状 双侧额叶广泛性对冲伤时,表现为定向力障碍,尤其是对时间、场所的定向障碍;有时出现记忆力减退或虚构、失认症和失算症等。

【诊断】

根据受伤史及临床表现可初步诊断,常需选用有关辅助检查以进一步明确诊断:①脑脊液检查,可见血性脑脊液及压力增高。②CT、MRI 检查,可显示高低密度混杂影,可了解脑挫裂伤的部位、范围以及脑室受压和中线移位等情况,同时可了解颅内继发出血情况;挫伤灶周围可见大小不等的水肿带。

【治疗】

1. 轻、中度脑挫裂伤 卧床静养,伤后 24~48 小时内,密切观察意识、瞳孔和生命体征变化,有休克者要警惕是否存在多发伤;意识障碍逐渐加重者、或有新的体征出现时,须反复多次做 CT 检查,可了解继发脑水肿的范围及程度、有无继发血肿,以便准确掌握手术时机。

清醒后的患者可适当进食,不能进食者,每日补液量控制在 1500ml 左右,并限制钠盐的输入;头痛明显时,给予对症治疗,必要时进行腰椎穿刺,放出血性脑脊液,以减少刺激;有神经精神症状者,除给予镇静药物外,应加强心理治疗;颅内压增高明显者,需加用脱水剂和激素治疗。

2. 重度脑挫裂伤 处理重点在于控制脑水肿、降低颅内压和防治颅内血肿。主要治疗措施有:①保持呼吸道通畅,深昏迷者应尽早行气管插管或气管切开,及时清除呼吸道分泌物。②及时排除或发现颅内血肿,有条件应做 CT 追踪检查,或安装颅内压监护仪,随时掌握颅内病理变化。③控制入水量和应用脱水剂,成人每日以 10% 葡萄糖溶液 1000~1500ml 补给;并给予 20% 甘露醇 250~500ml 静脉快速滴注,使患者处于轻度脱水状态,以缓解脑水肿。脱水期间要注意水电解质的平衡。④冬眠低温治疗,可有效降低脑组织代谢和减少氧耗量,增加脑组织对缺氧的耐受力,减轻脑水肿和中枢性高热。通常在 5%~10% 葡萄糖溶液 500ml 中加氯丙嗪、异丙嗪各 50mg 静脉滴注,并用冰袋全身降温及冰枕或冰帽头部局部降温,使直肠内温度维持在 33~34℃,持续 3~4 天。⑤使用能量合剂和促苏醒药物,如氨乙异硫脲、甲氯芬酯、胞磷胆碱,以调节神经细胞代谢和促进神经功能恢复。⑥严重的脑挫裂伤伴持续性颅内高压(在 3.3kPa 以上)者,可行人工过度换气,维持 $PaCO_2$ 3.33~3.9kPa,促使脑血管收缩和血流量减少,以降低颅内压。⑦对广泛性脑组织坏死、液化所致的颅内压增高,应开颅减压,清除失活脑组织,加以去骨瓣减压。

二、继发性脑损伤

继发性脑水肿的诊治请参考内科学有关章节,本节仅叙述颅内血肿。

颅内血肿是颅脑损伤中最常见最严重的继发病变,发生率约占闭合性颅脑损伤的 10% 和重度颅脑损伤的 40%~50%。如不能及时诊断处理,多因进行性颅内压增高,形成脑疝危及患者生命。

【分类】

1. 按血肿的部位分 ①硬脑膜外血肿:出血积聚在颅骨与硬脑膜之间;②硬脑膜下血肿:出血积聚在硬脑膜下腔;③脑内血肿:出血积聚在脑实质内。

2. 按症状出现的时间分 ①急性血肿(3 日内);②亚急性血肿(3 日至 3 周内);③慢性血肿(3 周以上)。

【临床表现】

1. 硬脑膜外血肿 约占颅内血肿的 1/3,多为急性型。出血来源于硬脑膜动脉及其分支、静脉窦和板障血管。其典型表现有:

(1)颅内压增高:症状明显,头痛剧烈,频繁呕吐。

(2)意识障碍:可表现为三种情况:①原发脑损伤轻,伤后无原发昏迷,待血肿形成后始出现意识障碍(清醒→昏迷);②原发性脑损伤稍重,即伤后立即出现原发昏迷,随后清醒或好转,但不久又陷入昏迷(昏迷→清醒→昏迷);③持续昏迷,原发性脑损伤较重,伤后昏迷进行性加重或持续昏迷。

(3)瞳孔变化:血肿侧瞳孔初始暂时缩小、光反射迟钝,随后迅速散大、光反射消失,是诊断颅内血肿和血肿定位的重要客观体征,一般认为瞳孔散大即有脑疝形成。

(4)肢体运动障碍:血肿对侧可出现偏瘫、感觉障碍和锥体束征。

(5)生命体征变化:即典型的库欣综合征。

后颅窝血肿和亚急性血肿并无上述典型表现,需要根据受力部位、意识障碍特点及其他检查结果进行诊断。

2. 硬脑膜下血肿 约占外伤性颅内血肿的 40%。出血主要来源于脑皮质血管。其临床表现有:

(1)急性和亚急性硬脑膜下血肿:①脑挫裂伤重;②昏迷进行性加重,中间清醒期不明显;③病情发展快,出现单侧或双侧瞳孔散大,光反射消失,甚至去大脑强直;④颅内压增高症状明显;⑤腰椎穿刺可见有血性脑脊液。

(2)慢性硬脑膜下血肿:在伤后数周或数月出现颅内压增高症状,有的患者可能已记不清外伤史。表现为记忆力下降,智力减退、精神异常;幼儿可出现头痛、呕吐、头颅增大、前囟饱满等。

3. 脑内血肿　浅部脑内血肿常与脑挫裂伤和硬脑膜下血肿相伴发生;深部脑内血肿,在血肿较大时才出现明显临床表现。脑内血肿可出现局部脑受压和颅内压增高的表现,意识障碍的程度取决于原发脑损伤的程度和血肿形成的速度。

【诊断】

可根据受伤史及临床表现进行诊断,并适当选择下列有关检查:①颅骨 X 线平片:可发现跨越脑膜血管沟、静脉窦的骨折线。②脑超声波检查:可显示脑中线波移位。③CT 检查:可直接显示血肿部位及大小,并可反复多次检查以观察血肿大小变化,以便准确掌握手术时机。④脑血管造影:可显示脑外无血管区,呈梭形位于骨折处者为硬脑膜外血肿;呈新月形或条带状者为硬脑膜下血肿;呈占位性改变者为脑内血肿。⑤MRI:对慢性血肿的诊断优于 CT。

【治疗】

部分病例可通过非手术治疗治愈。如 CT 发现血肿不大(幕上<40ml,幕下<10ml),处于非功能区,中线无移位,脑室或脑池无受压,颅内压不太高,伤后意识障碍不明显,可暂不手术。在非手术治疗期间,要密切观察,同时做好急诊手术准备,一旦病情恶化或 CT 监测血肿进行性增大,应立即急诊手术清除血肿。术后治疗同脑挫裂伤。

三、开放性颅脑损伤

【临床特点】

1. 脑损伤部位一般与致伤物作用部位一致。

2. 创口开放,出血多,休克发生率高。

3. 颅内常有异物存留,感染发生率高,易发生外伤性脑脓肿。

4. 创口愈合后,易形成脑与脑膜或脑与头皮的瘢痕性粘连,癫痫发生率高。

5. 可能存在多发伤,伤情复杂而严重,死亡率高。

【治疗】

1. 急救原则　防治休克,保持呼吸道通畅,控制创口出血,防止创口再污染。

2. 处理措施

(1)用消毒敷料包扎创口,如有脑组织脱出,包扎时要加以保护以及防止脱出的脑组织直接受压;使用足量有效的抗生素和注射破伤风抗毒素。

(2)争取尽早清创缝合,使开放性颅脑损伤变成闭合性颅脑损伤。

(3)伤后 1 周内做延期处理者,若创口已有感染仍可清创,但不完全缝合伤口,保持引流通畅。

(4)伤后 1 周以上做晚期处理者,若创口化脓,应适当扩大骨窗,敞开引流,以油纱布保护脑组织。

(5)其他措施同闭合性脑挫裂伤。

(田夏元)

173

复习思考题

1. 简述头皮血肿的临床分类、临床特点及处理。
2. 简述颅底骨折脑脊液漏的处理方法。
3. 简述硬脑膜外血肿的临床表现、诊断及处理。

第十八章

PPT 课件
18章PPT

甲状腺疾病

 学习要点

扫一扫
知重点

> 甲状腺解剖生理;常见甲状腺疾病的临床表现及治疗;甲状腺危象的临床表现及防治要点;甲状腺瘤及甲状腺癌的鉴别。

第一节 概 述

【甲状腺的解剖概要】

1. 甲状腺位于颈前区,由左、右两个侧叶和峡部构成,有时自峡部向上伸出一锥状叶。甲状腺有两层被膜,内层为甲状腺固有膜,很薄,紧贴腺体,称甲状腺真被膜;外层被膜较厚,称甲状腺假被膜,又称甲状腺外科被膜,两层被膜间的间隙甚狭窄,在此间隙内有动脉和静脉网,内、外被膜之间有疏松的结缔组织、甲状旁腺和喉返神经经过,在此两层之间进行手术,易于剥离。

2. 甲状腺的血液供应十分丰富,主要来自两侧的甲状腺上(颈外动脉的第一分支)、下动脉(锁骨下动脉的分支),偶有甲状腺最下动脉(头臂干或主动脉弓的分支)。甲状腺动脉各分支之间以及与咽喉部、气管、食管动脉分支之间的血管,都形成广泛的吻合血管弓。甲状腺的静脉在腺体内呈网状分布,然后汇合成甲状腺上、中、下三条静脉,甲状腺上、中静脉汇入颈内静脉,甲状腺下静脉一般汇入无名静脉。甲状腺的淋巴液流入沿颈内静脉排列的颈深淋巴结。

3. 喉上神经来自迷走神经,与甲状腺上动脉伴行,在甲状腺的上极分为内支和外支,内支为感觉支,分布在喉黏膜上;外支为运动支,支配环甲肌,使声带紧张。喉返神经亦来自迷走神经,走行在甲状腺的后内侧,气管、食管之间的沟中,支配声带运动。一侧喉返神经损伤,可引起声带麻痹,声音嘶哑;两侧都损伤时,可致呼吸困难或窒息(图 18-1)。

【甲状腺的生理功能】

1. 甲状腺的生理功能主要是合成、贮存和分泌甲状腺素。甲状腺素在血中与血清蛋白结合,其中 90% 为 T_4(四碘甲状腺原氨酸),10% 为 T_3(三碘甲状腺原氨酸),T_3 的量虽远较 T_4 为少,但与蛋白结合较松,易于分离,且其活性较强而迅速,因而其生理

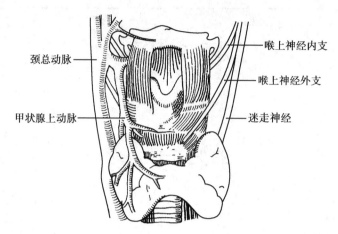

图 18-1　甲状腺上动脉与喉上
神经的解剖关系（前面观）

图中标注：颈总动脉、甲状腺上动脉、喉上神经内支、喉上神经外支、迷走神经

作用较 T_4 高 4~5 倍。甲状腺素的主要作用是加速一切细胞的氧化率,促进蛋白质、糖类和脂肪的分解,全面提高人体代谢,增进人体的生长发育。

2. 甲状腺素的功能是受下丘脑-垂体-甲状腺轴及其分泌的促甲状腺素(TSH)所调节。TSH 直接刺激和加速甲状腺分泌和促进甲状腺素的合成,而 TSH 的分泌又受到血液中甲状腺素浓度的影响。当甲状腺激素分泌过多或给予大量甲状腺激素,都能抑制 TSH 的分泌;反之,在手术切除甲状腺后或在甲状腺激素的生物合成发生障碍时(如给予抗甲状腺药物)或碘缺乏而致的血中甲状腺素浓度下降时,可引起 TSH 的分泌增加,TSH 又进一步地促进甲状腺的增生肥大和功能上的改变;血中甲状腺素的浓度增加到一定程度后,又能抑制 TSH 的分泌。这种反馈作用维持了下丘脑-腺垂体-甲状腺之间生理上的动态平衡。

第二节　单纯性甲状腺肿

单纯性甲状腺肿是以缺碘为主的代偿性甲状腺呈弥漫性或结节性肿大但不伴有功能异常者。女性多于男性,青少年时期好发。常见于居住在云贵高原和陕西、山西、宁夏等地区居民,亦称地方性甲状腺肿。在非流行地区也有散在的发病。

【病因】

缺碘是引起单纯性甲状腺肿的主要原因。饮水和食物中缺碘,身体摄取的碘减少,合成的甲状腺素不足;在青春期、妊娠期和哺乳期,对甲状腺素的需要量增多,导致体内相对缺碘,形成暂时性的甲状腺肿大,称生理性甲状腺肿。不缺碘时也可以发病,原因是甲状腺素的合成和分泌过程中某一环节发生障碍,如过氯酸盐、硫氰酸盐、硝酸盐等可妨碍甲状腺摄取无机碘化物;磺胺类药、硫脲类药以及含有硫脲的蔬菜(萝卜、白菜)能阻止甲状腺激素的生物合成;或先天缺乏合成甲状腺素的酶等,均可导致甲状腺肿大。综合上述,单纯性甲状腺肿的病因可分为三类:①甲状腺激素原料(碘)的缺乏;②甲状腺激素需要量增高;③甲状腺激素生物合成和分泌的障碍。

【病理】

主要的病理改变是腺体内滤泡扩张,扩张的滤泡分布均匀时,形成弥漫性甲状腺肿;扩张的滤泡集中形成一个或多个结节时,则成为结节性甲状腺肿。结节肿大,血供不足而发生退行性变,引起液化或出血则形成囊肿,内含褐色液体。部分结节可纤维化或钙化。结节性甲状腺肿可继发甲状腺功能亢进,偶尔可发生恶变。

【临床表现】

女性多见,一般无全身症状,主要是甲状腺肿大和压迫症状,部分结节性甲状腺肿可继发甲状腺功能亢进或癌变。

1. 甲状腺肿大 甲状腺肿大小不等,形状不同。早期为弥漫性肿大,两侧对称,可显示甲状腺轮廓,质地较软,表面光滑;结节性肿大,可触及多个大小和软硬不均的结节;有的结节发生囊性变,结节若并发囊内出血,可在短期内迅速增大;有的腺体很大并悬垂于颈前部;有的肿大腺体外观不明显而深藏于胸骨后方,吞咽时,腺体随喉和气管上下移动。

2. 压迫气管 肿大腺体由一侧压迫,使气管移位或弯曲;由两侧压迫,可使气管变窄;长时间的压迫,可使气管环发生软化,初起为呼吸道不畅,严重时呼吸困难,甚至引起窒息。对于病程较长、年龄偏大的结节性甲状腺肿患者,如果短期内甲状腺结节增长较快,质地进一步变硬,压迫症状明显加重或出现邻近淋巴结肿大者,应怀疑恶变可能。

3. 压迫食管 肿大腺体向气管后方生长时,可压迫食管,出现吞咽困难。

4. 压迫静脉 压迫颈深部大静脉时,引起头颈部的血液回流困难,可出现面部青紫色肿胀,颈部和胸前表浅静脉的明显扩张。

5. 压迫神经 压迫喉返神经(一侧)引起声带麻痹,出现声音嘶哑;颈交感神经受压迫时,引起霍纳综合征(极为少见)。

【诊断和鉴别诊断】

依据颈前区肿大,触诊甲状腺呈弥漫性或结节性肿大,且吞咽时随喉和气管上下移动这一特征,不难作出诊断;但如有炎症或恶变存在时,甲状腺肿与周围组织发生粘连,这一特征则不出现。为明确甲状腺肿或结节的性质,可行基础代谢率测定、血清甲状腺激素测定等;结节性甲状腺肿,应根据情况选择 B 超、ECT、X 线摄片、CT 等检查帮助诊断;如病变性质难以确定,可行肿物细针穿刺细胞学检查或术中冷冻切片检查以明确诊断。

位于甲状腺峡部的结节或囊肿,可误诊为甲状腺舌管囊肿,后者多见于儿童,位于舌骨下方中线颈前区,呈圆形,可随吞咽或伸、缩舌上下移动;胸骨后或胸腔内甲状腺肿有时不易与纵隔肿瘤鉴别,主要依靠 ECT、CT 等检查帮助诊断;与主动脉弓动脉瘤鉴别不难,后者多有搏动症状。

【治疗原则】

1. 青春期及妊娠期的甲状腺肿大,应该多食含碘丰富的海带、紫菜等食物。

2. 20 岁以下的弥漫性甲状腺肿大不宜手术治疗,可给予小剂量甲状腺片,抑制腺垂体 TSH 的分泌,可缓解甲状腺的肿大。

3. 手术适应证 ①气管、食管和神经等受压而引起临床症状者;②巨大甲状腺肿影响日常生活和工作者;③胸骨后甲状腺肿;④结节性甲状腺肿伴继发性功能亢进;

⑤结节性甲状腺肿疑有恶变者。

4. **手术方式** 多采用甲状腺次全切除术。

【预防】

地方性甲状腺肿主要是缺碘,坚持长期补碘可以预防本病的发生。食用含碘食盐,就可使发病率明显下降。方法是每 10～20kg 食盐中加入碘化钾或碘化钠 1.0g。近年来推荐肌内注射碘油比服用碘化食盐更为有效、可靠,碘油在体内吸收极慢,并可根据身体需要碘量自行调节,但有碘过敏者不宜采用。

知识链接

桥本甲状腺炎

桥本甲状腺炎(Hashimoto thyroiditis)又名慢性淋巴细胞性甲状腺炎,是一种自身免疫性疾病,也是甲状腺功能减退最常见的原因。本病多见于 30～50 女性。由于自身抗体的损害,病变甲状腺组织被大量淋巴细胞、浆细胞和纤维化所取代,血清中可检出甲状腺过氧化物酶自身抗体(TPOAb)和甲状腺球蛋白抗体(TgAb)等多种抗体。起病隐匿,多为无痛性甲状腺弥漫性肿大、呈对称性、质硬、表面光滑,多伴甲状腺功能减退,有时可出现压迫症状,诊断困难时,可行穿刺活检以明确诊断,长期服用左甲状腺素片大多数患者效果明显,出现压迫症状或怀疑恶变者给予手术治疗。

第三节　甲状腺功能亢进症的外科治疗

【分类】

甲状腺功能亢进症(简称甲亢)是由各种原因引起循环中甲状腺素异常增多而出现以全身代谢亢进为主要特征的疾病总称。本病分为原发性甲亢、继发性甲亢和高功能腺瘤三类。①原发性甲亢:最常见(又称 Graves 病),常见于年轻人,在甲状腺肿大的同时出现甲亢症状,多呈弥漫性肿大,两侧对称,常伴有突眼征,故亦称"突眼性甲状腺肿",有时伴有胫前区黏液性水肿;②继发性甲亢:较少见,多发于单纯性甲状腺肿的流行地区,是先有结节性甲状腺肿,多年以后才出现甲亢症状,患者多无眼球突出,也无胫前黏液水肿,腺体呈结节性肿大,两侧多不对称,易发生心肌损害;③高功能腺瘤:临床少见,实际上是继发性甲亢的一种特殊型,是腺体内有单个或多个不受脑垂体控制、自主性高功能结节,其周围腺体组织则相对萎缩,甲亢症状一般较轻,患者无眼球突出,也无胫前黏液水肿。

【病因】

1. **原发性甲亢的病因** 迄今尚未完全阐明,目前多认为是一种自身免疫性疾病,与 G 类的特异性免疫球蛋白(IgG)有关,统称为 TSH 受体抗体,包括两类:一类称为甲状腺刺激抗体,或称甲状腺刺激免疫球蛋白,这些物质都能与甲状腺滤泡壁细胞膜上的促甲状腺激素受体相结合,从而激活细胞膜上的腺苷环化酶,导致甲状腺分泌大量 T_3 和 T_4;另一类称为甲状腺刺激阻断抗体,或称 TSH 结合抑制免疫球蛋白,能抑制 TSH 与其受体结合,阻断 TSH 的作用。这样,在这两类受体抗体的相互作用下,导致甲状腺的功能亢进。

2. 继发性甲亢和高功能腺瘤的发病原因　目前也未完全明确。血液中 TSH 受体抗体等的浓度不高,不受 TSH 的调节而是结节内的滤泡群无抑制地分泌激素,因此反而抑制了腺垂体分泌 TSH,以致结节周围的甲状腺组织功能被抑制而呈萎缩状。

【临床表现】

甲亢的临床表现主要包括甲状腺肿大伴震颤及杂音、性情急躁、容易激动、怕热多汗、失眠多梦、双手颤动、多食消瘦、心悸(心率>100 次/分钟,静息时仍快)、脉压增大(主要是收缩压增高)、内分泌紊乱(如月经失调或性功能障碍)、疲乏无力等。其中脉率增快及脉压增大常作为判断病情轻重和治疗效果好坏的重要指标。

【诊断】

甲亢的诊断主要依靠典型的临床表现,同时结合一些特殊检查以明确诊断。甲亢诊断常用的检查方法:

1. 基础代谢率(BMR)测定　有基础代谢率公式计算法和基础代谢率测定仪法,前者简便,临床常用,但后者可靠。按 Gale 公式,基础代谢率(BMR)= (心率+脉压)−111,须在清晨、安静、空腹时测定,一般连续 3 天测定患者晨起的心率和脉压,按公式计算后取均值为其基础代谢率。BMR 正常值为 ±10%,+20% ~ +30% 为轻度甲亢,+30% ~ +60% 为中度甲亢,+60% 以上为重度甲亢。

2. 甲状腺摄^{131}I 率测定　正常甲状腺 24 小时摄^{131}I 量为人体总量的 30% ~ 40%,如果在 2 小时内摄^{131}I 量超过 25%,或 24 小时内超过 50%,且吸^{131}I 峰值提前出现,均可诊断甲亢。

3. 血清 T_3、T_4 测定　T_3 为血清三碘甲状腺原氨酸,T_4 为血清总甲状腺素。甲亢时两者均可增高,T_3 常高出正常值 4 倍,而 T_4 一般高出正常值 2.5 倍,故 T_3 测定较 T_4 测定更具敏感性。

【外科治疗】

目前外科手术治疗仍是甲亢患者最常用、最有效的方法,手术方法为双侧甲状腺次全切除术。随着外科技术水平的提高和围手术期治疗的改进,手术并发症已大大降低,手术死亡率已低于 1%。

1. 手术适应证　①中度以上的原发性甲亢;②经药物或^{131}I 治疗无效及停药后复发长期坚持服药困难者;③继发性甲亢;④高功能腺瘤;⑤甲状腺肿大引起压迫症状及有胸骨后甲状腺肿等类型甲亢;⑥妊娠 6 个月以内,并有上述指征之一者;⑦疑有恶变者。

2. 手术禁忌证　①甲亢症状较轻者;②年龄较小的青少年患者;③年龄较大,有严重心、肝、肾等疾病,不能耐受手术者。

3. 术前准备　甲亢患者在基础代谢率高的情况下进行手术,危险性很大,因此,做好充分的术前准备,以保证手术顺利进行,避免或减少术中出血、神经损伤,预防术后甲状腺危象等严重并发症发生。

(1)一般准备:①测定基础代谢率,了解甲亢程度以选择最佳手术时机;②行喉镜检查,确定声带功能;③常规心电图检查,并详细检查心脏有无扩大、杂音或心律不齐等心脏受损情况;④做颈部 X 线摄片,或让患者同时咽下显影剂,以了解气管和食管有无受压及偏移情况;⑤测定血清 T_3、T_4 了解甲亢控制情况;⑥测定血清钙和磷以判断术后发生抽搐的原因;⑦安慰患者,消除患者的顾虑和恐惧,精神紧张者,给予地西泮镇静。

（2）药物准备

1）药物准备达到的要求：①患者情绪稳定；②睡眠良好；③体重增加；④脉率<90次/分钟；⑤基础代谢率+20%以下。

2）药物准备常用方法：①硫氧嘧啶类药物+碘剂：多用于重度甲亢。首先应用硫氧嘧啶类药物，如甲硫氧嘧啶100mg或甲巯咪唑10mg，3次/日。通过阻断甲状腺素的合成，控制甲亢症状。但这类药物虽然能控制甲亢症状，却使甲状腺动脉性充血肿大，增加了手术的难度和出血危险，所以甲亢症状基本控制后停止用此类药物，改用复方碘溶液（Lugols）3次/日。第1日每次3滴，以后逐日每次增加1滴，至16滴/次维持此量到甲状腺变硬、变小时手术，应用碘剂的时间为2周左右。应用碘剂有双重作用：一是抑制蛋白水解酶，减缓甲状腺球蛋白水解释放入血，起到缓解甲亢症状的作用。二是可以减少甲状腺血流量，使腺体充血减轻，甲状腺缩小、变硬，降低手术难度及术中出血量。②单用碘剂：对中度甲亢可以单独应用碘剂，通过抑制甲状腺球蛋白水解而控制甲亢症状。按前述方法应用碘剂2~3周，当达到药物准备的指标后，及时手术。如果应用碘剂后症状减轻不明显，则需加服硫氧嘧啶类药物直到症状基本控制，然后停用，再继续单独应用碘剂1~2周后手术。③普萘洛尔+碘剂：对于常规应用碘剂或合并应用硫氧嘧啶类药物不能耐受或不起显著作用的患者，术前准备可碘剂与普萘洛尔合用。普萘洛尔是一种β受体阻滞剂，其虽然不能抑制甲状腺素释放，但可选择地阻断各种靶器官组织上的β受体对儿茶酚胺的敏感性，降低周围组织对甲状腺素的效应，使甲亢症状得到改善。剂量为每6小时口服给药一次，每次20~60mg。一般4~7天后脉率降到正常时，即可进行手术。普萘洛尔半衰期为3~6小时。因此，最后一次口服普萘洛尔要在术前1~2小时，术前不用阿托品，以免心动过速。术后继服普萘洛尔4~7天。近年有人主张单用普萘洛尔作甲亢的术前准备。一方面可缩短术前准备时间，另一方面并不影响甲状腺功能，术后立即能了解甲状腺残留部分的功能状态，但单用普萘洛尔仅适用于甲亢症状较轻的高功能腺瘤患者。

【术中和术后注意事项】

1. 麻醉　通常采用气管插管全身麻醉

2. 手术　操作应轻柔、细致，认真止血、注意保护甲状旁腺和喉返神经。

3. 术后观察和护理　术后当日应密切注意患者呼吸、体温、脉搏、血压的变化，预防甲状腺危象发生。如脉率过快、体温升高，可肌内注射苯巴比妥钠或冬眠合剂Ⅱ号。取半卧位，以利呼吸和引流切口内积血；帮助患者及时排痰，保持呼吸道畅通。此外术后要继续服用复方碘化钾溶液，每日3次，每次10滴，共1周左右。

【术后并发症的防治】

1. 呼吸困难和窒息　是甲状腺术后最严重的并发症，多于术后48小时内发生，病情急，如不及时发现、处理，可危及生命。常见的原因有：①气管压迫：手术创面渗血或血管结扎线脱落出血，血肿压迫气管所致；②喉头水肿：由气管内插管麻醉或手术操作刺激所引起；③气管塌陷：切除大部分甲状腺后，已经软化的气管壁失去支持时引起，应做气管切开；④双侧喉返神经损伤：致声带麻痹，出现呼吸困难和窒息。

2. 喉返神经损伤　术中由于切断、缝合结扎喉返神经所致的损伤，为永久性损伤；钳夹、牵拉、血肿压迫、炎症粘连所致的损伤，为暂时性损伤。经理疗、神经营养药物治疗后，一般3~6个月内可逐渐好转。一侧喉返神经损伤，出现声音嘶哑及发音困难;双侧喉返神经损伤,则出现呼吸困难或窒息。

3. 喉上神经损伤　喉上神经与甲状腺上动、静脉伴行且十分靠近,故远离上极处理甲状腺上动、静脉时容易被损伤。其外支损伤时出现音调降低,内支损伤时出现喉黏膜感觉丧失,饮水时容易发生误咽而呛咳。一般经针灸、理疗等可逐渐恢复。

4. 甲状旁腺损伤　因甲状旁腺被误切除、挫伤或术后血供不足所致,术后发生甲状旁腺功能低下。

知识链接

甲状旁腺功能低下及功能亢进

1. 甲状旁腺功能低下症　是由于甲状旁腺素(PTH)分泌过少和(或)功能障碍而引起的一组临床症候群。主要因手术损伤甲状旁腺或特发性甲状旁腺功能低下症引起。表现为四肢和口唇麻木、手足抽搐等神经-肌肉兴奋性增高,低钙血症、高磷血症与血清 PTH 减少或不能测得。主要治疗措施:①术中发现甲状旁腺被切除,可立即将其植入胸锁乳突肌内,有缓解症状的作用;②给予钙剂、维生素 D_3、二氢速固醇(AT10)等药物治疗。

2. 原发性甲状旁腺功能亢进　主要是由单发的甲状旁腺瘤(占 86%)所引起,少部分是甲状旁腺增生、多发的腺瘤或腺癌。病变的甲状旁腺分泌过多的甲状旁腺素(PTH),PTH 能增进破骨细胞的破骨作用,使磷酸钙自骨质脱出,血中钙和磷的浓度增高,当其血中浓度超过肾阈时,便经尿排出,导致高尿钙和高尿磷;PTH 同时使肾小管抑制磷的再吸收,致使血钙增高,而血磷降低,最终导致骨骼、泌尿或消化系统发生改变。主要采用手术治疗。

5. 甲状腺危象　是甲亢的严重并发症。多在术后 12~36 小时内发生。表现为高热(>39℃)、脉速而弱(120 次/分钟)、血压增高,同时可有恶心、呕吐、腹泻、烦躁不安,甚至昏迷,如果治疗不积极,患者往往迅速死亡,死亡率为 20%~30%。主要原因是术前准备不足、手术时机选择不当及手术应激有关,充分的术前准备和轻柔的手术操作是预防的关键。治疗方法如下:①物理降温,体温维持在 37℃ 左右。②使用冬眠疗法治疗甲状腺危象效果较好。用冬眠 1 号(哌替啶 100mg、氯丙嗪 50mg、异丙嗪 50mg 的混合剂)半量,每 6 小时或 8 小时肌内注射一次。③氢化可的松 100~200mg,每日 1~2 次,加入输液中滴注。④口服复方碘化钾溶液,首次 3~5ml,或紧急时用 10% 碘化钠 5~10ml,加入 5% 葡萄糖溶液 500ml 内静脉滴注。⑤持续性吸氧,血压高时给予利血平,调整心率可用普萘洛尔。⑥静脉输入大量葡萄糖溶液补充能量。

第四节　甲状腺肿瘤

甲状腺肿瘤分良性和恶性两大类。良性多为腺瘤;恶性多为癌,肉瘤极少见。

一、甲状腺腺瘤

甲状腺腺瘤是最常见的甲状腺良性肿瘤,在形态学上可分滤泡状和乳头状囊性腺瘤两种,前者较常见,切面呈淡黄色或深红色,具有完整的包膜,部分可退变成囊肿。多发于地方性甲状腺肿的非流行地区,40 岁以下女性多见。

【临床表现】

腺瘤生长缓慢,多在无意中发现。一般为单发,呈圆形或椭圆形,质地较软,表面光滑,无压痛,有完整包膜,与周围不粘连,随吞咽而上下移动。腺瘤生长过程中,因血供不足中心液化或血管破裂出血而形成囊肿,表现为肿块迅速增大,局部胀痛或有压迫症状。腺瘤如在短期内进行性增大,质地变硬,活动受限,出现声音嘶哑等,应考虑有恶变的可能,恶变率为10%。约20%的腺瘤可出现甲亢症状,称高功能腺瘤。

【诊断与鉴别诊断】

诊断主要依靠临床表现,结合B超、ECT检查,可以进一步明确诊断。需要鉴别的疾病主要有结节性甲状腺肿及甲状腺癌。结节性甲状腺肿与甲状腺腺瘤的主要区别为前者多见于单纯性甲状腺肿流行地区,由原发的单发结节演变成多发结节,组织学上单发结节多无完整包膜;甲状腺癌与腺瘤的区别为前者肿物多表现为质地较硬、表面不光滑、增长较快、随吞咽上下移动幅度小。如多年生长缓慢的结节在较短时期内增大明显,应考虑腺瘤恶变可能。其可靠的鉴别方法有赖于术前细胞学检查及术中冷冻切片检查。

【治疗】

由于部分腺瘤可发生恶变或形成高功能腺瘤,一经发现应该及早手术治疗。

二、甲状腺癌

甲状腺癌为甲状腺最常见的恶性肿瘤,占全身恶性肿瘤的0.2%~1%,近年发病率有增多趋势。多数发展缓慢,转移较晚,预后较好。

【病因】

甲状腺癌的病因至今不明,可能与促甲状腺素慢性刺激、摄碘过量、颈部放射性损伤等有关。

【病理】

病理分四种类型:①乳头状腺癌:最为常见,约占成人甲状腺癌的60%和儿童甲状腺癌的全部,多发于年轻女性,属低度恶性,生长缓慢,颈部淋巴结转移多见。②滤泡状腺癌:约占20%,多发生于50岁左右中年人,属中度恶性,生长较快,容易侵犯血管,经血行转移到肺、骨和肝等,而颈淋巴结转移较少(约10%)。③髓样癌:约占5%~10%,发生于滤泡旁细胞(C细胞),分泌大量降钙素。可有家族史,属中度恶性,早期转移到颈部淋巴结或经血行转移到肺。④未分化癌:占10%~15%,多见于70岁左右老年人,恶性程度高,生长迅速,早期即可发生颈部淋巴结转移,局部侵犯喉返神经、气管或经血行转移至肺和骨等其他组织。

【临床表现】

早期无明显症状,仅在甲状腺组织内有一肿块,质地较硬,表面不光滑,也可在腺瘤或结节性甲状腺肿的基础上,肿物增长加快,质地变硬。乳头状腺癌一般发展缓慢,未分化癌生长迅速,质硬而不规则,吞咽时活动性差,颈部淋巴结转移较早,侵犯气管、食管和喉返神经时,出现呼吸和吞咽困难,声音嘶哑。颈交感神经节受累,可产生Honer综合征,表现为病侧瞳孔缩小、上眼睑下垂、眼球内陷、同侧头面部无汗等。远处主要转移至颅骨、胸骨等扁骨和肺。髓样癌5%~10%有明显家族史,是常染色体显性遗传,多为双侧肿瘤。可产生降钙素和5-羟色胺,出现腹泻、心悸、颜面潮红和血钙降低等症状。

【诊断】

甲状腺肿块坚硬且表面不光滑,活动性差,颈部淋巴结肿大,伴有压迫症状者应高度怀疑甲状腺癌。甲状腺结节已存在多年,近期明显增大,也应提高警惕。辅助检查包括 B 超、CT、ECT、细针穿刺细胞学检查、术中冷冻切片检查等。采用放射免疫法测定血清中甲状腺球蛋白(Tg),在分化型腺癌其水平明显增高。特别在手术后的监护和随访中,如果 Tg 水平超过 $10\mu g/L$,就应怀疑癌的复发或有转移,最终由病理切片明确诊断。

【治疗】

除未分化癌外,手术是其他各型甲状腺癌主要治疗方法,内分泌治疗、放射性核素治疗、外部放射治疗、化学药物治疗和中医中药治疗等,均属于手术后的辅助性治疗。

1. 癌肿局限于一侧腺体者,做患侧腺体及峡部全部切除,对侧腺体大部切除术。颈部淋巴结有转移时,多采用保留颈内静脉、副神经和胸锁乳突肌的颈部简化淋巴结廓清术。

(1)手术的范围和疗效与肿瘤的病理类型有关:①乳头状腺癌:如果颈淋巴结没有转移,癌肿尚局限在一侧的腺体内,应将患侧腺体连同峡部全部切除、对侧腺体大部切除;如果癌肿已侵及左右两叶,就需将两侧腺体连同峡部全部切除,切除时要尽量不损伤喉返神经,至少要保留一侧的甲状旁腺。②滤泡状腺癌:即使癌肿尚局限在一侧的腺体内,也应行两侧腺体连同峡部的全部切除,如颈淋巴结已有转移,大都也已有远处血行转移,因此,即使彻底清除颈淋巴结,也多不能增强手术疗效。③髓样癌:由于其生物特性不同于未分化癌,积极采用手术切除两侧腺体连同峡部,同时清除患侧或双侧颈淋巴结,仍有较好疗效。④未分化癌:发展甚快,发病后 2~3 个月即出现压迫症状或远处转移,手术切除无益,且可加速癌细胞的血行扩散。因此,临床上有怀疑时,可先行针吸或切取活组织检查以证实后,以放射治疗为主。

(2)须指出的是,在施行甲状腺腺体全部切除时,最好施行"甲状腺囊内切除法",即要尽量保留腺体背面的囊壁。囊壁上面残留的腺体组织可用锐缘的刮匙刮去,可避免喉返神经的损伤,保护甲状旁腺。行囊内腺体全部切除时,双侧喉返神经麻痹的发生率仅为 0.2%(囊外切除约为 2%),手足抽搐的发生率也降至 1%(囊外切除约为10%)。因喉返神经麻痹和手足抽搐的术后处理远比甲状腺癌复发的处理困难得多。

(3)关于颈淋巴结的清除,近年主张行改良的功能性颈淋巴结清除术,也就是保留胸锁乳突肌、颈内静脉和副神经,清除颈前、颈后三角中的淋巴脂肪组织。但若病期较晚,颈淋巴结受侵的范围广泛,则仍按传统的颈淋巴结清除术。

2. 甲状腺癌术后的辅助性治疗 乳头状腺癌和滤泡状腺癌,术后服用甲状腺素,抑制 TSH 的产生,对减少或控制肿瘤的复发有作用。如服用甲状腺干制剂,每日120~180mg;滤泡状腺癌主要是经血行发生远处转移,^{131}I 治疗对原发癌、局部复发癌和远处转移癌均有作用;甲状腺髓样癌对化疗、放疗和内分泌治疗均不敏感,治疗的关键在于彻底切除肿瘤,同时治疗可能伴有增生的甲状旁腺或嗜铬细胞瘤;未分化癌近年来也主张手术治疗,肿块不大,尚可活动者,可行患侧甲状腺和峡部切除,对侧腺体次全切除或全切除术,术后加放射治疗和化学治疗。颈部淋巴结有转移时,可行颈部淋巴结廓清术。

【预防】

4%~7%结节性甲状腺肿有恶变的可能,甲状腺腺瘤的癌变率高达10%,因此,对结节性甲状腺肿和甲状腺腺瘤早期施行手术治疗,是预防甲状腺癌发生的重要措施。

(尚效贤)

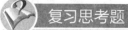 复习思考题

1. 单纯性甲状腺肿的手术指征有哪些?
2. 简述甲亢行甲状腺大部切除术后的主要并发症。
3. 简述甲状腺危象的临床表现和急救方法。

第十九章

乳 腺 疾 病

 学习要点

> 乳房解剖生理;乳房的淋巴输出途径;乳房检查;急性乳腺炎病因、临床表现及防治要点;乳腺囊性增生病病因、临床表现、诊断及治疗;乳房纤维腺瘤、乳管内乳头状瘤以及乳腺癌的临床表现、鉴别诊断及治疗。

第一节 概 述

【乳房的解剖概要】

1. 乳房位于第2~6肋间,两侧为胸骨旁和腋前线,在浅筋膜的浅、深层之间。乳头位于乳房的中心,由乳晕包围。乳房常有一狭长腺体组织向腋前突出,形成乳房尾部,此部分腺体组织亦可发生癌变。

2. 乳房有15~20个呈放射状排列的腺叶,每个腺叶又分若干腺小叶,腺小叶又由许多腺泡组成。每一腺叶由单独的输乳管相连,也呈放射状排列,分别开口于乳头。输乳管在乳头基底部膨大,称"壶腹部",是乳管内乳头状瘤的好发部位。除乳晕外,整个乳房腺体由一层脂肪包围。脂肪层较厚时,乳房触诊呈均质感,脂肪层较薄时,直接触到腺体,则有结节感。乳房腺体的每一腺叶、腺小叶间由纤维组织包围,将腺体形成一个半球形器官,位于浅筋膜的浅、深层之间。胸部浅筋膜不仅形成乳腺的包囊,还伸向腺小叶间形成小叶间隔,连接在皮肤和胸肌筋膜之间,称之为乳房悬韧带或Cooper韧带。

3. 乳房的淋巴管网非常丰富,腺体内各小叶间有着稠密微细的淋巴网。除乳头、乳晕和腺体中部的小部分淋巴管汇集形成乳晕下淋巴丛外,极大部分的腺体内淋巴管都汇集到胸大肌筋膜,形成深筋膜淋巴丛。乳房的淋巴输出有四个途径(图19-1):①乳房外侧淋巴液经过胸大肌外缘的淋巴结通向腋窝淋巴结,再汇入锁骨下、上淋巴结。乳房上部的淋巴管可直接穿过胸大肌,经胸肌间淋巴结至锁骨下淋巴结。②乳房内侧的淋巴管汇入胸骨旁淋巴结,再至锁骨上淋巴结。③乳房深层淋巴管网与腹直肌鞘和肝镰状韧带的淋巴管相通。④两侧乳房的浅层淋巴管有广泛联系。

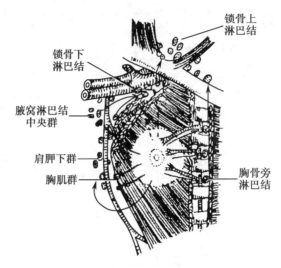

图 19-1　乳房的淋巴引流途径

【乳房的生理功能】

乳腺受腺垂体、肾上腺皮质和卵巢分泌的激素所调节。妊娠及哺乳期受激素的影响，乳腺明显增大，雌激素引起导管的增生，乳管伸长，孕激素刺激腺泡的发育，而催乳素负责腺泡分泌乳汁。受激素的影响，乳腺的生理状态也随月经周期发生改变。

第二节　乳房检查

【一般检查】

1. 视诊　患者对光端坐或站立位，充分暴露双侧乳房以利对比检查。

（1）乳房外形：正常两侧乳房大小、位置和外形对称，不对称则可能有病变。有肿块时表现为局限性隆起；皮肤凹陷常是肿瘤或脂肪坏死的特征。检查时，患者两手叉腰或在颈后交叉、背部后伸有利检查。

（2）乳房皮肤：乳房皮肤红肿多为炎症；范围较大的浸润性红肿有可能是炎性乳癌；单侧乳房皮肤浅静脉怒张常常是乳腺癌晚期的表现；皮肤呈现"橘皮样"改变是乳腺癌的特征之一。

（3）乳头：正常乳头两侧一般对称。乳头附近有肿瘤时，乳头可被牵拉内陷或偏向一侧。乳头自幼回缩者常为发育不良。而乳头湿疹样癌（Paget 病）的表现则是在乳头、乳晕区呈湿疹样改变。

2. 触诊　乳房触诊是为了发现肿块。患者取坐位或仰卧位均可。仰卧位时肩下垫一薄枕。乳房分五个区，乳头、乳晕为中央区，再以乳头为中心做一个十字线，将乳房分为内上、外上、内下、外下四个象限。触诊时应按顺序进行，对病变处要详查。正确的触诊方法是手指和手掌平放在乳房上，以指腹轻施压力，来回滑动或触按检查，若用手指抓捏乳房，可将正常的腺体误认为肿块。检查乳房肿块应注意其部位、大小、硬度、外形、触痛、活动度和所属淋巴结是否肿大。一般良性肿瘤表面光滑，活动良好，质软或有囊性感，与周围组织界限清楚；恶性肿瘤质地坚硬，表面不光滑，活动性差，与周围组织粘连。检查肿块活动性，主要是了解与皮肤或胸肌是否有粘连。轻轻捏起肿块两侧皮肤,可知是否与皮肤粘连;让患者双手用力叉腰,使胸大肌紧张,分别按上下和左右方向推动肿块,若活动受限则提示与胸肌有粘连。常规行腋窝淋巴结检查,如触到淋巴结时,要注意位置、数目、大小、硬度和活动性等。

【特殊检查】

1. 乳头溢液检查　乳头的溢液有浆液性、血性、棕褐色、黄色或黄绿色等。除妊娠、哺乳期以外,常见疾病有乳管内乳头状瘤、乳腺囊性增生病,少数见于乳腺癌,有的轻压乳房内肿块就有乳头溢液,若无肿块,则在乳晕周围循环按压,压到病变处即有分泌液流出,涂片行细胞学检查,可明确病变性质。

2. 影像学检查　①B 型超声检查,对乳房内囊性和实质性肿块的鉴别准确率较高;②乳房钼靶摄片,主要用于检查乳房内肿块;③乳腺导管造影术,用于乳头溢液的患者,了解乳腺导管有无扩张或肿瘤;④乳房近红外线扫描,有助于肿瘤性质的鉴别,这是因为乳房内不同病灶血供不同,经近红外线透照后所成图像也各异。

3. 活组织病理检查　可确定肿块性质,有穿刺、切取和切除三种活检方法。穿刺活检包括粗针穿刺组织病理学检查和细针穿刺细胞学检查;切取活检是切取部分肿块组织送病理检查,此法一般不常用,因有促进癌细胞转移的可能;切除活检是将肿块连同少许邻近组织完整切除,然后送病理检查。

第三节　急性乳腺炎

急性乳腺炎为乳房的急性化脓性感染,主要发生在产后哺乳期,初产妇多见,多发生在产后第 3~4 周,致病菌多为金黄色葡萄球菌,而链球菌较少见。

【病因】

除产后机体抵抗力下降以外,还有以下两方面的原因。

1. 乳汁淤积　乳汁淤积有利于细菌生长繁殖。乳汁淤积的常见原因有:①乳头过小,内陷,影响婴儿吸乳;②乳管不通畅,影响排乳;③喂乳不当,不能将乳汁充分排出,导致乳汁淤积。

2. 细菌侵入　有两种感染途径:①细菌自乳头破损或皲裂处侵入,沿淋巴管扩散到乳腺实质,引起乳腺炎;②细菌直接经乳头开口侵入乳管,上行到腺小叶内,有乳汁淤积时,细菌迅速生长繁殖,并蔓延到乳腺实质中。

【临床表现】

患侧乳房胀痛,有压痛性肿块,表面皮肤红肿、发热。同侧腋窝淋巴结肿大和触痛。可有寒战、高热、白细胞增高等全身表现。数日后形成脓肿,浅部脓肿局部炎症明显,有波动感,可自行破溃;深部脓肿局部炎症不明显,皮色正常,肿块不清楚,但有深压痛,全身反应较重,有高热、寒战、全身不适等表现。深部脓肿不易向外破溃,常在乳房和胸大肌之间形成乳房后脓肿(图 19-2)。B 超检查和穿刺有助于诊断。

【治疗】

1. 非手术疗法　适用于脓肿形成之前,治疗方法包括:①患侧乳房暂停喂乳,用吸乳器吸出乳汁或用手轻轻挤出乳汁,避免乳汁淤积。用三角带或乳罩托起乳房,去除乳汁淤积因素。②局部理疗、热敷,每次 20~30 分钟,3~4 次/日。皮肤水肿明显时,可用25%硫酸镁溶液、中药金黄散或鲜蒲公英捣烂外敷等。③给予青霉素等敏感抗生素和镇痛药物治疗。

2. 手术治疗 脓肿形成后应及时切开引流。注意事项：①在脓肿波动最明显处切开引流。②为了防止损伤乳管发生乳瘘，应按乳管走行方向做放射状切口，乳房后深部脓肿沿乳房下缘作弧形切口，乳晕下脓肿沿乳晕周边作弧形切口至皮下为止，勿损伤乳管(图 19-3)。③切口要足够大，切开脓腔后，需用手指钝性分开脓腔间隔以利引流，切开脓肿后，均应常规放置引流，每日换药。④一般不需回乳，患侧乳房可暂停哺乳，用吸乳器定期吸净乳汁；若引流口出现经久不愈的乳瘘时，应该终止乳汁分泌。己烯雌酚 1~2mg，每日 3 次，连服 3~5 日，或肌内注射苯甲酸雌二醇 2mg，每日 1 次，至回乳为止。中药炒麦芽煎服效果确切。

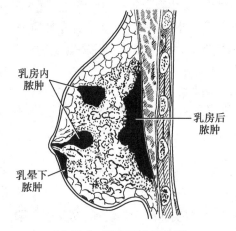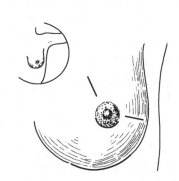

图 19-2 乳房脓肿的位置　　　　图 19-3 乳房脓肿切开引流术切口选择

【预防】

重点在于保持乳头清洁，防止乳头损伤，避免乳汁淤积。具体方法：①妊娠后期开始，经常用温水清洗乳头，保持清洁；②有乳头内陷者，经常牵拉乳头使之矫正；③乳头有破损或皲裂时，用手挤出乳汁，不直接吸吮乳头；④养成良好的哺乳习惯，不让婴儿含乳头睡眠，定时哺乳，哺乳后应挤净乳汁；⑤若有乳汁积存，应按摩或用吸乳器帮助乳汁排出。

第四节　乳腺囊性增生病

乳腺囊性增生病又称慢性囊性乳腺病(简称乳腺病)，多见于 30~50 岁妇女，为女性多发病，多累及双侧全乳，局限于单乳或乳腺某一部分者少见。

【病因】

发病原因与卵巢功能失调有关。雌激素的量绝对或相对过多，孕激素分泌绝对或相对减少，二者比例失调是导致本病发生的主要原因。部分女性激素受体的质和量异常，使乳腺各部分的增生程度参差不齐。

【病理】

组织形态改变较为复杂，主要病理改变为乳腺导管和小叶在结构上的退行性和进行性改变，导致乳管囊状扩张或形成大小不等的囊肿，上皮增生呈乳头状，有的破裂出血形成血性、棕色或黄绿色液体,表现为乳头溢液。乳管周围也有不同程度的纤维组织增生,少数伴有导管上皮不典型增生患者可发生癌变。

【临床表现】

病程较长,可长达数年,病情发展缓慢。主要的表现是乳房胀痛和肿块。乳房胀痛程度不一,轻的可以忍受,重的影响日常生活;胀痛常有周期性,在月经来潮前或月经期加重,月经期后疼痛减轻或消失。肿块可局限于单侧乳房,也可见于双侧;肿块常常为散在多发性结节,可有触痛,质地韧而不硬,与周围组织界限不清,与皮肤和基底不粘连,亦可表现为弥漫性增厚,腋窝淋巴结不肿大。少数患者有乳头溢液,常为黄绿色、棕色或血性液体。

【诊断】

根据患者周期性乳房胀痛及一侧或双侧乳房内大小不等的质韧结节等典型表现,诊断一般不困难。但对临床表现不典型者,尤其是乳腺内单发肿块,近期增大迅速者,要引起足够的重视,注意和乳腺癌相鉴别;钼靶和 B 超检查有助于两者的鉴别。因本病少数有可能发生恶变,对诊断明确的患者也应进行定期随访观察,以便早期发现恶变情况。

【治疗】

保守治疗以减轻疼痛为主,用乳罩托起乳房。口服中药逍遥散、小金丹或服用 5%碘化钾溶液 5ml,每日 3 次;维生素 E 50mg,每日 3 次,亦有缓解疼痛的作用;如采用雄激素软化结节或减轻疼痛时,应特别慎重,因此法可干扰体内激素间的平衡,不宜长期服用;少数乳腺囊性增生病可能发生癌变,应定期随访;对于局部病变严重、有母系乳腺癌家族史或经活组织检查,发现上皮细胞增生显著、年龄较大者等,可行单纯乳房切除。

第五节 乳腺肿瘤

乳房良性肿瘤以乳房纤维腺瘤最多见,约占 3/4,其次为乳管内乳头状瘤,约为 1/5。恶性肿瘤的绝大多数(98%)为乳腺癌,肉瘤甚为少见(2%)。男性患乳房肿瘤者极少,男性乳腺癌发病率约为女性的 1%。

一、乳房纤维腺瘤

乳房纤维腺瘤是乳腺组织的良性肿瘤,临床上较为常见,多见于 20~25 岁的女性。

【病因】

乳房纤维瘤的发生主要与小叶内纤维细胞对雌激素的敏感性异常增高及纤维细胞所含雌激素受体的量或质的异常有关,雌激素是本病的刺激因子,多见于 20~25 岁性功能旺盛期女性,很少出现在月经来潮前或绝经后的女性。

【临床表现】

主要表现为乳房无痛性孤立肿块,多为无意中偶尔发现。肿块呈圆形或椭圆形,表面光滑,质地较坚韧,与周围组织无粘连,活动性大,腋窝淋巴结常无肿大。好发于乳房外上象限,约 75%为单发,少数为多发。肿块一般生长缓慢,但在妊娠期和哺乳期,因雌激素大量分泌,可迅速生长。直径超过 7cm 的巨型纤维腺瘤,易发生恶变;若纤维组织恶变为肉瘤,上皮部分恶变为癌。

【治疗】

乳房纤维腺瘤虽属良性,但因有恶变的可能,且随着瘤体增大,对乳腺的影响也加大,故应及早手术,手术切除是治疗乳腺纤维腺瘤唯一有效的方法。手术可在局麻下进行,做皮肤乳晕弧形或放射状切口,将瘤体连同其包膜完整切除,标本常规送病理检查,以排除恶性病变的可能。

二、乳管内乳头状瘤

乳管内乳头状瘤多发于 40~50 岁的中年女性。75% 的病变发在乳晕下乳管壶腹部,瘤体一般较小似乳头状,突入管腔,带蒂且有许多绒毛,富有薄壁血管,因此极容易出血。

【临床表现】

最常见的症状是乳头溢液,多为血性,即乳头溢血是乳管内乳头状瘤的一大特点;若伴有疼痛,是乳头肿瘤或血块阻塞导管的结果,一旦梗阻消除,疼痛即刻减轻。乳头状瘤较小,常不易触到,在乳晕下触到小结节,按压时有乳头溢液,诊断多可确定。导管造影、乳头溢液细胞学检查及乳管镜检查,均有助于诊断。

【治疗】

乳管内乳头状瘤虽属良性,但有 6%~8% 恶变率,故诊断明确后应及早手术切除。

三、乳腺癌

乳腺癌是女性常见的恶性肿瘤之一。国内统计的发病率为 23/10 万。乳腺癌大多数发生在 40~60 岁绝经期前后的妇女,其中又以 45~50 岁为最多,因此多认为乳腺癌的发生与性激素的紊乱有关。

【病因】

乳腺癌的病因尚不清楚,目前认为乳腺癌发病的主要影响因素有:①雌激素作用目前认为是一个很重要的因素,研究已经表明雌酮和雌二醇具有致癌作用,以前者作用最强;女性 45~49 岁(围绝经期)和 60~64 岁乳腺癌高发可能与体内雌酮含量提高相关。②母系有乳腺癌史的妇女其乳腺癌发病率是母系无乳腺癌史者的 2~3 倍,说明遗传因素在发病中也起着比较重要的作用。③进食高脂饮食和过度肥胖的妇女,可加强或延长雌激素对乳腺上皮细胞的刺激,增加了乳腺癌的发病机会。④某些乳房良性疾病,如乳房囊性增生病、纤维腺瘤、乳管内乳头状瘤等亦与乳腺癌的发生有一定关系。⑤月经初潮早于 12 岁,绝经晚于 52 岁,月经年限超过 35 年,第一胎在 35 岁以后或终生未孕及未哺乳的女性,乳腺癌发病率增高。

【病理】

乳腺癌 90% 以上起源于乳腺导管上皮,发生于腺泡上皮的不足 10%。乳腺癌的病理分型有多种方法,目前国内多采用以下病理分型:

1. 非浸润性癌

(1)小叶原位癌:发生于小叶内,癌细胞未突破末梢腺管或腺泡基膜。

(2)导管内癌:癌细胞局限于导管内,未突破管壁基膜。

2. 早期浸润性癌

（1）早期浸润性小叶癌：癌细胞突破末梢腺管或腺泡基膜，开始向小叶间质浸润，但未超出小叶范围。

（2）早期浸润性导管癌：癌细胞突破管壁基膜，开始向间质浸润。

3. 浸润性特殊癌   包括乳头状癌、髓样癌伴大量淋巴细胞浸润、小管癌（高分化腺癌、管状癌）、腺样囊性癌、黏液腺癌、大汗腺癌、鳞状细胞癌、乳头湿疹样癌。此型分化一般较好，预后尚可。

4. 浸润性非特殊癌   包括浸润性小叶癌、浸润性导管癌、硬癌、单纯癌、髓样癌（无大量淋巴细胞浸润）、腺癌。此型是临床最多见的类型，约占80%，分化程度低，预后相对其他类型差。

5. 其他罕见癌   如分泌型癌、富脂质癌、纤维腺瘤恶变、乳管内乳头状瘤恶变等。

【转移途径】

1. 直接浸润   直接侵入皮肤、胸肌筋膜、胸肌等周围组织。

2. 淋巴转移   乳腺癌的淋巴转移最常见，可经乳房淋巴液的各引流途径转移。主要途径有：①乳房外侧象限的癌细胞，首先经胸大肌外缘淋巴管向同侧腋窝淋巴结转移，进而至锁骨下、上淋巴结，经胸导管（左）或右侧淋巴导管侵入静脉，发生远处转移；②乳房内侧象限的癌细胞可经内侧淋巴管转移至胸骨旁淋巴结，再向上到锁骨上淋巴结，之后可经同样途径发生血行转移。上述两种淋巴转移途径中，以前者多见，后一途径的转移虽较少，但一经发生则预后较差。

3. 血行转移   血行转移可能在乳腺癌早期即已发生。癌细胞除可经淋巴途径进入静脉，也可直接侵入血液循环。最常见的远处转移依次为肺、骨、肝。在骨转移中依次为椎骨、骨盆和股骨。

【临床表现】

1. 早期为无意中发现患侧乳房内单发无痛性小肿块，多位于外上象限，质硬、表面不光滑、与周围组织界限不清、活动性差、生长较快。乳腺癌可出现下列表现：①肿瘤侵犯 Cooper 韧带使之收缩，局部皮肤发生内陷，形成"酒窝征"；②乳头深部的癌肿侵犯乳管，因牵拉回缩，使乳头内陷；③癌肿阻滞皮内和皮下淋巴管，引起局部皮肤淋巴水肿，因毛囊处与皮下组织连接紧密，所以出现点状凹陷，形成"橘皮样"改变；④癌肿晚期可侵及胸肌和胸壁，以致固定而不易被推动，形成所谓"铠甲胸"；⑤在癌块周围转移形成小结节，称卫星结节；⑥乳腺癌浸润到背部和对侧胸部，可紧缩胸壁，限制呼吸；⑦晚期乳腺癌破溃，形成癌性溃疡，易出血，有恶臭。

2. 乳腺癌患者腋窝淋巴结常有转移。转移的淋巴结初期散在，质硬，无压痛，可活动；以后数目增多，粘连成块，不易活动。腋窝主要淋巴管被癌细胞堵塞，可出现上肢淋巴水肿；若锁骨上触及肿大变硬的淋巴结，癌细胞可能已经入血，发生远处转移属于晚期；肺转移可出现咳嗽、咯血；肝转移出现肝大、黄疸；骨转移可引起疼痛。

3. 特殊型癌   ①炎性乳癌：一般发生于妊娠期或哺乳期的年轻女性，乳腺癌发展迅速，很快扩展到整个乳房，呈红、肿、热、痛等炎症表现，腋窝淋巴结常有肿大。其特点是恶性度高，预后差。②乳头湿疹样癌（Paget 病）：起源于乳头区大乳管内，逐渐侵犯到乳头。初起乳头奇痒和轻微灼痛，以后有皮肤发红、糜烂、渗出、结痂等湿疹样改变;有时覆有黄褐色的鳞屑样痂皮,揭掉痂皮又出现糜烂面,局部病变皮肤发硬,边界尚清。此型乳腺癌恶性程度低,发展缓慢,淋巴结转移出现很晚。③隐性乳腺癌因原发病灶很小,患侧乳房内不能扪及肿块,多因出现腋窝淋巴结转移肿大活检后或出现远处转移后方获得诊断。④男性乳腺癌临床发病率为0.6%,发病年龄在60岁左右,目前发病率有逐年提高的趋势,主要表现为乳头或乳晕下小而边界不清的硬块,易被忽略而诊断较晚。肿瘤增长后易与皮肤及胸肌粘连,远处转移较女性发生早。涂片细胞学检查或切取组织做病理检查可明确诊断。

【临床分期】

确定乳腺癌的临床分期,在治疗方法的选择、治疗效果的评定和估计预后的判断上都有非常重要的意义。目前,常用的临床分期是国际抗癌协会提出的 TNM 分期法(T 代表原发癌瘤、N 代表区域淋巴结、M 代表远处转移)。内容如下:

T_0:原发癌瘤未查出。

Tis:原位癌(非浸润性癌及未查到肿块的乳头湿疹样乳腺癌)。

T_1:癌瘤长径≤2cm。

T_2:2cm<癌瘤长径≤5cm。

T_3:癌瘤长径>5cm。

T_4:癌瘤大小不计,但侵及皮肤或胸壁(肋骨、肋间肌、前锯肌)或炎性乳癌亦属之。

N_0:同侧腋窝无肿大淋巴结。

N_1:同侧腋窝有肿大淋巴结,尚可推动。

N_2:同侧腋窝肿大淋巴结彼此融合或与周围组织粘连。

N_3:有同侧胸骨旁淋巴结转移或有同侧锁骨上淋巴结转移。

M_0:无远处转移。

M_1:有远处转移。

根据以上情况进行组合,可把乳腺癌分为以下各期:

0 期:$TisN_0M_0$;

Ⅰ 期:$T_1N_0M_0$;

Ⅱ 期:$T_{0\sim1}N_1M_0$,$T_2N_{0\sim1}M_0$,$T_3N_0M_0$;

Ⅲ 期:$T_{0\sim2}N_2M_0$,$T_3N_{1\sim2}M_0$,$T_4N_{0\sim3}M_0$,$T_{0\sim4}N_3M_0$;

Ⅳ 期:$T_{0\sim4}N_{0\sim3}M_1$。

以上分期以临床检查为依据,实际并不精确,术后还应该结合病理检查结果进行校正。分子生物学研究证明乳腺癌是异质性疾病,有不同的分子分型,而且与患者临床预后关系密切。国际上采用 ER、PR、HER-2 和 Ki-67 四种标志物,对乳腺癌进行分子分型。

【诊断】

在乳腺癌的诊断中,主要依靠详细询问患者的病史及体格检查。对中年以上女性,乳房内发现单个质硬、无痛性肿块,均应考虑乳腺癌可能。同时可借助临床常用的诊断技术进一步确定诊断。

1. 近红外线透照检查 应用近红外冷光强透仪,根据局部组织吸收近红外线光量的多少,来进行判断。因肿瘤组织血运丰富,吸收近红外线的量多,因而局部显示暗区,确诊率可达 75%。临床可作为乳房普查的一个有效手段。

2. 热像检查 应用液晶热像方法,根据恶性肿瘤代谢增强、局部血运丰富而致局部肿瘤组织与周围组织的温差增大的特点,来诊断乳腺癌。其阳性率达 75%,但假阳性约 17%。

3. X 线检查 临床常用的有一般 X 线干板检查法和钼靶 X 线胶片检查法,对乳腺内较小块和微小钙化点容易检出。国内资料统计诊断乳腺癌的正确率为 90%。

4. B 超检查 近年在乳腺癌诊断中起着越来越重要的作用。乳腺癌肿块在超声下可见形态不规则,边界为向外延伸的强回声带,其内回声不均匀,与正常的乳腺组织及良性肿瘤有比较明显的回声差异。其诊断乳腺癌的正确率为 80%,如果结合彩色多普勒技术,可将诊断正确率提高到 95%。

5. 肿瘤标志物测定 血液中 CEA、CA153 等糖蛋白肿瘤标志物,对乳腺癌的术前诊断和术后随访监测有一定参考价值。

6. 细针穿刺细胞学检查 用直径 0.7~0.9mm 的细针在不同的方向穿刺吸出组织液内含有的细胞做检查是近年来备受推崇的方法。B 超引导和 X 线钼靶照相立体定位穿刺,使诊断阳性率达到 95%,其损伤小而安全性大,但对直径小于 1cm 的肿块不易取得标本。

7. 切除活体组织学检查 是乳腺癌确诊的最可靠的手段,目前主张切除活检要与乳腺癌根治切除紧密衔接。如果术前高度怀疑为乳腺癌,应按乳腺癌根治术作术前准备,术中将肿瘤完整切除后,行快速冷冻切片,如病理报告为乳腺癌,应即刻行根治性手术。如果冷冻切片不能完全确诊或没有冷冻切片设备,应尽量缩短肿瘤切除活检与乳腺癌根治术的间隔时间,必要时可行术前化疗。

【鉴别诊断】

乳腺癌的临床表现主要是肿块,乳房内的肿块不一定是乳腺癌,特别是早期乳腺癌应与其他良性病变鉴别。

1. 乳腺纤维腺瘤 多见于 20~25 岁青年女性,特点是肿块圆形、表面光滑、活动性大、无粘连、无疼痛、生长缓慢、腋窝淋巴结不肿大。

2. 乳腺囊性增生病 多见于 25~40 岁中青年女性,特点是乳房肿块与胀痛,肿块呈大小不等的结节状、质地较韧、与周围组织界限不清,胀痛随月经周期呈规律改变。可疑有恶变者应做活组织检查。

3. 乳腺结核 多见于 20~40 岁中青年女性。初起肿块无压痛,有皮肤粘连,与周围组织分界不清;晚期形成窦道,有豆渣样脓汁流出;有的乳腺结核与乳腺癌相似,需要通过病理检查明确诊断。

4. 外伤性脂肪坏死 多在乳房局部挫伤后几个月形成,患者不一定能记忆外伤史。包块比较表浅,多与皮肤粘连,包块大小变化不明显,腋窝淋巴结多不肿大。

【预防】

因为乳腺癌的确切病因尚不清楚,所以目前很难做到真正意义上的病因学预防(一级预防)。但是可以通过乳腺癌知识宣教,定期乳房检查,做好早期诊治预防(二级预防),力争早发现、早诊断、早治疗,提高治愈率及生存率。同时重视康复预防(三级预防),改善患者生存质量,延长生存期。

知识链接

近年我国乳腺癌流行病学趋势

我国乳腺癌发病率每年增加近5%,是近10年发病率增加最快的两大肿瘤之一,在许多地区已经成为女性恶性肿瘤之首。城市发病率明显高于农村,多数患者是高收入的女白领。有专家分析,其中原因恐怕与现代生活习惯有关。和农村女性相比,城市女白领由于生育晚、哺乳少、工作压力大、内分泌系统不稳定等原因,更易患乳腺癌。

【治疗】

乳腺癌的治疗方法,早期以采取手术为主,以化疗、放疗、内分泌治疗、生物治疗和中药治疗等为辅的综合治疗措施。

1. 手术治疗

(1)乳腺癌根治切除术:是将整个患侧乳房、肿瘤周围至少5cm皮肤以及乳房周围脂肪组织、胸大肌(胸肋部)、胸小肌及同侧腋窝和锁骨下所有的淋巴脂肪组织整块切除。此手术方式已经沿用百年,随着对乳腺癌的进一步认识,该手术方式的应用已经减少。

(2)扩大乳腺癌根治切除术:在根治术的基础上,切除患侧的第2~4肋骨及相应的肋间肌,将胸廓内动、静脉及胸骨旁淋巴结一并清除。以前多用于乳房内侧象限的乳腺癌根治,但是由于该术式创伤较大、并发症多,术后5年生存率并无明显提高,目前已经很少在临床应用。

(3)改良乳腺癌根治切除术:又称简化根治术、仿根治术。大量的国内外回顾性调查和分析提示乳腺癌根治切除术或扩大根治切除术并不能有效地提高患者的5年或10年生存率,而对患者的生理和心理的影响却是明显的。术后生存率及预后并不决定于手术方式,而与癌肿的生物学特性和机体的免疫反应,尤其是局部淋巴结转移的程度有密切关系,并且临床上比较早期的乳腺癌越来越多,因此目前手术范围有缩小的趋势,保留胸肌的改良根治术已成为治疗乳腺癌的标准术式。可分为保留胸大肌、切除胸小肌的改良根治术及保留胸大肌、胸小肌的改良根治术。除保留胸肌外,其余的手术步骤和操作基本与乳腺癌根治切除术相同。

(4)单纯乳房切除术:切除乳腺组织、乳头、部分乳房皮肤及胸大肌筋膜,不进行腋窝淋巴结清扫。主要适用于:①非浸润性癌及未触及肿块的乳头湿疹样癌;②年老体弱及合并重要器官功能障碍不能耐受较大手术的乳腺癌患者;③晚期乳腺癌合并恶性溃疡、出血者。

(5)部分乳房切除(乳腺区段切除)加腋窝淋巴结清扫术:随着女性生存质量要求提高,保留乳房外形的手术越来越受青睐,对早期(0期、Ⅰ期)乳腺癌,腋窝淋巴结无转移的患者,可行乳房部分切除术,手术切缘须距肿瘤边缘2cm以上,同时另行切口清扫腋窝淋巴结,术后常规辅以放疗。

2. 放射治疗 放疗在乳腺癌的治疗中占有重要地位,可以减少局部复发,提高生存率,一般无淋巴结转移的早期乳腺癌,可不做放疗,以免损害人体免疫功能。单纯放疗效果并不满意,多需配合手术治疗。

(1)术前放疗:术前一般不做放疗,但对于Ⅲ期乳腺癌或病灶大(>5cm),有皮肤水肿、卫星结节或与胸壁粘连,估计手术切除困难者,有明显转移的Ⅱ期乳腺癌,争取手术切除的炎性乳癌及妊娠期、哺乳期乳腺癌,可行术前放疗,放疗结束2周后手术。

(2)术后放疗:通过术后放疗,可消灭手术野可能残存的癌细胞及淋巴引流区未被清除的转移灶。对术后病理证实有腋窝淋巴结转移的乳腺外侧象限的乳腺癌患者,应在锁骨上、胸骨旁或腋窝区等进行放射治疗。对腋淋巴结无转移的乳腺内侧象限或中央区的乳腺癌患者,也须行锁骨上区、胸骨旁区的放疗。放疗多于术后2~3周进行。

(3)术后对局部复发和远处转移患者的放疗:对局部复发的病灶如果肿块很小,可行单纯放疗,如肿块较大,可先行手术切除,然后再行放疗,多能取得较好的效果;对远处转移患者,效果较好的为骨转移病灶,能起到止痛和治疗作用。

3. 化学药物治疗　在乳腺癌的综合治疗中亦占有重要地位。因乳腺癌为一种全身性疾病,早期即可发生血行转移,手术及放疗均属局部治疗,不能根除全身播散的转移癌灶,而化学药物治疗为一种全身性治疗方法,在乳腺癌的综合治疗中是不可缺少的全身性辅助治疗措施。化疗可在术前、术中及术后进行。

(1)术前化疗:术前化疗可使肿瘤缩小,转移的微小癌灶被杀灭,肿瘤细胞的活力被降低,提高了肿瘤的手术切除率,减少术中癌细胞血行播散的机会,提高了手术治疗效果。同时可以预测肿瘤对化疗方案的敏感性。

(2)术中化疗:临床应用较少,可在术中应用CMF方案,以控制因手术刺激而引起癌细胞的血行播散。也可应用塞替派10mg加适量等渗盐水冲洗浸泡术野创面后再缝合皮瓣。

(3)术后化疗:术后化疗有助于杀灭残存的或播散的癌细胞,减少术后的复发或转移。应在术后1周内开始,多主张应用联合化疗方法,以间隔给药为好,总疗程6~8个月。常用的联合化疗方案有CMF(环磷酰胺、甲氨蝶呤、氟尿嘧啶)方案、CAF(环磷酰胺、多柔比星、氟尿嘧啶)方案等。化疗期间应注意经常检查肝功能、白细胞计数,白细胞计数降至$3×10^9/L$以下,应延长间隔时间,必要时甚至停药。

4. 内分泌治疗　乳腺癌是激素依赖性肿瘤,内分泌因素在乳腺癌的诱发和增殖中起着重要的作用,尤以雌激素对乳腺癌的影响最为明显。其作用是通过与乳腺细胞内一种蛋白结合而产生的,这种能与雌激素结合的蛋白称为雌激素受体(ER)。如果测定乳腺癌组织中ER、PR(孕激素受体,是雌激素作用的最终产物,PR的存在提示ER具有生物活性)为阳性,称为激素依赖性癌细胞。对ER检测阳性的乳腺癌患者,应用雌激素拮抗剂能起到较好的抑癌作用,常用的雌激素拮抗剂是他莫昔芬(TAM),每次10mg,2次/日,口服,连服2~5年。

5. 生物治疗　正处在积极的研究探索及早期临床试用阶段,逐渐会成为肿瘤治疗的有效方法。目前生物治疗有:①自动免疫治疗;②生物应答调节剂;③过继细胞免疫治疗;④单克隆抗体及其交联物;⑤基因治疗等方法。

6. 中药治疗　中医学在治疗乳腺癌方面积累了大量的宝贵经验,有很多的中草药验方具有一定的治疗效果,可作为晚期乳腺癌的辅助治疗。

(尚效贤)

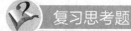 复习思考题

1. 简述乳房脓肿切开引流的注意事项。
2. 简述乳房的淋巴引流途径。
3. 简述乳腺癌的局部临床表现。

第二十章

胸 部 疾 病

PPT 课件
20章PPT

扫一扫
知重点

学习要点

多根多处肋骨骨折、损伤性气胸、血胸的诊断和处理;肺癌、食管癌的临床表现、诊断、鉴别诊断和治疗。

第一节 胸部损伤概述

胸部损伤在和平时期或战时都常见,由于胸部有呼吸和循环系统等重要器官,故损伤后往往引起呼吸和循环系统功能障碍,病情变化快、且严重,重者可危及生命。

【解剖和生理】

1. 胸廓由软组织胸廓和骨性胸廓构成,软组织胸廓由皮肤、皮下组织、肌肉组织构成,骨性胸廓由胸椎、十二对肋骨及胸骨构成。

2. 胸膜包括脏胸膜和壁胸膜。脏胸膜包裹肺叶并深入叶间裂,壁胸膜覆盖胸廓内面、膈和纵隔,在肺门处与脏胸膜相连。两层之间的密闭间隙称为胸膜腔。在壁胸膜肋部和膈部处形成返折称肋膈窦,是胸膜腔的最低位置。胸膜腔密闭且成负压,呼气时$-5\sim-3cmH_2O$,吸气时$-10\sim-8cmH_2O$,之间差约为$5cmH_2O$。胸内组织器官有肺脏、气管、食管、心脏、胸内大血管、上腔静脉、下腔静脉和胸导管等。

3. 骨性胸廓支撑保护胸内脏器参与呼吸;胸膜腔维持纵隔居中保持肺脏膨胀;膈肌分隔不同压力的胸腔和腹腔参与呼吸。通气机制:吸气开始,由口到肺泡形成一个压力差。正常时,肺泡内为大气压,胸膜腔为负压,该负压在安静状态下是由作用相反的肺的弹性回缩力和胸壁的阻力相互平衡而产生的。肺的弹性回缩力向内,胸壁产生的力向外,吸气时,膈肌收缩并下降,肋间肌收缩抬高肋骨,增加向外的力使胸廓膨胀,使胸膜腔的压力降低,形成口到肺泡的压力差,于是产生吸气。

4. 发生胸部创伤后,胸膜腔的负压可能消失,如果空气进入胸膜腔,胸膜腔的负压消失,其压力升至大气压水平由口到肺泡的压力差消失。张力性气胸时胸膜腔内的压力高于大气压,妨碍肺泡和静脉的充盈,胸膜腔内压力持续升高,纵隔将向对侧移位,使腔静脉扭曲,进一步减少回心血量。导致肺功能不全的第二个机制为通气/血流比例失调,引起低氧血症。创伤后肺萎陷,妨碍了肺泡通气;肺挫伤引起弥漫性肺实质出血,导致明显的通气/血流比例失调、低氧血症。正常成人每分钟肺泡通气量为4L,每分钟肺血流量为5L,如果通气大于血流,比值升高,则无效腔增大;如果血流超过通气,比值降低,则静脉血掺杂,产生低氧血症。

知识链接

对胸内负压的认识

胸内负压又称胸膜内压,是指脏胸膜与壁胸膜之间的潜在腔(即胸膜腔)内的压力。在整个呼吸周期中,它始终低于大气压,故亦称"胸内负压"。正常情况下,密闭胸膜腔内无气体,仅有少量浆液使壁胸膜和脏胸膜紧密相贴,两层间可以滑动但不能分开。由于婴儿出生后胸廓比肺的生长快,使肺通常处于被动扩张状态,产生一定的回缩力,因而使作用于胸膜腔的压力被抵消一小部分,致使胸膜腔内压低于肺内压。胸内负压的意义:①胸内负压有利于肺保持扩张状态,不至于由自身回缩力而缩小萎陷。由于吸气时胸内负压加大,可降低中心静脉压,促进肺静脉血和淋巴液的回流。②有利于肺的回缩。③避免自身过多的憋气而对身体造成影响。

【分类】

1. 根据损伤暴力性质不同分为钝性伤和穿透伤。

2. 根据损伤是否造成胸膜腔与外界相通分为:①闭合性胸部损伤,胸膜腔与外界不相通;②开放性胸部损伤,胸膜腔与外界相通。

【临床表现和体征】

胸外伤常见的临床表现有胸痛、咳血、呼吸困难、呼吸窘迫、休克。常见体征有胸廓挤压征阳性、骨擦感、胸壁软化、反常呼吸、皮下气肿。

【紧急处理】

胸部损伤的紧急处理包括入院前急救处理和入院后的急诊处理。

1. 院前急救处理 包括两方面内容,基本生命支持与严重胸部损伤处理。其原则为:维持呼吸通畅、给氧、控制外出血、补充血容、镇痛、固定长骨骨折、保护脊柱、迅速转运。现场施行特殊急救处理:①有呼吸道阻塞者应紧急行气管切开;②张力性气胸需放置具有单向活瓣作用的胸腔穿刺针或胸腔闭式引流装置;③开放性气胸需迅速包扎和封闭胸部开放性伤口,行胸腔穿刺排气或胸腔闭式引流;④对大面积胸壁软化的连枷胸有严重的呼吸困难者,需控制反常呼吸,并予以人工辅助呼吸。

2. 院内急诊处理 正确及时的认识最直接威胁患者生命的紧急情况与损伤部位至关重要。胸部损伤的院内急诊处理程序如图20-1所示:

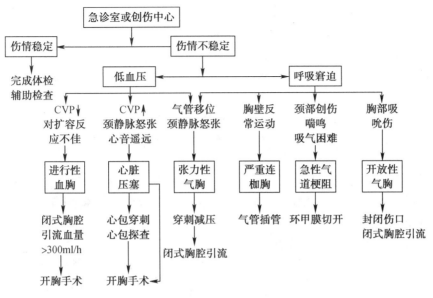

图 20-1　胸部损伤的急诊室处理程序

第二节　肋骨骨折

【分类】

肋骨骨折分单根肋骨骨折(包括单根单处和单根多处骨折)、多根肋骨骨折、多根多处肋骨骨折。按病因分直接暴力(骨折向内弯曲)、间接暴力(骨折向外弯曲)、病理性骨折。

【病理生理】

肋骨骨折刺破胸膜、肺,引起气胸、血胸、皮下气肿及血痰。多根多处肋骨骨折常致胸壁软化引起反常呼吸运动,吸气时胸廓内陷,呼气时外膨;肺内气体重复交换引起二氧化碳潴留和缺氧;由于双侧胸腔压力不均衡引起纵隔扑动,大血管扭曲影响血液回流;严重时可发生呼吸和循环衰竭。(图 20-2)

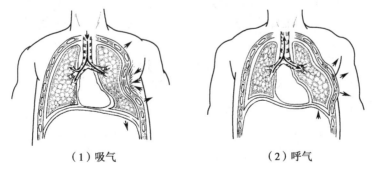

（1）吸气　　　　　　　　　　　　（2）呼气

图 20-2　反常呼吸运动

【临床表现】

1. 胸痛　受伤部位疼痛,尤其在深呼吸、咳嗽或转动体位时疼痛加剧。

2. 呼吸困难 损伤后呼吸道分泌物增多,又因胸痛使排痰困难,容易造成肺不张和肺部感染,出现气促和呼吸困难。

3. 体格检查 胸部检查可发现畸形、压痛(直接、间接)、骨摩擦感、反常呼吸运动、皮下气肿(握雪感),胸部X线片及CT三维成像可确诊。

【治疗】

1. 镇痛 使用镇痛药或行肋间神经阻滞、骨折处封闭。

2. 清理呼吸道分泌物 雾化吸入、鼓励并协助患者咳嗽排痰,预防肺不张和肺部感染。

3. 固定胸廓 胸壁胶布固定。准备胶布3~4条,每条宽7~8cm,长约为患者胸廓周径的2/3。由肋缘开始用一条胶布从伤员健侧的肩骨线贴起,由后向前,边拉紧边粘贴至健侧锁骨中线为止。再按同法依次自下而上粘贴其余胶布条至腋下,上、下胶布重叠2~3cm(图20-3),固定期为2~3周。

4. 防治并发症 合并血气胸时要及时处理。闭合性多根多处肋骨骨折的处理:如出现反常呼吸运动要及早控制反常呼吸运动、改善呼吸功能,方法有局部加压包扎固定、胸廓牵引固定(图20-4)、切开内固定、呼吸内固定术(使用呼吸机行正压辅助呼吸,使整个胸廓包括软化区在内同步起伏,这样使反常呼吸得到矫正)。清理呼吸道分泌物,及时镇痛,防治并发症。

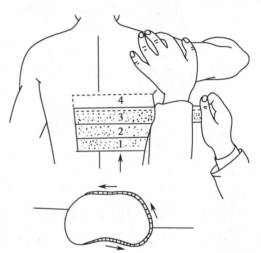

图 20-3 肋骨骨折的蝶形胶布固定法

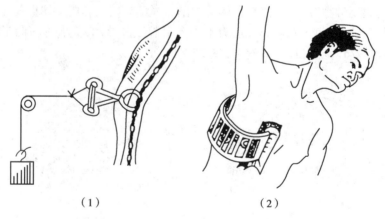

（1） （2）

图 20-4 胸壁软化的肋骨牵引
(1)牵引固定法 (2)胸壁外固定法

> **知识链接**
>
> **连 枷 胸**
>
> 　严重钝性、闭合性胸部创伤可造成两根或两根以上肋骨的双处骨折,形成连枷胸,即一部分骨性胸壁失去支持,脱离整个胸廓,呈浮动状态,又称为浮动胸壁或胸壁软化。此部分胸壁与正常胸壁的呼吸运动相反,呈现矛盾运动,临床又称此种呼吸运动为反常呼吸运动。连枷胸是临床上最严重且最难处理的一种胸部外伤,其原因不仅是连枷胸产生的病理、生理改变,更多的是它常合并广泛严重肺挫伤,造成创伤性湿肺,威胁患者生命,是目前胸部外伤处理的难题。

第三节 气 胸

　凡是肺组织、气管、支气管、食管破裂或胸壁伤口与胸膜腔相通,导致空气进入胸膜腔,形成胸膜腔内积气,称为气胸。根据胸膜腔压力情况,损伤性气胸分为:闭合性气胸、开放性气胸、张力性气胸。胸膜腔积气局限于某个区域又称为局限性气胸,为胸膜腔炎症粘连所致。

一、闭合性气胸

【定义】

　胸膜腔内积气后,不再有气体进入胸膜腔,气胸趋于稳定,胸膜腔内压力仍低于大气压,称为闭合性气胸。

【病理生理】

　患侧胸膜腔内积气导致患侧肺受压萎陷,使患侧肺呼吸面积缩小,肺通气、换气功能均减少,通气血流比率失衡;患侧胸膜腔内负压减少,使纵隔向健侧移位,健侧肺也受压,健侧肺通气也产生障碍。

【临床表现】

　根据胸膜腔内积气的量和速度而定。肺萎陷在 30% 以下者,可无明显症状;大量气胸患者有胸闷及呼吸困难。体检:患侧胸廓饱满、呼吸活动度低、气管向健侧移位;患侧叩鼓音,听诊呼吸音降低;胸部 X 线检查:患侧肺萎陷、胸膜腔内积气、可有少量积液。

【治疗】

　胸膜腔少量积气无需处理,1~2 周可自行吸收;中量或大量气胸需胸穿、胸膜腔闭式引流,排出胸腔积气,促进肺组织尽早复张,同时应用抗生素预防感染。

二、开放性气胸

【定义】

　外界空气经胸壁伤口或软组织缺损处,随呼吸自由进出胸膜腔,胸膜腔内压力与外界相等,称为开放性气胸。

【病理生理】

　1. **伤侧肺完全萎陷**　伤侧肺萎陷导致呼吸功能丧失,胸膜腔内压高于健侧,纵隔向健侧移位,健侧肺扩张受限。

2. 纵隔扑动 伤侧胸膜腔开放,胸膜腔内压力与大气压相等,而健侧胸膜腔仍保持负压,故呼吸时两侧胸膜腔压力不均衡,纵隔随呼吸来回摆动,导致静脉回流困难,纵隔扑动并可刺激纵隔及肺门神经引起休克(图 20-5)。

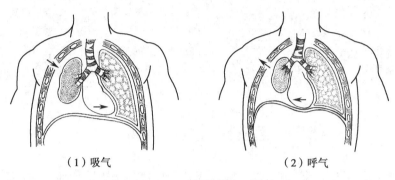

（1）吸气　　　　　　　　　　　（2）呼气

图 20-5　开放性气胸纵隔扑动

3. 呼吸气体的改变 呼气时,健侧肺的空气不仅排出体外,同时也排入伤侧呼吸道内;吸气时,健侧肺扩张,吸进的空气不仅来自外界,也来自伤侧肺,从而导致残气对流,加重缺氧,患者出现气促、呼吸困难和发绀。

【临床表现】

明显呼吸困难,鼻翼扇动、口唇发紫、静脉怒张,同时伤侧伤口处可以听到有气体进出胸腔发出吸吮样声音。体检:望诊伤侧胸部饱满;触诊气管向健侧移位;叩诊伤侧胸部呈鼓音;听诊伤侧呼吸音消失;胸部 X 线检查:伤侧胸腔大量积气、肺萎陷,纵隔向健侧移位。

【治疗】

1. 现场急救处理要点 立即使用无菌敷料在伤员有力呼气末封盖开放伤口,并加压包扎,使开放性气胸变为闭合性气胸。

2. 院内进一步处理 给氧、补充血容量、抗休克、清创、缝合创口、胸腔闭式引流(于患侧第 2 肋间锁骨中线或第 6～8 肋腋中线至腋后线之间放置胸腔闭式引流装置)、抗生素预防感染,疑有胸内脏器损伤或进行性出血,应剖胸探查。

三、张力性气胸

【定义】

气管、支气管或肺破裂处与胸膜腔相通并形成单向活瓣,气体随吸气时进入胸腔并累积增多,导致胸腔压力高于大气压,又称高压性气胸。

【病理生理】

高压气体使伤侧肺严重萎陷,纵隔显著向健侧移位使健肺受压,腔静脉回流障碍,产生呼吸和循环功能的严重障碍。高压气体经支气管、气管周围疏松组织或壁胸膜破裂处进入纵隔或胸壁皮下,形成纵隔气肿或面、颈、胸部的皮下气肿。

【临床表现】

极度呼吸困难、端坐呼吸、烦躁、意识丧失、发绀、大汗淋漓。体检:望诊伤侧胸部饱满,颈静脉怒张;触诊气管向健侧移位,皮下气肿;叩诊伤侧胸部呈鼓音;听诊伤侧呼吸音消失;胸部 X 线检查:伤侧胸腔严重积气、肺完全萎陷、纵隔向健侧移位。

【急救处理】

张力性气胸是可迅速致死的急危重症,需要立即排气减压。危急情况下可用针头在患侧锁骨中线第二肋间穿刺排气减压,穿刺针头尾部缚扎橡皮指套,指套尾部剪一小口形成单向活瓣装置排气,使胸内高压气体易于排出,而外界空气不能进入胸腔(图 20-6)。进一步处理应放置胸腔闭式引流装置,使用抗生素预防感染。经胸腔闭式引流后,一般肺小裂口多在 3~7 天闭合。气胸胸腔闭式引流拔管指征:漏气停止 24 小时,肺已复张。肺长时期漏气者应进行剖胸探查或胸腔镜手术。

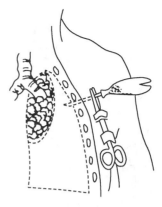

图 20-6　张力性气胸的
针头穿刺排气法

第四节　损伤性血胸

【定义】

胸膜腔内积血为血胸,如与气胸同时存在称为血气胸。胸腔内任何组织的损伤都可导致血胸,但大量血胸通常是体循环动脉、心脏或肺门部肺循环大血管损伤所致。

【病理生理】

血胸发生后,血容量丢失影响循环功能。胸腔血液积聚,压力增高,压迫肺使肺萎陷和纵隔移位,减少呼吸面积,影响静脉回流。当胸腔内积血缓慢且量小时,肺、心包和膈肌运动有去纤维蛋白的作用,胸腔积血呈液态;当胸腔内积血多且快时,超过肺、膈肌运动所起的去纤维蛋白作用时,胸腔内积血发生凝固,形成凝固性血胸。凝血块机化后形成纤维板,限制肺与胸廓运动,损害呼吸功能;血胸形成后可导致细菌感染,形成感染性血胸,最终导致脓血胸;持续大量出血导致的血胸为进行性血胸。

【临床表现】

1. 血胸的临床表现与出血量、速度和个人体质有关。一般而言,成人血胸量≤0.5L 为少量血胸、0.5~1.0L 为中量血胸、>1.0L 为大量血胸(图 20-7)。患者会出现不同程度的面色苍白、脉搏细速、血压下降和末梢血管充盈不良等低血容量休克表现,并有呼吸急促、肋间隙饱满、气管向健侧移位;伤侧叩诊浊音和听诊呼吸音减低等胸腔积液的临床表现。胸膜腔穿刺抽出血液可明确诊断。

2. 早期胸部创伤发生后的血胸诊断明确后,需进一步判断出血是否已停止。进行性血胸的诊断要点:①持续脉搏加快、血压降低或虽经补充血容量血压仍不稳定;②闭式胸腔引流量每小时超过 200ml,持续 3 小时;③血红蛋白量、红细胞计数和血细胞比容进行性降低,引流胸腔积血的血红蛋白量、红细胞计数与周围血相接近,且迅速凝固。

3. 血胸并发感染的诊断　有下列情况者,要考虑血胸并发感染的诊断:①有畏寒、高热等感染的全身表现;②抽出胸腔积血 1ml,加入 5ml 蒸馏水,出现混浊或絮状物;③红细胞、白细胞计数明显增加,比例达到 100∶1 可确诊为感染性血胸;④积血涂片和细菌培养发现致病菌。

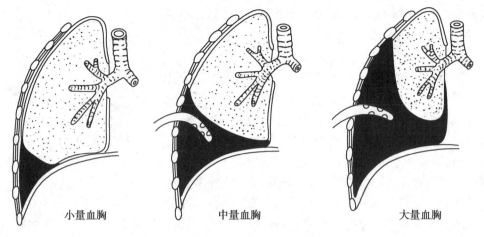

小量血胸 中量血胸 大量血胸

图 20-7 血胸示意图

【治疗】

1. 非进行性血胸可根据积血量多少采用胸腔穿刺或胸腔闭式引流术治疗,及时排出积血,促进肺膨胀,改善呼吸功能,并使用抗生素预防感染。

2. 进行性血胸应及时剖胸探查手术。

3. 凝固性血胸待患者病情稳定后尽早手术,清除血凝块,并剥除胸膜表面血凝块机化而形成的包膜。剖胸术可提早到伤后 2~3 天,更为积极地剖胸引流无益,推迟手术时间可使清除肺表面纤维蛋白膜变得困难,从而使简单清除血凝块手术复杂化。

4. 感染性血胸应及时改善胸腔引流,排尽感染性积血、积脓。若效果不佳或肺复张不良,应尽早手术清除感染性积血,剥离脓性纤维膜。

第五节 肺 癌

肺癌大多数起源于支气管黏膜上皮,因此也称支气管肺癌。近 50 年来,全世界肺癌的发病率在不断上升。特别是发达国家和我国大城市中,肺癌的发病率已居男性各种肿瘤之首,发病年龄大多在 40 岁以上,男女之比为(3~5)∶1,近年来,女性肺癌的发病率也明显增加。

【病因】

至今不完全明确。目前认为与肺癌有关的危险因素有:①长期大量吸烟是肺癌的一个重要致病因素;②长期接触石棉、铬、镍、铜、锡、砷、放射性致癌物质;③大气污染和烟尘中致癌物质含量较高的影响;④人体内在因素如免疫状态、代谢活动、遗传因素、基因变异(如 P53、nm23-H、EGFR、Ras 等给予突变及表达的变化)、肺部慢性感染(如肺结核)等,也可能对肺癌的发病有影响。城市居民肺癌的发病率比农村高。

【病理】

肺癌按其发生的解剖部位,一般分为四种类型:①中心型肺癌;②肺段型肺癌;③周围型肺癌;④弥漫型肺癌。在临床工作中,将肺癌分为中心型和周围型肺癌,二者各有其自身的大体病理学特点;肺癌按其组织细胞学分类,分为非小细胞肺癌和小细胞肺癌两大组织学类型。约 80% 的肺癌为非小细胞肺癌,20% 为小细胞肺癌。二者各有不同的生物学性状、组织细胞学表现和临床特点。1998 年 7 月国际肺癌研究协会与世界卫生组织对肺癌的病理分类进行修订,按细胞类型将肺癌分为 9 种,临床常见的为下列 4 种:

(1)鳞状细胞癌(鳞癌):在肺癌中最常见,约占 50%,与吸烟关系密切。患者年龄大多在 50 岁以上,男性占多数。大多起源于较大的支气管,约 2/3 的鳞状细胞癌为中心性肺癌。虽然鳞癌的分化程度不一,但生长速度尚较缓慢,病程较长,对放射和化学疗法较敏感。通常先经过淋巴转移,血行转移发生较晚。

(2)小细胞癌(未分化小细胞癌):发病率仅次于鳞癌,约占肺癌病例的 20%。发病年龄较轻,多见于男性。一般起源于较大支气管,大多为中心型肺癌。根据细胞形态又可分为燕麦细胞、小圆细胞和大细胞等几种类型,其中以燕麦细胞最为常见。小细胞癌恶性程度高,生长快,而且较早出现淋巴和血行广泛转移。对放射和化学疗法虽较敏感,但在各型肺癌中预后最差。本病的治疗和预后与非小细胞肺癌明显不同,手术治疗要慎重。

(3)腺癌:多数起源于小支气管黏膜上皮,发病年龄较小,女性相对多见,多为周围型肺癌,少数起源于大支气管。发病率比鳞癌和小细胞癌低。早期一般无明显临床症状,往往在胸部 X 线检查时发现,表现为圆形或椭圆形分叶状肿块。一般分化程度较高,生长较慢,有时血性转移发生较早,淋巴转移则较晚发生。

(4)大细胞癌:此型肺癌甚为少见,约半数起源于大支气管。细胞大,细胞质丰富,胞核形态多样,排列不规则。大细胞癌分化程度低,常在发生脑转移后才被发现,预后很差。

此外,少数肺癌病例同时存在不同类型的肿瘤组织,如腺癌内有鳞癌组织,鳞癌内有腺癌组织或鳞癌与小细胞癌并存,这一类肿瘤称为混合型肺癌。

【转移】

肺癌的扩散和转移,有以下几种主要途径:

(1)直接扩散:肺癌形成后,肿瘤沿支气管壁并向支气管腔内生长,可以造成支气管腔部分或全部阻塞。肿瘤可直接扩散侵入邻近肺组织,并穿越肺叶间裂侵入相邻的其他肺叶。肿瘤的中心部分可以坏死液化形成癌性空洞。此外,随着肿瘤不断地生长扩大,还可侵犯胸内其他组织器官。

(2)淋巴转移:是常见的扩散途径。小细胞癌在较早阶段即可经淋巴转移;鳞癌和腺癌也常经淋巴转移扩散。癌细胞经支气管和肺血管周围的淋巴管道,先侵入邻近的肺段或肺叶支气管周围淋巴结,然后根据肺癌所在部位,到达肺门或气管隆突下淋巴结或侵入纵隔和支气管淋巴结,最后累及锁骨上前斜角肌淋巴结和颈部淋巴结。纵隔和支气管以及颈部淋巴结转移一般发生在肺癌同侧,但也可以在对侧,即所谓交叉转移。肺癌侵入胸壁或膈肌后,可向腋下或上腹部主动脉旁淋巴结转移。

(3)血行转移:血行转移是肺癌的晚期表现。小细胞癌和腺癌的血行转移较鳞癌更为常见。通常癌细胞直接侵入肺静脉,然后经左心随着大循环血流而转移到全身各处器官和组织,常见的有肝、骨骼、脑、肾上腺等。

【肺癌的分期和 TNM 分类】

肺癌的分期对临床治疗方案的选择具有重要指导意义。世界卫生组织按照肿瘤的大小(T),淋巴结转移的情况(N)和有无远处转移(M)将肺癌加以分期(表 20-1)。

表 20-1　肺癌的分期和 TNM 分类

分期		PTNM	
0 期		原位癌	
Ⅰ 期	Ⅰ A 期	$T_1 N_0 M_0$	
	Ⅰ B 期	$T_2 N_0 M_0$	
Ⅱ 期	Ⅱ A 期	$T_1 N_1 M_0$	
	Ⅱ B 期	$T_2 N_1 M_0$	$T_3 N_0 M_0$
Ⅲ 期	Ⅲ A 期	$T_3 N_1 M_0$	$T_1 N_2 M_0$
		$T_2 N_2 M_0$	$T_3 N_2 M_0$
	Ⅲ B 期	$T_4 N_1 M_0$	$T_4 N_2 M_0$
		$T_1 N_3 M_0$	$T_2 N_3 M_0$
		$T_3 N_3 M_0$	$T_4 N_3 M_0$
Ⅳ 期		$T_{0\sim4} N_{0\sim3} M_1$	

T 分期

Tx:原发肿瘤不能评价:或痰、支气管冲洗液找到癌细胞但影像学或支气管镜没有可视肿瘤。

T_0:没有原发肿瘤的证据。

Tis:原位癌。

T_1:肿瘤最大径≤3cm,周围为肺或脏胸膜所包绕,镜下肿瘤没有累及叶支气管以上(即没有累及主支气管)。

T_2:肿瘤大小或范围符合以下任何一点:肿瘤最大径>3cm 累及主支气管,但距隆突≥2cm 累及脏胸膜;扩展到肺门的肺不张或阻塞性肺炎,但不累及全肺。

T_3:任何大小的肿瘤已直接侵犯了下述结构之一者,胸壁(包括上沟瘤)、膈肌、纵隔膜、心包,肿瘤位于距隆突 2cm 以内的主支气管但尚未累及隆突;全肺的肺不张或阻塞性炎症。

T_4:任何大小的肿瘤已直接侵犯了下述结构之一者:纵隔、心脏、大血管、气管、椎体、隆突;恶性胸腔积液或恶性心包积液;原发肿瘤同时出现单个或多个的卫星结节。

N 分期

N_x:区域淋巴结不能评价。

N_0:没有区域淋巴结转移。

N_1:转移至同侧支气管周围淋巴结和(或)同侧肺门淋巴结,和原发肿瘤直接侵及肺内淋巴结。

N_2:转移至同侧纵隔和(或)隆突下淋巴结。

N_3:转移至对侧纵隔、对侧肺门淋巴结,同侧或对侧斜角肌或锁骨上淋巴结。

M 分期

M_X:远处转移不能评价。

M_0:没有远处转移。

M_1:有远处转移。

【临床表现】

肺癌的临床表现与肿瘤的部位、大小、是否压迫或侵犯邻近器官以及有无转移等情况有着密切关系。肺癌常有以下表现:

1. 早期肺癌特别是周围型肺癌往往无任何症状,大多在胸部 X 线或 CT 检查时才发现。

2. 肿瘤在较大的支气管内长大后,常出现刺激性咳嗽,极易误认为伤风感冒。

3. 当肿瘤继续长大影响支气管引流,继发肺部感染时,可以有脓性痰液,痰量也较前增多。有的肺癌患者,由于肿瘤造成较大的支气管不同程度的阻塞,表现为阻塞性肺炎和肺不张,可以在临床上出现胸闷、哮鸣、气促、发热和胸痛等症状。

4. 血痰,通常为痰中带血点、血丝或断续地少量咯血,大量咯血则很少见。

5. 晚期肺癌压迫、侵犯邻近器官和组织或发生远处转移时,可以产生下列症状:①压迫或侵犯膈神经,引起同侧膈肌麻痹;②压迫或侵犯喉返神经,引起声带麻痹,声音嘶哑;③压迫上腔静脉,引起面部、颈部、上肢和上胸部静脉怒张,皮下组织水肿,上肢静脉压升高;④侵犯胸膜,可引起胸腔积液和持续性剧烈疼痛;⑤肿瘤侵入纵隔,压迫食管,可引起吞咽困难;⑥上叶顶部肺癌,亦称 Pancoast 肿瘤,可以侵入纵隔和压迫位于胸廓上口的器官或组织,如第 1 肋骨、锁骨下动脉和静脉、臂丛神经、颈交感神经等,产生剧烈胸肩痛、上肢静脉怒张、水肿、臂痛和上肢运动障碍,同侧上眼睑下垂、瞳孔缩小、眼球内陷、面部无汗等颈交感神经综合征(Horner 综合征)。肺癌血行转移后,按侵入的器官而产生不同症状。

【诊断】

早期诊断具有重要意义。只有在病变早期得到诊断、早期治疗,才能获得较好的疗效。为此,应当广泛进行防癌的宣传教育,劝阻吸烟。对 40 岁以上成人,定期进行胸部 X 线普查。中年以上久咳不愈或出现血痰,应提高警惕,做周密检查;如肺部 X 线检查发现肺部有肿块阴影时,应首先考虑到肺癌的诊断,宜进行详细的进一步检查,不能轻易放弃肺癌的诊断或拖延时间,必要时应剖胸探查。

诊断肺癌的主要方法有:

1. X 线检查 这是诊断肺癌的一个重要手段。大多数肺癌可以经胸部 X 线摄片和 CT 检查获得临床诊断。

(1)中心型肺癌早期 X 线胸片可无异常征象。当肿瘤阻塞支气管,排痰不畅,远端肺组织发生感染,受累的肺段或肺叶出现肺炎征象。若支气管管腔被肿瘤阻塞,可产生相应的肺叶或一侧全肺不张。当肿瘤侵犯邻近的肺组织和转移到肺门及纵隔淋巴结时,可见肺门区肿块,或纵隔阴影增宽。纵隔转移淋巴结压迫膈神经时,可见膈肌抬高,透视可见膈肌反常运动。晚期病例还可看到胸膜腔积液或肋骨破坏。

(2)电子计算机体层扫描(CT)可显示薄层横断面结构图像,避免病变与正常组织相互重叠,密度分辨率很高,可发现一般 X 线检查隐藏区(如肺尖、膈上、脊柱旁、心后、纵隔等处)的早期肺癌病变,对中心型肺癌的诊断有重要价值。CT 可显示位于纵隔内的肿块阴影、支气管受侵的范围、肿瘤的淋巴结转移状况以及肺血管和纵隔内器官组织侵犯的程度,并可作为制订中心型肺癌手术或非手术治疗方案的重要依据。

(3)周围型肺癌最常见的 X 线表现,为肺野周围孤立性圆形或椭圆形块影,直径从 1~2cm 到 5~6cm 或更大。块影轮廓不规则,常呈现小的分叶或切迹,边缘模糊毛糙,常显示细短的毛刺影。周围型肺癌长大阻塞支气管管腔后,可出现节段性肺炎或肺不张。癌肿中心部分坏死液化,可示厚壁偏心性空洞,内壁凹凸不平,很少有明显的液平面。

(4)结节型细支气管肺泡癌的 X 线表现,为轮廓清楚的孤立球形阴影,与上述的周围型肺癌的 X 线表现相似。弥漫型细支气管肺泡癌的 X 线表现为浸润性病变,轮廓模糊,自小片到一个肺段或整个肺叶,类似肺炎。

(5)由于 CT 检查的分辨率高,可清楚显示肺野中 1cm 以上的肿块阴影,因此可以发现一般胸部 X 线平片容易遗漏的较早期周围型肺癌。对于周围型肺癌肺门及纵隔淋巴结转移情况,是否侵犯胸膜、胸壁及其他脏器,少量的胸膜腔积液,癌肿空洞内部情况等都可提供详细的信息。因此 CT 检查对周围型肺癌的诊断和治疗方案的选择也具有重要价值。

2. 痰查脱落细胞 肺癌表面脱落的癌细胞可随痰液咳出。痰细胞学检查,找到癌细胞,可以明确诊断,多数病例还可以判断肺癌的病理类型。痰检查的准确率为 80% 以上。起源于较大支气管的中央型肺癌,特别是伴有血痰的病例,痰中找到癌细胞的机会更多。临床上对肺癌可能性较大者,应连续数日重复送痰液进行检查。

3. 支气管镜检查 对中心型肺癌诊断的阳性率较高,可在支气管腔内直接看到肿瘤,并可采取小块组织(或穿刺病变组织)做病理切片检查,亦可经支气管刷取肿瘤表面组织或吸取支气管内分泌物进行细胞学检查。

4. 纵隔镜检查 可直接观察气管隆突下及两侧支气管淋巴结情况,并可采取组织作病理切片检查,明确癌是否已转移到肺门和纵隔淋巴结。中央型肺癌,纵隔镜检查的阳性率较高。检查阳性者,一般说明病变范围广,不适宜手术治疗。

5. 经胸壁穿刺活组织检查 这个方法对周围型肺癌阳性率较高,但可能产生气胸、胸膜腔出血或感染,以及癌细胞沿针道播散等并发症,故应严格掌握检查适应证。

6. 转移病灶活组织检查 已有锁骨上、颈部、腋下等处淋巴结转移或出现皮下转移结节者,可切取转移病灶组织做病理切片检查,或穿刺抽取组织做涂片检查,以明确诊断。

7. 胸腔积液检查 抽取胸腔积液经离心处理后,取其沉淀做涂片检查,寻找癌细胞。

8. 剖胸检查 肺部肿块经多种方法检查,仍未能明确病变的性质,而肺癌的可能性又不能排除时,如患者全身情况许可,应做胸腔镜检查或剖胸探查术。术时可根据病变情况或活检结果,给予相应治疗,以免延误病情。

正电子发射体层成像（PET）

正电子发射体层成像（PET）利用 18 氟-脱氧葡萄糖（^{18}FDG）作为示踪剂进行扫描显像。由于恶性肿瘤的糖酵解代谢高于正常细胞,FDG 在肿瘤内积聚程度大大高于正常组织,肺癌 PET 显像时表现为局部异常浓聚。可用于肺内结节和肿块的定性诊断,并能显示纵隔淋巴结有无转移。目前,PET 是肺癌定性诊断和分期的最好、最准确的无创检查。

【鉴别诊断】

肺癌病例按肿瘤发生部位、病理类型和病程早晚等不同情况,在临床上可以有多种表现,易与下列疾病混淆。

1. 肺结核

（1）肺结核球:易与周围型肺癌混淆。肺结核球多见于青年,一般病程较长,发展缓慢。病变常位于上叶尖后段或下叶背段。在 X 线片上块影密度不均匀,可见到稀疏透光区和钙化点,肺内常另有散在性结核病灶。

（2）粟粒性肺结核:易于弥漫型细支气管肺泡癌混淆。粟粒性肺结核常见于青年,全身毒性症状明显,抗结核药物治疗可改善症状,病灶逐渐吸收。

（3）肺门淋巴结结核:在 X 线片上肺门块影可能误诊为中心型肺癌。肺门淋巴结结核多见于青少年,常有结核感染症状,很少有咯血。

应当指出,肺癌可以与肺结核合并存在。二者的临床症状和 X 线征象相似易被忽视,以致延误肺癌的早期诊断。对于中年以上肺结核患者,在原有肺结核病灶附近或其他肺内出现密度较浓的块状阴影、肺叶不张、一侧肺门阴影增宽,以及在抗结核药物治疗过程中肺部病灶未见好转,反而逐渐增大等情况时,都应引起对肺癌的高度怀疑,必须进一步做痰细胞学检查和支气管镜检查。

2. 肺部炎症

（1）支气管肺炎:早期肺癌产生的阻塞性肺炎,易被误诊为支气管肺炎。支气管肺炎发病较急,感染症状比较明显。X 线片上表现为边界模糊的片状或斑点状阴影,密度不均匀,且不局限于一个肺段或肺叶,经抗菌药物治疗后,症状迅速消失,肺部病变吸收也较快。

（2）肺脓肿:肺癌中央部分坏死液化形成癌性空洞时,X 线片表现易与肺脓肿混淆。肺脓肿在急性期有明显感染症状,痰量多,呈脓性,X 线片上空洞壁较薄,内壁光滑,常有液平面,脓肿周围的肺组织或胸膜常有炎性变。支气管造影空洞多充盈,并常伴有支气管扩张。

3. 肺部其他肿瘤

（1）肺部良性肿瘤:如错构瘤、纤维瘤、软骨瘤等有时需与周围型肺癌鉴别。一般肺部良性肿瘤病程较长,生长缓慢,临床上大多没有症状。在 X 线片上呈现接近圆形的块影,密度均匀,可以有钙化点,轮廓整齐,多无分叶状。

（2）支气管腺瘤:是一种低度恶性的肿瘤。发病年龄比肺癌轻,女性发病率较高。临床表现可以与肺癌相似,常反复咳血。X 线片上的表现,有时也与肺癌相似。经支气管镜检查,诊断未能明确者应尽早做剖胸探查术。

4. 纵隔淋巴肉瘤　可与中心型肺癌混淆。纵隔淋巴肉瘤生长迅速。临床上常有发热和其他部位浅表淋巴结肿大。在 X 线片上表现为两侧气管旁和肺门淋巴结肿大。对放射疗法高度敏感,小剂量照射后即可见到块影缩小。纵隔镜检查亦有助于明确诊断。

知识链接

肺内孤立型病灶的鉴别

肺内孤立型实性病灶小于 2cm 称为结节,大于 2cm 称为包块。鉴别肺内阴影是良性还是恶性病变,是胸科医师面临的重要问题,有时也是十分困难棘手的问题。根据中国医学科学院肿瘤医院对于肺内孤立型病灶的研究分析,30 岁以下者 80% 为良性,50 岁以上者 80% 为恶性,症状中咳血多见于恶性病变者(50%),良性仅 10% 有咳血症状。影像学上以下几点有鉴别意义:①肿瘤倍增时间(DT),有报告 DT 小于 7~37 天或大于 465~500 天均属良性病变。②肿块体积,如直径大于 5cm 时,83.9% 的可能是恶性。③边界清晰,见于 86% 的良性病例,恶性中只有 47.8% 边界清楚。④外形分叶,恶性中占 58.4%,良性中仅占 17.2%。⑤钙化,恶性中仅 0.6~3.3% 出现,良性病变 16.4% 可见钙化。钙化如果集中于病变中心,或以中心钙化为核心层层包围,形成同心圆(公牛眼状)或是如"爆米花"样,皆为良性病变之表现。⑥毛刺,恶性病变有毛刺占 68.4%,良性中仅有 9% 出现毛刺。⑦胸膜皱缩,恶性中占 21.1%,良性中仅 3.3% 可见胸膜皱缩。

【治疗】

对肺癌目前仍采取以外科手术为主的综合治疗。主要有外科手术、放射治疗、化学药物治疗、中医中药治疗以及免疫治疗等。尽管 80% 的肺癌患者在明确诊断时已失去手术机会,但手术治疗仍然是肺癌最重要和最有效的治疗手段。具体的治疗方案应根据肺癌的分期和 TNM 分类、病理细胞类型、患者的心肺功能和全身情况以及其他有关因素等,进行认真详细的综合分析后,确定个体化的治疗方案。

1. 手术治疗　目的是尽可能彻底切除肺部原发肿瘤病灶和局部及纵隔淋巴结,并尽可能保留健康肺组织。肺切除术的范围,决定于病变的部位和大小。对周围型肺癌,一般施行肺叶切除术;对中心性肺癌,一般施行肺叶或一侧全肺切除术。有的病例,肿瘤位于一个肺叶内,但已侵及局部主支气管或中间支气管,为了保留正常的邻近肺叶,避免作一侧全肺切除术,可以切除病变的肺叶及一段受累的支气管,再吻合支气管上下切端,临床上称为支气管袖状肺叶切除术。如果相伴的肺动脉局部受侵,也可同时做部分切除,端端吻合,称为支气管袖状肺动脉袖状肺叶切除术。手术中,应同时行系统的肺门及纵隔淋巴结清扫术。

知识链接

胸腔镜肺叶切除术

2006 年起美国 NCCN 肺癌诊疗指南,胸腔镜肺叶切除术已被正式列入非小细胞肺癌根治术方式。胸腔镜手术(电视辅助胸腔镜手术)使用现代摄像技术和高科技手术器械装备,在胸壁套管或微小切口下完成胸内复杂手术的微创胸外科新技术,它改变了胸外科疾病的治疗理念,被誉为上个世纪胸外科界的重大突破之一,是胸部微创外科的代表性手术,也是未来胸外科发展的方向。完全胸腔镜手术仅需做 1~3 个 1.5cm 的胸壁小孔。微小的医用摄像头将胸腔内的情况投射到大的显示屏幕,等于将医生的眼睛放进了患者的胸腔内进行手术。手术视野根据需要可以放大,显示细微的结构,比肉眼直视下更清晰更灵活。所以,手术视野的暴露、病变细微结构的显现、手术切除范围的判断及安全性好于普通开胸手术。

2. 放射治疗 是局部消灭肺癌病灶的一种手段。临床上使用的主要放射疗法设备有 ^{60}Co 治疗机和加速器等。在各种类型的肺癌中,小细胞癌对放射疗法敏感性较高,鳞癌次之,腺癌和细支气管肺泡癌最低。据统计单独应用放射疗法,3 年生存率约为 10%。通常是将放射疗法、手术与药物疗法综合应用,以提高治愈率。临床上常采用的是手术后放射疗法。对肿瘤或肺门转移病灶未能彻底切除的病例,于手术中在残留癌灶区放置小的金属环或金属夹作标记,便于术后放射疗法时准确定位。一般在术后 1 个月左右患者健康状况改善后开始放射疗法,剂量为 40~60Gy,疗程约 6 周。为了提高肺癌病灶的切除率,有些病例可手术前进行放射治疗。

晚期肺癌病例,并有阻塞性肺炎、肺不张、上腔静脉阻塞综合征或骨转移引起剧烈疼痛者以及癌肿复发的病例,也可进行姑息性放射疗法,以减轻症状。

放射疗法可引起倦乏、胃纳减退、低热、骨髓造血功能抑制、放射性肺炎、肺纤维化和癌肿坏死液化形成空洞等放射反应和并发症,应给予相应处理。

对于肺癌脑转移病例,若颅内病灶较局限,可采用 γ 刀放射治疗,有一定的缓解率。

3. 化学药物治疗 有些分化程度低的肺癌,特别是小细胞肺癌,疗效较好。化学疗法作用遍及全身,临床上可以单独应用于晚期肺癌病例,以缓解症状,或与手术、放射等疗法综合应用,以防止癌肿转移复发,提高治愈率。

常用药物有:环磷酰胺、氟尿嘧啶、丝裂霉素、阿霉素、表阿霉素、丙卡巴肼、长春碱、甲氨蝶呤、洛莫司汀、顺铂、卡铂、紫杉醇、吉西他滨等。应根据肺癌的类型和患者的全身情况合理选用药物,并根据单纯化疗还是辅助化疗选择给药方法、决定疗程的长短以及哪几种药物联合应用、间歇给药等,以提高化疗的疗效。

知识链接

肺癌患者个体化治疗方案

目前,肺癌的治疗包括手术、化疗、放疗、生物治疗及中医药综合治疗等,但疗效仍不能令人满意,5 年生存率无明显改善。同一病理类型、相同分期、相似身体功能状态的患者,尽管采用了相同的治疗方案,但患者对治疗的反应却可能不同,预后更不同。其原因是由肿瘤异质性、个体遗传差异、肿瘤基因表达谱等不同所致,即患者并不以同样的方式对治疗起反应。因此,肺癌的治疗要强调规范化与个体化相结合。肺癌的治疗必须根据患者实际情况,按照病理分型,临床分期,生物蛋白标志物的检测结果来制订切实、可行、有效的个体化治疗方案,才能避免无效治疗,降低医疗成本,提高疗效,延长患者生存期。

4. 中医中药治疗 按患者临床症状、脉象、舌苔等表现,应用辨证论治法则治疗肺癌,一部分患者的症状得到改善,寿命延长。

5. 免疫治疗 免疫治疗的具体措施有:

(1)特异性免疫疗法:用经过处理的自体肿瘤细胞或加用佐剂后,作皮下接种进行治疗。此外尚可应用各种白细胞介素、肿瘤坏死因子、肿瘤核糖核酸等生物制品。

(2)非特异性免疫疗法:用卡介苗、短小棒状杆菌、转移因子、干扰素、胸腺素等生物制品,或左旋咪唑等药物以激发和增强人体免疫功能。

知识链接

非小细胞肺癌的靶向治疗

非小细胞肺癌是一种恶性程度较高,易复发、转移的恶性肿瘤,超过半数以上的患者在确诊时已属相对晚期,治疗必须采用针对全身兼顾局部的多学科治疗方法(包括手术、放疗、化疗、免疫治疗及靶向治疗)。肿瘤分子靶向治疗是指针对参与肿瘤发生发展过程的细胞信号转导和其他生物学途径的治疗手段。靶向治疗在晚期 NSCLC 的治疗中发挥了极其重要的作用,有些已经按循证医学的原则进入了国际肿瘤学界公认的标准治疗方案的规范,目前晚期 NSCLC 的药物治疗正从单纯细胞毒药物转化到分子靶向治疗的时代。

第六节 食 管 癌

食管癌是一种常见的消化道肿瘤,在消化道肿瘤而死亡的病例中食管癌仅次于胃癌居第二位,全世界每年有 30 万人死于食管癌,我国每年病死约 15 万人,食管癌分布于世界各地,但在不同的国家和在相同国家的不同地区发病情况差别悬殊,世界上以亚、非、拉地区的一些黑种和黄种人居多。我国是食管癌高发区,其死亡率为 167/10万。食管癌的发病男多于女,约 2:1,发病年龄多在 35~75 岁,以 60~70 岁年龄组最高。流行病学调查显示人群分布与以下几个因素有关:年龄、性别、职业、种族、地理、生活环境、饮食生活习惯、遗传易感性等有关。

【病因】

食管癌的确切发病机制不清楚,可能是多种因素作用的结果:①长期进食含亚硝胺类化合物及被真菌污染的食物,亚硝胺类化合物及真菌为高致癌性化学物质;②缺乏微量元素和维生素,如钼、锌、铁、氟等,维生素 A、维生素 B_2、维生素 C 等,可使硝酸盐在体内聚积;③饮食习惯,喜欢吃过热,过硬的食物,长期饮烈性酒,引起食管慢性刺激、炎症;④遗传易感因素;⑤其他因素:如食管慢性炎症与创伤,食管瘢痕狭窄,贲门失弛缓症,食管憩室等。

知识链接

食管鳞状上皮不典型增生

食管鳞状上皮轻、中度不典型增生为癌前状态,处于活跃和不稳定阶段,大部分最终演变成重度不典型增生,是癌前病变的后备库,但有一部分逆转;重度不典型增生应视为癌前病变,它处于稳定而成熟的发展阶段,逆转的比例较小,是癌的后备群体。

【病理】

1. 临床上食管的解剖分段　①颈段：从食管入口到胸廓入口，距门齿约 15～18cm，长约 3cm。②胸段：分上、中、下三段。胸上段：胸廓入口到气管分叉处，距门齿约 18～24cm，长约 6cm；胸中段：气管分叉处到贲门口全长的上一半，距门齿约 24～32cm，长约 8cm；胸下段（包括腹段）：气管分叉处到贲门口全长的下一半，距门齿约 32～40cm，长约 8cm（图 20-8）。

2. 食管癌发生于食管黏膜上皮的基底细胞，95%以上是鳞状上皮癌，一小部分是腺癌，偶可见未分化小细胞癌，食管癌发生在中段最多，约占 50%，其次是下段。

3. 病理形态　①髓质型：恶性程度高，切面灰白色如脑髓；②溃疡型：肿瘤形成凹陷的溃疡，深入肌层，梗阻程度较轻；③蕈伞型：肿瘤向管腔内突出，如蘑菇状；④缩窄型或硬化型：肿瘤环形生长，形成狭窄，常较早出现梗阻。

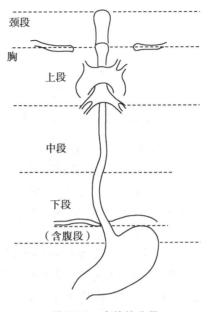

图 20-8　食管的分段

4. 食管癌的扩散方式　①直接扩散：肿瘤直接向四周扩散，穿透肌层及外膜，侵入邻近组织和器官；②淋巴转移：为主要的转移途径，上段可转移至锁骨上及颈部淋巴结，中下段则多转移至气管旁、贲门及胃左动脉旁淋巴结，但各段均可向上端或下端转移；③血行转移：较少见，常在晚期出现，主要向肺、肝、骨骼、脑等。

5. 临床病理分期　为了合理制订治疗方案，正确地评价治疗效果，判断预后，我国及国际抗癌联盟（UICC）分别制定了如下食管癌临床病理分期标准（表 20-2，表 20-3）。

表 20-2　我国 1976 年制定的食管癌临床病理分期

分期		病变长度	病变范围	临床症状	转移情况
早期	0	不定	限于黏膜层	轻微	无
	I	<3cm	只侵及黏膜下层	下咽困难	无
中期	II	3～5cm	只侵及部分肌层	下咽困难	无
	III	>5cm	侵及肌层全层或有外侵	下咽困难	局部淋巴结转移
晚期	IV	>5cm	明显外侵	极度下咽困难	远处淋巴结或其他器官转移

表 20-3　国际抗癌联盟（UICC）食管癌 TNM 分期标准

分期	分期标准	我国标准
0 期	$TisN_0M_0$	0
I	$T_1N_0M_0$	I
II a	$T_2N_0M_0$	II
	$T_3N_0M_0$	III

续表

分期	分期标准	我国标准
Ⅱb	$T_1N_1M_0$	Ⅲ
	$T_2N_1M_0$	Ⅲ
Ⅲ	$T_3N_1M_0$	Ⅲ
	T_4 任何 NM_0	Ⅳ
Ⅳ	任何 T 任何 NM_1	Ⅳ

T 原发肿瘤分期:Tis 原位癌;T_1 肿瘤侵及黏膜固有层或黏膜下层;T_2 肿瘤侵及肌层;T_3 肿瘤侵及食管外膜;T_4 肿瘤侵及邻近器官。

N 区域淋巴结分期:N_0 无区域淋巴结转移;N_1 有区域淋巴结转移。

M 远处转移分期:M_0 无远处转移;M_1 有远处转移。

【临床表现】

1. 早期症状　①大口进硬食时有哽噎感;②进食时胸骨后疼痛;③食管内异物感,与进食无关;④剑突下或上腹部饱胀不适,胀痛。这些症状可单独存在,也可同时出现,随病情发展,症状逐渐加重。

2. 中晚期症状　①进行性吞咽困难是食管癌的典型症状。先是干的食物,渐为半流质,最后水也不能咽下。②胸背部疼痛,多提示肿瘤已侵犯食管外组织。如侵犯喉返神经,出现声音嘶哑;如肿瘤侵犯主动脉,可引起致死性大呕血;如侵犯气管、支气管可出现刺激性咳嗽,形成食管气管瘘,或高度阻塞致食物反流入呼吸道,可引起进食时呛咳或肺部感染;侵犯膈神经,引起膈肌麻痹、呼吸困难、极度消瘦和衰竭。

【诊断】

对可疑病例均应做食管吞钡检查,可初步明确诊断。食管细胞学检查,食管双腔网囊拉网采取脱落细胞,是一种简便易行的普查筛选方法,早期病变阳性率可达90%;食管镜下活体组织检查,可以明确病变性质及病变部位;CT、MRI、支气管镜检查以进一步了解病变的外侵情况以及有无纵隔、淋巴结或腹腔内脏器转移等,对有效的估计外科手术切除的可能性有很大帮助。CT 和 MRI 在食管癌诊断中的主要作用是:①了解肿瘤侵犯范围及有无转移,为术前临床分期及制订治疗方案提供重要依据;②术后复查,了解有无肿瘤复发及手术合并症;③放疗、化疗后复查,观察疗效。

【鉴别诊断】

1. 食管瘢痕狭窄　多有化学灼伤史,X 线吞钡见不规则细线状狭窄。

2. 贲门失弛缓症　患者年龄轻,病程长,症状时轻时重,X 线吞钡见食管下端呈光滑鸟嘴状狭窄。

3. 食管良性肿瘤　常为平滑肌瘤,一般病史较长,X 线吞钡见食管腔外压迫,黏膜光滑完整。

4. 早期常需与食管功能紊乱、反流性食管炎等鉴别　通过食管钡餐及胃镜检查可与之鉴别。

【食管癌的综合治疗】

包括外科手术、放射、药物和免疫治疗。Ⅱ期以上的病例单一的治疗方法收不到满意的效果,近年来多采用综合治疗,即手术前后放射治疗,手术切除后加药物和免疫治疗,气管隆突以上肿瘤估计切除困难者,采用术前放射治疗,因为这个部位的食管与相邻器官紧密靠近,肿瘤组织易侵及,不能彻底切除,转移的淋巴结不易清除,若术前加适当的放疗,可使瘤体缩小,外侵的肿瘤组织退变、软化,变为纤维组织,肿瘤周围的小血管、淋巴管经放射而闭合,减少术中癌细胞扩散和种植,食管癌在隆突以下病变7cm以上也要行术前放射治疗。术后化疗主要针对术中达不到的区域、未清除的淋巴结、转移癌和癌细胞可能扩散至血液中。

1. 手术适应证 对病变的大小,病理类型,淋巴结有无转移以及患者的全身情况进行全面分析之后,才决定手术适应证,下列情况可考虑外科手术:

(1)早期食管癌(0期及Ⅰ期),患者一般情况允许,应积极争取手术治疗。

(2)中期内的Ⅱ期病例,即中下段食管癌病变在5cm以下,上段在3cm以下者,适宜手术治疗。

(3)中期内的Ⅲ期病例,即中上段食管癌,病变在5cm以上,无明显远处转移,条件允许时均应采用术前放射与手术切除的综合治疗,下段食管癌虽在6~7cm,也可以考虑单纯手术治疗。

(4)食管癌高度梗阻,无明显远处癌转移,患者的周身情况允许,应积极争取开胸切除,不能切除者,可行分流吻合手术,然后辅以放疗和化疗。

2. 手术禁忌证 凡有下列情况,应列为手术的禁忌证。

(1)临床及X线造影显示肿瘤范围广泛或侵及相邻的重要器官,如:气管、肺、纵隔或心脏,已不能将肿瘤切除者。

(2)已有肿瘤远处转移的征象,如:锁骨上淋巴结增大、腹腔血性腹水、骨骼、肝、肺或其他部位转移。

(3)有严重的心肺功能不全,不能负担手术者。

(4)高度恶病质者。

3. 手术方式及效果评价 根据病变部位、患者的具体情况及手术者的习惯来决定手术方式:①经左胸食管癌根治术,中下段食管癌常用该手术方式;②中上段食管癌常经右胸、腹、颈三切口食管癌根治术;③对于年龄大、心肺功能差、患早期癌而不宜做开胸手术者,可行非开胸食管内翻剥脱术;④对晚期食管癌不能根治或放射治疗、进食困难者,可做姑息性手术如食管腔内放置支架、食管分流术、胃造瘘术。根治术后吻合部位根据食管癌部位的高低来确定,一般要求食管下段癌选择在胸内主动脉弓上吻合,中上段癌选择在颈部吻合(图20-9)。常用的代食管器官是胃,有时用结肠和空肠。

知识链接

胸腔镜在食管癌外科治疗中的应用

使用胸腔镜食管癌切除术,具有创伤小、恢复快等优点,克服了传统开胸术须切断肋骨,致使胸廓完整性遭受破坏的不足和术后疼痛与上肢活动能力受损等缺点。采用胃食管颈部吻合术或右胸内吻合术能够实现对胸段食管任何位置的肿瘤进行根治性手术治疗。在淋巴结清除方面及手术后并发症方面与常规手术相比较没有明显差别,能够达到常规开胸手术相同的效果,具有手术时间短、创伤小、恢复快等优点。

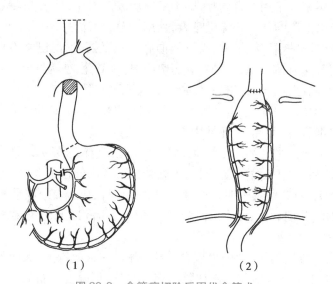

图 20-9 食管癌切除后胃代食管术

(1)上、中段食管癌的切除食管范围 (2)胃代食管,颈部吻合术

癌切除后的远期效果:食管癌切除后远期效果的计算方法,近年来国内外渐趋一致,大部分以切除例数(包括手术死亡例数)计算,以切除例数除 5 年生存例数乘 100 而得的百分数。

(1)癌的病期与 5 年生存率的关系:Ⅰ期 5 年生存率为 92.6%。而Ⅳ期只有 15.1%。癌的早晚是决定远期生存率高低的主要因素。

(2)肿瘤部位与远期生存率的关系:下段高于上段。

(3)食管癌的长度与 5 年生存率的关系:病变长低于病变短。

(4)食管癌患者的年龄与 5 年生存率的关系:40 岁以下者的 5 年生存率(29.9%)比 60 岁以上者低得多(44.3%)。

(5)患者的病程与 5 年生存率的关系:病程长低于病程短。

(6)手术中判断手术的性质与 5 年生存率的关系:治愈性高于姑息性。

(7)淋巴结转移情况与 5 年生存率的关系:有转移低于无转移。

(8)手术前放疗与切除后 5 年生存率的关系:手术前放疗可以提高 5 年生存率。

4. 食管癌治疗的新进展

(1)食管癌靶向治疗:在分子生物学研究基础上,以肿瘤细胞为靶点,对肿瘤细胞具有选择性及特异性的治疗。靶向治疗开创了食管癌临床的新领域。分子靶向治疗:①表皮生长因子及其抑制剂;②血管生成抑制剂;③环氧化物 2(COX-2)抑制剂。

(2)食管癌的生物治疗:肿瘤生物治疗(tumor biotherapy)是指利用生物反应调节剂,直接或间接地修饰宿主与肿瘤的关系,从而激发和增强机体对肿瘤的生物应答,达到控制和消灭体内微小残留病灶,使晚期肿瘤得到部分甚至完全缓解的治疗方法。

1)细胞因子:①白细胞介素(interleukin,IL)是免疫系统分泌的主要起免疫调节作用的蛋白;②干扰素(TFN);③肿瘤坏死因子(TNF)。

2)过继性细胞免疫治疗:目前用于肿瘤过继免疫输注治疗主要是淋巴因子激活的杀伤细胞(LAK)和肿瘤浸润淋巴细胞(TIL)。

3)肿瘤疫苗:即肿瘤的特异性主动免疫治疗(active specific immunotherapy)。

CLS(care life of science,科学关爱生命)生物免疫治疗

肿瘤治疗第四大新技术疗法,利用人体自身的免疫细胞,经专项 GMP 实验室进行活化和增殖后回输到患者体内,有效杀灭肿瘤细胞的同时,修复、增强人体免疫系统,不给肿瘤细胞转移的机会。特别针对中晚期肿瘤时,CLS 疗法配合手术、放疗、化疗,能系统杀灭肿瘤细胞,有效解决其转移和扩散,克服了传统治疗方式"不彻底、易转移、副作用大"等弊端。著名肿瘤专家 Yamazaki 博士做过一组关于 CLS 治疗和传统治疗的对照比较。研究表明:使用 CLS 治疗的美国肿瘤患者 3 年生存率为 72%,未使用的为 33%;5 年生存率为 67%,未使用的为 22%,均取得了令人欣喜的效果,目前 CLS 疗法已在欧美全面临床应用。

(3)食管癌的热疗:肿瘤热疗(hyperthermia)是用加热治疗肿瘤的一种物理方法,即利用有关物理能量在组织中沉淀而产生热效应,使肿瘤组织温度上升到有效治疗温度,并维持一段时间,以达到既使肿瘤缩小或消除,又不损伤正常组织的一种治疗方法。热疗能够有效地杀伤恶性肿瘤细胞,提高患者的生存质量,延长患者的生命,而且与化疗、放疗产生互补作用,增强患者对放、化疗的敏感性,同时又减轻放疗、化疗的副作用,因而被国际医学界称为"绿色疗法"。

(田夏元)

复习思考题

1. 什么是连枷胸?会导致人体怎样的病理生理变化?怎样治疗?

2. 开放性气胸如何急救?治疗原则是什么?

3. 血胸持续性出血的征象是什么?怎样诊断?

4. 肺癌的常见临床表现是什么?诊断方法有哪些?手术治疗非小细胞肺癌时应遵循的基本原则是什么?

5. 食管癌的常用辅助检查有哪些?手术指征及治疗原则是什么?

扫一扫
测一测

第二十一章

腹　外　疝

学习要点

　　腹外疝的类型及临床表现；腹股沟斜疝及腹股沟直疝的临床表现及治疗；股疝的临床表现及治疗。

第一节　概　　述

　　体内某个脏器或组织离开其正常解剖部位，通过先天或后天形成的薄弱点、缺损或孔隙进入另一部位，即称为疝（hernia）。疝最多发生于腹部，腹部疝又以腹外疝为多见。腹外疝是腹内脏器或组织经腹壁或盆壁的薄弱点或缺损向体表突出，局部形成包块的总称。

【病因】

　　形成腹外疝的主要原因是腹壁强度降低和腹内压力增高。

　　1. 腹壁强度降低　分先天性和后天性两种。先天性因素常见于胚胎期某些组织穿过腹壁的部位，如精索或子宫圆韧带通过腹股沟管、股动静脉穿过股管、脐血管穿过脐环等处；后天性因素有腹壁手术切口愈合不良、外伤、感染、或年老体弱、久病、肥胖所致肌肉萎缩等。

　　2. 腹内压力增高　常见的原因有慢性咳嗽、慢性便秘、排尿困难、腹水、多次妊娠、婴儿经常啼哭等，可使原有腹壁薄弱或缺损逐渐加重，导致腹外疝。

知识链接

影响腹壁强度的生物学研究

　　腹股沟疝患者体内腱膜中胶原代谢紊乱，其主要成分之一的羟脯氨酸含量减少，腹直肌前鞘中成纤维细胞增生异常，超微结构中含有不规则的微纤维；吸烟的直疝患者血浆中促进弹性组织离解活性显著高于正常人。由此可见，组织胶原结构的改变和弹性组织离解活性增高均可影响腹壁的强度。

【病理解剖】

一般腹外疝由疝环、疝囊、疝内容物和疝被盖四部分组成(图21-1)。

疝环亦称疝门,即腹壁薄弱或缺损所在,是疝内容物突向体表的门户。各种腹外疝即以疝环作为命名依据,如腹股沟疝、股疝等;疝囊为腹膜随疝内容物经疝环向外突出形成的囊袋,呈梨形或半球形,分为颈、体、底三部分。疝囊颈是疝囊与腹腔间的通道,其位置相当于疝环;疝内容物是进入疝囊的腹内脏器或组织,以小肠最常见、大网膜次之,此外盲肠、阑尾、乙状结肠和膀胱等也可成为疝内容物;疝被盖系疝囊以外的各层组织。

【临床类型及表现】

腹外疝按病理变化和临床表现分为易复性疝、难复性疝、嵌顿性疝和绞窄性疝四种类型。

1. 易复性疝　当患者站立、行走、咳嗽或腹内压增高时,疝内容物突出进入疝囊;平卧或用手推送疝内容物时,又可回纳到腹腔内,局部疝块消失。一般无特殊不适,仅于回纳疝块时常听到咕噜声,并可在疝块突出的疝门外,触及腹壁缺损和咳嗽冲击感;疝巨大者,可有行走不便和下坠感或伴腹部隐痛。

2. 难复性疝　因疝内容物长期反复突出与疝囊腔发生粘连,使疝内容物不能完全回纳入腹腔,局部疝块不能完全消失。患者常有轻微不适、坠胀、便秘或腹痛等,可扪及包块,有咳嗽冲击感,但无法清晰触及腹壁缺损范围。另有少数病程较长者,因疝内容物进入疝囊时的持久下坠力,将疝囊颈上方的腹膜也逐渐推向疝囊,致使盲肠、乙状结肠或膀胱随之下移而成为疝囊壁的一部分,这种疝称为滑动性疝(图21-2),也属于难复性疝。

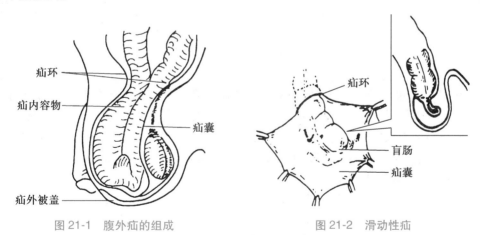

图 21-1　腹外疝的组成　　　　　　图 21-2　滑动性疝

3. 嵌顿性疝　当腹内压突然升高时,疝内容物可强行扩张疝囊颈而进入疝囊,随后因疝囊颈弹性收缩,将疝内容物卡住而不能回纳,称为嵌顿性疝。若疝内容物为肠管,肠壁及其系膜可在疝环处受压,先使静脉回流受阻,肠系膜动脉的搏动尚能扪及,导致肠壁淤血、水肿,疝囊内肠壁及其系膜增厚,转呈暗红色。如能解除嵌顿,上述病变可恢复正常。

4. 绞窄性疝　嵌顿如不及时解除,疝内肠管及其系膜受压不断加重,可使动脉血供受阻,此时肠系膜动脉搏动消失,肠壁失去光泽、弹性和蠕动,终于变黑坏死,甚至穿破而形成肠瘘。嵌顿性疝若发展到肠壁动脉血流障碍的阶段,即为绞窄性疝。

　　嵌顿性疝和绞窄性疝是一个病理过程的两个阶段,临床上难以截然分开。因为肠管嵌顿,患者常有腹部绞痛、恶心、呕吐、腹胀、肛门停止排气、排便等急性肠梗阻的表现。如疝内肠管已坏死穿孔,可形成局部脓肿、肠瘘、腹膜炎和感染性休克。若仅部分肠壁嵌顿,则局部包块不明显,亦无肠梗阻,则称为肠管壁疝或 Richter 疝(图 21-3);如嵌顿的是小肠憩室(如 Meckel 憩室),则称 Littre 疝;如嵌顿的是几段肠管,或呈"W"形,使嵌顿肠祥之间的肠管部分隐藏在腹腔内,称为逆行性嵌顿疝(图 21-4),这种情况发生绞窄时,不仅疝囊内的肠祥可以坏死,位于腹腔内肠祥也可以坏死,故手术中必须检查腹腔内的肠祥;儿童的疝,因疝环组织较柔软,嵌顿后较少发生绞窄。

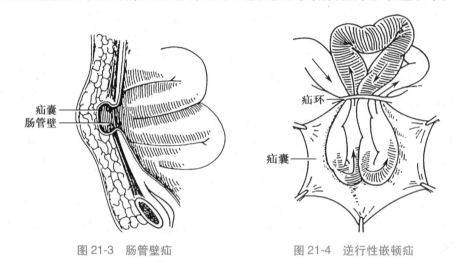

图 21-3　肠管壁疝　　　　　　　　图 21-4　逆行性嵌顿疝

第二节　腹 股 沟 疝

　　腹股沟疝可分为腹股沟斜疝和直疝。斜疝疝囊从腹壁下动脉外侧的腹股沟管内环突出,向前下斜行进入腹股沟管,穿过外环而进入阴囊;直疝疝囊从腹壁下动脉内侧的直疝三角区直接由后向前突出,不经内环,也不进入阴囊。腹股沟疝在各类腹外疝中约占 90%,其中斜疝约占腹股沟疝的 95%,男性多于女性,右侧多于左侧。

　　【腹股沟管解剖】

　　腹股沟管位于腹股沟韧带内上方,经外上向内下,由深而浅斜行走向,成人长 4~6cm。腹股沟管内口即内环(腹环),是腹横筋膜的一个卵圆形裂隙,体表位于腹股沟韧带中点上方 1.5cm;外口即外环(皮下环),是腹外斜肌腱膜的三角形裂隙,其大小一般可容纳一指尖。腹股沟管的前壁有皮肤、皮下组织和腹外斜肌腱膜,外侧 1/3 部分尚有腹内斜肌覆盖;后壁的外 2/3 为腹横筋膜,内侧 1/3 为腹股沟镰(腹内斜肌腱膜和腹横肌腱膜在精索或子宫圆韧带后内侧融合后止于耻骨结节,故又称联合腱);上壁是腹内斜肌、腹横肌的弓状下缘;下壁为腹股沟韧带。女性腹股沟管内有子宫圆韧带通过,男性则有精索通过,精索主要由输精管和睾丸动静脉组成,表面还有提睾肌和筋膜(图 21-5)。

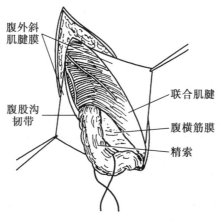

图 21-5　腹股沟管解剖

知识链接

直 疝 三 角

直疝三角的外侧边是腹壁下动脉,腹直肌外侧缘构成内侧边,腹股沟韧带的内侧构成底边。三角内缺乏完整的腹肌覆盖,腹腔内容物由此从后向前突出形成直疝,故此称直疝三角(Hesselbach 三角)。

【病因】

1. 腹股沟斜疝　有先天性和后天性两种。

(1)先天性斜疝:由于胚胎期睾丸下降过程中,将腹膜向前推移,形成腹膜鞘突,随着其后的睾丸一并降入阴囊。正常情况下,婴儿出生不久,鞘突自行萎缩闭锁,如鞘突不闭或闭锁不全,则鞘突与腹腔相通,在小儿啼哭等腹内压增高作用下,腹腔内脏器即可进入其中形成先天性斜疝(图 21-6)。因右侧睾丸下降较迟,鞘突闭锁较晚,故右侧斜疝较左侧多见。

(2)后天性斜疝:发生原因为内环处缺陷和腹内斜肌及腹横肌薄弱,当腹内压增高时不能发挥保护作用,内环处的腹膜向外突出形成疝囊,腹内脏器或组织等随之由薄弱处突出(图 21-7)。

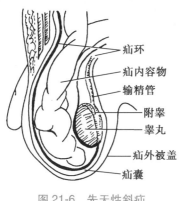

图 21-6　先天性斜疝

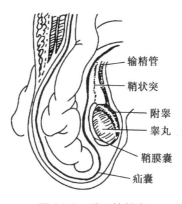

图 21-7　后天性斜疝

2.腹股沟直疝　老年人腹壁肌肉多较薄弱。若有长期咳嗽、排尿困难或慢性便秘等,使腹内压增高,就可能迫使腹内脏器由直疝三角向外突出,形成直疝。

【临床表现】

1.腹股沟斜疝

(1)易复性斜疝:当腹内压增高时,于腹股沟区可出现肿块,可日渐增大,并经腹股沟管进入阴囊或大阴唇,呈梨形,平卧或用手将肿块向腹腔内推送,即可向腹腔内还纳而消失。回纳后用手指通过阴囊皮肤伸入外环,可感到外环松弛扩大,患者咳嗽,指尖有冲击感。用手指经腹壁皮肤紧压内环口,让患者站立并咳嗽,肿块不再出现;将手指松开,则肿块又可出现。疝内容物如为肠袢,则肿块表面光滑、柔软,叩诊呈鼓音,听诊有肠鸣音,回纳肠袢入腹腔时可听到咕噜声;若为大网膜,则肿块叩诊呈浊音,回纳较慢。做阴囊透光试验阴性。局部除坠胀感外一般无症状。

(2)难复性斜疝:局部坠胀感稍重外,尚有疝块不能完全还纳。

(3)嵌顿性斜疝:常发生在腹内压骤然增高时。表现疝块突然增大,伴有明显胀痛,平卧或用手推送不能使肿块回纳,肿块紧张发硬,有明显触痛。嵌顿内容物如为大网膜,局部疼痛常较轻微;如为肠袢,不但有腹绞痛,还可伴有机械性肠梗阻征象,如不及时处理,将发展成绞窄性疝。

(4)绞窄性疝:临床症状多较严重。若绞窄时间较长者,由于疝内容物发生坏死感染,侵及周围组织,引起急性炎症。患者可有脓毒血症的全身表现,加之有肠梗阻等,则病情更为严重。

2.腹股沟直疝　多见于年老体弱者。当患者站立或腹内压增高时,腹股沟内侧、耻骨结节外上方,出现一半球形肿块,不伴疼痛和其他症状;疝块容易还纳,极少发生嵌顿;还纳后指压内环,不能阻止疝块出现;疝内容物不降入阴囊;有时膀胱可进入疝囊,构成疝囊的一部分,成为滑动性直疝。

【鉴别诊断】

1.腹股沟斜疝与直疝的鉴别(表21-1)

表21-1　腹股沟斜疝与直疝的鉴别要点

	斜疝	直疝
发病年龄	多见于儿童及青壮年	多见于老年
突出途径	经腹股沟管突出,可进阴囊	由直疝三角突出,不进阴囊
疝块外形	椭圆或梨形,上部呈蒂柄状	半球形,基底较宽
指压内环试验	疝块不再突出	疝块仍可突出
外环指诊	外环扩大,咳嗽时有冲击感	外环大小正常,咳嗽时无冲击感
疝囊颈与腹壁下动脉的关系	疝囊颈在腹壁下动脉外侧	疝囊颈在腹壁下动脉内侧
精索与疝囊的关系	精索在疝囊后方	精索在疝囊前外方
嵌顿机会	较多	极少

2.应与腹股沟疝鉴别的其他疾病

(1)睾丸鞘膜积液:肿物完全在阴囊内,可清楚摸到上界无蒂,有囊性感,透光试验阳性,触不到睾丸,肿物出现后不能还纳。

（2）交通性鞘膜积液:见于小儿,常在起床后数小时才缓慢出现并增大,平卧或挤压肿块,因积液被挤入腹腔,其体积可逐渐缩小,阴囊肿大时触不清睾丸,透光试验阳性。

（3）精索鞘膜积液:腹股沟部精索位置有肿物,与体位变动无关,牵拉同侧睾丸时肿物随之移动,透光试验阳性。

（4）隐睾:睾丸下降不全可在腹股沟区形成肿块,边界清楚。阴囊内无睾丸,压迫肿物出现特有胀痛感。

【治疗】

腹股沟疝随着疝块逐渐增大,将加重腹壁缺损而影响劳动力。斜疝可因发生嵌顿或绞窄而威胁患者生命,因此一般均应尽早手术修补。

1. 非手术疗法 婴儿腹肌可随躯体生长逐渐强壮,疝有自愈的可能。故 1 岁以下婴儿可暂不手术。可用棉线束带或绷带压住腹股沟管内环(图 21-8)。如应用 6 个月后疝仍突出,愈合无望则停用;年老体弱或伴有引起腹内压增高等疾病不能手术者,可用特制的疝带。白天在回纳疝内容物后,带上医用疝带。但长期使用疝带可使疝囊因摩擦而肥厚,还可使疝内容物和疝囊发生粘连,形成难复性疝,甚至发生嵌顿。嵌顿一旦发生应行手术治疗,但在下列情况可试行手法复位:①嵌顿时间在 3~4 小时内,局部无腹膜刺激征者;②年老体弱或伴有引起腹内压增高疾病而估计肠袢未绞窄坏死者。手法复位后,应严密观察腹部情况 24 小时以上,如出现腹膜炎或肠梗阻的表现,应立即手术治疗。手法复位成功患者应择期手术修补,以防复发。

2. 手术疗法 患者如有慢性咳嗽、排尿困难、便秘、腹水、妊娠等腹内压增高情况,术前应先处理,否则术后易复发。手术方法有疝囊高位结扎术、疝修补术和疝成形术等。

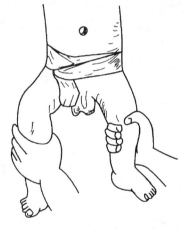

图 21-8 棉线束带法

（1）疝囊高位结扎术:指在内环水平,高位结扎切断疝囊颈部,然后切去疝囊,或不切疝囊任其粘连闭合。适用于:①婴幼儿患者,因其腹肌尚在发育中,可逐渐强壮而使腹壁加强;②作为疝修补术或成形术的基本内容之一;③绞窄性疝因肠坏死且局部有感染者,通常仅行单纯疝囊高位结扎加局部引流,待炎症消退后再择期手术。

（2）疝修补术:在疝囊高位结扎基础上,利用邻近健康组织行内环和腹股沟管的修补。内环修补的方法是把内环处腹横筋膜缝合数针或做"8"字缝合,使内环仅容一指尖通过为度。腹股沟管壁的修补是疝修补术的主要内容,其方法很多,通常有精索原位修补法和精索移位修补法两类。

1)精索原位修补法:即精索留置原位不游离,手术主要是加强腹股沟管前壁,临床常用 Ferguson 法。适用于腹横筋膜无显著缺损、腹股沟管后壁尚健全的斜疝和一般直疝。

2)精索移位修补法:即游离精索并向前移,手术主要是加强腹股沟管后壁,常用方法有四种:①Bassini 法;②Halsted 法;③McVay 法;④Shoudice 法。由于创伤及张力均较大,近来已逐渐被无张力疝修补术和经腹腔镜疝修补术替代。

(3)疝成形术:适用于复发的巨大斜疝或直疝而腹股沟管后壁严重缺损难以修补的患者。由于创伤大、张力高,术后恢复慢、复发率高等特点,临床已很少采用,基本被无张力疝修补术和经腹腔镜疝修补术替代。

(4)无张力疝修补术:是目前临床上替代传统加强后壁疝修补术的主要手术方法。采用合成纤维网片放置内环处和(或)腹股沟管后壁,以减轻组织创伤及张力,特别是巨大疝和复发疝,可明显减少术后疼痛和复发率。

(5)经腹腔镜疝修补术:方法有四种:①经腹膜前法;②完全经腹膜外法;③经腹腔补片植入技术;④单纯疝环缝合法。经腹腔镜疝修补术缺点是需全身麻醉、手术费用偏高等,但具有创伤小、术后疼痛轻、恢复快、复发率低等优势,目前临床应用推广较快,有逐渐替代传统疝修补术趋势。

(6)嵌顿性疝和绞窄性疝的手术处理原则:应紧急手术,以解除并发的肠梗阻和防止疝内容物坏死。术中应注意:①切开疝囊前应保护切口,以防疝囊内渗液污染切口;②详细检查疝内容物,有无逆行性嵌顿的肠管坏死;③正确判断疝内容物生命力。如疝内容物为大网膜,可作切除。凡合并感染施行肠切除吻合术的患者,一般只做单纯的疝囊高位结扎,待感染控制后再择期做疝修补术。

采用传统疝修补手术后,应使用阴囊托带或"T"形绷带抬高阴囊。切口加沙袋压迫 24 小时,以防渗血。术后卧床 3~5 天,此外亦应预防局部感染。渗血和感染均可造成修复失败,复发性疝处理十分困难。应防治便秘、咳嗽等,3 个月内不宜参加体力劳动。

知识链接

嵌顿疝处理术中注意事项

1. 如嵌顿的肠袢较多,应特别警惕逆行嵌顿的可能。

2. 切勿把生命力可疑的肠管送回腹腔,以图侥幸。正确判断疝内容物生命力:解除嵌顿后,凡肠管呈紫黑色、失去光泽和弹性、刺激后无蠕动和相应肠系膜无动脉搏动者,即属已坏死。如不能肯定是否坏死,可在肠系膜根部注射 0.2%普鲁卡因溶液 80ml,再用等渗温热盐水纱布覆盖热敷 30 分钟,或将肠管暂送回腹腔,10 分钟后再行观察。如肠管转为红色、肠蠕动和肠系膜内动脉搏动恢复,则证明病变肠管尚具生命力,可回纳腹腔。

3. 少数嵌顿或绞窄性疝,因麻醉作用在手术时肠管已回纳腹腔,此时,应仔细探查肠管,以免遗漏坏死肠袢于腹腔内。

4. 凡实行肠切除吻合的患者因手术区污染,在高位结扎疝囊后,一般不宜做疝修补术,以免因感染而致疝修补术失败。

第三节 股 疝

疝囊经股环、股管向卵圆窝突出的疝称为股疝(femoral hernia)。多见于中年以上妇女,女性骨盆较宽广,加之妊娠腹内压增高,是股疝发生的重要因素。

【股管解剖】

股管是腹股沟韧带内侧下方的一个漏斗状间隙,管长 1 ~ 1.5cm,内含脂肪、疏松结缔组织和淋巴结。股管的上口称股环,横径约 1.5cm,有股环隔膜覆盖。其前壁为腹股沟韧带,后壁为耻骨梳韧带,外侧被纤维隔与股静脉相隔,内侧为陷窝韧带。股管下端为盲端,为腹股沟韧带下方的卵圆窝。

【病理】

腹内压增高时,腹内脏器连带壁腹膜和腹膜外脂肪组织经股环进入股管中,到达隐静脉裂孔(卵圆窝)内侧折向前并向皮下突出形成股疝。疝内容物常为小肠或大网膜。因股管较狭窄,周围韧带较坚韧,疝囊在卵圆窝处又向前折成角,因此股疝容易发生嵌顿和绞窄,且肠管壁疝也多发生于股管。

【临床表现】

1. 易复性股疝　可无明显不适,尤其是肥胖者易疏忽,部分患者可在久站或腹内压增高时感到局部胀痛,于腹股沟处有半球形可复性肿块。

2. 嵌顿性股疝　局部肿块不能还纳而有触痛。常伴有阵发性或持续性伴阵发加重的腹痛、恶心、呕吐和肛门停止排气等急性肠梗阻表现。患者可因腹部症状显著而导致本病误诊。

【诊断和鉴别诊断】

详细询问病史和体检,诊断一般不难,但需与下列疾病鉴别。

1. 腹股沟斜疝、直疝与股疝的鉴别(表 21-2)

表 21-2 　腹股沟斜疝、直疝与股疝的鉴别要点

	斜疝	直疝	股疝
发病年龄	多见于儿童及青壮年	多见于老年	多见于中年经产妇
突出途径	经腹股沟管突出,可进阴囊	由直疝三角突出,不进阴囊	经股管突出
疝块外形	椭圆或梨形,上部呈蒂柄状	半球形,基底较宽	半球形、较小
疝块位置	由内环斜至阴囊	腹股沟韧带内上方	腹股沟韧带内下方
回纳疝块后压住内环	疝块不再突出	疝块仍可突出	疝块仍可突出
外环口指诊	外环扩大,咳嗽时有冲击感	外环大小正常,咳嗽时无冲击感	外环大小正常,咳嗽时无冲击感
精索与疝囊的关系	精索在疝囊后方	精索在疝囊前外方	—
疝囊颈与腹壁下动脉的关系	疝囊颈在腹壁下动脉外侧	疝囊颈在腹壁下动脉内侧	与腹壁下动脉无关
嵌顿机会	较多	极少	最易

2. 大隐静脉　曲张除卵圆窝处可有结节样膨大肿块外,下肢其他部位同时也有静脉曲张。

225

3. 股部淋巴结肿大　肿块为实质性包块，触痛明显，并可有局部红肿或波动感，同侧下肢多有原发感染灶，无肠梗阻表现。

4. 髂窝部结核性脓肿　局部包块有明显波动感。脊柱检查结合 X 线摄片可发现脊柱有结核灶。

【治疗】

股疝极易嵌顿，确诊后应及时手术治疗，以防发生嵌顿，一旦嵌顿则应行紧急手术。

1. 经股部股疝修补术　适用于较小股疝或年老体弱者。

2. 经腹股沟股疝修补术　适用于较大的股疝或嵌顿性股疝。

第四节　其他腹外疝

一、切口疝

切口疝是指腹腔内脏自腹部手术切口瘢痕突出的疝。最常发生于腹部纵行切口。

【病因】

1. 手术操作不当　如切口严重感染、留置引流物过久、切口过长以致切断肋间神经过多、腹壁切口缝合不严密、手术中因麻醉效果不佳、张力缝合致组织撕裂等均可致切口裂开而发生疝。

2. 术后腹内压增高或全身状况不良　如剧烈咳嗽、胃肠胀气、腹水或低蛋白血症、长时间休克等均可影响切口愈合而发生切口裂开形成疝。

3. 其他　多次腹部手术或严重创伤，使腹壁组织缺损过多等可引起切口疝。

【临床表现】

腹壁切口瘢痕处逐渐膨隆，出现肿块，站立和腹压增加时出现或增大，平卧后消失或缩小，有时可见肠型和蠕动波并可闻及肠管的咕噜声。肿块还纳后可扪及腹壁裂开的疝环边缘。较大的切口疝可伴有牵拉感、腹痛、恶心、便秘等，有时可伴有部分肠梗阻症状。

【治疗】

一般以手术修补为主。在原切口周围做梭形切口，解剖出腹壁各层组织，切除手术瘢痕和疝囊，还纳疝内容物，如有大网膜粘连可一同切除，逐层无张力缝合。若缺损太大，估计无张力修补有困难，可用自体阔筋膜、腹直肌前鞘、高分子材料等移植物修补缺损。

二、脐疝

腹内脏器组织自脐环中脱出，称脐疝，可分婴儿型和成人型两种。婴儿脐疝较常见，发病原因是脐环闭锁不全或脐部瘢痕组织薄弱、婴儿经常啼哭，使腹内压增高发生脐疝；成人脐疝较少见，发生于中年以上妇女，在多次妊娠、肥胖、慢性咳嗽等腹内压增高时发病。

【临床表现】

脐部出现肿块。患儿啼哭、直立或排便时，肿块增大而紧张，平卧后消失，很少发生嵌顿。成人脐疝常为难复性,易发生嵌顿,肿块触痛、不能完全还纳,如为肠管,则可出现肠梗阻症状。

【治疗】

1. 非手术治疗　适用于 2 岁以下的小儿。将疝回纳后,用一个大于脐环的、外包纱布的硬币或小木片压住脐环,外用胶布或绷带加以固定勿使移动。一般每隔 1~2 周更换 1 次,经 1 年后未见疗效,或年龄超过 2 岁疝环仍大于 1.5~2cm 者,可行手术治疗。

2. 手术治疗　成人脐疝发生嵌顿或绞窄较多,应采用手术治疗。

(周毕军)

复习思考题

1. 简述绞窄性腹外疝的发病机制。

2. 归纳腹股沟斜疝、直疝和股疝的鉴别要点。

3. 简要分析腹部切口疝发生的主要原因。

22章PPT

扫一扫
知重点

第二十二章

急性腹膜炎与腹腔脓肿

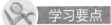 学习要点

急性腹膜炎的病因分类、临床表现和治疗；三种腹腔脓肿的鉴别诊断及其治疗。

第一节　急性腹膜炎

壁腹膜和(或)脏腹膜因各种原因受到刺激或损害而发生急性炎症反应称为急性腹膜炎，是一种常见的外科急腹症。

【病因与分类】

1. 按发病机制分类　可分为原发性腹膜炎和继发性腹膜炎。

(1)原发性腹膜炎：又称自发性腹膜炎，腹腔内无原发感染病灶，临床少见，好发于10岁以下儿童，成年人少见。致病菌多为溶血性链球菌、肺炎双球菌或大肠杆菌。细菌进入腹腔的途径一般为：①血行播散，如肺炎双球菌和链球菌从呼吸道或泌尿系的感染病灶，通过血行进入腹腔，婴幼儿的原发性腹膜炎多属于这一类。②逆行性感染，女性生殖系感染时，细菌通过输卵管直接逆行扩散至腹腔，如淋菌性腹膜炎。③直接扩散，如泌尿系感染时，细菌可通过腹膜直接扩散至腹腔。④透壁性感染，正常情况下，肠腔内的细菌是不能透过肠壁的。但在某些情况下，如肝硬化腹水、肾病、猩红热或营养不良等机体抵抗力低下时，肠腔内的细菌即有可能透过肠壁进入腹腔引起腹膜炎。原发性腹膜炎感染范围很大，脓液性质与细菌种类有关。常见的溶血性链球菌的脓液稀薄，无臭味。

(2)继发性腹膜炎：是最常见的腹膜炎，为腹腔内原发病波及腹膜和腹膜腔所引起的急性炎症性病变，约占腹膜炎的98%。多继发于：①腹内脏器急性炎症扩散；②空腔脏器急性穿孔或破裂，如胃、十二指肠溃疡急性穿孔等；③脏器坏死病变，如绞窄性肠梗阻所致肠坏死；④实质脏器或大血管损伤，如肝、脾破裂等；⑤医源性因素，手术或介入性诊疗操作等。引起继发性腹膜炎的细菌主要是胃肠道内的常驻菌群，其中以大肠埃希菌最为多见，其次为厌氧拟杆菌、链球菌、变性杆菌等。一般都是混合性感染，致病力强，常需外科手术处理。

2. 按病因分类　可分为细菌性腹膜炎和非细菌性腹膜炎。

228

3. 按病程分类　可分为急性、亚急性和慢性腹膜炎三类。

4. 按感染范围分类　可分为局限性和弥漫性两类。急性化脓性腹膜炎波及整个腹腔称为急性弥漫性腹膜炎。

【病理生理】

1. 细菌或胃肠内容物进入腹腔后,腹膜立即产生反应,表现为充血、水肿、失去光泽,接着产生大量含有免疫球蛋白、补体、纤维蛋白原等的炎性渗出液以稀释腹腔内的毒素;并出现大量巨噬细胞、中性粒细胞,吞噬病原体及释放如白细胞介素、肿瘤坏死因子等炎性介质、坏死组织而成为脓液。以大肠杆菌为主的脓液呈黄绿色,常与其他致病菌混合感染而变得稠厚,并有粪便的特殊臭味。

2. 腹膜炎的结局　根据患者的防御能力,入侵细菌的种类、数量和时间以及治疗效果有不同的后果。年轻体壮、抗病能力强者,可使细菌毒力下降,病变损害轻的能与邻近的肠管、脏器及移过来的大网膜发生粘连,将病灶包围,使病变局限成为局限性腹膜炎。渗出液逐渐吸收,炎症消散,自行修复而痊愈。如局部化脓,则可形成局限性脓肿;年老体弱、病变严重者,细菌毒力强或治疗不当,感染就不易局限,而迅速扩散成为弥漫性腹膜炎。一方面细菌和其产生的毒素及由此刺激细胞所产生的细胞因子,最终将阻断三羧酸循环导致细胞缺氧窒息,造成多器官功能衰竭;另一方面腹内脏器浸泡在脓性液体中,整个腹膜腔严重充血、水肿并渗出大量体液,引起脱水、电解质紊乱、血浆蛋白降低和贫血,加之发热、呕吐、肠管麻痹、肠腔内大量积液而使血容量明显减少。此外肠管因麻痹而扩张、胀气,可使膈肌抬高而影响心肺功能,休克加重导致死亡。

3. 腹膜炎治愈后,腹腔内多有不同程度的粘连,大多数无不良后果。一部分肠管粘连可造成扭曲形成锐角,使肠管不通发生机械性(粘连性)肠梗阻。

【临床表现】

根据病因不同,腹膜炎的症状可以是突然发生,如空腔脏器破裂或穿孔引起的腹膜炎;也可能是逐渐出现的,如阑尾炎、胆囊炎等引起的腹膜炎,多先有原发病症状,以后才逐渐出现腹膜炎表现。

1. 症状

(1)腹痛:是最主要的症状,疼痛程度与病因、炎症的程度、年龄和身体素质等有关,一般都很剧烈,难以忍受,呈持续性。深呼吸、咳嗽、转动身体时疼痛加重,患者多不愿改变体位。疼痛从原发病变部位开始,随炎症扩散而延及全腹。

(2)恶心、呕吐:是早期常见症状。开始是由于腹膜受刺激所引起的反射性恶心、呕吐,吐出物多为胃内容物。后期为肠麻痹所致梗阻性呕吐,可吐出黄绿色胆汁,甚至棕褐色粪水样肠内容物。

(3)体温、脉搏:其变化与炎症轻重有关。开始时正常,以后体温逐渐升高、脉搏逐渐加快。原发病若为炎症,发生腹膜炎前体温已升高,发生腹膜炎后则加重。年老体弱患者体温可不升高,脉搏加快。脉搏加快体温反而下降,是病情恶化的征象之一。

(4)感染中毒症状:患者可出现高热、脉速、呼吸浅快、大汗、口干;病情发展,可出现面色苍白、虚弱、眼窝凹陷、皮肤干燥、四肢发凉、呼吸急促、口唇发绀、舌干苔厚、脉搏细速、体温骤升或下降、血压下降、神志恍惚或不清,表示已有重度脱水、代谢性酸中毒及休克。

2. 腹部体征　腹胀、腹式呼吸减弱或消失。腹胀加重是病情恶化的重要指标之一。腹肌紧张、压痛和反跳痛合称为腹膜刺激征,是腹膜炎的标志性体征,尤以原发病灶部位最为明显。腹肌紧张的程度随病因和患者全身情况不同而轻重不一。胃肠或胆囊穿孔可引起强烈的腹肌紧张,甚至板状腹;幼儿、老人或极度衰弱患者的腹肌紧张不明显,易被忽视。腹部叩诊因胃肠胀气而呈鼓音;胃、十二指肠穿孔时,肝浊音界缩小或消失;腹腔积液较多时可叩出移动性浊音;听诊肠鸣音减弱,肠麻痹时肠鸣音可完全消失。

【辅助检查】

1. 血常规　白细胞计数及中性粒细胞比例增高。病情险恶或机体反应能力低下者,白细胞计数不增高,仅中性粒细胞比例增高,甚至有中毒颗粒出现。

2. 腹部立位平片　胃肠穿孔时多可见膈下游离气体,小肠普遍胀气并有多个小液气平面是肠麻痹征象。

3. B超检查　显示腹腔内有不等量的液体,但不能鉴别液体性质。B超引导下腹腔穿刺抽液或腹腔灌洗可帮助诊断。

4. CT检查　对腹腔内实质性病变(如急性胰腺炎)的诊断帮助较大;此外,对评估腹腔积液的量也有帮助。

5. 直肠指诊　直肠前壁饱满、有触痛,提示盆腔感染或形成盆腔脓肿。已婚女患者可做阴道检查或经阴道后穹隆穿刺检查。

【诊断】

根据病史及典型体征、白细胞计数及分类、腹腔穿刺、腹部X线检查、B超或CT等检查结果进行综合分析,腹膜炎的诊断一般不难。但儿童在上呼吸道感染期间突然腹痛、呕吐、腹部体征明显时,要综合分析是原发性腹膜炎还是肺部炎症刺激肋间神经所致。

知识链接

腹腔穿刺术

腹腔穿刺术的操作方法是:让患者向穿刺侧侧卧5分钟,然后在局麻下,多选于脐和髂前上棘连线的中、外1/3交界处或经脐水平线与腋前线相交处穿刺抽吸。抽出不凝血考虑实质器官损伤;抽出消化液考虑空腔器官损伤。

【治疗】

分为非手术治疗和手术治疗。

1. 非手术治疗　对病情较轻、或病程已超过24小时,且腹部体征已减轻或有减轻趋势者或伴有心肺等脏器严重疾患不能耐受手术者,可行非手术治疗。亦可作为手术前的准备工作。

(1)体位:一般取半卧位,可促使腹腔内渗出液流向盆腔,减少吸收和减轻中毒症状,有利于局限和引流;促使腹内脏器下移,减轻因腹胀挤压膈肌而影响呼吸和循环。鼓励患者早期下床活动,以防下肢静脉血栓形成;休克患者取平卧位或中凹位。

(2)禁食、胃肠减压:胃肠道穿孔患者必须禁食并留置胃肠减压管,抽出胃肠道内容物和气体,以减少消化道内容物继续流入腹腔,减轻胃肠内积气,改善胃壁血运,有利于炎症的局限和吸收,促进胃肠道恢复蠕动。

(3)纠正水、电解质和酸碱平衡紊乱:由于禁食、腹腔内大量渗出及胃肠减压,易造成体液失衡。根据患者的出入量及应补充晶体、胶体等,以纠正水、电解质和酸碱失衡。病情严重者,输血浆、白蛋白或全血,以补充因腹腔内渗出大量血浆引起的低蛋白血症和贫血。注意患者生命体征、全身情况、腹部情况,调整输液成分和速度,维持尿量每小时 30~50ml。

(4)抗生素:继发性腹膜炎大多为混合感染,致病菌主要为大肠杆菌、肠球菌和厌氧菌(拟杆菌为主)。根据细菌培养和药敏实验结果选用抗生素,第三代头孢菌素足以杀死大肠杆菌而无耐药性。氨基糖苷类药物因其肾毒性,且在腹腔感染的低 pH 环境中效果不大,现已很少使用。中毒症状重合并休克时,早期应用激素,有助于提高治疗效果。

(5)营养支持:急性腹膜炎患者的代谢率约为正常人的 140%,每日所需热量达 12550~16740kJ(3000~4000kcal)。热量补充不足,体内大量蛋白首先被消耗,使患者的抵抗力和愈合能力下降。故在输入葡萄糖供给部分热量的同时应补充白蛋白、氨基酸等。静脉输入脂肪可获较高热量。长期不能进食者应及早用肠外营养;手术时已做空肠造口者,肠功能恢复后即可给予肠内营养。

(6)镇静、止痛、吸氧:可减轻患者的痛苦和恐惧心理。已经确诊、治疗方案已定的及手术后的患者,可用哌替啶类止痛剂;而诊断不明或需要进行观察的患者,一般不用止痛剂以免掩盖病情。

2. 手术治疗　绝大多数的继发性腹膜炎需及时手术治疗。

(1)手术适应证:①经上述非手术治疗 6~8 小时(一般不超过 12 小时),腹膜炎症状、体征不见缓解反而加重者;②腹腔内原发病变严重;③腹腔内炎症严重,尤其是有休克征象者;④腹膜炎病因不明确,无局限趋势者。

(2)麻醉方法:多选用硬膜外麻醉或全身麻醉。个别危重患者也可用局部麻醉。

(3)处理原发病灶:为手术的主要目的。综合探查所见,根据病变部位及性质选择不同处理方法。首先处理危及患者生命的病变,有出血者先止血;其次处理破裂或穿孔的修补;最后处理炎症病灶。原则上应清除原发灶,全身情况不能耐受手术者,只能行腹腔引流、穿孔修补、肠造口术等。

(4)彻底清洁腹腔:开腹后立即用吸引器吸净腹腔内的脓液及渗出液,清除食物残渣、粪便及异物等。脓液多积聚在原发病灶附近、膈下、两侧结肠沟及盆腔内。

(5)充分引流:使腹腔内的残留液和继续产生的渗出液通过引流物排出体外,以减轻腹腔感染和防止发生腹腔脓肿。常用的引流物有硅胶管和乳胶管等。严重感染可放两条以上引流管,术后可做腹腔灌洗。引流管要剪多个侧孔,一般放在病灶附近及腹腔最低位。放置腹腔引流管的指征:①坏死病灶未能彻底清除或有大量坏死组织无法清除;②为预防胃肠道穿孔修补术后发生渗漏;③手术部位有较多的渗液或渗血;④已形成局限性脓肿。

(6)术后处理:继续禁食、胃肠减压、补液、应用抗生素和营养支持治疗,保证引流管通畅。待患者全身情况好转,临床感染症状消失后,可停用抗生素。一般引流量每日小于 10ml、非脓性,无发热、腹胀等,可拔除腹腔引流管。

近年来,随着腹腔镜技术日益成熟,微创技术优在弥漫性腹膜炎的诊治,特别是原因不明的腹膜炎的诊治优势更加明显。

第二节　腹腔脓肿

脓液在腹腔内积聚,由肠管、内脏、网膜或肠系膜等粘连包围,与游离腹腔隔离而形成腹腔脓肿。可分为膈下脓肿、盆腔脓肿、肠间脓肿(图 22-1)。一般均继发于急性腹膜炎或腹腔内手术,原发性感染少见。

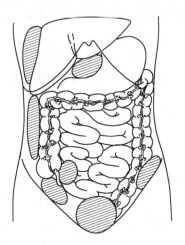

图 22-1　腹腔脓肿好发部位

一、膈下脓肿

位于横膈以下、横结肠及其系膜以上的脓肿,统称膈下脓肿。可分为右肝上脓肿、右肝下脓肿和左膈下脓肿、网膜囊脓肿。膈下脓肿可发生在一个或两个间隙以上,以右侧常见。

【病理】

绝大多数的膈下脓肿是由腹腔脏器化脓性感染、空腔器官穿孔或肝脏损伤、手术所致,原发性感染罕见。多数为消化道的细菌、厌氧菌所致。脓肿的位置与原发病有关。十二指肠溃疡穿孔、胆管化脓性疾病、胆囊穿孔,脓液常发生在右膈下;胃穿孔、脾切除术后感染,脓肿常发生在左膈下。小的脓肿可被吸收;较大的脓肿,身体消耗大以致衰竭,死亡率较高。膈下感染可蔓延到胸腔引起脓胸、肺脓肿;亦可穿透消化道管壁形成内瘘或引起消化道反复出血。当机体抵抗力低下可发生弥漫性腹膜炎或脓毒血症。

【临床表现】

早期常被原发病或手术后的反应所掩盖,多在原发病好转后又出现感染症状。

1. 局部表现　脓肿处可有持续钝痛,深呼吸时加重,疼痛常位于近中线的肋缘下或剑突下。如位于肝下靠后方可有肾区痛,有时可牵涉肩、颈部。脓肿刺激膈肌可引起呃逆。此外,还可有胸腔积液,咳嗽、胸痛或脓胸表现(局部皮肤凹陷性水肿,皮肤温度升高);患侧胸部呼吸音减弱或消失,可听到湿啰音。右膈下脓肿可使肝浊音界扩大。近年来,经大量应用抗生素治疗者,局部症状和体征多不典型。

2. 全身表现　发热,初为弛张热,脓肿形成后持续高热,也可为中度的持续发热;伴有脉快、乏力、衰弱、白细胞计数及中性粒细胞比例增高。

【诊断和鉴别诊断】

凡腹膜炎、腹内脏器炎症或腹部手术后经治疗好转再出现腹痛、发热,应考虑本病。X 线检查可见患侧膈肌升高、随呼吸活动受限或消失、肋膈角模糊、积液、胸膜反应、胸腔积液、肺下叶部分不张;左膈下脓肿,胃底可受压移位;脓肿含气者可有液气平面。B 超或 CT 检查对膈下脓肿的诊断及鉴别诊断帮助较大。特别是在超声指引下穿刺,不仅可帮助诊断,还可同时进行治疗。需要提出的是,穿刺阴性者不能排除存在脓肿的可能,应与脓胸、肝脓肿鉴别。

【治疗】

既往膈下脓肿主要采用手术治疗。近年来,采用经皮穿刺置管引流术,同时加强支持治疗,包括补液、输血、营养支持和抗生素的应用,取得了较好效果。

1. 经皮穿刺置管引流术　已成为膈下脓肿治疗的主要方法,优点是创伤小,可在局麻下施行,引流效果较好(图 22-2)。适应证:与体壁靠近的、局限性单房脓肿。一旦穿刺失败或发生并发症,及时中转手术。

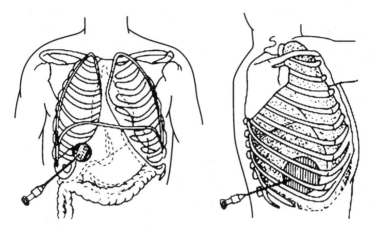

图 22-2　B 超引导下穿刺抽脓

2. 切开引流术　目前很少应用。术前借助 B 超和 CT 检查确定脓肿的部位,根据脓肿所在的部位选择适当的切口。主要有两种术式:①经前腹壁肋缘下切口入路,适用于肝右叶上、肝右叶下位置靠前或膈左下靠前的脓肿,此途径较安全而最常用;沿前肋缘下切口,切开腹壁各层至腹膜,穿刺确定脓肿的部位,切开且钝性分离扩大引流口,吸净脓液后,用低压灌洗,放置多孔引流管或双套管并用负压吸引;不损坏其周围的粘连,脓液不会扩散。②经后腰部切口适用于肝右叶下、膈左下靠后的脓肿。

二、肠间脓肿

肠间脓肿是指脓液被包围在肠管、肠系膜与网膜之间的脓肿。脓肿可能是单发的,也可能是多个大小不等的脓肿。如脓肿周围广泛粘连,可以发生不同程度的粘连性肠梗阻。患者表现为化脓感染的症状,伴有腹胀、腹痛、腹部压痛或扪及肿块。如脓肿自行穿破入肠管或膀胱则形成内瘘,脓液随大小便排出。X 线检查有时发现肠壁间距增宽及局部肠袢积气。早期应用抗生素、局部热敷、物理透热及全身治疗。如非手术治疗无效或发生肠梗阻时,考虑剖腹探查腹腔引流术。此病进行手术时,应避免损伤肠管形成肠瘘。也可采用 B 超引导下经皮穿刺置管引流术。

三、盆腔脓肿

因腹腔内的炎性渗出物或脓液积聚于盆腔而形成的脓肿。盆腔处于腹腔最低位,腹膜面积小,吸收毒素能力较低,全身中毒症状亦较轻,是最常见的腹腔脓肿。

【临床表现和诊断】

急性腹膜炎治疗过程中,如阑尾穿孔或结直肠手术后,出现体温升高、典型的直肠或膀胱刺激症状,伴里急后重、大便频而量少、有黏液便、尿频、排尿困难等。应想到可能有本病。腹部检查多无阳性发现。直肠指检可发现肛管括约肌松弛,在直肠前壁触及直肠腔内膨出，有触痛，有时有波动感。已婚妇女行阴道检查或后穹隆穿刺抽脓，有助于诊断。腹部 B 超、CT 可以诊断脓肿有无及大小、位置等。

【治疗】

盆腔脓肿较小或尚未形成时，早期应用抗生素治疗，辅以热水坐浴、温热水灌肠及物理透热等治疗，可自行吸收。较大脓肿，一般须手术治疗。在骶管或硬膜外麻醉下，取截石位，用直肠镜显露直肠前壁，在波动处穿刺。抽出脓液后作切口，排出脓液，放软橡皮管引流 3~4 天。已婚妇女可经阴道后穹隆穿刺后切开引流。

（彭　鋆）

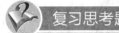复习思考题

1. 急性腹膜炎的手术指征是什么？
2. 急性腹膜炎的临床表现有哪些？
3. 急性腹膜炎非手术治疗的主要措施是什么？
4. 腹腔脓肿有哪几种？各有何特点？
5. 急性腹膜炎非手术治疗的适应证有哪些？

腹 部 损 伤

学习要点

腹部闭合伤的临床表现、诊断及治疗原则;常见腹内器官损伤的临床特点及治疗。

第一节 概 述

腹部损伤(abdominal injury)是一种常见的严重外科急腹症,在平时和战时都较多见,占日常损伤的 0.4%~1.8%,多数腹部损伤因伤及内脏而伤情严重,死亡率可高达10%~20%,致死原因是实质器官或大血管破裂引起的内出血,或空腔器官破裂造成的腹部感染。早期正确的诊断和及时合理的治疗是降低死亡率的关键。

【病因和分类】

腹部损伤可分为开放性和闭合性两类

1. 闭合性腹部损伤 是指腹壁皮肤完整,但皮下组织以内(包括腹腔内组织、脏器)可有各种损伤。常系坠落、碰撞、冲击、挤压、拳打脚踢等钝性暴力所致。

2. 开放性腹部损伤 是指腹壁皮肤有破损者。常由刀刺、枪弹、弹片等锐器或火器引起。

此外,穿刺、内镜、灌肠、刮宫、腹部手术等各种诊疗措施导致的腹部损伤称为医源性损伤。开放性损伤即使涉及内脏,其诊断常较明确;闭合性损伤体表无伤口,要确定有无内脏损伤,有时很困难,故其临床意义更为重要。无论开放或闭合,都可导致腹部内脏损伤。常见受损内脏在开放性损伤中依次是肝、小肠、胃、结肠、大血管等;在闭合性损伤中依次是脾、肾、小肠、肝、肠系膜等。胰、十二指肠、膈、直肠等由于解剖位置较深,损伤发生率较低。

腹部损伤的严重程度、是否涉及内脏、涉及什么内脏等情况很大程度上取决于暴力的强度、速度、着力部位和作用方向等因素,还受解剖特点、内脏原有病理情况和功能状态等内在因素的影响。

【临床表现】

由于伤情不同,腹部损伤的临床表现可有很大差异,从无明显症状和体征到出现重度休克甚至处于濒死状态。主要病理变化是腹腔内出血和腹膜炎。

1. 单纯性腹壁损伤　症状和体征一般较轻,可表现为受伤部位疼痛,局限性腹壁肿胀、压痛,或有时可见皮下瘀斑,常无恶心、呕吐等胃肠道症状。无腹膜炎征象,肠鸣音存在;较严重的腹壁软组织挫伤可发生腹壁血肿;开放性腹壁伤伤口有流血或腹腔液体流出。腹壁损伤后症状常逐渐减轻,如加剧,应考虑合并腹腔内脏损伤。

2. 腹内器官损伤　腹腔内器官如仅有挫伤,伤情通常不重也无明显的临床表现;如腹内器官或血管破裂则病情严重。

(1)空腔器官破裂:以弥漫性腹膜炎的表现为主。除胃肠症状(恶心、呕吐、呕血、便血等)及随后可能出现全身感染表现外,最为突出的是腹膜刺激征,其程度因空腔器官内容物不同而异。通常胃液、胆汁、胰液最强,肠液次之,血液最轻。伤者有时可有气腹征,而后因肠麻痹而出现腹胀,严重时可发生感染性休克;腹膜后十二指肠破裂可出现睾丸疼痛、阴囊血肿和阴茎异常勃起等;直肠损伤常出现新鲜血便;空腔脏器破裂处也可有某种程度的出血,除非有合并邻近大血管损伤,一般出血量不大;如果两类脏器同时破裂,则出血和腹膜炎表现可同时存在。

(2)实质器官和大血管破裂:以内出血表现为主。以肝、脾、胰、肾等实质性脏器或大血管损伤为多见。主要有面色苍白、脉率加快、血压不稳、尿少,甚至休克。腹痛呈持续性,一般并不很剧烈,腹膜刺激征也不如空腔脏器破裂时严重,但肝、肾、胰腺破裂时,若有胆汁、尿液、胰液进入腹腔,也可有近似空腔器官破裂的表现。体征最明显处一般即是损伤所在;肩部放射痛提示肝或脾的损伤;移动性浊音虽然是内出血的有力证据,但已是晚期体征,对早期诊断帮助不大;肾脏损伤时可有血尿。

【诊断】

详细询问外伤史和仔细体格检查是诊断腹部损伤的主要方法,但有时因伤情紧急,了解病史和体格检查常需和一些必要的急救措施(如止血、输液、抗休克、维护呼吸道通畅等)同时进行。

1. 闭合性腹部损伤诊断　应着重明确以下几点:①有无内脏损伤? 这是诊断的关键,有内脏损伤则伤情严重,常需及早手术治疗;②什么内脏损伤? 应判断是实质器官损伤还是空腔器官损伤,或两者兼有;③是否有多发性损伤? 对损伤患者应全面检查。

(1)有无内脏损伤:多数患者凭借临床表现可确定有无腹内脏器损伤。但是由于某些因素的影响,可能早期临床表现不明显,或合并损伤掩盖腹内脏器损伤的表现等,故必须做到:

1)重视受伤史:包括受伤时间、地点、致伤情况(致伤原因、体位、部位等)、伤情、伤后至就诊之间的病情演变和急救处理经过等。

2)严密观察基本生命体征:包括神志、血压、脉率、呼吸和体温的监测,特别注意有无休克征象。

3)全面而有重点的体格检查:在注意有无腹外部位特别是脑、脊髓损伤的同时,重点进行腹部体征检查,包括是否有腹膜刺激征及其范围和程度;是否有肝浊音界改变或移动性浊音;肠鸣音的改变、直肠指诊是否有阳性发现等。

4)选择必要的实验室检查:如空腔器官破裂,白细胞计数可明显增高;实质性器官破裂可有红细胞、血红蛋白、血细胞比容下降;胰腺损伤多有血、尿淀粉酶值升高;尿常规检查可提示泌尿器官损伤等。

综合上述检查,如发现下述情况之一者,提示有腹内脏器损伤:①腹痛持续或进行性加重,伴恶心、呕吐等消化道症状,并有加重趋势;②早期有休克征象者(尤其是出血性休克);③有较明显的腹膜刺激征者;④有移动性浊音或气腹征者;⑤出现便血、呕血、血尿者;⑥直肠指检有前壁压痛、波动感或指套上黏附血迹者。

(2)何种脏器损伤:应先确定是哪一类脏器受损,然后考虑具体脏器和损伤程度。损伤部位和临床特点可提供线索。如有下胸部肋骨骨折提示有肝或脾破裂可能;暴力打击脐周多有小肠损伤可能;有便血、气腹者多为胃肠道损伤;有膈面腹膜刺激表现(同侧肩部牵涉痛)者,提示上腹脏器损伤,尤以肝、脾损伤多见;血尿、排尿困难、会阴及外阴牵涉痛提示泌尿器官损伤等。

(3)是否有多发性损伤:多发性腹内脏器损伤或腹外器官联合伤发生率可高达 50% 左右,应高度警惕,树立整体观念,否则导致严重后果。诊断中结合病史及临床特点进行分析,如下胸部损伤,考虑有肋骨骨折、肝或脾破裂可能;患者出现呼吸困难时,则需考虑可能出现血胸或气胸等;对血压偏低或不稳的颅脑损伤者,经一般处理休克未能纠正,应考虑到腹内出血的可能。

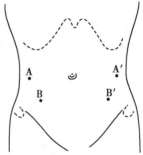

图 23-1 诊断性腹腔
穿刺术进针点
A. A'经脐水平线与腋前线
交点   B. B'髂前上棘与脐
连线中、外 1/3 交点

(4)诊断困难时怎么办:通过以上步骤诊断仍有困难者,还可采取以下措施。

1)诊断性腹腔穿刺术和腹腔灌洗术:对腹内脏器损伤的诊断有很大帮助,阳性率可达 90% 以上。(图 23-1,图 23-2)

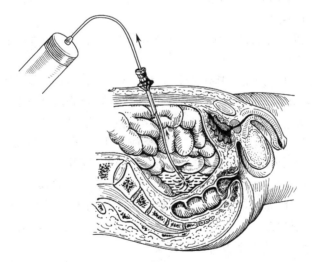

图 23-2 诊断性腹腔穿刺抽液方法

知识链接

腹腔穿刺术和腹腔灌洗术

1880 年 MiKulicz 首先将腹腔穿刺术应用于临床,本方法安全、简单、经济,阳性率可达 90% 以上,对于化脓性腹膜炎诊断和判断腹腔内脏有无损伤及哪一类脏器损伤有很大帮助。腹腔穿刺点多选于脐和髂前上棘连线的中、外 1/3 交界处或经脐水平与腋前线相交处。抽到液体后常规送检,观察其性状借以推断哪类脏器受损。测定淀粉酶含量升高,需考虑胆、胰疾病;抽到不凝血,提示实质性器官破裂所致内出血等。对于穿刺阴性而又高度怀疑内脏损伤者,可改腹腔灌洗术。1965 年 Root 首先倡导使用腹腔灌洗术,方法是经上述腹腔穿刺置入的塑料管向腹内缓慢灌入 500～1000ml 无菌生理盐水,然后借虹吸作用使腹内灌洗液流回输液瓶中。取瓶中液体进行肉眼或显微镜下检查,必要时涂片、培养或测定淀粉酶含量等。此法对腹内少量出血者比一般诊断性穿刺术更为可靠,有利于早期诊断并提高确诊率。检查结果符合以下任何一项,即属阳性:①灌洗术含有肉眼可见的血液、胆汁、胃肠内容物或是尿液;②显微镜下红细胞计数超过 $100 \times 10^9/L$ 或白细胞计数超过 $0.5 \times 10^9/L$;③淀粉酶超过 100Somogyi 单位;④灌洗液中发现细菌。对于有严重腹内胀气、中晚期妊娠、既往有腹部手术或炎症史及躁动不能合作者,不宜做腹腔穿刺。诊断性腹腔灌洗虽很敏感,但仍有少数假阳性及假阴性结果,应根据全面检查的结果,慎重考虑剖腹探查。

2)影像学检查:①胸腹 X 线检查可观察到膈下游离气体、腹腔积液、气液平面、腹膜后积气和某些脏器的大小、形状和位置改变等;②B 超检查安全、无创、快捷、可重复等优点,对于诊断肝、脾、胰、肾的损伤以及确定有无血肿和积液情况有一定价值;③CT、MRI 检查等,比 B 超更为精确,对诊断腹内脏器损伤比 B 超更为精确。

3)腹腔镜检查:在经过以上检查仍不能确定时,必要时可考虑腹腔镜检查。

4)严密观察:对一时不能明确诊断而又允许观察的患者,实施严密观察仍是重要环节。观察期间认真监测生命体征、腹部体征、化验检查、腹腔穿刺引流液等,及时分析其动态变化。观察期间应禁水食、不要随便搬动患者和不注射止痛剂,同时积极补充血容量,并防治休克。

5)剖腹探查:以上方法未能排除腹内脏器损伤或观察期间出现病情加重恶化,应终止观察,及时进行手术探查。

2. 开放性腹部损伤诊断　其诊断方法和步骤与闭合性腹部损伤大致相同,不同之处还应考虑是否为穿透伤。如有明显全身症状和腹膜刺激征;或伤口有胃肠内容物等溢出;或腹内脏器、组织等从伤口脱出,显然是穿透伤,大多数伴有内脏损伤。需要注意的是穿透伤的入口或出口在胸、肩、腰、臀或会阴,还有腹壁的切线伤,均不能排除内脏损伤的可能。腹部开放性创伤在诊断中应注意下列几点:

(1)穿透伤的入口或出口在腹部以外的部位时,仍有穿透腹腔伤及脏器的可能。

(2)投射物未穿透腹膜的切线伤,也可因冲击效应而伤及腹内脏器。

(3)不能把伤道想象为连接入、出口的直线来估计有无以及哪些脏器受伤。

(4)创口的部位比其大小更有诊断意义。

[治疗]

1. 救治原则

(1)有腹部以外的合并伤,应全面衡量各种损伤的轻重缓急,首先处理对生命威胁最大的损伤,如心跳呼吸骤停、窒息、失血性休克、张力性气胸等。

(2)在积极防治休克的前提下,如休克仍未能纠正,应在抗休克治疗的同时,积极剖腹止血。

(3)闭合性腹部损伤通过详细检查和严密观察,未能排除腹内脏器损伤时,应及早进行手术探查。

2. 全身治疗

（1）禁食：对确定或疑有腹内脏器损伤者，应禁食和持续胃肠减压。

（2）营养支持：腹部损伤患者因不能正常进食，还有额外丢失，引起体液失衡和营养不足，应予纠正和补充。

（3）防治休克和感染：腹部创伤有内脏损伤很容易发生休克和感染。因此，应积极采取抗休克措施，合理选用抗生素治疗。

（4）对症处理：诊断明确后，如疼痛剧烈，患者烦躁不安，可适当给予镇静剂或止痛剂；不能明确诊断者，为防止掩盖症状和体征，应禁用止痛剂。

3. 手术治疗　早期剖腹是治疗腹内脏器损伤的关键性措施。

（1）手术指征：①开放性穿透性腹部伤；②任何腹部伤肯定或疑有内脏损伤者；③B超、CT等影像学检查提示有实质脏器破裂；④腹部伤伴呕血、便血或血尿者；⑤积极救治休克而情况不见好转或继续恶化者；⑥持续低血压而难以用腹部以外的原因解释者。

（2）手术要点：①根据受伤脏器的位置就近选择切口，探查性手术经右侧腹直肌切口较为简便；②根据腹内积液性质，初步判定损伤的脏器；③寻找损伤脏器可凭借：通常在积聚血块多的地方是出血部位，大网膜移行方位和纤维蛋白沉积最多处常为空腔脏器穿破处，以此为线索，寻找受损脏器；④手术中一般按“先止血、后修补”的原则和“先实质脏器、后空腔脏器”的探查顺序进行，应仔细、全面检查，注意腹腔可能有多处损伤；⑤综合探查所见，根据具体情况选择局部处理方法，对多脏器损伤，原则上先处理出血性损伤，后处理空腔脏器穿破性损伤，对于后者，则先处理污染严重（如下消化道）的损伤，后处理污染轻的损伤；⑥脏器伤处理完毕后，应彻底清除腹腔内异物、组织碎片，并用大量生理盐水和甲硝唑液反复冲洗腹腔，然后吸净，恢复脏器正常解剖关系；⑦是否留置引流物和留置何种引流物，需视具体情况而定。

（3）术后处理：①禁食，肛门排气后，开始进流食；②持续胃肠减压，肛门排气后拔除胃管；③积极抗休克治疗，维持水、电解质及酸碱平衡，给予营养支持；④防治感染，选用有效抗生素；⑤密切观察全身情况变化、术后内出血等情况，防治并发症。

第二节　腹部内脏损伤的处理原则

一、小肠损伤

【概述】

小肠占据着中、下腹的大部分空间，又缺乏坚强的保护，损伤机会多。小肠破裂后可在早期即产生明显的腹膜炎，诊断多无困难。小肠穿孔者早期表现可以不明显，随着时间推移，可出现腹痛、腹胀等，而且，仅少数患者有气腹，所以如无气腹表现不能否定小肠穿孔的诊断。一部分患者的小肠裂口不大或穿破后被食物残渣、纤维蛋白甚至突出的黏膜所堵塞，可能无弥漫性腹膜炎的表现。

【处理】

小肠破裂一经确诊，除非外界条件不允许，均需手术治疗。手术方式应根据损伤部位、程度、范围及是否多发伤等而定,但一般以单纯修补为主。穿孔小肠壁血供良好者,做穿孔横向两层内翻缝合。下列情况宜做部分小肠切除吻合术:①裂口较大或裂口边缘部肠壁组织挫伤严重者;②小段肠管有多处破裂者;③肠管大部分或完全断裂者;④肠管严重挫伤、血运障碍者;⑤肠壁内或系膜缘有大血肿者;⑥肠系膜损伤影响肠壁血液循环者。

二、脾损伤

【概述】

脾脏是腹部内脏中最易受损伤的器官,约占各种腹部损伤的 40% ~ 50%,在腹部闭合性损伤中,脾脏破裂占 20% ~ 40%,其致伤原因多由脾区直接暴力所致。脾破裂有三种类型:①中央型脾破裂(脾实质深部破裂):出血可被脾实质压迫而停止,血肿可被吸收,但多数情况是血肿逐渐扩大至脾周边部,包膜破裂而再出血;②被膜下脾破裂(脾实质周边部分破裂):出血积聚于包膜下形成一定压力后包膜破裂,患者经一段间歇期后突发内出血表现;③真性脾破裂(脾实质与被膜均破裂):最常见,出现典型内出血表现。临床所见脾破裂,约 85% 是真性脾破裂。

【处理】

影像学检查证实脾裂伤比较局限、表浅,无其他腹腔脏器合并伤,无休克或容易纠正的一过性休克,可在严密观察各项生命体征及影像学变化的条件下行非手术治疗。主要措施为绝对卧床休息至少 1 周,禁水食、输血补液、用止血药和抗生素等。观察中如发现出血或发现有其他脏器损伤,应立即中转手术。基本的手术方法是切除破裂的脾脏。鉴于近年对脾脏免疫功能认识的深入,在彻底止血的前提下,可根据伤情行脾脏修补术、脾段切除术或脾动脉结扎术。为防婴幼儿日后发生暴发性感染,如不能保脾,可将 1/3 脾组织切成薄片或小块,埋入大网膜囊中进行自体移植,成人多无此必要。必须指出,手术的主要目的是止血救命,其次才是考虑保脾。延迟性脾破裂、在野战条件下、原先已呈病理性肿大的脾脏发生破裂,应予切除。术前术后注意输血、补液、预防感染等。

三、肝损伤

【概述】

肝脏是体内最大的实质性器官,质脆易碎,血管丰富。肝脏损伤约占各种腹部损伤的 20% ~ 30%,右肝破裂多于左肝。病理类型与脾破裂相同,临床表现也极为相似;因伤后可有胆汁渗漏入腹腔,故腹痛和腹膜刺激征常更为明显。可分为真性破裂,即肝被膜和实质同时破裂、被膜下破裂,包括表浅的肝被膜下破裂和较深的肝实质中央破裂。

【处理】

肝破裂原则上应紧急手术治疗,基本要求是彻底清创、确切止血、消除胆汁渗漏和建立通畅的引流。手术中发现浅而小的裂伤,如出血已停止,可不予缝合,仅在其附近放置引流物;边缘整齐且较表浅的裂伤、可用肠线做简单的或褥式间断缝合;失去生机的肝组织,应做不规则肝切除,然后根据肝破裂伤情作进一步处理。①对裂口表浅、整齐、出血少的伤口,直接行单纯缝合术;②较深的肝实质损伤、出血不多、创缘整齐者,宜用填塞缝合法,即用大网膜、明胶海绵或氧化纤维素填塞裂口,间断缝合修补,应避免伤口内留有死腔,否则可发展为肝脓肿或继发出血可能;③裂口内有不易控制的动脉性出血,阻断肝门能使出血明显减少者,可考虑肝固有动脉结扎术;④对肝实质损伤严重,碎裂或伤及大血管及胆管等,可考虑行肝叶或部分肝切除术;⑤严重肝外伤出血较多,而止血不满意,又无条件进行较大手术的患者,可用填塞止血法,即用大网膜、明胶海绵、氧化纤维素填入伤口内,然后用长而宽的纱布条按顺序填入,纱条尾端自腹壁切口或戳孔引出作为引流。以上手术均应在创面或肝周留置引流,引流物多采用多孔双套管负压吸引。术后应保证引流通畅,给足量有效的抗生素,同时适当输新鲜血或血浆。肝动脉结扎术后 1 周内宜禁食,输注足量的糖、白蛋白或氨基酸及维生素。

四、结肠损伤

【概述】

结肠损伤发病率仅次于小肠,但因结肠内容物成分少而细菌含量多,故腹膜炎出现的较晚,但较严重,一部分结肠位于腹膜后,受伤后容易漏诊,常常导致严重的腹膜后感染。

【处理】

由于结肠壁薄、血液供应差、含菌量大,故结肠破裂的治疗不同于小肠破裂。损伤一般不作一期缝合,而偏重于肠外置或造口术,待 3~4 周后患者情况好转时再关闭瘘口。对比较严重的损伤一期修复后,可加做近端结肠造口术,确保肠内容物不再进入远端。一期修复手术的主要禁忌证:①腹腔严重污染;②全身严重多发伤或腹腔内其他脏器合并伤,须尽快结束手术;③全身情况差或伴有肝硬化、糖尿病等。

五、十二指肠损伤

【概述】

十二指肠的大部分位于腹膜后,损伤的发病率很低,约占整个腹部创伤的3%~4%;损伤较多见于十二指肠第二、第三部(50%以上)。十二指肠损伤的诊断和处理存在不少困难,死亡率和并发症发生率都相当高。伤后早期死亡原因主要是严重合并伤,尤其是腹部大血管伤;后期死亡则多因诊断不及时和处理不当引起十二指肠瘘致感染、出血和衰竭。诊断和处理及时与否对预后影响极大。

【处理】

全身抗休克和及时、得当的手术处理,以预防术后并发症,是治疗的两大关键。手术探查时如发现十二指肠附近腹膜后有血肿,发现其中有胆汁污染或气泡,应高度怀疑十二指肠腹膜后破裂的可能。根据损伤部位,手术方法很多,主要的手术方法有:①单纯修补术;②带蒂肠片修补术;③损伤肠段切除、吻合术;④十二指肠憩室化手术;⑤浆膜切开血肿清除术;⑥胰十二指肠切除。注意:任何手术都应附加减压手术,同时常规放置腹腔引流、积极营养支持,减少术后并发症。

(彭　荃)

复习思考题

1. 如何区分腹内实质性脏器和空腔脏器破裂?

2. 腹内脏器损伤在诊断上有困难时,怎样选择辅助检查?

3. 腹部损伤的治疗原则是什么?

4. 如何鉴别肝破裂与脾破裂?

5. 脾破裂的分类与治疗原则是什么?

第二十四章

PPT 课件
24章PPT

胃、十二指肠外科疾病

扫一扫
知重点

学习要点

　　胃、十二指肠的解剖和生理；胃、十二指肠溃疡急性穿孔的临床表现及治疗；胃、十二指肠溃疡急性大出血的临床表现及治疗；胃癌的临床表现及治疗。

第一节　概　　述

一、胃的解剖生理概要

【胃的解剖】

　　1. 胃是食管与十二指肠之间的消化器官，其大部分位于左季肋区，小部分位于腹上区。胃与食管相连的部分称为贲门，距离门齿约 40cm，下通过幽门连接十二指肠。胃的左下缘长而凸出称为胃大弯，右上缘短而凹陷称为胃小弯。将胃大弯和胃小弯各分作三等份，再连接各对应点可将胃分成三个区域，即上 1/3 为贲门胃底部（U）、中 1/3 为胃体部（M）、下 1/3 为幽门部（L）；食管与胃大弯的交角处称为贲门切迹，切迹处黏膜面形成贲门皱襞，有防止胃内容物向食管逆流的作用；幽门部环状肌肉增厚，浆膜面可见环形凹陷沟，是手术中区分幽门与十二指肠的解剖标志，胃前静脉沿此沟的腹侧面下行（图 24-1）。

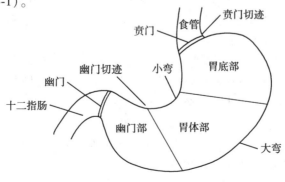

图 24-1　胃的解剖与分区

2. 胃通过韧带与周围组织相连,并固定于上腹部,主要有胃膈韧带、肝胃韧带、脾胃韧带、胃结肠韧带和胃胰韧带。

3. 胃的血供来源于腹腔动脉及其分支,极为丰富。胃左动脉(发自腹腔动脉)及胃右动脉(发自肝固有动脉)汇合成胃小弯动脉弓供应胃小弯;胃网膜左动脉(来自脾动脉)和胃网膜右动脉(来自胃、十二指肠动脉)形成胃大弯动脉弓供应胃大弯;来自脾动脉的数支胃短动脉和1~2支胃后动脉供应胃底和近端胃体。这些动脉的分支在胃壁黏膜下层彼此间形成广泛吻合,分布成网状(图 24-2)。胃的静脉和同名动脉伴行,胃短静脉、胃网膜左静脉均回流入脾静脉;胃网膜右静脉则回流入肠系膜上静脉;胃左静脉(即胃冠状静脉)的血液可直接或经脾静脉回流入门静脉;胃右静脉直接注入门静脉。

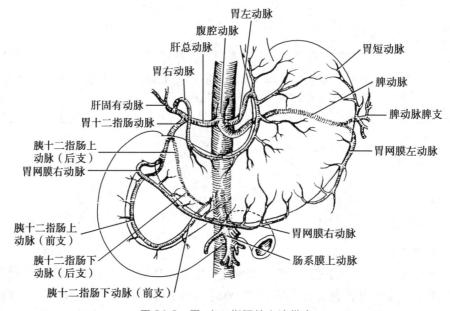

图 24-2　胃、十二指肠的血液供应

4. 胃黏膜下层淋巴管网极为丰富,经贲门与食管淋巴管网相连,经幽门与十二指肠淋巴管网相连。按淋巴液的主要引流方向将胃周围淋巴结分为 4 群:①腹腔淋巴结群:引流胃小弯上部淋巴液,流向胃左动脉周围淋巴结;②幽门上淋巴结群:引流胃小弯下部淋巴液,至胃右动脉周围淋巴结;③幽门下淋巴结群:引流胃大弯下部淋巴液,至胃网膜右动脉周围淋巴结;④胰脾淋巴结群:引流胃大弯上部淋巴液,沿胃短血管至胃网膜左动脉及脾门淋巴结。

5. 胃受自主神经支配,支配胃运动神经包括交感神经与副交感神经。胃的交感神经和动脉分支伴行进入胃,来自腹腔神经丛节后纤维,主要抑制胃的分泌和运动并传导痛觉;副交感神经来自迷走神经,兴奋时促进胃的分泌和运动。左、右迷走神经沿食管下行,左迷走神经在贲门前,分出肝胆支和胃前支;右迷走神经行于贲门背侧,分出腹腔支和胃后支。胃前、后支均沿胃小弯在小网膜两层之间行走,发出分支与胃动脉分支伴行,分别进入胃的前、后壁。最后的 3~4 支终末支在距幽门 5~7cm 处进入胃窦,形似"鸦爪",控制胃窦的运动和幽门排空。行高选择性迷走神经切断术时,须认清并保留胃前、后支和"鸦爪"支的完整(图 24-3)。

6. 胃壁从外向内分为浆膜层、肌层、黏膜下层和黏膜层。胃的黏膜层含有大量胃腺,分布在胃体及胃底。胃腺主要由三种细胞组成,分别是:①主细胞;分泌胃蛋白酶原和凝乳酶原;②壁细胞:分泌盐酸和抗贫血因子;③黏液细胞;分泌含碱性因子的黏液。贲门腺分布在贲门部,主要分泌黏液;幽门腺分布在胃窦和幽门区,除含有主细胞外,还含有 G 细胞分泌促胃泌素、D 细胞分泌生长抑素、嗜银细胞及多种内分泌细胞可分泌多肽类物质、组胺及 5-羟色胺等。

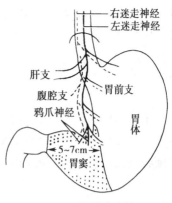

图 24-3　胃的迷走神经

【胃的生理功能】

1. 胃具有运动消化和分泌两大功能。胃的运动包括容纳、研磨和输送功能,主要由胃的肌肉参与完成,幽门发挥括约肌的作用,调控食物进入十二指肠。空胃腔的容量仅为 50ml,但在正常舒张状况下,可以承受 1000ml,而无胃内压增高。进食后的扩张刺激引发胃蠕动,其蠕动强度、频率及胃排空的速度受迷走神经反射、食物的量与质、胃肠道激素等因素的影响。

2. 胃腺分泌的胃液,胃液除具有消化作用外,兼有保护胃黏膜及杀菌的作用,也是钙和铁在小肠内吸收的酸性媒介。此外,胃液内还含有与造血有关的"内因子",缺乏时将导致营养性巨幼红细胞贫血。

知识链接

胃酸的分泌

正常成人每日分泌胃液量约 1500~2500ml,胃液的分泌可分为基础分泌(或称消化间期分泌)和餐后分泌(即消化期分泌)。基础分泌量小,餐后分泌明显增加,食物是胃液分泌的自然刺激物。餐后分泌分三个时相:①头相(也称迷走相):受食物味、视、嗅觉刺激,兴奋迷走神经,促进胃液分泌,是胃酸分泌的神经因素。仅占消化期泌酸量的 20%~30%。②胃相:食物进入胃后的机械性刺激,产生促胃泌素,引起胃酸大量分泌,占消化期胃酸分泌的 70%~80%。③肠相:食物进入小肠后引起胃酸分泌,但作用较小,仅占消化期胃酸分泌的 5%~10%。消化期胃酸分泌有着复杂而精确的调控机制,从而维持胃酸分泌的相对稳定。

二、十二指肠的解剖生理概要

【十二指肠的解剖】

十二指肠上接幽门,下借十二指肠悬韧带(Treitz 韧带)与空肠相连,呈"C"形,长约25cm,是小肠中最固定的部分。由近至远可分为四部分:①球部:长 4~5cm,腹膜间位,较活动,为十二指肠溃疡好发部位;②降部:长约 7~9cm,固定于腹膜后,内侧与胰头紧密相邻,此部中下 1/3 交界处内侧肠壁黏膜隆起称十二指肠乳头,是胆总管及胰管的开口,距幽门 8~10cm,距门齿约 75cm;③水平部:长约 10cm,自降部向左平行,属于腹膜外位,位置固定,肠系膜上动、静脉在此部的末端前方下行;④升部:长约3~5cm,先向上行,然后急转向下、向前,与空肠相接,形成十二指肠空肠曲,由十二指肠悬韧带(Treitz 韧带)

固定于腹膜后,该韧带为术中寻找空肠起始端的标志。整个十二指肠环抱胰头和部分胰体。十二指肠血供来源于胰十二指肠上、下动脉,胰十二指肠上动脉起源于胃、十二指肠动脉,位于十二指肠降部与胰头之间,胰十二指肠下动脉起源于肠系膜上动脉,位于十二指肠水平部与胰腺下缘之间,两者的分支在胰腺前后相互吻合成动脉弓。

【十二指肠的生理功能】

十二指肠是胆汁、胰液和胃内排出食糜的汇集处,其黏膜内有 Brunner 腺,分泌碱性十二指肠液,内含多种消化酶如蛋白酶、脂肪酶、蔗糖酶等。十二指肠黏膜内的内分泌细胞分泌促胃液素、肠抑胃肽、胆囊收缩素等肠道激素。

第二节　胃、十二指肠溃疡的外科治疗

胃、十二指肠溃疡的病因和发病机制至今尚未完全明了,就目前公认的机制是胃液中胃酸过多,激活了胃蛋白酶,使胃、十二指肠壁受损形成溃疡。因其形成与胃酸及胃蛋白酶的消化作用有关,故又称为消化性溃疡。近年来对其病因的研究发现,溃疡病是多个因素综合作用的结果,其中最为重要的是幽门螺杆菌(Hp)感染、胃酸分泌异常和黏膜防御机制的破坏;此外,遗传、吸烟、心理压力和咖啡因等对该病的发生也有一定的作用。大多数胃、十二指肠溃疡病例经严格内科治疗可以治愈,仅少数患者需外科手术治疗。胃、十二指肠溃疡的手术适应证是:①胃、十二指肠溃疡急性穿孔;②胃、十二指肠溃疡大出血;③瘢痕性幽门梗阻;④胃溃疡恶变及可疑恶变者;⑤经内科治疗无效的顽固性溃疡。

一、胃、十二指肠溃疡急性穿孔

急性穿孔是胃、十二指肠溃疡常见的严重并发症之一,为外科常见的急腹症。十二指肠溃疡穿孔多发于男性患者,而胃溃疡穿孔多见于老年妇女。

【病因病理】

胃、十二指肠溃疡穿孔分为急性穿孔和慢性穿孔。急性穿孔(又称游离性穿孔)指穿孔发生时,胃或十二指肠内容物进入腹腔引起急性弥漫性腹膜炎;慢性穿孔(又称包裹性穿孔)指溃疡穿孔后其孔洞被邻近脏器或大网膜包裹;如十二指肠后壁穿孔后被胰腺组织包裹,也称为穿透性溃疡。胃溃疡穿孔多见于胃小弯,十二指肠穿孔多见于球部前壁。急性穿孔后,胃酸、胆汁、胰液等和食物进入腹腔,引起化学性腹膜炎,经 6~8 小时后,由于病原菌繁殖转变为细菌性腹膜炎,严重的患者可出现休克。感染病原菌以大肠埃希菌和链球菌多见。而位于后壁的溃疡,在侵蚀到浆膜层前,多已与邻近器官粘连,形成慢性穿透性溃疡,因而一般不出现急性穿孔的表现。

【临床表现】

多数患者既往有溃疡病史,穿孔前数日自觉溃疡病症状加重。情绪波动、过度劳累、进刺激性食物、服用皮质激素或非甾体抗炎药等可诱发穿孔的发生。表现为突然发生上腹部剑突下"刀割样"剧痛,很快波及全腹,常伴有恶心、呕吐。患者疼痛难忍,仰卧拒动,伴有面色苍白、出冷汗、肢体冰凉、呼吸浅快、脉搏细速、血压下降等休克症状。穿孔后 6~8 小时,由于腹膜大量渗出,流入腹腔的胃或十二指肠内容物被稀释,腹痛可稍有减轻,后因继发感染,化学性腹膜炎转变为化脓性腹膜炎,症状加重。体格

检查发现腹式呼吸减弱或消失,全腹明显压痛,以上腹部最为明显,严重时可出现"板状腹",反跳痛明显。肝浊音界缩小或消失,肠鸣音明显减弱或消失。约80%患者立位 X 线检查可见膈下新月形游离气体影,实验室检查白细胞计数及中性粒细胞增高。病情严重者可出现感染性休克的表现。

【诊断】

根据溃疡病史和突发上腹部刀割样剧烈疼痛及明显的急性弥漫性腹膜炎的特征性临床表现,结合 X 线检查有膈下游离气体,诊断性腹腔穿刺抽出胃液或十二指肠液,即能做出诊断。若穿孔小,症状体征不典型者,需与下列疾病进行鉴别:

1. 急性胰腺炎 腹痛发作一般不如溃疡病急性穿孔急骤,疼痛多位于上腹偏左并可向背部放射,腹痛有由轻转重的过程,早期腹膜刺激征不明显,没有气腹征,腹腔穿刺抽出稀薄溶液或淡红色液体;血、尿和腹腔穿刺液淀粉酶明显升高;X 线检查膈下无游离气体,B 超、CT 提示胰腺明显肿胀,周围有渗出。

2. 急性胆囊炎 表现为右上腹绞痛或持续性腹痛伴阵发性加剧,可向右肩部放射,伴畏寒发热。查体扪及右上腹局限性压痛、反跳痛和肌紧张,有时可触及肿大的胆囊,墨菲征阳性;X 线检查膈下无游离气体,借助 B 超可确定诊断。

3. 急性阑尾炎 溃疡病穿孔后,消化液沿右结肠旁沟流至右下腹,引起右下腹痛和腹膜炎的体征,与急性阑尾炎相似。但急性阑尾炎症状和体征没有溃疡病急性穿孔严重,且体征局限并固定在右下腹,X 线检查膈下无游离气体。

【治疗】

1. 非手术疗法

(1)适应证:①一般情况良好,症状轻、体征局限的空腹穿孔;②穿孔已超过 24 小时,腹膜炎已局限者;③经造影检查,证实穿孔已封闭。但不适用于伴有出血、幽门梗阻或疑有癌变等情况。

(2)主要措施:①禁食禁饮,持续胃肠减压;②维持水、电解质和酸碱平衡,加强营养代谢和全身支持;③全身应用抗生素,有效控制感染;④经静脉给予 H_2 受体抑制剂或质子泵抑制剂等制酸药物;⑤严密观察病情变化,积极术前准备。如经非手术治疗 6~8 小时后,症状、体征不见好转,或反而加重,应立即施行手术治疗。

2. 手术疗法 应根据患者的情况结合手术条件选择术式。

(1)穿孔单纯修补缝合术:治疗的主要术式,其操作简便,手术时间短,安全性高,但术后仍需要正规抗溃疡药物治疗。

 知识链接

胃、十二指肠穿孔修补术的适应证及注意事项

主要适用于:①穿孔时间已超过 8 小时、腹腔水肿及感染严重者;②患者存在其他系统器质性病变,不能耐受大手术者;③既往无溃疡病史或虽有溃疡病史,但未经内科系统治疗,无出血、梗阻等并发症,特别是十二指肠溃疡患者;④当地医疗条件不宜行其他较复杂手术。注意事项:①对所有怀疑恶变的胃溃疡,应做活检或术中快速病理检查,排除胃癌后方可修补;②缝针贯穿全层,避免缝对到对面胃壁;③穿孔处胃壁水肿明显,打结应松紧适度,避免切割。单纯穿孔修补术后应继续行内科治疗,多数患者可获治愈;部分患者因溃疡未愈仍需再次行胃大部切除术。

（2）胃大部分切除术:适用于:①患者一般情况较好,穿孔在 8 小时以内的患者;②或虽超过 8 小时,但腹腔感染不重的患者;③慢性溃疡病尤其是胃溃疡患者,曾经内科治疗,或治疗期间穿孔;④十二指肠溃疡穿孔行修补术后再次穿孔,有幽门梗阻或大出血,应行胃大部切除术。本方法可一次同时解决穿孔和溃疡病两个问题。

（3）穿孔修补术加选择性迷走神经切断术:对十二指肠溃疡穿孔行穿孔修补加高选择性迷走神经切断术或迷走神经切断加胃窦部切除术。本方法操作复杂,手术风险较大,故选择时应慎重。

二、胃、十二指肠溃疡大出血

胃、十二指肠溃疡大出血是上消化道出血最常见原因之一,约占所有病因的 50%。若溃疡侵蚀动脉引起明显出血症状,表现为呕血和柏油样便,红细胞计数、血红蛋白明显下降,血压下降,以致引发休克代偿期表现或很快出现休克状态,称为溃疡大出血。一般位于胃小弯或十二指肠球部后壁的溃疡易发生大出血。多数患者经内科治疗痊愈,仅 5%~10% 的胃、十二指肠溃疡大出血需手术治疗。

【临床表现】

临床表现主要取决于溃疡出血的量和速度,主要症状表现为呕血或黑便。出血量较少时,患者仅有柏油样黑便,但若出血迅猛、量大,则为大量呕血与紫黑色血便,更甚者为鲜红血便。呕血前常有上腹部疼痛不适和恶心;便血前后可有乏力、眼前发黑、心悸,甚至晕厥。一般当失血量短期内超过 400ml 时,出现休克代偿期表现,如面色苍白、脉搏快而有力、血压正常或略高;但当失血量超过 800~1000ml 时出现典型休克征象:出冷汗、脉搏细速、呼吸浅促、血压降低等。大量出血后,血红蛋白值、红细胞计数和血细胞比容可明显下降。

【诊断与鉴别诊断】

若患者有典型溃疡病史,出现呕血和黑便,较易诊断。没有典型溃疡病史,诊断存在困难的病例,在 24 小时内行急诊胃镜检查,则可大大提高诊断的准确率,若超过 48 小时则诊断阳性率下降;对血流动力学稳定的活动性出血的病例,必要时结合选择性血管造影,有助于确定出血部位,部分患者尚可同时获得止血治疗。溃疡大出血确诊前应注意排除下列疾病:胃底食管静脉曲张破裂大出血、急性胆道出血、胃癌出血、应激性溃疡出血等。

【治疗】

治疗原则是补充血容量、防治失血性休克,尽快明确出血部位并采取有效止血措施。大多数胃、十二指肠溃疡大出血,经内科治疗可获得有效止血。主要措施有补充血容量;留置胃管,经胃管注入含去甲肾上腺素生理盐水;全身使用 H_2 受体阻断剂、质子泵抑制剂、生长抑素及其他止血药;急诊行纤维胃镜,不仅可明确诊断,而且可直视下向出血灶喷洒止血药物、注射硬化剂或电凝、激光等止血治疗。临床中有 10% 的患者需行手术止血,其指征为:①出血较剧,短期内出现休克,估计出血来自大血管,难以止血;②6~8 小时需要输血 800ml 以上,方能维持血压及血细胞比容;③近期曾反复多次发作类似出血者;④胃、十二指肠溃疡内科药物治疗过程中发生大出血;⑤年龄 60 岁以上伴有动脉粥样硬化的患者;⑥同时有瘢痕性幽门梗阻或并发急性穿孔的患者;⑦溃疡病史长,经胃镜证实溃疡位于十二指肠球部后壁或胃小弯,并有较多瘢痕者;⑧纤维胃镜发现动脉搏动性出血或溃疡底部血管显露。

术前应充分输液、输血纠正休克和改善全身情况,争取在休克控制较平稳的情况下进行手术。最常用的方法是包括溃疡在内的胃大部切除术;其他有贯穿缝扎溃疡出血动脉后,行选择性迷走神经切断加胃窦切除术或幽门成形术,本方法可用于十二指肠后壁穿透性出血;不能耐受较长时间手术者,可采用溃疡基底部贯穿缝扎止血。

三、瘢痕性幽门梗阻

瘢痕性幽门梗阻见于幽门管、幽门溃疡或十二指肠球部溃疡反复发作,所致瘢痕狭窄,常合并幽门痉挛和水肿。其常见的原因有痉挛、水肿和瘢痕。痉挛、水肿引起的梗阻是暂时性的,当炎症消退、痉挛缓解后,幽门能恢复通畅;而瘢痕狭窄则是永久性的梗阻。瘢痕性幽门梗阻初期,为克服幽门阻力胃蠕动增强,同时胃壁肌代偿性肥厚,胃逐渐扩大;后期胃代偿功能减退,失去张力,胃高度扩张,蠕动消失,胃内容物潴留,引起胃黏膜慢性炎症、糜烂,形成溃疡。梗阻时间较长后,患者由于呕吐及胃内容物不能进入十二指肠,发生营养不良和水、电解质紊乱,造成胃酸和钾不断丧失,引起低氯低钾性碱中毒。

【临床表现】

幽门梗阻主要表现为腹痛及反复呕吐。患者最初出现上腹饱胀不适、阵发性上腹部疼痛伴嗳气、恶心,尤以饭后为甚。症状加重后,出现腹痛和呕吐,呕吐量大,多发生于下午或晚间,一次可达 1000～2000ml,呕吐物含有大量隔夜的食物(宿食),有腐臭味,但不含胆汁。呕吐后自觉症状好转,因而患者常设法诱吐,以缓解症状,常伴有少尿、贫血等慢性消耗表现。体检时除全身营养不良表现外,上腹部可见胃型,晃动上腹可有振水音。

【诊断和鉴别诊断】

根据长期溃疡病史和典型的症状和体征,诊断幽门梗阻不困难。清晨空腹放置胃管,可抽出大量酸臭的液体和宿食;X 线钡餐检查,可见胃高度扩张、胃张力减低,吞钡后 24 小时仍有钡剂存留,提示有瘢痕性幽门梗阻;纤维胃镜检查可明确诊断。但仍需与下列疾病鉴别。

1. 痉挛水肿性幽门梗阻 溃疡活动所致,有溃疡疼痛症状,梗阻症状为间歇性,呕吐虽然剧烈但胃不扩大,经使用解痉剂或短期禁食、胃肠减压处理,梗阻可缓解。

2. 胃癌所致幽门梗阻 多见于胃窦部及幽门部癌肿,多无溃疡病史,病程较短,胃扩张较轻,有时上腹可扪及包块,X 线钡餐检查可见胃窦部充盈缺损,纤维胃镜可见肿瘤,活检可确诊。

3. 十二指肠球部以下的病变引起的梗阻 可由十二指肠肿瘤、胰头癌、十二指肠淤滞症引起,呕吐物多含有胆汁,X 线钡餐或胃镜检查可确定病变。

【治疗】

瘢痕性幽门梗阻为手术治疗绝对适应证。术前 1 周应做充分准备:禁食、胃肠减压,每日用高渗温盐水洗胃,改善患者营养,纠正贫血、低蛋白血症,纠正脱水和低氯低钾性碱中毒等。手术目的在于消除病因、解除梗阻。手术方式以胃大部切除术为主,也可行迷走神经切断加胃窦部切除术。对老年患者、全身情况极差或合并其他严重疾病的患者,也可考虑做胃空肠吻合术加迷走神经切断术。

知识链接

胃大部切除术的手术方式及注意事项

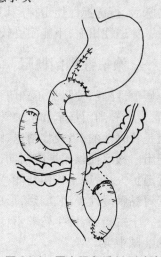

适应证：胃、十二指肠溃疡非手术治疗无效或并发穿孔、出血、幽门梗阻、癌变者。根据术中情况可选择毕Ⅰ式或毕Ⅱ式，也可行胃空肠鲁氏Y形吻合术（Roux-en-Y anastomosis）（图24-4）。①毕Ⅰ式：远端大部胃切除后，残胃与十二指肠吻合，其符合原来的生理状况，但吻合口不得有张力。②毕Ⅱ式：远端大部胃切除后，十二指肠残端封闭，残胃与空肠吻合，根据吻合口与横结肠的关系分为结肠前和结肠后方式；术中应注意吻合口大小一般为3~4cm，过大易发生倾倒综合征，过小影响胃排空；吻合口到十二指肠悬韧带的空肠袢长度，结肠前式一般为8~10cm，结肠后式为6~8cm；吻合时，近端空肠应高于远端空肠，有利于胃排空。③胃空肠鲁氏Y形吻合术（Roux-en-Y anastomosis）：远端大部胃切除后，十二指肠残端封闭，取十二指肠悬韧带远端10~15cm空肠横断，远端与残胃吻合，近端与距离胃肠吻合口45~60cm远端空肠行端侧吻合，可有效防止胆胰液流入残胃引起反流性胃炎。

图 24-4　胃空肠鲁氏 Y 形吻合术
（ Roux-en-Y anastomosis）

第三节　胃　癌

胃癌（gastric cancer）是最常见的恶性肿瘤之一，其发生率在全球男性恶性肿瘤中占第二位，我国胃癌在各种恶性肿瘤中居第一位。好发于 50 岁以上人群，男女发病率之比为 2 : 1。

【病因】

胃癌的确切病因尚未明确，其发生与地域环境（发病较高的国家有日本、俄罗斯、南非、智利等，而北美、西欧、印度则发病率低；我国西北和东部沿海地区发病率较高，而南方地区发病率较低）；饮食生活习惯（长期食用熏烤、腌制等含亚硝酸盐、真菌毒素、多环芳烃化合物的食物，食物中长期缺乏新鲜蔬菜与水果，吸烟）；幽门螺杆菌（Hp）感染（Hp 阳性者，其发生胃癌的危险性是 Hp 阴性者 3~6倍）；遗传因素（胃癌患者有血缘关系的亲属，其胃癌发生率较对照组高 4 倍）。此外，癌前期病变（胃息肉、慢性萎缩性胃炎、胃部分切除术后残胃）胃癌的发病率明显增高。

【病理】

胃癌多见于胃窦部，占一半；其次为胃底贲门部，胃体较少。绝大多数为腺癌，其他有乳头状腺癌、管状腺癌、黏液腺癌、印戒细胞癌、腺鳞癌、鳞状细胞癌、未分化癌等。

1. 大体分型

（1）早期胃癌：即癌肿仅限于黏膜层或黏膜下层，不论病灶的大小和有无淋巴结转移。这类胃癌主要由胃镜检查发现，又可分为三型：①Ⅰ型隆起型：癌块向胃腔内突出。②Ⅱ型浅表型：癌块比较平坦，没有明显的隆起与凹陷。它有 3 个亚型：Ⅱa表浅隆起型、Ⅱb表浅平坦型、Ⅱc表浅凹陷型。③Ⅲ型凹陷型：为较深的溃疡。

（2）进展期胃癌：为中晚期胃癌，即癌组织浸润已超出黏膜下层的胃癌。根据Borrmann分型法分为四类：①Ⅰ型（息肉型、肿块型）：为边界较清的肿块，突入胃腔；②Ⅱ型（溃疡局限型）：边界清楚并略隆起，中央凹陷呈溃疡状；③Ⅲ型（溃疡浸润型）：为边界模糊不清并向周围浸润的溃疡块；④Ⅳ型（弥漫浸润型）：癌块向胃壁各层全周性浸润生长，边界不清，可累及胃的大部或全部，使胃壁僵硬呈"革囊状"，称皮革胃。此型癌细胞分化低，转移发生早，恶性程度极高。

2. 转移与扩散

（1）直接浸润：贲门胃底部癌易侵及食管下段，胃窦癌可侵及十二指肠。胃癌突破浆膜层后，扩散至网膜、结肠、肝、脾、胰等邻近器官。

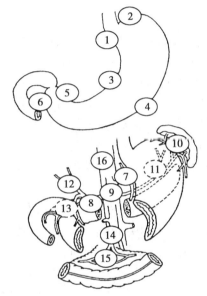

（2）淋巴转移：是胃癌的主要转移方式，进展期胃癌有70%发生淋巴转移，早期胃癌可有淋巴转移。胃的淋巴结依据它们距胃的距离，可分为三站，共16组。第一站为胃旁淋巴结，包括贲门右、贲门左、小弯侧、大弯侧、幽门上、幽门下淋巴结6组；其余7~16组按动脉分支排列，包括胃左动脉旁、肝总动脉旁、腹腔动脉旁、脾门、脾动脉旁、肝十二指肠韧带内、胰后、肠系膜根部、结肠中动脉旁和腹主动脉旁（图24-5）。胃癌淋巴转移为分站式转移，原发部位经淋巴管网向第一站胃周淋巴结转移，再沿血管周围淋巴结向心性转移至第二站，甚至第三站，最后通过胸导管转移到左锁骨上淋巴结。胃癌淋巴结转移一般是循序转移，但有的也可发生跳跃式转移。

图24-5　胃的淋巴结分组

（3）血行转移：一般发生于晚期，癌细胞经门静脉或体循环向远处器官转移。常见于肝脏和肺脏，其次可累及脾、胰、骨和脑等。

（4）种植转移：癌组织浸润至浆膜层后，肿瘤细胞脱落，种植于腹膜及其他脏器表面，形成转移性结节。女性胃癌转移到卵巢后，称Krukenberg瘤。

3. 临床病理分期　国际抗癌联盟（UICC）与美国癌症联合协会（AJCC）2010年公布胃癌TNM分期，根据TNM的不同组合可将胃癌划分为Ⅰ~Ⅳ个临床病理分期（表24-1）。T代表原发肿瘤浸润胃壁深度。T_{is}：原位癌，上皮内肿瘤，未侵及固有层；T_1：肿瘤侵犯固有层、黏膜肌层或黏膜下层；T_2：肿瘤侵犯固有肌层；T_3：肿瘤穿透浆膜下结缔组织，而未侵犯脏腹膜或邻近结构；T_4：肿瘤侵犯浆膜，T_{4a}肿瘤侵犯浆膜，T_{4b}肿瘤侵犯邻近结构。N代表淋巴结转移情况。N_0：局部淋巴结无转移（送检淋巴结个数≥15个）；N_1：1~2枚区域淋巴结转移；N_2：3~6枚区域淋巴结转移；N_3：7枚及7枚以上区域淋巴结转移。M代表肿瘤远处转移情况。M_0：无远处转移；M_1：有远处转移。

表 24-1　胃癌的临床病理分期

	N₀	N₁	N₂	N₃
T₁	ⅠA	ⅠB	ⅡA	ⅡB
T₂	ⅠB	ⅡA	ⅡB	ⅢA
T₃	ⅡA	ⅡB	ⅢA	ⅢB
T₄ₐ	ⅡB	ⅢA	ⅢB	ⅢC
T₄ᵦ	ⅢB	ⅢB	ⅢC	ⅢC
M₁	Ⅳ			

【临床表现】

胃癌早期多无明显症状，少数患者上腹部不适，进食后恶心、饱胀或类似溃疡症状等无特异性上消化道症状。疼痛与体重减轻是进展期胃癌最常见的临床症状。患者出现较明显的消化道症状，如上腹不适、进食后饱胀、食欲减退、上腹疼痛，伴有乏力、贫血和体重减轻，胃窦癌可出现幽门部分或完全性梗阻的表现，贲门部或高位小弯侧癌可有进食梗阻感；癌肿如侵袭到血管，则引起呕血和黑便，亦可发生急性穿孔。晚期，可有上腹固定性肿块或其他转移引起的症状，如左锁骨上淋巴结肿大、癌性腹水，肝大呈硬结块，直肠或阴道指诊有盆腔或卵巢肿块及恶病质等。

【诊断】

早期诊断胃癌是提高治愈率的关键。但早期胃癌的症状无特异性，就诊率低，为提高早期胃癌诊断率，应定期检查的患者包括：①40 岁以上，既往无胃病史，出现上消化道症状者，或已经明确有溃疡，但症状和疼痛规律明显改变者；②原因不明的消化道慢性失血或短期内体重明显减轻者；③有癌前期病变者；④有胃癌家族史者。目前临床上主要用于诊断胃癌的检查手段有以下几项：

1. 纤维胃镜检查　是诊断胃癌的最有效方法，可直视下观察病变的情况，钳取病变组织做病理学检查。镜下早期胃癌可发现黏膜变色，局部黏膜呈颗粒状粗糙不平，或呈轻度隆起或凹陷，有僵直感。镜下使用刚果红、亚甲蓝活体染色技术，可提高小胃癌和微小胃癌的检出率。利用带超声探头的纤维胃镜，可了解肿瘤浸润胃壁的深度以及向壁外浸润和周围淋巴结有无转移等情况，提高术前临床分期的准确率。

2. X 线钡餐检查　新型数字化 X 线胃肠道造影技术，大大提高了 X 线影像的分辨率和清晰度，并且此检查无痛苦，患者易接受，故目前仍为诊断胃癌的常用方法。常采用加压投照、气钡双重对比和低张造影。早期胃癌主要为黏膜相异常，进展期胃癌的形态与胃癌的大体分型一致。如肿块型癌表现为突向腔内的不规则充盈缺损；溃疡型癌则表现为形态不整的龛影；弥漫型癌可见胃黏膜皱襞粗乱、胃壁僵硬、蠕动波消失、胃腔缩窄；如全胃受累则呈狭窄的"革囊状"胃。

3. 螺旋 CT　可帮助了解肿瘤病变范围、局部淋巴结转移和远处转移等情况，是判断胃癌术前临床分期的首选方法。

4. 腹部 B 超　主要用于观察目的邻近器官（肝、胰等）受浸润及淋巴结转移的情况。

5. 正电子发射体层成像（PET） 是一种新型无创检查方法,对胃癌的诊断以及判断淋巴结和远处转移情况,准确性比较高。

6. 其他 胃液脱落细胞检查目前较少引用;部分患者大便隐血试验可持续阳性;肿瘤标志物 CEA、CA199 和 CA125 可帮助判断预后及治疗效果。

【治疗】

采用以手术治疗为主的综合疗法。

1. 手术治疗 根治性手术是能够达到治愈目的的重要方法。早期胃癌应及时行根治性手术;进展期胃癌,患者全身情况允许又未发现有远处转移,均应手术探查,争取根治切除。即使不能达到根治,也应当将肿瘤组织减少到最低限度,为其他治疗创造条件。

（1）根治性切除术

1）手术原则:彻底切除胃癌原发病灶,按临床分期标准清除胃周围的淋巴结,重建消化道。手术切除应离癌肿边缘 5cm 以上,十二指肠侧或食管侧切除范围应距离幽门或贲门 3～4cm。

2）胃周淋巴结清除范围:用 N 表示胃周围的淋巴站别。根据清扫淋巴结的范围（用 D 表示）,依次分为 4 种不同根治术式:D_0（未完全清扫第一站淋巴结）、D_1（清扫全部第一站淋巴结）、D_2（清扫全部第二站淋巴结）和 D_3（清扫全部第三站淋巴结）。

3）根治度的划分:结合术后病理检查结果,可将胃癌手术的根治度分为 A、B、C 三级。①A 级:D>N,即手术切除的淋巴站别,超过已有转移的淋巴站别,切缘 1cm 以内无癌细胞浸润,是程度高效果好的根治术;②B 级:D＝N,切除淋巴结范围等同于有转移的淋巴结站别,或切缘 1cm 内有癌细胞,属根治手术,但根治效果次于 A 级;③C 级:为非根治性手术,仅切除原发灶和部分转移灶,尚有肿瘤残余。

（2）姑息性手术:癌肿不能彻底切除,针对胃癌导致梗阻、穿孔、出血等并发症而施行手术。如原发肿瘤有幽门梗阻者可行胃空肠吻合的旁路手术或空肠营养造口术,解决患者进食问题,并为术后综合治疗创造有利条件。

2. 化学疗法 用于根治性手术前、术中和术后,以延长生存期;不能手术的患者采用适量化疗,可减缓肿瘤的发展速度、改善症状,有一定的近期疗效。

（1）适应证:①淋巴结有转移;②癌灶面积大于 $5cm^2$;③病理组织分化差;④病灶呈多发;⑤年龄小于 40 岁;⑥进展期胃癌根治术后、姑息手术后、根治术后复发者。施行化疗的患者应有明确的病理学诊断,且一般情况良好,心、肝、肾与造血功能正常,无严重并发症。

（2）用药方案:通常胃癌化疗的给药途径有口服、静脉、腹腔给药和动脉插管区域灌注等。为提高疗效、减轻化疗药物毒副作用,常多种化疗药联合使用。临床上常用的化疗方案如下。

1）FAM 方案:氟尿嘧啶（5-Fu）600mg/m²,静脉滴注,第 1、2、5、6 周用药;多柔比星（ADM）30mg/m²,静脉注射,第 1、5 周用药;丝裂霉素（MMC）10mg/m² 静脉注射,第 1 周用药。6 周为 1 个疗程。

2）MF 方案:丝裂霉素 8～10mg/m²,静脉注射,第 1 天用药;5-FU 500～700mg/m²,静脉滴注,连续 5 天。1 个月为 1 个疗程。

3）ELP 方案:叶酸钙（CF）200mg/m²,先静脉注射,第 1～3 天;5-FU 500mg/m²,静

脉注射,第1~3天;依托泊苷(VP-16)120mg/m²,静脉滴注,第1~3天。每3~4周为1个疗程。

目前,紫杉醇类,第三代铂类(奥沙利铂),拓扑异构酶抑制剂(伊立替康),口服氟化嘧啶类(希罗达)等新型化疗药物应用于胃癌,联合用药可提高化疗效果。

下述情况或化疗中出现下列情况,不宜或停止化疗:①4周内进行过大手术;②严重营养不良;③急性感染期;④重要脏器功能受损;⑤白细胞计数<3.5×10⁹/L、血小板计数<80×10⁹/L。

3. 其他治疗 包括免疫治疗,放射治疗,靶向治疗,中医中药治疗等。免疫治疗主要有:非特异生物反应调节剂,如卡介苗、香菇多糖等;过继性免疫制剂,如淋巴细胞激活后杀伤细胞(LAK)、肿瘤浸润淋巴细胞(TIL);细胞因子,如白细胞介素-2(IL-2)、肿瘤坏死因子(TNF)、干扰素(IFN)等。靶向治疗对晚期胃癌有一定的效果。此外还可通过中药疗法,提高患者全身免疫功能和防治化疗药的不良反应。

【预后】

胃癌的预后与病理分期、组织类型、部位、生物学行为以及治疗措施等密切相关。施行规范性治疗的Ⅰ期胃癌的5年生存率为90%左右,Ⅱ期为55%,Ⅲ期不到30%,而Ⅳ期仅2%。目前,我国早期胃癌诊断率很低,影响其预后,因此,提高早期诊断率将显著提高胃癌的5年生存率。

（周 瑛）

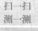

复习思考题

1. 简述胃、十二指肠溃疡急性穿孔的临床表现和治疗原则。
2. 简述胃癌的临床表现和治疗要点。

第二十五章

阑 尾 炎

学习要点

阑尾的解剖;急性阑尾炎病因、病理;急性阑尾炎的临床表现;急性阑尾炎的诊断与鉴别;急慢性阑尾炎的治疗原则。

【阑尾的解剖】

1. 阑尾是从盲肠下端后内侧伸出的一条细长盲管,位于右髂窝部,外形呈蚓蚓状,长 5~10cm,直径 0.5~0.7cm。阑尾系膜呈三角形,比较短,易使阑尾弯曲。沿升结肠的三条纵向走行的结肠带在回盲部交汇处即可寻到阑尾基底部,其腹壁投影相当于麦氏点(McBurney point),即脐至右髂前上棘连线中外 1/3 交点处。阑尾的解剖位置可以其基底部为中心,犹如时针在 360°范围内的任何位置。阑尾尖端指向有 6 种类型(图 25-1)。①回肠前位:相当于 0~3 点位,尖端指向左上;②盆位:相当于 3~6 点位,尖端指向盆腔;③盲肠后位:相当于 9~12 点位,在盲肠后方、髂棘前,尖端向上,位于腹膜后;④盲肠下位:相当于 6~9 点位,尖端向右下;⑤盲肠外侧位:相当于 9~10 点位,位于腹腔内,盲肠外侧;⑥回肠后位:相当于 0~3 点位,但在回肠后方。

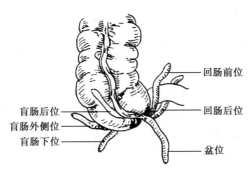

图 25-1　阑尾的解剖位置

2. 阑尾为一管状器官,远端为盲端,近端开口于盲肠,位于回盲瓣下方 2~3cm 处(图 25-2)。阑尾的血液供应来自肠系膜上动脉所属回结肠动脉的分支阑尾动脉。阑尾动脉是一条缺乏侧支的终末动脉,故阑尾易因血供障碍发生坏死。阑尾静脉是经阑尾静脉、回结肠静脉、肠系膜上静脉回流入门静脉。因此,当阑尾化脓性感染时,细菌栓子可导致门静脉炎和肝脓肿。阑尾的感觉冲动,由交感神经纤维经腹腔丛和内脏小神经传入,其传入的脊髓节段在第10、11胸节,故阑尾炎症初始时,常为脐周及上腹部的牵涉痛,属内脏性疼痛。

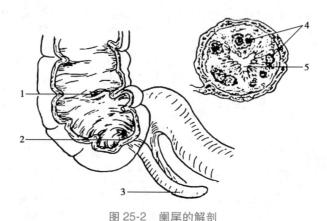

图 25-2　阑尾的解剖

1. 回盲瓣　2. 阑尾开口　3. 阑尾　4. 淋巴组织　5. 阑尾腔

3. 阑尾的组织结构分为黏膜层、黏膜下层、肌层和浆膜层,与结肠相似。黏膜上细胞分泌少量黏液,黏膜和黏膜下层中含有丰富的淋巴组织。近来认为阑尾是一个淋巴器官,参与 B 淋巴细胞的产生和成熟。阑尾的淋巴组织在出生后就开始出现,12~20岁时达到高峰,以后逐渐减少,60 岁后完全消失。因此切除成人阑尾对机体的免疫功能无影响。

第一节　急性阑尾炎

急性阑尾炎(acute appendicitis)是外科常见病,是最多见的急腹症。好发于青少年,男性多于女性。早期诊治,恢复顺利,死亡率已降至 0.1% 以下。少数患者因病情变化多端可延误诊断或治疗不当,引起严重并发症。

【病因】

急性阑尾炎是由多种革兰染色阴性杆菌和厌氧菌所致混合性化脓感染。除全身抵抗力下降外,其发病主要与下列因素有关。

1. 阑尾管腔阻塞　是急性阑尾炎最常见的病因。阑尾管腔细窄、弯曲成弧形,单向开口且狭小,黏膜下有丰富的淋巴组织,易被食物残渣、异物、蛔虫、肠石、虫卵或肿瘤阻塞,致使腔内黏膜分泌液积聚,腔内压力上升,血运发生障碍,使阑尾炎症加剧。

2. 胃肠道疾病影响　如急性肠炎、炎性肠疾病、血吸虫病等,直接延至阑尾,引起阑尾壁肌肉和血管反射性痉挛,发生血供障碍而致炎症。

3. 细菌入侵　由于阑尾管腔阻塞,细菌繁殖,分泌内毒素和外毒素,加上阑尾动脉多为单支终末血管,易发生循环障碍,从而使黏膜上皮损伤而形成溃疡,细菌穿过溃疡的黏膜进入阑尾肌层。

【临床病理类型】

1. 一般成年人急性阑尾炎 根据阑尾炎临床经过和病理改变,可分为 4 种病理类型。

(1)急性单纯性阑尾炎:属轻型阑尾炎或病变早期。感染局限于黏膜及黏膜下层,阑尾轻度肿胀,表面充血,浆膜失去光泽,附有少量纤维素性渗出物。腔内有少量渗液。临床症状和体征较轻。

(2)急性化脓性阑尾炎:以蜂窝组织的化脓性炎症为主要表现,又称急性蜂窝织炎性阑尾炎,常由单纯性阑尾炎发展而来,病变扩展到肌层和浆膜层,阑尾明显肿胀、浆膜高度充血,表面覆盖脓性分泌物,腔内有大量积脓。阑尾周围的腹腔内可有稀薄脓液,形成局限性腹膜炎。临床症状和体征较重。

(3)坏疽性及穿孔性阑尾炎:是一种重型阑尾炎。管腔内压力的升高和炎症进一步加剧,造成阑尾血运障碍,阑尾管壁坏死或部分坏死,呈紫色或紫黑色。穿孔后如无局限,将导致弥漫性腹膜炎。

(4)阑尾周围脓肿:急性化脓性阑尾炎及坏疽性阑尾炎穿孔后,如果进展较慢,被大网膜和周围肠管包裹粘连,则可形成炎性肿块和阑尾周围脓肿。

2. 特殊类型急性阑尾炎 一般成年人急性阑尾炎诊断多无困难,早期治疗的效果非常好。但是婴幼儿、老年人及孕妇患急性阑尾炎时,诊断和治疗均较为困难,值得格外重视。

(1)新生儿急性阑尾炎:新生儿急性阑尾炎很少见。由于新生儿不能提供病史,其早期临床表现又无特殊性,仅有厌食、恶心、呕吐、腹泻和脱水等症状,发热和白细胞升高均不明显。术前早期确诊较困难,穿孔率可高达 80%,死亡率也很高。诊断时应仔细检查右下腹部压痛和腹胀等体征,并应早期手术治疗。

(2)小儿急性阑尾炎:小儿不能清楚提供病史和体征,大网膜发育不全,对炎症局限能力差。小儿急性阑尾炎临床特点是:①病情发展较快且较重,早期即出现高热、呕吐等症状;②右下腹体征不明显、不典型,但有局部压痛和肌紧张,是小儿阑尾炎的重要体征;③穿孔率较高,并发症和死亡率也较高。诊断小儿急性阑尾炎必须仔细,应在耐心取得患儿合作下,经左、右下腹对比作出判断。一旦确诊应尽早行阑尾切除,并配合输液和全身广谱抗生素应用。

(3)妊娠期急性阑尾炎:妊娠期急性阑尾炎较常见。约 80%发生在妊娠中、晚期,由于进行性增大的子宫将阑尾推向右上腹,压痛部位也随之上移。腹壁被抬高,炎症阑尾刺激不到壁腹膜,所以压痛、肌紧张和反跳痛均不明显,大网膜难以包裹炎症阑尾,腹膜炎不易被局限而在腹腔内扩散。这些因素均可使诊断发生困难,炎症发展易致流产或早产,威胁母子生命安全。一旦确诊应尽早行阑尾切除,围手术期加用黄体酮,术中操作要轻柔,尽量减少对子宫的刺激,避免腹腔引流,术后使用广谱抗生素。临产期并发阑尾穿孔,应经腹行剖宫术,同时切除阑尾。

(4)老年人急性阑尾炎:老年人反应迟钝,腹肌薄弱,免疫力低,所以主诉不强烈,急性阑尾炎体征不典型,临床表现轻而病理改变却很重,体温和白细胞升高不明显,容易延误诊断和治疗。又由于老年人动脉硬化,阑尾动脉也会发生改变,易导致阑尾缺血坏死。加之老年人常伴发心血管病、糖尿病、肾功能不全等,使病情更趋复杂严重。一旦诊断应及时手术切除阑尾。高龄不是手术禁忌证,围手术期应注意处理老年人伴发疾病。

知识链接

腹腔镜阑尾切除术

腹腔镜阑尾切除术(LA)是随着腹腔镜技术发展而兴起的一种新的手术方法。1983年Semm报道了首例经腹腔镜切除非急性炎症的阑尾,较腹腔镜胆囊切除术早4年。而腹腔镜下急性阑尾炎的阑尾切除术是1987年Semm首次报道的。随后腹腔镜阑尾切除术在成人和儿童中均有许多报道,但远不如腹腔镜胆囊切除术开展的普遍,对LA的利弊还有争议。大量前瞻性、随机对照的研究证实,腹腔镜阑尾切除术与传统开腹阑尾炎切除术(CA)比较,其优越性是住院时间短,术后并发症少,恢复快。对手术前不能确诊的病例,术中探查较开腹手术视野宽阔,对肥胖、腹膜后、肝下异位阑尾寻找和切除更显其优越性,是一种安全、可靠的微创手术方法。

【临床表现】

1. 症状

(1)腹痛:是最常见、最早出现的症状。典型的腹痛多起始于脐周或上腹部,经数小时后转移并固定在右下腹。此过程的时间长短取决于病变发展的程度和阑尾的位置。70%~80%的急性阑尾炎患者有典型的转移性右下腹痛特点,亦有部分病例和慢性阑尾炎患者开始即出现右下腹痛。阑尾因其位置变异,其腹痛的部位可有不同,如盲肠后位阑尾炎疼痛在右腰部;盆腔位阑尾炎疼痛在耻骨上区;肝下位阑尾炎可为右上腹痛;罕见的左侧腹阑尾炎呈左下腹痛。不同类型阑尾炎其腹痛也有差异,单纯性阑尾炎呈轻度隐痛;化脓性阑尾炎呈阵发性胀痛和剧痛;坏疽性阑尾炎呈持续性剧痛;一旦腹痛突然减轻,常为阑尾穿孔后腔内压力减轻所致,但全身症状和体征不久逐渐加剧。

(2)胃肠道症状:发病早期可能有厌食、恶心、呕吐等症状,一般并不严重,有的病例可伴有便秘和腹泻。盆腔位阑尾炎可因炎症刺激直肠和膀胱,而出现里急后重和尿急、尿频、尿痛症状。继发腹膜炎时则出现腹胀等麻痹性肠梗阻症状。

(3)全身症状:早期有头痛、乏力等,如炎症加重则可出现畏寒、发热、口干、出汗等全身感染中毒症状。单纯性阑尾炎体温一般不超过38℃;阑尾穿孔时体温可高达39℃或40℃。如发生门静脉炎还可有寒战、高热和轻度黄疸。

2. 体征

(1)右下腹压痛:右下腹固定的压痛点是诊断阑尾炎的重要体征,一般压痛点在麦氏点附近(图25-3),可因阑尾位置不同而改变,但压痛点始终固定在一个位置上。压痛的程度与病变的程度相关。老年人对压痛的反应较轻。当炎症扩散到阑尾以外时,压痛范围也随之扩大,但仍以阑尾部位最为明显。

(2)腹膜刺激征:早期或单纯性阑尾炎

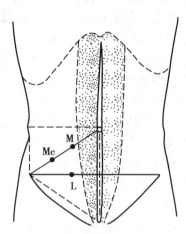

图25-3 阑尾炎压痛点

M:Morris 点　Mc:McBurney 点　L:Lenz 点
点线围成四边形为 Rapp 压痛区

可无腹膜刺激征。当阑尾炎发展到化脓、坏疽或穿孔时,因壁腹膜受炎症刺激,可出现反跳痛(Blumberg征),腹肌紧张,甚至有肠鸣音减弱或消失等。腹膜刺激征可因炎症扩散而扩大,但仍以阑尾部位最明显。但在小儿、老人、孕妇、肥胖、盲肠后位或盆位阑尾炎时,腹膜刺激征可不明显。

(3)右下腹肿块:如体检发现右下腹饱满,扪及一压痛性包块,边界不清,较固定,应考虑阑尾周围脓肿的可能。

(4)其他体征

1)呼吸疼痛征:患者仰卧位,深吸气后鼓腹屏气20~30秒,然后迅速呼气,呼气时右下腹疼痛者为阳性,此时可让患者指出疼痛部位。此征是阑尾炎早期和非典型病例的重要体征。

2)结肠充气试验(Rovsing征):患者仰卧位,检查者用右手压迫左下腹,再以左手挤压近侧结肠,将结肠内气体赶向盲肠和阑尾,引起右下腹痛为阳性。

3)腰大肌试验(psoas征):患者左侧卧位,使右下肢向后过伸,引起右下腹痛为阳性。表明阑尾位置较深,在盲肠后近腰大肌处。

4)闭孔内肌试验(obturator征):患者仰卧位,使右髋和右大腿屈曲,然后被动向内旋转,诱发右下腹痛为阳性。表明阑尾位置较低,靠近闭孔内肌。

5)直肠指检:盆位阑尾炎,直肠右前方有触痛,如形成盆腔脓肿,则可触及有波动感的痛性包块。

3. 实验室检查　多数急性阑尾炎患者的白细胞总数及中性粒细胞比例增高。如白细胞计数有$18×10^9$/L,中性粒细胞在90%以上,应考虑阑尾有化脓坏疽可能。靠近右侧输尿管的阑尾炎,尿中可有少数红细胞和白细胞。

4. 影像学检查　当不确定时,可选择应用:①腹部平片可见盲肠扩张和液气平面,偶尔可见钙化的肠石影;②B超检查有时可发现阑尾肿大征象和阑尾腔内有低回声影像等;③CT扫描可获得与B超检查相似的结果,尤其有助于阑尾周围脓肿的诊断;④必要时可用腹腔镜诊断,并同时做阑尾切除术。

【诊断和鉴别诊断】

可根据转移性右下腹痛病史、右下腹固定的压痛点、体温及白细胞计数升高等急性阑尾炎表现诊断。然而,有20%~30%急性阑尾炎患者的表现不典型,往往需与急腹症相鉴别。

1. 外科疾病

(1)胃、十二指肠溃疡急性穿孔:穿孔溢出的胃内容物可沿升结肠旁沟流至右下腹,易误诊为急性阑尾炎的转移性右下腹痛。多数患者有溃疡史,表现为突发的刀割样剧烈腹痛,有时出现休克征象。腹痛部位主要在上腹或右上腹,腹膜刺激征严重,腹壁紧张似木板样,肝浊音界消失,X线检查膈下有游离气体。

(2)急性胆囊炎、胆石症:发病多与进油腻饮食有关,无转移性右下腹痛,右上腹有明显绞痛,并向肩背部放射,右上腹有压痛、肌紧张、反跳痛,有时可出现黄疸。B超检查有助于诊断。

(3)右侧输尿管结石:多呈突然发生的右下腹阵发性绞痛,并向会阴部及外生殖器放射,右下腹无明显压痛,右侧腰部及沿输尿管走行区有压痛,尿中查到多量红细胞。腹部B超检查或X线平片可见结石阴影。

（4）梅克尔（Meckel）憩室炎：临床表现与阑尾炎极为相似，难以鉴别。故术中发现阑尾正常时，应检查回肠末端，以免漏诊。

2. 妇科疾病

（1）异位妊娠破裂：表现为突然出现的下腹疼痛，常有急性失血症状和腹腔内出血体征。近期有停经史和不规则阴道出血史；检查时宫颈举痛、附件肿块；腹腔穿刺或阴道后穹隆穿刺抽到不凝固血液，妊娠试验阳性均有助于诊断。

（2）卵巢囊肿蒂扭转：突然出现腹部剧烈疼痛，腹部或盆腔检查可触及包块。妇科检查时，包块与子宫相连，触宫颈时疼痛加剧。B超检查为囊性包块。

（3）急性输卵管炎和急性盆腔炎：下腹痛逐渐发生，双侧下腹部压痛点较低，直肠指检盆腔有对称性压痛，脓性白带，阴道后穹隆穿刺有脓性分泌物，涂片检查细菌阳性。盆腔 B 超有助于诊断。

（4）卵巢滤泡或黄体破裂出血：卵巢滤泡多见于未婚女性月经后 12~14 天；黄体破裂则多见于已婚妇女月经后 18~20 天，尤其多见于妊娠早期，突然发生腹痛，开始较剧烈，以后逐渐减轻，出血多时有广泛腹痛及急性失血表现。腹腔穿刺可抽到新鲜血液。

3. 内科疾病

（1）急性胃肠炎：有不洁饮食史，主要表现为腹痛、腹泻、恶心、呕吐、消化不良等。常为阵发性腹痛，便后腹痛可减轻，无右下腹固定压痛和腹膜刺激征。大便检查有不消化食物残渣、脓细胞等。

（2）右下叶肺炎、胸膜炎：有上呼吸道感染病史，体温明显升高，并有胸痛、咳嗽、呼吸急促，胸部听诊可闻及啰音、摩擦音、呼吸音减弱等，胸部 X 线摄片可明确诊断。

（3）急性肠系膜淋巴结炎：多见于儿童。患儿往往先有上呼吸道感染史，腹部压痛部位偏内侧，范围大而不固定，可随体位变更，无明显肌紧张及反跳痛。

【治疗】

诊断明确后，无手术禁忌证的患者，应尽早行阑尾切除术治疗，最好争取在单纯性阑尾炎阶段手术，操作简单，术后并发症少。如果发展到化脓、坏疽甚至穿孔阶段后再行手术，不但手术操作难度大，而且术后并发症会明显增加。

1. 手术治疗 急性阑尾炎一经确诊应早期行阑尾切除术，以免反复发作或并发穿孔。早期手术时，阑尾炎还处于管腔阻塞或仅有充血水肿，此时手术操作简单，术后并发症少。如超过 72 小时，阑尾及盲肠组织变脆，加之网膜粘连，手术困难，并发症会明显增加。但有下列情况可暂不手术：①弥漫性腹膜炎趋向局限；②原有严重心肺疾病；③并发休克者，应先行非手术治疗，待休克好转后，视情况或手术切除阑尾，或继续非手术治疗直到痊愈。

2. 非手术治疗

（1）适应证：仅适用于单纯性阑尾炎及急性阑尾炎的早期阶段，患者不愿接受手术治疗或客观条件不允许，或伴有其他严重器质性疾病有手术禁忌者。

（2）治疗措施：禁食或进流质饮食，静脉补液，全身应用有效的抗生素。应密切观察病情变化。

【并发症及处理】

1. 急性阑尾炎的并发症

知识拓展

（1）腹腔脓肿：是阑尾炎治疗不及时的后果。在阑尾周围形成的阑尾周围脓肿最常见，也可在腹腔其他部位形成脓肿，常见部位有盆腔、膈下或肠间隙等处。临床表现有麻痹性肠梗阻的腹胀、压痛性包块和全身感染中毒症状等。B超和CT可协助诊断。一经诊断即应在超声引导下穿刺抽脓冲洗或置管引流，或手术切开引流。由于炎症粘连较重，切开引流时应小心防止损伤肠管。阑尾脓肿非手术疗法治愈后其复发率很高，因此应在治愈后3个月左右择期切除阑尾。

（2）内、外瘘形成：阑尾周围脓肿如未及时引流，脓肿可能穿破小肠或大肠，或膀胱、阴道、腹壁，形成各种内瘘或外瘘，此时脓液可经瘘管排出。X线钡剂检查或经外瘘置管造影可协助了解瘘管走向，有助于选择相应的治疗方法。

（3）门静脉炎：阑尾静脉中的感染性血栓，可沿肠系膜上静脉进入门静脉，导致门静脉炎。临床表现为寒战、高热、肝大、剑突下压痛、轻度黄疸等，如治疗不当可发展为细菌性肝脓肿。行阑尾切除并大剂量抗生素治疗有效。

2. 阑尾切除术后并发症

（1）出血：主要是由于阑尾系膜的结扎线松脱，引起系膜血管出血。表现为腹痛、腹胀和失血性休克等症状。一旦发生出血表现，应在输血补液的同时，紧急再次手术止血。

（2）切口感染：是最常见的术后并发症。在化脓或穿孔性阑尾炎中多见。多表现为术后2~3天体温升高，切口胀痛或跳痛，局部红肿、压痛等。如出现切口感染可先行试穿抽出脓液，或于波动处拆除缝线，排出脓液，放置引流，定期换药。一般在短期可治愈。术中保护切口，避免切口污染，做切口冲洗，彻底止血，消灭死腔等措施可预防切口感染。

（3）粘连性肠梗阻：也是阑尾切除术后较常见的并发症，主要与局部炎症重、手术损伤、切口异物、术后卧床等多种原因有关。一般非手术治疗可治愈。但对于症状重，出现绞窄或坏死征象者也应及时手术治疗。

（4）阑尾残株炎：阑尾残端保留过长超过1cm时，或者粪石残留，术后残株可炎症复发，仍表现为阑尾炎的症状。也偶见术中未能切除病变阑尾，而将其遗留，术后炎症复发。症状较重时应再次手术切除阑尾残株。

（5）粪瘘：少见。阑尾残端单纯结扎，其结扎线脱落；盲肠原位结核、癌症等；盲肠组织水肿质脆，术中缝合时裂伤等多种原因均可引起术后粪瘘。粪瘘发生时如已局限化，很少发生弥漫性腹膜炎，类似阑尾周围脓肿的临床表现。一般经非手术治疗粪瘘可闭合自愈。

第二节　慢性阑尾炎

慢性阑尾炎（chronic appendicitis）多由急性阑尾炎迁延转变而来。主要由于阑尾纤维组织增生，管壁变厚，甚至管腔狭窄、弯曲或闭塞，导致急性阑尾腔梗阻；也可能因阑尾腔内存在肠石、异物、虫卵等，使阑尾炎症反复发作。

【临床表现和诊断】

既往有典型的急性阑尾炎发作史，甚至反复发作病史。剧烈活动或饮食不洁可诱发急性发作，呈现不规则右下腹隐痛或不适。主要的体征是经常存在右下腹固定的局限性压痛,非急性发作时一般无肌紧张和反跳痛。

　　X 线钡灌肠检查可较直接观察阑尾。慢性阑尾炎可能出现的影像包括:阑尾不显影,阑尾腔内有充盈缺损或变细、中断,钡剂排出缓慢,72 小时后阑尾腔中仍有钡剂残留,充盈的阑尾位置不易移动或有压痛等。

【治疗】

　　诊断明确后需行阑尾切除术,并行病理检查。慢性阑尾炎常粘连较严重,手术操作应细致。另外,当术中发现病变与诊断不符时,应探查附近脏器有无病变,以明确诊断。

（周毕军）

复习思考题

1. 简述阑尾炎转移性腹痛的发病机制及特点。
2. 归纳阑尾炎的并发症与阑尾切除术后的并发症。
3. 简要分析阑尾炎的鉴别诊断与鉴别要点。

第二十六章

肠 疾 病

学习要点

　　小肠、结肠的解剖及生理;肠梗阻的临床表现及治疗;结肠癌的临床表现及治疗;直肠癌的临床表现及治疗。

第一节　解剖生理概要

【小肠解剖】

1. 小肠分为十二指肠、空肠和回肠三部分。正常成人小肠长 5~6m,个体差异较大。十二指肠长约 25cm;空肠和回肠间无明确解剖标志,小肠上段 2/5 为空肠,下段 3/5 为回肠。十二指肠悬韧带(Treitz 韧带)是十二指肠与空肠分界的解剖标志,位于横结肠系膜根部。空肠和回肠呈游离的状态盘曲在腹腔内,仅通过小肠系膜附着于腹后壁。空肠壁较厚,黏膜有高而密的环状皱襞,随肠道下行皱襞则越低而稀,至回肠远端消失,肠壁由上而下逐渐变薄,而回肠末端通过回盲瓣与盲肠相接。

2. 空肠和回肠血液供应来自于肠系膜上动脉。该动脉从腹主动脉分出,在胰腺颈部下缘穿出,跨十二指肠横部,进入小肠系膜根部后,分出胰十二指肠下动脉、中结肠动脉、右结肠动脉、回结肠动脉和 12~16 支空肠、回肠动脉;各支相互吻合形成动脉弓,最后分出直支达肠壁;近端小肠的动脉仅有初级动脉弓,直支较长,故系膜血管稠密,越向远端可有 2 级和 3 级动脉弓,因而分出的直支较短。小肠静脉分布与动脉相似,最后汇集成肠系膜上静脉,在胰腺颈部后方与脾静脉汇合成为门静脉。

3. 空肠黏膜下有散在性孤立淋巴小结,至回肠则有许多淋巴集结(Peyer 集结)。小肠淋巴管起始于黏膜绒毛中央的乳糜管,淋巴液汇集于肠系膜根部的淋巴结,再经肠系膜上动脉周围淋巴结,腹主动脉前的腹腔淋巴结至乳糜池。

4. 小肠受交感和副交感神经支配。交感神经和部分迷走神经在腹主动脉周围及肠系膜动脉根部组成腹腔神经丛和肠系膜上神经丛,发出神经纤维至肠壁。交感神经兴奋使小肠蠕动减弱,血管收缩,迷走神经兴奋使肠蠕动和肠腺分泌增加。

【小肠生理】

1. 小肠是食物消化和吸收的主要部位。肠道黏膜具有屏障作用,防止肠道内细菌及毒素外溢。小肠黏膜腺体可分泌含有多种酶的碱性肠液,可将多肽分解为氨基酸,有助于吸收。食糜在小肠内分解成葡萄糖、氨基酸、脂肪酸后被吸收。水、电解质、各种维生素,以及由胃肠道分泌液和脱落胃肠道上皮细胞所构成的大量内源性物质均在小肠内吸收。成人内源性物质的液体量每天达 8000ml 左右,仅有小部分进入结肠,因此小肠疾病如肠梗阻发生时,可引起严重的营养障碍和水、电解质平衡失调。

2. 小肠还具有分泌多种胃肠激素的功能,如促胰液素、胰高血糖素、生长抑素、肠抑胃肽、促胃动素、缩胆囊素、促胃液素等,这些激素具有调节消化道的作用。

【结肠解剖及生理】

结肠包括盲肠、升结肠、横结肠、降结肠和乙状结肠,下接直肠。成人结肠全长约 1.5m,回盲瓣为结肠与回肠的分界标志,可控制食糜残渣进入大肠速度,防止大肠内容物反流入小肠。结肠发生完全性梗阻时,由于回盲瓣的存在,可发生闭袢性肠梗阻。升结肠与横结肠交界处,称为结肠肝曲;横结肠和降结肠交界处,称为结肠脾曲。肝曲和脾曲是结肠相对固定部位。升结肠和降结肠在其前面和两侧有腹膜覆盖,而其后壁没有腹膜覆盖,故后壁穿孔时,可引起严重的腹膜后感染。盲肠、横结肠和乙状结肠则具有系膜,活动较大。结肠三个解剖标志:结肠袋、结肠带和肠脂垂。

右半结肠由肠系膜上动脉所供应,分出回结肠动脉、右结肠动脉和中结肠动脉;左半结肠是由肠系膜下动脉所供应,分出左结肠动脉和数支乙状结肠动脉。静脉与动脉相似,分别经肠系膜上静脉和肠系膜下静脉而汇入门静脉。

结肠的主要生理功能是吸收水分、储存和转运粪便,也能吸收葡萄糖、电解质和部分胆汁酸。吸收功能主要发生于右半结肠,同时结肠也可分泌具有润滑黏膜的碱性黏液和数种胃肠激素。

【直肠解剖及生理】

直肠位于盆腔后部,在骶岬平面与乙状结肠相接,沿骶尾骨前下行,至尾骨平面穿过盆膈与肛管相连。直肠长 12~15cm,以腹膜返折为界分为直肠上段和直肠下段。直肠上段前面的腹膜返折构成直肠膀胱陷凹(女性为直肠子宫陷凹),为腹腔最低洼处。直肠下段属于腹膜外脏器。男性直肠下段前方借直肠膀胱隔与膀胱底、前列腺、精囊腺、输精管壶腹及盆段输尿管相邻;女性直肠下段借直肠阴道隔与阴道后壁相邻。临床上也有以齿状线作为基线将直肠分为上段直肠(齿状线上 10~15cm),中段直肠(齿状线上 5~10cm)和下段直肠(齿状线上 5cm 以内),下段直肠癌与中、上段直肠癌治疗方案有所不同。

直肠的上段主要由来自于肠系膜下动脉的终末支的直肠上动脉供应,直肠的下段主要由来自于髂内动脉的直肠下动脉和骶正中动脉供应;静脉回流主要通过肠系膜下静脉汇流入门静脉。

直肠有排便、吸收和分泌的功能。少量的水、盐、葡萄糖和部分药物可以在直肠内吸收,同时可以分泌黏液有利排便。

第二节　肠　梗　阻

一、概述

任何原因引起的肠内容物通过肠道障碍,统称为肠梗阻(intestinal obstruction),是外科常见的急腹症之一。肠梗阻发生后,不但可引起肠管形态和功能的改变,还可导致一系列全身性生理功能紊乱,严重者可危及生命。

【病因和分类】

(一)按梗阻诱发原因区分

1. 机械性肠梗阻　最为常见。由于机械性原因引起肠腔缩小或不通,导致肠内容物通过障碍。常见的病因包括:①肠腔内因素,如异物、粪石等导致肠腔堵塞;②肠壁因素,如肠套叠、肠扭转、肿瘤等导致肠腔变小;③肠外因素,如粘连带、肿瘤等导致肠管压迫。

2. 动力性肠梗阻　由于神经抑制或毒素刺激导致的肠壁肌运动紊乱,并无器质性的肠腔狭窄,包括肠麻痹和肠痉挛两种。前者见于急性弥漫性腹膜炎、腹腔手术后、低钾血症等;后者较少见,可见于慢性铅中毒、肠道功能紊乱和急性肠炎等。

3. 血运性肠梗阻　由于肠系膜血管栓塞或血栓形成,导致肠管血运障碍,引起肠蠕动障碍,肠内容物不能正常运行。

4. 假性肠梗阻　属于慢性疾病,与麻痹性肠梗阻不同,无明显病因,可能是一种遗传疾病。表现为反复发作的肠梗阻症状,但十二指肠和结肠蠕动正常,一般以非手术治疗为主,仅在并发穿孔、坏死等情况时才进行手术治疗。

(二)按肠壁有无血运障碍区分

1. 单纯性肠梗阻　只有肠内容物通过障碍,而无肠管血运障碍。

2. 绞窄性肠梗阻　肠系膜血管或肠壁血管受压、血管栓塞或血栓形成导致相应段肠管缺血,引起肠坏死,甚至穿孔。

(三)按梗阻的部位区分

1. 高位(空肠)肠梗阻。

2. 低位(回肠)和结肠梗阻。

其中结肠梗阻,肠扭转可诱发"闭袢性肠梗阻"。

(四)按梗阻的程度区分

1. 完全性肠梗阻。

2. 不完全性肠梗阻。

(五)按梗阻发展过程区分

1. 急性肠梗阻。

2. 慢性肠梗阻。

在不断变化的病理过程中,上述类型肠梗阻可互相转化。

【病理生理】

1. 局部改变　单纯性肠梗阻一旦发生,梗阻以上肠蠕动增加,肠腔因气体和液体的堆积而膨胀。肠梗阻部位愈低、时间愈长、肠膨胀愈明显。梗阻以下肠管出现瘪陷、空虚或仅存少量粪便。扩张与瘪陷肠管交界处即为梗阻所在,对手术中寻找梗阻部位极为重要。急性完全性肠梗阻,肠管膨胀,肠壁变薄,肠腔内压不断升高,可使肠壁发生血运障碍;早期表现为静脉回流受阻,肠壁水肿、增厚,呈暗红色,毛细血管通透性增加,血性渗出液渗入肠腔和腹腔。随着肠壁压力不断增高,继而出现动脉血运障碍、静脉血栓形成,肠壁变为紫黑色并失去活力,最终肠管发生坏死而破溃穿孔。慢性肠梗阻一般为不完全梗阻,梗阻以上肠腔逐渐扩张,由于长期肠蠕动增强,肠壁代偿性肥厚,腹部可见扩张的肠型和肠蠕动波。

2. 全身改变　主要是由于体液丢失、肠管扩张、毒素吸收和感染所致。

(1)体液丢失:肠梗阻时,由于不能进食和大量呕吐,肠腔内液体堆积,肠壁水肿以及血浆向肠腔和腹腔渗出,导致体液丢失在第三间隙。高位肠梗阻大量呕吐,更易发生脱水,同时丢失大量胃酸和氯离子,可引起代谢性碱中毒;低位肠梗阻丢失大量碱性消化液,组织灌注不足,酸性代谢产物大量增加,可引起代谢性酸中毒。

(2)感染和中毒:梗阻以上的肠腔内细菌数量明显增加,大量繁殖,产生多种强烈的毒素,通过受损的肠壁渗透至腹腔,引起弥漫性腹膜炎和感染中毒症状。

(3)休克:由于脱水、血容量减少、电解质紊乱、酸碱平衡失调、细菌感染和中毒等,可引起低血容量性休克和感染性休克,严重者导致多脏器功能衰竭危及生命。

(4)呼吸和循环功能障碍:肠腔膨胀使腹压增高,膈肌上抬,影响肺内气体交换、下腔静脉血液回流,导致呼吸和循环功能障碍。

【临床表现】

1. 症状　肠梗阻共同症状是腹痛、呕吐、腹胀和肛门停止排气排便。

(1)腹痛:单纯性肠梗阻表现为阵发性绞痛,腹痛发作时伴有高调肠鸣音,并自觉气体在肠内窜动。如腹痛间歇期不断缩短,发展为持续性剧烈腹痛伴阵发性加剧,应警惕绞窄性肠梗阻的可能。

(2)呕吐:梗阻部位愈高,呕吐出现愈早、愈频繁,呕吐物为胃及十二指肠内容物;梗阻部位愈低,呕吐出现愈晚,呕吐物初期为胃内容物,后期呈粪样肠内容物;出现绞窄性肠梗阻时,呕吐物呈棕褐色或血性;麻痹性肠梗阻时,呕吐多呈溢出性。

(3)腹胀:其程度与梗阻部位有关。高位肠梗阻腹胀不明显,但有时可见胃型;低位肠梗阻及麻痹性肠梗阻腹胀显著,严重时可遍及全腹;结肠梗阻时,腹周膨胀显著;腹部不均匀隆起,是肠扭转的表现。

(4)肛门停止排气排便:完全性肠梗阻,表现为停止排气排便。但在梗阻早期,特别是高位梗阻时,梗阻以下肠内残存粪便或气体仍可排出,不能因此而否定肠梗阻的存在;绞窄性肠梗阻时,可排出血性黏液样便。

2. 体征　单纯性肠梗阻早期无明显体征,后期可出现唇干舌燥、眼窝内陷、脉搏细弱等;绞窄性肠梗阻可出现全身中毒及休克体征。①腹部视诊:机械性肠梗阻可见腹胀、肠型、肠蠕动波;肠扭转腹胀呈不对称性;麻痹性肠梗阻腹胀呈均匀对称。②腹部听诊:机械性肠梗阻肠鸣音亢进,可闻及气过水声或金属音;麻痹性肠梗阻肠鸣音减弱或消失。③腹部触诊:单纯性肠梗阻腹壁软,有轻度压痛;绞窄性肠梗阻由于伴有腹膜炎,可有明显压痛和腹肌紧张;有时可扪及压痛性包块,常为绞窄的肠袢。④腹部叩诊:腹腔内有较多渗出时,移动性浊音可呈阳性。

3. 实验室检查　白细胞计数、血红蛋白及血细胞比容因脱水血液浓缩而升高,尿比重也增高;行血气分析、血清 K^+、Na^+、Cl^-、尿素氮、肌酐等检查,可了解酸碱失衡、电解质紊乱和肾功能的状况;呕吐物和粪便检查,有大量红细胞或隐血阳性者,应考虑绞窄性肠梗阻。

4. X 线检查 一般在肠梗阻发生 4~6 小时后,X 线检查可见胀气肠袢及液平面。空肠胀气可显示"鱼肋骨刺"状;回肠可见阶梯状的液平面;结肠胀气位于腹部周边,显示结肠袋形。

【诊断】

对肠梗阻患者的诊断,必须明确下列几个问题。

1. 是否肠梗阻 根据痛、吐、胀和闭四大症状和腹部出现肠型或蠕动波,伴有肠鸣音亢进等,一般可诊断为肠梗阻。对于不典型的患者,详细询问病史。仔细体格检查,以及实验室和 X 线检查有助于诊断。

2. 机械性肠梗阻还是动力性肠梗阻 机械性肠梗阻具有上述表现,早期腹胀可不显著;麻痹性肠梗阻无肠蠕动亢进的表现,相反有持续性腹胀,肠鸣音微弱或消失。X 线检查麻痹性肠梗阻显示全肠道扩张;机械性肠梗阻显示部分肠管扩张有助于鉴别诊断。

3. 单纯性还是绞窄性肠梗阻 绞窄性肠梗阻必须尽早手术治疗,下列表现时者,应考虑发生绞窄性肠梗阻的可能。

(1)腹痛发作急骤,起始即为持续性剧烈腹痛,或在阵发性加重之间仍有持续性腹痛,有时腰背部有牵拉样疼痛。

(2)病情发展迅速,早期即出现休克,经抗休克治疗改善不明显。

(3)有明显的腹膜炎表现,如脉率增加,体温升高,白细胞计数增高。

(4)腹部出现不对称性隆起或有压痛的孤立胀大的肠袢。

(5)呕吐出现早而频繁,呕吐物、胃肠减压引流液、肛门排出物或腹腔穿刺液呈血性。

(6)腹部 X 线检查显示孤立胀大肠袢不因时间而改变位置。

(7)经积极的非手术治疗而症状和体征无好转。

4. 高位还是低位肠梗阻 高位小肠梗阻呕吐发生早而频繁,腹胀不明显,呕吐物为胃、十二指肠内容物,迅速出现水、电解质酸碱平衡失调;低位小肠梗阻,腹胀明显,呕吐出现晚而次数少,可呕吐粪样物;结肠因回盲瓣形成闭袢性肠梗阻,呕吐发生晚且不频繁。X 线检查有助于鉴别,结肠梗阻时扩大肠袢在腹部周围,可见结肠袋,盲肠胀气最明显;低位小肠梗阻,扩张的肠袢在腹中部,呈"阶梯状"排列。

5. 完全性还是不完全性肠梗阻 完全性肠梗阻呕吐频繁,肛门完全停止排气排便,低位梗阻还有明显的腹胀。X 线检查显示梗阻以上肠袢充气扩张,梗阻以下结肠内无气体;不完全性肠梗阻呕吐及腹胀均较轻,X 线检查所见肠袢充气扩张均不明显,结肠内仍有气体存在。

6. 是什么原因引起的梗阻 根据肠梗阻不同类型的临床表现,参考患者年龄、病史、体征和 X 线检查等进行分析。临床上以粘连性肠梗阻最常见,多见于既往有腹部手术史、损伤和炎症者;除此以外,腹外疝、肠套叠、肠扭转也是常见原因;新生儿以先天性肠道畸形为多见;2 岁以内小儿则肠套叠多见;老年人则以粪块堵塞及肿瘤较多见。

【治疗】

肠梗阻治疗原则是纠正全身生理紊乱和解除梗阻,恢复肠道功能。治疗方法因根据梗阻发生原因、部位、类型和患者具体情况而定。

1. 基础疗法 是治疗的首要措施,无论手术与否均需采用。

(1)禁食禁水、持续胃肠减压:是治疗肠梗阻的主要措施之一。减少在梗阻以上肠管内潴留的气体和液体,减轻肠腔水肿和膨胀,有利于肠壁血液循环的恢复,减少肠腔内细菌和毒素吸收,同时减轻腹内压,改善因膈肌抬高而导致呼吸和循环功能障碍。

(2)纠正水、电解质和酸碱失衡:根据呕吐、脱水、血液浓缩和尿量,结合血清钾、钠、氯和血气分析监测结果,制订个体化补液计划。必要时可给予静脉营养,或输血浆、全血、血浆代用品等全身支持疗法。

(3)防治感染:肠梗阻时,肠黏膜屏障功能受损导致肠道细菌移位,或是肠内细菌直接穿透肠壁至腹腔产生感染,同时肠内细菌也大量繁殖;膈肌抬高而导致呼吸障碍,影响气体交换和分泌物排出,易并发肺部感染,应联合使用有效抗生素控制感染。

(4)其他:吸氧、解痉等对症治疗;生长抑素可抑制胃肠液分泌,减轻腹胀;按急腹症处理原则使用止痛剂。

非手术疗法除上述基础疗法外,还包括:口服或胃肠道灌注生植物油,中医中药如复方大承气汤胃管内注入,肠套叠早期的低压空气或钡灌肠等。治疗过程中,应严密观察,如症状、体征反有加重,即应手术治疗。

2. 手术疗法 手术是治疗肠梗阻重要措施之一,目的在于解除梗阻,去除病因。手术方式根据患者的基础情况、梗阻部位、原因进行选择。

(1)单纯解除梗阻手术:行粘连松解术、肠切开取粪石或蛔虫术、肠扭转或套叠复位术等。

(2)肠段切除术:对肿瘤、炎性狭窄,或局部肠管坏死,应做肠切除。对于绞窄性肠梗阻时,应在肠管坏死前解除梗阻,正确判断肠管的生机极为重要。以下表现提示肠管已失活:①肠管塌陷呈紫黑色;②肠壁失去张力和蠕动能力,对外界刺激无反应;③相应肠系膜终末动脉无搏动。术中判断肠管生机有困难时可用温盐水纱垫湿敷,1%普鲁卡因溶液或酚妥拉明在系膜根部封闭,观察15~30分钟后再行判定。

(3)肠短路手术:既不能切除病灶,又不能解除梗阻时,如晚期肿瘤浸润固定,与周围组织紧密粘连成团的肠袢,可将梗阻近端与远端的肠袢行短路吻合术。

(4)肠造口或肠外置术:当患者全身情况极差,或局部病变复杂,不能耐受复杂手术时,或合并有严重感染性休克的患者,可行此类手术。在梗阻近端肠管造口可缓解因肠管高度膨胀引起的生理紊乱。

二、粘连性肠梗阻

粘连性肠梗阻是肠袢间相互粘连或腹腔内粘连带压迫肠管所致肠梗阻,占各类肠梗阻的40%~60%,是最常见的类型。

【病因和病理】

粘连性肠梗阻可分为先天性和后天性两种。先天性者较少见,可因发育异常或胎粪性腹膜炎所引起;后天性者多见,常因腹腔内手术、炎症、创伤和异物等所致。临床上以手术后引起的粘连性肠梗阻为多见,肠粘连不一定诱发肠梗阻,只有在肠袢紧密粘连呈团状;或肠管牵拉固定于腹壁上;或肠管牵拉扭曲成锐角;或粘连带压迫肠管;或者肠祥套入粘连环孔形成内疝;或因肠祥以粘连点为支点扭转等(图 26-1)基础上,肠道功能紊乱、体位剧烈变动、暴饮暴食等诱因作用下,才会引起粘连性肠梗阻。

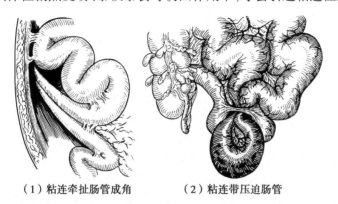

（1）粘连牵扯肠管成角　　　　（2）粘连带压迫肠管

图 26-1　粘连性肠梗阻

【诊断】

粘连性肠梗阻患者多有腹腔手术、创伤或感染的病史,以往有多次急、慢性肠梗阻症状;或长期无症状,突然出现急性肠梗阻症状;同时腹部 X 线检查见多个阶梯状液平面和扩张肠管,即可诊断。手术后早期(5~7 天)发生的肠梗阻应与手术后肠麻痹恢复期的肠蠕动功能失调相鉴别。

【治疗】

粘连性肠梗阻治疗的重点是要区别是单纯性还是绞窄性;是完全性还是不完全性。因单纯性肠梗阻可先行非手术治疗,而绞窄性及完全性肠梗阻则需早期进行手术治疗。

手术方法应按粘连的具体情况而定:粘连带和小片粘连可施行简单的切断和松解;如腹腔内小肠广泛粘连分离,为防止复发,可采用小肠排列术;如一组肠祥紧密粘连成团引起梗阻,难以分离,可将此段肠祥切除做一期肠吻合;若无法切除,则将梗阻部分近、远端肠行侧侧吻合的短路手术,或在梗阻部位以上切断肠管,远断端闭合、近断端与梗阻以下肠管做端侧吻合。

【预防】

腹腔手术中减少组织损伤,减轻炎症反应,可减轻腹腔内粘连。防止腹腔内粘连方法主要有:①避免肠管过久暴露在腹腔外或纱巾敷料长时间覆盖接触损伤肠管浆膜;②清除手套上的滑石粉、淀粉,避免线头、棉花纤维等异物留于腹腔;③腹膜内不做大块组织结扎;④注意无菌操作,减少炎性渗出;⑤清除腹腔内积液、积血,必要时放置腹腔引流;⑥及时治疗腹腔内感染,避免扩散。此外,术后早期活动和促进肠蠕动及早恢复,也有利于防止粘连的形成。

三、肠扭转

肠扭转是一段肠祥甚至全小肠及其系膜沿系膜长轴旋转而造成的闭祥型肠梗阻,同时肠系血管受压引起血运障碍,也是绞窄性肠梗阻。肠扭转以顺时针方向旋转多见,扭转轻者在 360°以下,严重者可达 2~3 转。常见的肠扭转有部分小肠、全部小肠和乙状结肠扭转。

【病因】

1. 内源因素　肠袢及其系膜过长，系膜根部附着处狭窄，术后粘连收缩靠拢，先天性中肠旋转不全等。

2. 外源因素　在解剖因素的基础上，肠内容重量骤增，肠管动力异常，以及突然改变体位等诱因引起。

【临床表现】

肠扭转既属于闭袢型肠梗阻，又属于绞窄性肠梗阻，起病急，发展快，腹痛剧烈且无间歇期，早期就可发生休克。根据其发生的部位，临床表现各有特点。

1. 小肠扭转　多见于青壮年，常因饱食后剧烈活动诱发，表现为突然发作剧烈腹部绞痛，常为持续性疼痛阵发性加重，常放射至腰背部，呕吐频繁，腹胀不显著或者某一部位特别明显，患者难以平仰卧，采取胸膝位或蜷曲侧卧位以减轻腹痛，肠鸣音减弱，腹部有时可扪及压痛的扩张肠袢。腹部X线检查符合绞窄性肠梗阻的表现，有时可见空肠和回肠换位，或排列成多种形态的小跨度蜷曲肠袢等特有的征象(图26-2)。

2. 乙状结肠扭转　多见于老年男性，有便秘或以往有多次腹痛发作经排便、排气后缓解的病史。表现为腹部持续胀痛，明显腹胀，呕吐不明显；若低压灌肠，灌注量常不足500ml。腹部X线平片显示马蹄状巨大的双腔充气肠袢，圆顶向上，立位可见两个液平面。钡剂灌肠X线检查见扭转部位钡剂受阻，钡影尖端呈"鸟嘴"样(图26-3)。

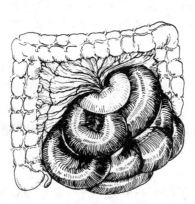

图26-2　全小肠扭转(已坏死)

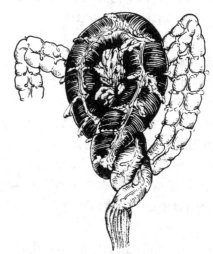

图26-3　乙状结肠扭转

【治疗】

肠扭转是一种比较严重的机械性肠梗阻，常常在短时期内发生肠管绞窄、坏死，死亡率较高。及时手术治疗，可减低死亡率，减少大量切除小肠后引起的短肠综合征。

1. 扭转复位术　将扭转的肠袢按其扭转相反方向回转复位。复位后细致观察肠管血液循环情况，若明确肠管坏死应切除相应段肠管；如肠系膜血液循环恢复良好、肠管未失去生机，则还需解决预防复发的问题，如为移动性盲肠引起的盲肠扭转，可将其固定于侧腹壁；过长的乙状结肠可将其平行折叠，固定于降结肠内侧，也可行二期手术将过长的乙状结肠切除吻合。

2. 肠切除术　适用于已有肠坏死的病例,小肠应做一期切除吻合;乙状结肠一般切除坏死肠段后将断端做造口术,以后二期手术做肠吻合术。早期乙状结肠扭转,可在乙状结肠镜直视下,将肛管通过扭转部进行减压,并将肛管保留2~3日。但是这些非手术疗法必须在严密的观察下进行,一旦怀疑有肠绞窄,必须及时改行手术治疗。

四、肠套叠

一段肠管套入其相连的肠管腔内称为肠套叠,以2岁以下小儿多见。

【病因与分类】

原发性肠套叠主要发生于婴幼儿,与饮食性质改变引起的肠蠕动节律紊乱有关;继发性肠套叠多见于成人,与肠腔内或肠壁器质性病变至肠蠕动节律失调有关。按照发生的部位可分为回结肠套叠(图26-4)、小肠套叠与结肠套叠等类型。

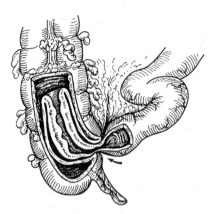

图26-4　回结肠套叠

【临床表现】

肠套叠的三大典型症状是腹痛、果酱样血便和腹部肿块。表现为突发剧烈的阵发性腹痛。患儿阵发哭闹不安,伴有呕吐和果酱样血便。腹部触诊可扪及表面光滑、稍可活动、具有压痛的腊肠形肿块,常位于脐右上方,而右下腹触诊有空虚感,随着病程的进展逐步出现腹胀等其他肠梗阻症状。空气或钡剂灌肠X线检查,可见空气或钡剂在结肠受阻,受阻端钡影呈"杯口"状,甚至呈"弹簧状"阴影。

慢性复发性肠套叠,多见于成人,其发生原因常与肠息肉、肿瘤等病变有关。多呈不完全性梗阻,故症状较轻,可表现为阵发性腹痛发作,而发生便血的不多见。由于套叠常可自行复位,所以发作过后检查常为阴性。

【治疗】

早期可用空气(或氧气)、钡剂灌肠复位,治愈率可达90%以上。一般空气压力先用8.0kPa(60mmHg),经肛管灌入结肠内,在X线透视下再次明确诊断后,继续注气加压至10.7kPa(80mmHg)左右,直至套叠复位。如果套叠不能复位,或病期已超过48小时,或怀疑有肠坏死,或空气灌肠复位后出现腹膜刺激征及全身情况恶化,都应行手术治疗。手术方法:①手术复位,术中无肠管坏死,轻揉挤压复位。②肠管已坏死或肠壁损伤严重,行肠切除吻合术;如果患儿全身情况不良,则可先切除坏死肠管,将断端外置造口,以后再行二期肠吻合术。成人肠套叠多有引起套叠的病理因素,一般主张手术治疗。

第三节　结　肠　癌

结肠癌(colon cancer)是胃肠道常见的恶性肿瘤,我国以41~65岁人群发病率高。近年来,我国结肠癌发病率有明显上升,且多于直肠癌的趋势。可发生于结肠的任何部位,按发生概率排序依次为乙状结肠、盲肠、升结肠、降结肠及横结肠。

【病因】

结肠癌的病因虽未明确,但相关的高危因素逐渐被认识,如饮食中过多的动物脂肪及动物蛋白摄入、缺少新鲜蔬果及纤维素食品、缺乏适度的体力活动;遗传易感性在结肠癌的发病在也具有一定地位,家族性肠息肉病是公认的癌前期病变;而溃疡性结肠炎、结肠腺瘤及结肠血吸虫病肉芽肿,与结肠癌的发生有较密切的关系。

【病理与分期】

根据癌肿的大体形态可分为以下三型:①隆起型:肿瘤向肠腔内生长,好发于右半结肠,特别是回盲部;②浸润型:肿瘤沿肠壁浸润,易引起肠腔狭窄和肠梗阻,多发生于左半结肠,特别是乙状结肠;③溃疡型:肿瘤向肠壁深层生长并向周围浸润,是结肠癌的最常见类型。绝大多数结肠癌为腺癌,而黏液癌及未分化癌少见。

结肠癌的分期一般采用 Dukes 法,分期如下。

A 期:癌肿仅局限于肠壁内。

B 期:癌肿穿透肠壁侵入浆膜或浆膜外,但尚无淋巴结转移。

C 期:癌肿穿透肠壁并有淋巴结转移。又分为两个亚期,即 C_1 期:结肠壁和结肠旁淋巴结转移;C_2 期:肠系膜淋巴结包括系膜根部淋巴结转移。

D 期:远处淋巴结转移或腹腔转移,或广泛侵及邻近脏器而无法切除。

结肠癌主要为淋巴转移,首先转移到结肠壁和结肠旁淋巴结,再转移到肠系膜血管周围和肠系膜根部淋巴结;血行转移多见于肝,其次是肺、骨等;也可直接浸润邻近器官;脱落细胞可导致腹膜种植转移。

【临床表现】

结肠癌早期症状不明显,发展后可主要有以下症状。

1. 排便习惯和粪便性质的改变　常为最早出现的症状。多表现为排便次数增加,腹泻、便秘、粪便不成形或稀便,粪便带血、脓液或黏液。

2. 腹痛　也是早期症状之一。多为定位不确切的持续性隐痛、腹部不适或腹胀感,发生肠梗阻则腹痛加重。

3. 腹部肿块　肿块多为瘤体本身,有时可能为梗阻近侧肠腔内的粪块所致。肿块多呈坚硬结节状,横结肠和乙状结肠部位的肿块可有一定活动度,癌肿穿透肠壁或并发感染时,则固定且有明显压痛。

4. 肠梗阻症状　是结肠癌的中后期症状,多呈慢性低位不完全性肠梗阻。主要表现为腹胀和便秘,腹部胀痛或阵发性绞痛,一旦出现完全性肠梗阻则症状加重;左半结肠癌可以急性完全性结肠梗阻为首发症状。

5. 全身症状　由于慢性失血、癌肿溃烂、感染、毒素吸收等原因,患者可出现贫血、消瘦、乏力、低热等表现。晚期还可出现肝大、黄疸、水肿、腹水、锁骨上淋巴结肿大及恶病质等。

由于结肠癌的部位和病理类型不同,临床表现也有区别。一般右半结肠癌以全身症状、贫血和腹部肿块为主,而左半结肠癌以肠梗阻、便秘、腹泻、便血为主。

【诊断】

结肠癌早期症状多不典型,易被忽视。为提高诊断率,应重视对高危人群的监测。凡 40 岁以上,有以下任何一种表现者应视为高危人群:①一级亲属中有结直肠癌病史;②有癌症史或肠道腺瘤、息肉史;③大便隐血试验阳性者;④有以下五项中的两项以上表现者:慢性腹泻、慢性便秘、黏液血便、慢性阑尾炎史及精神创伤史。对此组高危人群,行纤维结肠镜检查、X线钡剂灌肠或气钡双重对比造影检查,一般可明确诊断;B超、CT或MRI对了解腹内肿块和肿大淋巴结、肝内转移灶及肠外浸润等均有帮助。血清癌胚抗原(CEA)值约45%患者高于正常,对判断复发和预后有一定帮助。

【治疗】

结肠癌应采用以手术为主的综合治疗。

1. 结肠癌根治性手术　切除范围包括肿瘤所在肠袢及其系膜和区域淋巴结。

(1)右半结肠切除术:适用于盲肠、升结肠、结肠肝曲的癌肿。对于盲肠和升结肠癌,切除范围包括右半横结肠、升结肠、盲肠和末端15~20cm的回肠(图26-5)。对结肠肝曲癌肿,除上述范围外,应加切整个横结肠和胃网膜右动脉组淋巴结清扫。

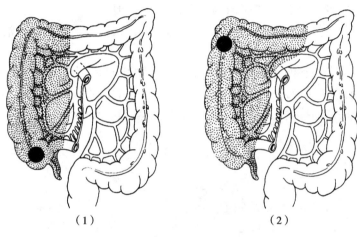

（1）　　　　　　　　　　　（2）

图 26-5　右半结肠切除范围

(2)横结肠切除术:适用于横结肠癌。切除范围包括结肠肝曲和脾曲的整个横结肠及胃结肠韧带的淋巴结清扫,行升结肠和降结肠端端吻合术(图26-6)。

(3)左半结肠切除术:适用于结肠脾曲及降结肠癌。切除范围包括横结肠左半、降结肠、部分或全部乙状结肠,然后做结肠间或结肠与直肠端端吻合术(图26-7)。

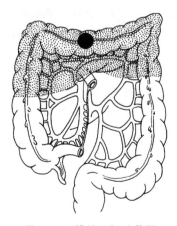 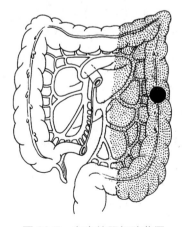

图 26-6　横结肠切除范围　　　　　图 26-7　左半结肠切除范围

(4)乙状结肠癌根治术:切除范围包括全部乙状结肠和全部降结肠,或全部乙状结肠、部分降结肠及部分直肠,做结肠直肠吻合术(图 26-8)。

(5) 其他术式:姑息性切除术、结肠造口术、单纯肠吻合旁路术,适用于 Dukes D 期和不能根治的 Dukes C 期患者。

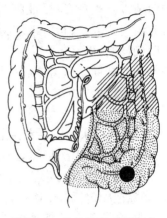

图 26-8 乙状结肠癌根治术

2. 结肠癌并发急性肠梗阻的手术 应当在进行胃肠减压、纠正水、电解质、酸碱失衡等适当的准备后,早期施行手术。右侧结肠癌,行右半结肠切除,一期回肠结肠吻合术。若患者情况不许可,先做盲肠造口解除梗阻,二期手术行根治性切除。若癌肿不能切除,行回肠横结肠端侧或侧侧吻合。左侧结肠癌并发急性肠梗阻时,在梗阻部位近端做横结肠造口,肠道充分准备后,再二期手术行根治性切除。对肿瘤已不能切除者,则行姑息性结肠造口。

在结肠癌手术切除的操作中,首先要注意将肿瘤所在肠管的远近端用纱布条扎紧,以防止癌细胞在肠腔内扩散、种植,随后结扎相应的血管,以防止血行转移;在扎闭的肠腔内给予稀释的抗癌化学药物(氟尿嘧啶);然后再行肠袢切除。

 知识链接

结肠癌术前肠道准备

肠道准备主要是排空肠道内容物和适量使用肠道抗生素。主要方法是:①术前 3 天进流质饮食,并发肠梗阻时,应禁食水、胃肠减压、补液;②口服肠道抗菌药物(如新霉素、甲硝唑等)和泻剂(如蓖麻油、硫酸镁或番泻叶);③手术前晚及手术日晨做清洁灌肠。近年来采用甘露醇作肠道准备,口服后利用其高渗透压特性,使患者腹泻而达到清洁肠道的目的,但对完全性肠梗阻、年老体弱及心、肺功能不全者禁用。

3. 化学药物治疗 辅助化疗用于根治术后,Dukes B、C 期结肠癌的综合治疗。目前,常用的化疗方案均以 5-FU 为基础用药。最常用静脉化疗,也可经肛门用 5-FU 栓剂或乳剂用药的方法,以减轻化疗的全身毒性,还有经口服、动脉局部灌注及腔内给药等方法。常用的化疗药物有 5-FU、亚叶酸钙、奥沙利铂、卡培他滨(Xeloda)等。用药期间要复查血常规、肝肾功能等,并注意药物的不良反应。

第四节 直 肠 癌

直肠癌(rectal cancer)是消化道常见的恶性肿瘤,仅次于胃癌而居消化道恶性肿瘤的第二位,是指发生于乙状结肠与直肠交界处至齿状线之间的癌。在我国,直肠癌的发病率较结肠癌高,约 1.5∶1,但近年来结肠癌的发病率呈增加趋势,有 10%～15% 的病例是小于 30 岁的青年。从发病部位看,低位直肠癌的比例占 65%～75%。

【病因】

病因尚不明确,其发病相关因素与结肠癌极其相似(参照本章第三节)。

【病理】

1. 大体分型　①隆起型:肿块向肠腔生长,肿块增大时表面可产生溃疡,向周围浸润少,预后较好;②溃疡型:多见,占50%以上,向肠壁深层生长并向四周浸润,易出血、感染或穿孔,分化程度较低,转移较早;③浸润型:沿肠壁浸润,使肠管缩小狭窄,分化程度低,转移早、预后差。

2. 组织学分类　腺癌中主要为管状腺癌和乳头状腺癌(75%~85%),其次为黏液腺癌(10%~20%);未分化癌预后最差;其他有印戒细胞癌恶性程度高,预后差;腺鳞癌较少见,主要见于直肠下段和肛管。结肠癌、直肠癌也可以在一个肿瘤中出现两种以上分化程度不完全一致的组织学类型。

3. 临床病理分期　与结肠癌 Dukes 分期相似(参照本章第三节)。

【扩散和转移】

1. 直接浸润　癌肿在肠壁内扩展呈环绕蔓延,沿肠管长轴扩散少,癌肿浸润肠壁1周需1.5~2年的时间。可穿透肠壁浆膜层累及邻近脏器,如膀胱、子宫等,下段直肠癌因缺乏浆膜层的屏障作用,更易向四周浸润。

2. 淋巴转移　为主要扩散途径。上段直肠癌向上沿直肠上动脉、肠系膜下动脉及腹主动脉周围淋巴结转移,向下转移极少见。若淋巴流回流受阻时,可逆行向下。直肠下段癌肿向侧方和上方转移为主,向下转移表现为腹股沟淋巴结肿大。

3. 血行转移　癌肿侵入静脉后沿门静脉转移至肝;由髂静脉转移至肺、骨和脑等。直肠癌手术时有10%~15%的病例已发生肝转移;直肠癌致肠梗阻和手术时挤压,易造成血行转移。

4. 种植转移　直肠癌种植转移的机会较少,上段直肠癌可种植转移。

【临床表现】

直肠癌起病较为隐匿,早期无明显症状,当癌肿增大、发生溃疡或感染时,才出现较明显的症状,而患者的一般情况仍然良好。临床表现主要有以下几种类型:

1. 直肠刺激症状　主要表现为排便次数增多;排便习惯改变;肛门下坠感、排便不尽感、里急后重等,常被误认为肠炎或痢疾而不被重视。

2. 肠腔狭窄症状　早期大便变细、变形,逐渐发展为阵发性腹痛、腹胀、肠鸣音亢进、排便困难等不全性肠梗阻征象,晚期可致完全性肠梗阻。

3. 癌肿破溃感染症状　表现为大便表面带血、黏液,甚至呈脓血便。

4. 癌肿侵犯周围组织器官引起的症状　侵犯前列腺、膀胱,出现尿频、尿痛、血尿等;侵犯阴道后壁可出现阴道流血;侵犯骶前神经可出现骶尾部持续性剧烈疼痛;晚期肝转移可出现肝大、腹水、黄疸、贫血、消瘦等。

【诊断】

必须对大便习惯改变、便血患者予以重视,进一步检查,排除癌肿的可能性。高危人群筛查由简到繁,常用检查方法有:

1. 大便潜血检查　是普查或对高危人群进行初步筛查的手段,阳性者再进一步检查。

2. 直肠指检　简便易行、较为准确可靠,是诊断直肠癌最重要的方法。约70%的直肠癌患者在直肠指检时可触及。凡遇有便血、大便习惯改变、大便变形等症状的患者,均应行直肠指检。

3. 内镜检查　包括直肠镜、乙状结肠镜及纤维结肠镜检查。内镜检查不仅可以直视下协助诊断,还可取组织做病理检查,以确定肿块性质。位于直肠中上段的癌肿,宜采用乙状结肠镜或纤维结肠镜检查,并取组织做病理检查。

4. 影像学检查　包括气钡灌肠造影、腔内超声、CT 及 MRI 检查等检查,对直肠癌的诊断和术前分期有重要意义。

5. 肿瘤标志物　癌胚抗原(CEA)、CA199 对监测大肠癌的预后和复发有重要意义,但对早期结、直肠癌的诊断并无价值。

【治疗】

手术切除是直肠癌的主要治疗方法,手术前的放疗和化疗在一定程度上加强手术治疗的效果。从外科治疗的角度,临床上将直肠癌分为低位直肠癌(距齿状线 5cm 以内)、中位直肠癌(距齿状线 5~10cm)和高位直肠癌(距齿状线 10cm 以上)。这种分类对直肠癌根治手术方式的选择有重要参考价值。而解剖学分类是根据血供、淋巴回流、有无浆膜等因素区分,仍将直肠分为上段直肠和下段直肠,这两种分类有所不同。

1. 手术治疗　切除范围包括癌肿、足够的两端肠段、已侵犯的邻近器官的全部或部分、四周可能被浸润的组织及全直肠系膜。若不能行根治性切除时,亦应进行姑息性切除,使症状得到缓解。若伴发能切除的肝转移癌应同时切除肝转移癌。

手术方式的选择根据癌肿所在部位、大小、活动度、分化程度以及术前的排便控制能力等因素综合判断。大量的临床研究提示,直肠癌向远端肠壁浸润的范围较结肠癌小,只有不到 3% 的直肠癌向远端浸润超过 2cm,这是对手术方式选择的重要依据。

(1)局部切除术:适用于早期瘤体小、局限于黏膜或黏膜下层、分化程度高的直肠癌。手术方式主要有:①经肛局部切除术;②骶后径路局部切除术。

(2)腹会阴联合直肠癌根治术(Miles 手术):原则上适用于腹膜返折以下的直肠癌。切除包括全部直肠、肠系膜下动脉及其区域淋巴结、全直肠系膜、肛提肌、坐骨直肠窝内脂肪、肛管及肛门周围约 3~5cm 直径的皮肤、皮下组织及全部肛门括约肌(图 26-9),于左下腹行永久性乙状结肠单腔造口。

(3)经腹直肠癌切除术(直肠前切除术,Dixon 手术):是目前应用最多的直肠癌根治术(图 26-10),适用于距齿状线 5cm 以上的直肠癌,但亦有更近距离的直肠癌行

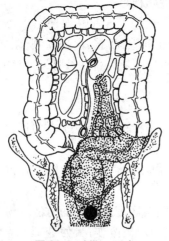

图 26-9　Miles 手术

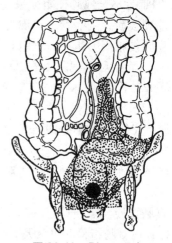

图 26-10　Dixon 手术

Dixon 手术的报道。原则上以根治性切除为前提,要求远端切线距癌肿下缘 2cm 以上。由于吻合口位于齿状线附近,在术后的一段时期内患者出现排便次数增多,排便控制功能较差。

(4)经腹直肠癌切除、近端造口、远端封闭手术(Hartmann 手术):适用于因全身一般情况很差,不能耐受 Miles 手术或急性梗阻不宜行 Dixon 手术的直肠癌患者(图 26-11)。

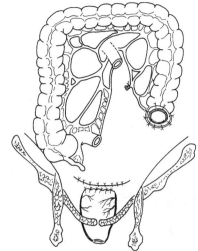

腹腔镜下施行 Miles 和 Dixon 手术过,有创伤小,恢复快的优点,但对盆壁淋巴结清扫、周围被侵犯脏器的处理尚有一定困难。

直肠癌侵犯子宫,可一并切除子宫,称之为后盆腔脏器清扫;直肠癌侵犯膀胱,行直肠和膀胱(男性)或直肠、子宫和膀胱切除,称为全盆腔清扫。

2. 放射治疗 术前放疗可提高手术切除率,降低术后复发率。术后放疗仅用于晚期无手术治疗时机、手术未达到根治或术后局部复发的患者。

图 26-11 Hartmann 手术

3. 化疗 作为根治性手术的辅助治疗,可提高 5 年生存率,给药途径有静脉给药、局部缓释颗粒、术后腹腔置管灌注给药及温热灌注化疗等,以静脉化疗为主。新辅助放化疗可使肿瘤降期,提高手术切除率。

4. 其他治疗 可采用免疫治疗、靶向治疗、基因治疗及中药治疗等。低位直肠癌肠腔狭窄不能手术者,也采用电灼、冷冻、激光等局部治疗方法,改善症状。

(周 瑛)

复习思考题

1. 简述肠梗阻的临床表现和治疗原则。
2. 简述结肠癌的临床表现和治疗原则。
3. 简述直肠癌的临床表现和治疗原则。

第二十七章

肝 脏 疾 病

学习要点

细菌性肝脓肿的病因、临床表现、诊断、鉴别诊断及治疗;原发性肝癌的病因、病理、临床表现、诊断及治疗原则。

第一节　概　　述

【肝脏的解剖】

1. 肝脏是人体最大的实质性器官,一般成人的肝脏重 1200~1500g。大部分位于右上腹,在右侧膈下和季肋部深面,下缘齐右肋缘;少部分位于左中上腹,其下缘可在剑突下扪到,但一般在腹中线处不超过剑突与脐连线的中点。肝脏分为膈面和脏面,肝的膈面与膈肌相邻,与膈肌之间有左右三角韧带、冠状韧带,前面有镰状韧带和肝圆韧带,使其与膈肌及前腹壁固定(图 27-1);肝的脏面有肝胃韧带和肝十二指肠韧带,肝十二指肠韧带内有门静脉、肝动脉、胆管、淋巴管、淋巴结和神经走行,又称肝蒂。门静脉、肝动脉和胆管等在肝脏脏面的横沟处出入肝脏,称第一肝门。在肝实质内,门静脉、肝动脉、肝胆管的管道分布大体上一致,并且均被 Glisson 纤维鞘包裹在内,因此可

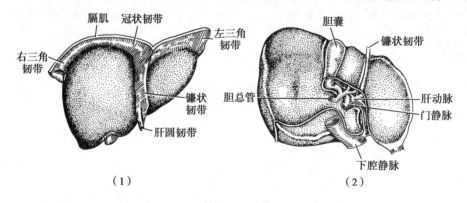

图 27-1　肝外观
(1)膈面　(2)脏面

以由门静脉的分布来代表,称为门静脉系统。肝静脉是肝血液的流出管道,其分布与门静脉系统走向不同,称肝静脉系统。三条主要的肝静脉从肝后上方的静脉窝出肝后注入下腔静脉,称为第二肝门。还有小部分肝脏的血液经数支肝短静脉流入肝后方的下腔静脉,称为第三肝门。

2. 肝脏由肝正中裂将其分为重量大约相等的左半肝和右半肝,又进一步由叶间裂分为左外叶、左内叶、右前叶、右后叶和尾状叶。再通过段间裂分为 8 个肝段。目前临床常用的是 Couinaud 分段法将肝脏分为:Ⅰ段(尾状叶),Ⅱ、Ⅲ段(左外叶),Ⅳ段(左内叶),Ⅴ、Ⅷ段(右前叶),Ⅵ、Ⅶ段(右后叶)(图 27-2)。

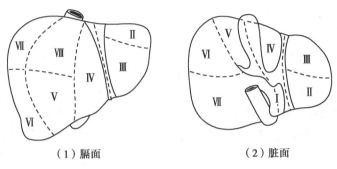

(1)膈面　　　　　　　　(2)脏面

图 27-2　Couinaud 分段

知识链接

Couinaud 分段

　　法国人 Couinaud 根据肝静脉和门静脉的分布及走向,将肝分为左、右两半和 8 段。临床上,肝切除的范围及肝切除手术的命名,一般是以肝内管道分布为基础的分叶、分段来确定的。例如按 Couinaud 分段,手术切除其中一段称为肝段切除术;切除两个或两个以上相邻肝段,称为联合肝段切除术。

3. 肝脏的血液供应非常丰富,约占心排血量的 1/4,受双重血液供应,其中肝动脉供血约占 25%～30%,门静脉供血约占 70%～75%。肝动脉血含氧量丰富,占肝脏供氧量的 40%～60%,而营养物质则主要来自门静脉。

【肝脏的生理功能】

1. 肝脏有重要而复杂的生理功能,目前较明确的生理功能有以下几点:①分泌胆汁:肝细胞每天大约分泌 600～1000ml 胆汁,帮助脂类食物消化以及脂溶性维生素的吸收;②代谢功能:肝脏是合成蛋白质(尤其是白蛋白)、糖原的重要器官,还参与脂肪、糖类、维生素、激素的代谢,如胆固醇的代谢,雌激素、抗利尿激素、醛固酮的中间代谢产物等;③凝血功能:肝脏除合成纤维蛋白原、凝血酶原外,还产生凝血因子Ⅴ、Ⅶ、Ⅷ、Ⅸ、Ⅹ、Ⅺ和Ⅻ;④解毒作用;⑤吞噬和免疫作用。

2. 肝脏还有储血功能和很强的再生能力,经实验证实,肝部分切除后能再生长到接近原来的重量。因此,当肝有局限性病变时,在保证其功能的情况下,可施行肝脏部分切除术,以达到治疗的目的。但肝对缺氧非常敏感,故在外科肝脏手术操作过程中,常温下一次性阻断入肝血流的时间一般不应超过 15～20 分钟。

第二节 肝脓肿

临床上常见的肝脓肿有细菌性肝脓肿和阿米巴性肝脓肿两种,其中细菌性肝脓肿比较常见。

一、细菌性肝脓肿

当患者的抵抗力低下时,细菌通过各种途径侵入肝脏,引起肝脏的化脓性感染,形成脓肿,称为细菌性肝脓肿。

【病因病理】

1. 细菌侵入肝脏的途径　①胆道:最常见,如胆道结石、胆道蛔虫症等患者引起化脓性胆管炎时,细菌可沿胆管逆行,进入肝脏引起细菌性肝脓肿;②肝动脉:体内任何部位的化脓性感染,如中耳炎、痈、化脓性骨髓炎等并发全身脓毒症时,细菌可经肝动脉进入肝脏;③门静脉:腹腔内的感染,如化脓性或坏疽性阑尾炎、肠道感染等,细菌可经门静脉进入肝脏;④淋巴管:肝邻近组织、器官感染,细菌可经淋巴系统侵入肝脏;⑤外伤性伤口:开放性肝损伤,细菌可经伤口直接进入肝脏。

2. 细菌侵入肝脏后,引起局部炎症改变,形成单个或多个小脓肿,小脓肿可逐渐扩大或相互融合成较大的脓肿,细菌及毒素吸收入血,可引起患者出现全身感染中毒症状。细菌性肝脓肿的致病菌多为大肠埃希菌、金黄色葡萄球菌和厌氧菌等。

【临床表现】

肝脓肿一般起病较急,主要表现有:

1. 寒战、高热　是最常见的症状。体温可高达 39~40℃,多为弛张热,伴有大量出汗、脉率增快等感染中毒症状。

2. 肝区疼痛　为持续性胀痛或钝痛,部分患者疼痛可牵涉到右肩部。

3. 全身症状　主要表现为恶心、呕吐、食欲不振等消化道症状。发病时间较长的患者可出现乏力、消瘦等消耗征象。

4. 体征　肝脏肿大和肝区压痛,是患者最常见的体征,且在右下胸部和肝区有叩击痛。巨大的肝脓肿可使右季肋部呈饱满状态或局部隆起,局部皮肤可出现凹陷性水肿;如脓肿在肝前下缘比较表浅部位时,可伴有右上腹肌紧张和局部明显触痛。严重时或并发胆道梗阻的患者,可出现黄疸。

5. 辅助检查　白细胞计数升高、核明显左移;病程长者可出现贫血和转氨酶升高等肝功能损害的表现;X 线腹部检查:右叶肝脓肿可见右膈肌抬高、活动受限、肝阴影增大,有时出现右侧反应性胸膜炎或胸腔积液;B 超检查为首选,其阳性率在 96% 以上,能确定病变的部位、大小,并可在 B 超引导下穿刺,如抽出脓液即可确诊,还可协助治疗;必要时可做 CT 帮助诊断。

肝脓肿如不及时治疗,可能穿破进入膈下、腹腔、胸腔、心包等,造成膈下脓肿、腹膜炎、胸腔或心包积脓,偶有穿破血管致胆道出血,出现消化道出血等。

【诊断】

根据病史、临床表现以及 B 超和 X 线检查,可诊断本病。必要时可在肝区压痛最明显处或在 B 超引导下行诊断性穿刺,抽出脓液即可确诊。

【鉴别诊断】

本病主要与阿米巴性肝脓肿鉴别（表 27-1），其次要注意与原发性肝癌、胆道感染、右膈下脓肿等病鉴别，可参考有关章节。

表 27-1　细菌性肝脓肿与阿米巴性肝脓肿的鉴别

	细菌性肝脓肿	阿米巴性肝脓肿
病史	常有胆道感染或其他化脓性感染史	有阿米巴痢疾史
病程	起病急，病情重，感染中毒症状明显，有寒战、高热，一般为弛张热	起病缓慢，症状较轻，病程较长，可有高热或不规则热
脓肿	较小，常多发	较大，常单发，多见于肝右叶
脓液	多为黄白色脓液，涂片和培养有细菌	呈巧克力色，无臭味，镜检有时可找到阿米巴滋养体
血液化验	白细胞计数及中性粒细胞可明显升高，血细菌培养阳性	白细胞计数可增加，嗜酸性粒细胞计数升高；血清学阿米巴抗体检测阳性
粪便检查	无特殊发现	部分患者可找到阿米巴滋养体或包囊
诊断性治疗	抗阿米巴药物治疗无效	抗阿米巴药物治疗有效

【治疗】

细菌性肝脓肿是一种严重的感染性疾病，应尽早诊断、积极治疗。过去强调手术，目前更多采用非手术治疗及局部引流治疗。

1. 非手术治疗　适用于脓肿尚未形成或多发性小脓肿。

（1）治疗原发病：积极治疗胆道感染或其他化脓性感染。

（2）全身支持治疗：嘱患者注意休息，给予充分的营养支持，纠正水、电解质紊乱和酸碱平衡失调，必要时可少量多次输血、血浆或使用免疫球蛋白等，以增强机体的抵抗力。

（3）抗生素治疗：及早做血液或脓液的细菌培养，根据药敏试验结果选择敏感的抗生素。在获得细菌培养结果以前，选用针对大肠埃希菌、金黄色葡萄球菌、厌氧菌的抗生素，如青霉素类、头孢菌素类、甲硝唑等，或多种抗生素联合应用，且抗生素应用宜早期、足量、静脉给药。

（4）中医中药治疗：以清热解毒为主，应根据病情早晚及严重程度辨证论治。常用方剂有五味消毒饮和柴胡解毒汤加减。

（5）经皮肝穿刺置管引流术：对单个较大的肝脓肿，可在 B 超引导下经皮肝穿刺置管引流，术后反复用生理盐水（或加抗生素）冲洗后注入抗菌药物进行治疗。

2. 手术治疗　主要采用脓肿切开引流术，适用于单个较大的肝脓肿，非手术治疗无效或穿破入胸腔或腹腔内者；胆源性肝脓肿的患者还可同时做胆囊切除和胆管引流术。脓肿切开有经腹腔和腹膜外两种途径：①经腹腔脓肿切开引流术：手术中应注意妥善保护腹腔和周围脏器不受污染，放置多孔引流管，如有胸腔积脓、心包积脓者，应同时予以处理；②经腹膜外脓肿切开引流术：主要适用于肝右后叶的脓肿，可经右侧第12肋骨床切开，在腹膜外到达脓腔，置管引流。

二、阿米巴性肝脓肿

阿米巴性肝脓肿为肠道阿米巴感染的并发症。

【临床特点】

阿米巴原虫可经门静脉从结肠溃疡处进入肝脏。阿米巴性肝脓肿起病缓慢,可有高热或不规则发热,症状较轻,病程较长,绝大多数患者脓肿单发,多位于右肝后叶,其脓液呈巧克力色,无臭。本病需与细菌性肝脓肿鉴别(表 27-1)。

【治疗】

首先考虑非手术治疗,常用的治疗方法有:抗阿米巴药物(甲硝唑、氯喹、依米丁等)治疗;中药治疗如白头翁等;慢性患者需加强全身支持治疗。大多数患者经非手术治疗可获得较好疗效。

外科手术治疗包括以下方法:

1. 经皮肝穿刺置管闭式引流术 适用于脓肿较大、病情较重、有穿破危险者,或经抗阿米巴治疗,同时多次行穿刺吸脓而脓腔未见缩小者。应在严格无菌操作下,行套管针穿刺置管闭式引流。

2. 切开引流 适用于:①经穿刺置管引流治疗无效者;②脓肿位于左外叶,有穿破进入心包的危险,而穿刺抽脓又易误伤腹腔脏器或污染邻近器官者;③脓肿伴继发细菌感染,经综合治疗不能控制者;④脓肿已穿破进入胸腹腔或邻近器官者。切开后也应采用闭式引流,并在生理盐水中加入甲硝唑持续脓腔灌洗,可促进愈合。

第三节 原发性肝癌

原发性肝癌(liver cancer)是我国常见的恶性肿瘤之一,尤其在东南沿海地区多见。好发于 40~50 岁人群,男性多于女性。死亡率较高,据 1995 年我国卫生部的统计,肝癌年死亡率已占恶性肿瘤死亡率的第二位。

知识链接

肝癌地理分布特点

东南地区高于西北地区,沿海高于内陆;东南沿海各大河口及近陆岛屿和广西扶绥地区,形成一个狭长的肝癌高发带。国外,非洲的莫桑比克发病率最高,达 1038/10 万人。欧美和大洋洲少见。肝癌可发生在任何年龄,男性比女性多见,为 5∶1~11∶1。发病年龄与发病率有关,即发病率越高的地区,肝癌患者的中位年龄越小,如非洲为 30~40 岁,我国为 40~50 岁,美国为 55~65 岁。

【病因病理】

1. 肝癌的病因和发病机制尚未明确。目前认为与病毒性肝炎(尤其是乙肝)、肝硬化、黄曲霉素、饮酒、遗传、化学品污染(如亚硝胺、农药等)、某些微量元素缺乏(如硒含量低)等有关。

2. 原发性肝癌大体病理类型可分为三型:结节型、巨块型、弥漫型,结节型比较常见,大多数患者伴有肝硬化;按癌瘤大小分为:微小肝癌(直径≤2cm),小肝癌(2cm

<直径≤5cm），大肝癌(5cm<直径≤10cm)和巨大肝癌(直径>10cm)；按组织病理学可分为三类：肝细胞型、胆管细胞型和混合型肝癌，其中绝大多数为肝细胞型肝癌（HCC），约占91.5%。

3. 肝癌最常见的转移方式是通过门静脉分支形成癌栓在肝内扩散；血行肝外转移多见于肺，其次是骨、脑等；还可直接侵入胆管形成胆管癌栓，造成胆道梗阻；淋巴转移少见，可经肝门淋巴结向腹腔淋巴结转移，累及胰周、腹膜后、主动脉旁及锁骨上淋巴结；此外，还可向横膈及邻近脏器直接蔓延和发生腹腔种植转移。

【临床表现】

肝癌分为亚临床期和临床期。亚临床期除了检查发现肿瘤影像、甲胎蛋白（AFP）升高外，无症状出现。一旦出现症状，进入临床期，大多已进入中、晚期。肝癌的临床表现主要有：

1. 肝区疼痛　多数患者以此为首发症状，疼痛部位较多位于右季肋部，多为持续性钝痛、刺痛或胀痛，主要是由于肿瘤生长迅速，使肝包膜受到牵张所致。位于肝右叶顶部的癌肿累及横膈时，疼痛可牵涉右肩背部。当癌肿坏死、溃破时可出现腹膜炎及腹腔内出血等表现。

2. 全身和消化道症状　主要表现为乏力、食欲下降、消瘦、发热、腹胀等。部分患者可有恶心、呕吐、腹泻等症状。晚期则出现贫血、黄疸、腹水、下肢水肿、皮下出血及恶病质等。

3. 肝大　为中晚期肝癌常见的体征。肝脏呈进行性增大，质地坚硬，边缘不规则，表面不平可触及大小不等的结节或肿块。

少数患者有红细胞增多症、低血糖症、高血钙和高胆固醇血症等特殊表现。此外，如发生肺、脑、骨等脏器转移，可出现相应的临床表现。

【诊断与鉴别诊断】

肝癌的诊断包括定性诊断和定位诊断。如有明显的临床症状、体征，诊断并不困难，但往往已非早期。因此，凡中年以上，特别是有肝病史的患者，如有不明原因的肝区疼痛、消瘦、进行性肝大者，应及时做详细的检查，以便早期发现。

1. 血清甲胎蛋白（AFP）检测　对诊断原发性肝癌有相对专一性，是肝癌定性诊断最常用和最有价值的诊断指标。比临床症状出现早，可作为肝癌普查常用的指标，以便早期发现肝癌。如血清AFP≥400μg/L，持续升高并能排除妊娠、活动性肝炎、生殖腺胚胎源性肿瘤等，即应考虑肝癌；AFP异质体升高也有助于诊断肝癌。如AFP持续2个月超过正常值，应密切监测AFP的变化，并积极做其他血清酶学和影像学检查，注意发现或排除肝癌。

2. 血清酶学及其他肿瘤标志物检测　肝癌患者血清中7-谷氨酸转肽酶及其同工酶、异常凝血酶原、酸性同工铁蛋白、碱性磷酸酶、乳酸脱氢酶同工酶等可高于正常，但缺乏特异性。

3. 影像学检查

（1）B超：为首选的肝癌定位诊断方法，也是肝癌高发区人群普查常用的方法。可显示肿瘤的位置、大小、数目、形态以及肝静脉或门静脉内有无癌栓等，诊断率达90%左右，还可重复检查，监测病变的变化，引导穿刺活检和治疗。

（2）CT检查：目前多使用螺旋CT或CTA，分辨率高。对肝癌的诊断符合率达

90%以上。

（3）磁共振成像（MRI）：诊断价值与CT相同，对肝内占位性病变，特别是血管瘤的鉴别优于CT。通过图像重建，可显示血管、胆管腔内有无癌栓。

（4）血管造影：常用选择性腹腔动脉或肝动脉造影检查，对血管丰富的肿瘤其分辨率低限约为0.5cm，对直径<2cm的小肝癌其诊断率可达95%。但属有创性检查，必要时才考虑使用。

（5）X线检查：腹部平片可见肝阴影扩大，肝右叶的肿瘤常可见右侧膈肌升高，位于肝左叶或巨大肝癌，X线钡餐检查可见胃和横结肠被推压现象。

（6）肝穿刺针吸细胞学检查：如发现癌细胞可确诊，目前多采用在B超引导下行细针穿刺，但可能引起肿瘤破裂、穿刺针道出血、癌细胞针道扩散等风险。

（7）其他：对以上各种检查不能确诊的患者，必要时还可以行腹腔镜检查或剖腹探查。

原发性肝癌需与继发性肝癌、肝硬化、肝良性肿瘤、肝血管瘤、肝脓肿、肝棘球蚴病以及肝毗邻器官如右肾、结肠肝曲、胃、胰腺等肿瘤相鉴别。

【治疗】

早发现、早诊断、早治疗，以手术为主的综合治疗是提高肝癌疗效及术后生存率的关键。

1. 手术切除　是目前首选和最有效的治疗方法。手术切除后5年生存率可达40%以上，如为小肝癌可达75%、微小肝癌可高达90%。

（1）肝癌切除主张局部切除，切除的范围包括肿瘤及周围1cm以上的肝组织，或者做肿瘤所在的肝段或肝叶切除。根治性切除的标准：肿瘤彻底切除，余肝无残癌，门静脉无癌栓，术后2个月AFP于正常值以下且不增高，影像学检查未见肿瘤残存及再发。

（2）对于超过10cm的大肝癌或有明显肝硬化，无法一期手术切除的患者，可根据情况先做其他治疗，然后争取行二期切除，二期切除术后5年生存率可达60%；合并门静脉或胆管癌栓的肝癌，仍主张手术切除，术后给予综合治疗；综合治疗是防止术后复发、提高生活质量、延长生存期的主要措施。

（3）条件允许时，还可进行肝移植，可同时切除肿瘤和硬化的肝脏，获得较好的治疗效果。国际上大多按照米兰肝移植标准进行肝移植（米兰标准：1个肿瘤<5cm；2个或3个肿瘤，直径均<3cm，无血管侵犯或肝外转移）。但供肝缺乏、治疗费用昂贵、术后排斥反应等，是肝移植无法顺利进行的主要问题。

2. 化疗　是肝癌非手术治疗的主要方法，一般不做全身化疗，可通过肝动脉和（或）门静脉区域化疗或经导管肝动脉化疗栓塞治疗（TACE）。是手术后的患者或无法手术切除者常用的治疗方法。由于肝癌癌细胞的血供95%以上来自肝动脉，因此，选择性肝动脉化疗栓塞术疗效肯定，但需注意肿瘤的耐药性和严重的不良反应。常用的化疗药物有氟尿嘧啶、丝裂霉素、顺铂（DDP）、卡铂、表柔比星、多柔比星等；常用栓塞剂为碘化油。有些患者通过治疗后，可获得手术切除的机会。

3. 消融术　B超引导下的射频消融、瘤内无水乙醇注射、微波凝固治疗、冷冻消融治疗、高能聚焦超声等均有良好的疗效。适用于不宜手术，或术后复发者，其简便、创伤小，有些患者可获得较好疗效。

4. 放射治疗 对一般情况较好,肝功能尚可,癌肿局限,无远处转移而又不能手术或术后复发的肝癌,可采用经血管的内放射治疗或外放射治疗。

5. 免疫治疗 使用免疫多糖类药物、白细胞介素-2(IL-2)、干扰素、肿瘤坏死因子(TNF)、淋巴因子激活的杀伤细胞(LAK 细胞)、肿瘤细胞疫苗等。

知识拓展

6. 中医中药治疗 根据不同阶段进行辨证施治,常与其他疗法配合应用,以提高机体抵抗力,改善全身状况、减轻化疗和放疗的不良反应等,如槐耳颗粒。

7. ^{125}I 放射性粒子植入术 适用于缺少血供的肝癌,^{125}I 放射性粒子植入治疗定位准确,作用时间长,内照射剂量小,对肿瘤照射均匀,辐射半径小(2cm 左右),对周围正常组织损伤极小,副作用小,但费用高,是一种较好的局部治疗方法。

8. 其他 包括生物治疗、分子靶向治疗等。

肝癌手术后有较高的复发率,2 年内复发率约为 60%。术后应定期做 AFP、超声检查,对早期发现复发有重要意义。对复发肿瘤仍应给予积极的治疗。

(乔芳珍)

复习思考题

1. 简述细菌性肝脓肿的诊断与鉴别诊断。

2. 对原发性肝癌应怎样才能尽早诊断? 应如何治疗?

3. 你学过的哪些疾病可引起消化道出血?

扫一扫
测一测

第二十八章

胆 道 疾 病

学习要点

胆石症的临床表现及治疗;急性、慢性胆囊炎的临床表现及治疗;急性梗阻性化脓性胆管炎的病因、诊断及治疗;胆道肿瘤诊断及治疗。

第一节 概 述

【胆道系统的解剖】

1. 胆道系统由肝内胆管和肝外胆道组成(图 28-1)。

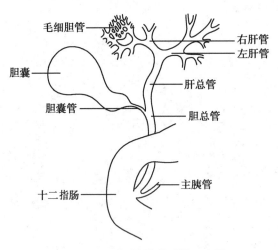

图 28-1 肝内、外胆道系统示意图

(1)肝内胆管:起自肝细胞间的毛细胆管,汇集成小叶间胆管、肝段、肝叶胆管和肝内部分的左右肝管。肝内胆管和肝内的肝动脉、门静脉及其各级分支的分布和走行大体一致,三者同被一结缔组织鞘所包裹。

(2)肝外胆道:包括左右肝管、肝总管、胆囊、胆囊管和胆总管。

1)左右肝管和肝总管:左、右肝管在肝脏面的横沟处出肝后汇合成肝总管,左肝管细长,长 2.5~4cm,右肝管粗短,长 1~3cm。肝总管长约 3cm、直径 0.4~0.6cm,其下端与胆囊管汇合形成胆总管。

2)胆囊:位于肝脏面的胆囊窝内的一个囊性器官,呈梨形。长 5~8cm,宽 3~5cm,容积 40~60ml。胆囊分为胆囊底、胆囊体和胆囊颈三部分,但无明显界限。胆囊颈上部呈囊性扩张,称 Hartmann 袋,胆囊结石容易在此处滞留。

3)胆囊管:由胆囊颈延伸而成,长 2~3cm,直径 0.2~0.4cm,大多在肝总管的右侧与肝总管共同汇合成胆总管,但有很多变异,如汇入右肝管、与肝总管较长的并行段、从后方或左侧汇入胆总管等,了解以上变异,对手术中防止胆管损伤有重要意义。

4)胆总管:胆总管由肝总管和胆囊管汇合而成,长 7~9cm,直径 0.6~0.8cm。胆总管分为四段:①十二指肠上段,从胆总管汇合处到十二指肠上缘,位于肝十二指肠韧带的右前缘,其左侧为肝动脉,门静脉位于两者的后方。此段是胆道外科手术切开常用的部位。②十二指肠后段,位于十二指肠后方。③胰腺段,走在胰头后方的胆管沟内或胰腺实质内,胰头癌时肿块长大压迫胆总管胰腺段是造成患者出现梗阻性黄疸的主要原因。④十二指肠壁内段,在十二指肠壁穿过至乳头部分,长 1.5~2cm,此段有 Oddi 括约肌围绕,控制胆汁和胰液的排出,并可防止十二指肠液反流。80%~90% 的人胆总管与胰管汇合,汇合处膨大形成壶腹(Vater 壶腹),壶腹末端通常开口于十二指肠降部后内侧中下 1/3 处的十二指肠大乳头。

2. 胆囊三角,又叫 Calot 三角,是由胆囊管、肝总管和肝脏下缘构成的三角形区域,胆囊动脉、肝右动脉、副右肝管在此区穿过,是胆道手术中极易误伤的区域。

3. 胆道的血液供应主要来自肝右动脉,也有少部分来自其他动脉,如肝左动脉、肝固有动脉、肝总动脉、胃、十二指肠上动脉等;胆管主要来自胃、十二指肠动脉、肝总动脉和肝右动脉,这些动脉的分支相互吻合成动脉丛。胆囊和肝外胆道的静脉,回流入门静脉。

4. 胆囊的淋巴引流入胆囊淋巴结和肝淋巴结,肝外胆管淋巴引流到肝总管和胆总管后方的淋巴结。

5. 胆道系统的神经支配主要来自腹腔丛发出的迷走神经和交感神经。行胆囊手术时,应注意过度牵拉胆囊可激惹迷走神经,诱发胆心反射,甚至发生心搏骤停,需高度重视。

【胆道系统的生理功能】
胆道系统具有分泌、贮存、浓缩与输送胆汁的功能。

1. 胆汁的分泌和功能 成人每天大约分泌胆汁 800~1200ml,主要由肝细胞分泌,约占胆汁分泌量的 3/4,其次由胆管细胞分泌,约占 1/4。其中 97% 是水,还含有胆汁酸、胆盐、胆固醇、磷脂、胆色素、钙盐等重要成分。胆汁呈中性或弱碱性,主要功能有:①乳化脂肪,使其溶解于水,促进脂肪、胆固醇和脂溶性维生素的吸收;②抑制肠内致病菌的生长繁殖和内毒素形成的作用;③刺激肠蠕动;④中和胃酸等。

2. 胆管的功能 胆管的主要生理功能是输送胆汁至胆囊和十二指肠,但胆管还可分泌黏液参与胆汁的形成,约 1/4 胆汁来自胆管细胞。此外,胆管还分泌少量的黏液保护胆道黏膜不受胆汁侵蚀的作用。

3. 胆囊的功能 胆囊主要有浓缩、贮存和排出胆汁的功能。此外,胆囊黏膜能分泌少量黏液(每天约 20ml),能保护和润滑黏膜。胆囊的容积 40~60ml,胆汁经胆囊浓缩5~10倍后贮存于胆囊内。在食物的刺激下,胆汁排出。当胆囊管梗阻时,胆汁中的胆色素被吸收,胆囊黏膜分泌出的无色透明的黏液在胆囊内积存,称为"白胆汁"。

【特殊检查方法】

随着现代影像学诊断技术的不断发展,胆道疾病的诊断有了显著进步,为进一步明确疾病的位置、性质以及鉴别诊断等提供了可靠依据,目前常用的特殊检查主要有:

1. 超声检查　B超检查是一种安全、快速、简便、经济而准确的检查方法,是诊断胆道疾病,尤其是胆道结石的首选辅助检查方法。对直径在2mm以上的胆囊结石的诊断准确率达95%以上;肝外胆管结石诊断准确率为80%左右,肝内胆管结石诊断准确率高者可达90%左右;胆囊结石在超声下典型的征象为,强回声的光团,后伴声影,可随体位的改变而改变位置。B超还可用于鉴别黄疸的原因,对阻塞性黄疸,可根据胆管扩张的部位和程度进行定位诊断,准确率达93%~96%;对胆囊炎、胆道肿瘤、胆道蛔虫、先天性胆道畸形等也可进行诊断。还可在B超引导下,行经皮肝胆管穿刺胆道造影、引流和取石。在手术中也可使用特殊探头进行超声检查,或通过十二指肠镜置入超声探头进行检查等,避免肠胀气和腹壁脂肪的干扰,使诊断效果更好。

2. 经皮肝穿刺胆道造影(PTC)　是在X线或B超导引下用细针经皮穿刺进入肝内胆管,注入造影剂,使肝内外胆道迅速显影的一种顺行性胆道造影的方法。可同时置管引流(PTCD),以降低胆道内的压力、缓解黄疸。但此法是一种有创性检查,检查后可能出现胆漏、胆汁性腹膜炎、胆道出血、胆道感染等并发症。

3. 经内镜逆行胰胆管造影(ERCP)　更适用于低位胆管梗阻的诊断。是在纤维十二指肠镜直视下通过十二指肠乳头将导管插入胆管和(或)胰管内进行造影的一种逆行性胆道造影的方法。此检查能直接看到十二指肠乳头部及胆、胰管下方的情况,同时可取材活检,对病变进行定性;可收集十二指肠液、胆汁、胰液,进行理化性质的检查;还可同时对病变进行治疗,如取石、取虫等,但术后可诱发胆管炎或胰腺炎。近年来,ERCP的诊断作用部分被磁共振胆胰管造影(MRCP)所取代。

4. CT　诊断胆结石准确率不如超声,但可显示不同层面的图像,提供胆道扩张的范围、梗阻的部位和原因、胆囊、胆管及胰腺肿块的部位及周围侵犯情况等。

5. MRI、磁共振胆胰管造影(MRCP)　单用MRI诊断胆道系统疾病无特异性。临床常采用MRCP,它可显示整个胆道系统的影像,提供较详细的解剖信息,具有无创、胆道成像完整等优点。在诊断先天性胆管囊状扩张症及梗阻性黄疸等方面具有特别重要的价值。

6. 术中、术后胆道造影　胆道手术时可经胆总管穿刺或置管行胆道造影,以了解胆道病变的情况,为选择手术方式提供有意义的影像资料;术后可经T管造影,确定有无结石残留以及胆总管下端通畅的情况,确定能否拔管。

7. 胆道镜检查　术中可经胆总管切开处置入胆道镜直接观察胆管内有无病变、病变的性质和部位,也可通过胆道镜行胆道冲洗、取石、扩张狭窄、活检等;术后胆道镜可经T管瘘管插入,行胆道取石、冲洗、灌注、扩张及止血等。

8. 其他　放射学检查还有腹部平片、口服胆囊造影、静脉胆道造影、低张十二指肠造影等。这些方法由于阳性率低、诊断价值有限,已逐渐被上述其他方法取代。

第二节 胆囊结石与胆囊炎

一、概述

胆石症(cholelithiasis)指发生在胆囊和胆管内的结石,是常见病和多发病。我国胆石症的发病率约占胆道疾病的60%,女性多于男性。随着生活条件的不断提高,胆囊胆固醇结石发生率已超过胆管的胆色素结石。

【胆道结石的分类】

1. 按结石组成成分分为三类

(1)胆固醇结石:主要位于胆囊内,成分以胆固醇为主,大小不一,形状呈圆形或椭圆形,表现光滑,质硬,呈灰黄或黄色,剖面呈放射性条纹,X线下多不显影。

(2)胆色素结石:主要发生于胆管内,成分以胆色素为主,形状大小不一,质软易碎,棕黑色,剖面呈层状;松软不成形的胆色素结石,形似泥沙,又称泥沙样结石,X线平片亦不显影。

(3)混合性结石:由胆固醇、胆色素、钙盐等多种成分混合而成。根据所含成分比例不同,性质不一,含胆固醇较多的混合性结石主要存在于胆囊内,含胆色素较多的混合性结石主要存在于胆管内。

2. 按胆结石所在部位分类 可分为:①胆囊结石,多为胆固醇结石;②肝外胆管结石,多为胆色素混合性结石;③肝内胆管结石,均为胆色素混合性结石。(图28-2)

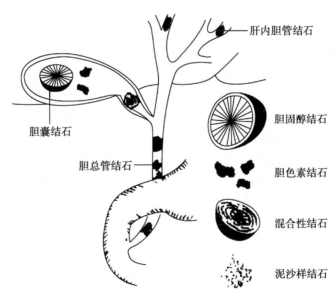

图28-2 胆道结石的分布及剖面分类图

【胆道结石的成因】

1. 胆石的形成非常复杂,一般认为大多与胆汁淤滞、细菌感染和胆汁理化成分的改变有关,另外,性别、肥胖、妊娠、高脂血症、胆道蛔虫、异物等也可诱使其形成。

2. 胆石症与胆道感染互为因果关系。胆石症可引起胆道感染,胆道感染反复发作又是胆石形成的重要致病因素和促发因素。

二、胆囊结石与胆囊炎

胆囊炎(cholecystitis)按发病的急缓和病程经过分为急性胆囊炎和慢性胆囊炎。急性胆囊炎根据是否存在结石又分为急性结石性胆囊炎(95%)和急性非结石性胆囊炎。

(一)急性结石性胆囊炎

胆囊结石以女性多见,50 岁前与男性之比约为 3∶1,50 岁后约为 1.5∶1。随着人们生活水平提高及饮食习惯改变,我国胆囊结石的发生率有增多的趋势。胆囊结石主要是胆固醇结石或以胆固醇为主的混合性结石。其成因十分复杂,目前认为主要是由于胆汁成分和理化性质的改变所致。

【病因】

急性结石性胆囊炎的主要病因为胆囊管梗阻和细菌感染。

1. 胆囊管梗阻　胆囊内结石突然嵌顿于胆囊管或胆囊颈,直接损伤受压部位的黏膜引起炎症;胆囊管梗阻,胆汁排出受阻,胆汁滞留、浓缩,高浓度的胆汁酸盐具有细胞毒性,引起细胞损害,加重黏膜炎症、水肿,引起坏死。

2. 细菌感染　多为继发性感染,大多数致病菌通过胆管逆行进入胆囊,也可经血液循环、淋巴途径入侵。最常见致病菌为大肠埃希菌,其他有克雷伯菌、粪肠球菌、铜绿假单胞菌和厌氧菌等。

【病理】

急性胆囊炎根据病理改变的程度分为单纯性、化脓性和坏疽性胆囊炎。病变开始时因结石阻塞胆囊管,使胆囊肿大,胆囊内压力升高,黏膜充血水肿,渗出增加,称急性单纯性胆囊炎;若炎症进一步加重,病变波及胆囊全层,出现囊壁增厚,血管扩张,浆膜出现炎症反应,有纤维素和脓性分泌物渗出,引起急性化脓性胆囊炎;如胆囊梗阻仍未解除,胆囊内压力继续升高,胆囊壁张力增高导致血管受压供血障碍,引起胆囊缺血坏死,则发展为急性坏疽性胆囊炎。坏疽性胆囊炎可因胆囊穿孔引发急性化脓性腹膜炎,穿孔多位于胆囊的底部和颈部,也可穿破至十二指肠、结肠等周围器官形成胆囊胃肠道内瘘。化脓性胆汁可进入胆管和胰管引起胆管炎和胆源性胰腺炎。急性胆囊炎经治疗可痊愈,或在局部遗留组织增生、瘢痕形成,有的可转为慢性胆囊炎改变,甚至引起胆囊萎缩,失去功能。

【临床表现】

大多数胆囊结石的患者可无症状,称为无症状胆囊结石;当胆囊炎急性发作时常出现典型临床表现。

1. 症状　急性胆囊炎典型发作的表现为右上腹突发剧烈的阵发性绞痛,常在饱餐、进油腻饮食后或夜间发作,疼痛可放射至右肩部和背部,伴有恶心、呕吐等消化道症状。病情加重,疼痛可发展为持续性并阵发性加剧;症状严重者常伴有发热,但多无寒战。

2. 体征　右上腹胆囊区可触及局限性压痛、肌紧张和反跳痛,墨菲(Murphy)征阳性;部分患者可触及肿大的胆囊;如病变发展较慢,大网膜可粘连包裹胆囊,而在右上腹扪及边界不清、固定的痛性包块;如胆囊穿孔则主要表现为急性弥漫性腹膜炎表现。胆囊炎患者很少出现黄疸或仅有轻度黄疸,如出现明显寒战高热、黄疸,则表明病情加重或已出现并发症。

知识链接

Mirizzi 综合征

胆囊颈部或胆囊管结石如较大,压迫肝总管,引起肝总管狭窄,导致反复发作的胆囊炎、胆管炎、梗阻性黄疸,甚至引起胆囊胆管瘘,称为 Mirizzi 综合征。胆道影像学检查可见胆囊增大、肝总管扩张、胆总管正常。行腹腔镜胆囊切除术时易导致胆管损伤或结石残留等并发症,属于腹腔镜胆囊切除术相对禁忌证,术前必须高度重视,完善检查,明确诊断,术中精细操作,才能减少胆管损伤或结石残留等并发症的出现。

3. 实验室检查　化脓性或坏疽性胆囊炎的患者,血白细胞明显增高,中性粒细胞比例增高;血清转氨酶和血清胆红素可能有升高。

4. 影像学检查　首选 B 超,可显示胆囊增大,囊壁增厚,绝大多数患者显示胆囊内结石影像;还可用口服法胆囊造影、静脉法胆囊造影、CT、MRI 等检查协助诊断。

【诊断及鉴别诊断】

患者出现典型胆绞痛,Murphy 征阳性是诊断胆囊炎的主要依据。辅助检查首选 B 超,B 超诊断有困难而又高度怀疑本病者可选择 CT 或 MRI 检查。注意与急性阑尾炎、胃、十二指肠溃疡穿孔、急性胰腺炎、肝脓肿、右侧肺炎、胸膜炎和肝炎等疾病进行鉴别。

【治疗】

1. 无症状的胆囊结石,一般不需要预防性治疗。但患者有下列情况应考虑择期手术治疗:①多发性结石及结石直径>3cm;②合并需要开腹的手术;③伴有胆囊息肉>1cm;④胆囊壁增厚(>3mm);⑤胆囊壁钙化或者瓷性胆囊;⑥边远或者交通不发达地区、野外工作人员;⑦合并糖尿病、心肺功能障碍;⑧儿童胆囊结石,无症状者原则上不手术。

2. 有症状的急性结石性胆囊炎主要采用手术治疗。手术方式主要有胆囊切除术和胆囊造口术。急性期手术时,一般力求简单、安全、有效,对年老体弱、有重要脏器功能损害者,手术应慎重。若患者全身情况和胆囊局部及周围组织的病理改变允许,应行胆囊切除术,以彻底根除病变。临床上首选腹腔镜胆囊切除术,与传统开腹胆囊切除术相比,有创伤小、痛苦轻、恢复快、住院时间短、瘢痕不明显等优点。如患者全身情况差,不能耐受胆囊切除,或局部炎症粘连严重,解剖关系不清,宜先进行胆囊造口术,待炎症消退,再择期进行胆囊切除。

3. 非手术治疗　主要措施包括禁食、胃肠减压,补液、纠正水、电解质平衡紊乱和酸碱失调,应用抗生素、维生素 K、解痉止痛及对症治疗等。抗生素一般选用对革兰阴性细菌及厌氧菌有效的抗生素或根据药敏试验的结果用药。

（二）急性非结石性胆囊炎

约占急性胆囊炎的 5%。

【病因】

病因不明，易发生在严重创伤、烧伤、严重感染或手术后等应激状态下，也易在危重患者中发生，如脓毒血症、系统性红斑狼疮、多次输血、分娩等；此外，还可见于长期全胃肠外营养（TPN）的患者，可能与胆囊缺血、胆汁淤滞、炎症介质的作用造成胆囊黏膜炎症及损伤有关。

【病理】

与急性结石性胆囊炎基本相同，但发展迅速，胆囊坏死和穿孔率高。

【临床表现和诊断】

本病多见于老年人，男性略多于女性，男女比例约为 1.5：1。临床表现与急性结石性胆囊炎相似，但易被原发病及手术后疼痛或使用止痛剂所掩盖，而造成误诊，延误治疗。故提高对本病的认识是早期诊断本病的关键。凡严重创伤、手术后及长时间使用 TPN 和其他急危重症患者，出现右上腹疼痛，并伴有发热时应考虑本病。若发现胆囊肿大或 Murphy 征阳性，右上腹压痛、反跳痛和肌紧张等有助于早期诊断。及时采用 B 超、CT 及核素扫描等辅助检查以尽快确诊。

【治疗】

本病一经确诊应尽早手术治疗，可酌情选用胆囊切除或胆囊造口术。

（三）慢性胆囊炎

慢性胆囊炎 90% 以上合并胆囊结石，是胆囊持续的、反复发作的炎症过程。可由急性胆囊炎慢性迁延而来。

【病因与病理】

由于炎症、胆石等反复刺激，胆囊壁产生慢性炎症改变，如炎性细胞浸润、囊壁纤维组织增生肥厚、与周围组织粘连等；若反复多次发作，使胆囊壁瘢痕形成，胆囊萎缩，囊腔缩小、甚至闭锁，与肝床紧贴，完全丧失功能。

【临床表现】

慢性胆囊炎症状和体征均不典型。多数患者有右上腹痛病史，有厌油食、上腹部闷胀、疼痛、嗳气等消化道症状，右肩背部隐痛不适。体检除少数患者有右上腹轻压痛或叩痛外，多数无阳性体征。

【诊断】

因缺乏特征性表现，慢性胆囊炎诊断较困难。如 B 超检查时发现胆囊壁增厚、胆囊缩小、排空障碍、胆囊结石等，有助于诊断。注意与慢性胃炎、消化性溃疡、肝炎、消化道肿瘤、胰腺炎等疾病鉴别。

【治疗】

慢性胆囊炎伴有胆囊结石或胆囊萎缩无功能者应行胆囊切除术。如未伴结石、症状较轻、影像学检查胆囊无明显萎缩且具有一定功能者，可先行非手术治疗，如低脂饮食，服用消炎利胆药物、胆盐、中药治疗等。

第三节　肝外胆管结石与急性胆管炎

肝外胆管结石指发生于左、右肝管汇合部以下的胆管结石，多见于胆总管下端。分为原发性和继发性结石，原发性结石多为棕色胆色素结石，主要病因为胆道感染；继发性结石多为胆固醇结石或黑色素结石。

【病理】

肝外胆管结石可引起以下病理改变:①急性和慢性胆管炎:结石导致胆管梗阻,引起胆汁淤滞,近端胆管扩张,继发感染,胆管黏膜炎症充血、水肿、管壁增厚加重梗阻;反复炎症使管壁纤维化、瘢痕形成、胆道狭窄。②全身感染:结石导致胆管梗阻、感染、充血水肿,胆管内压增加,含有细菌和毒素的脓性胆汁可经胆道逆流入肝,继而引起全身性感染。③肝损害:较长时间的胆道梗阻、胆道压力增高和胆道感染,可引起肝细胞损害、细菌性肝脓肿、胆汁淤积性肝硬化。④胆源性胰腺炎:结石嵌顿于壶腹部可引起胰管梗阻、导致胰腺的急、慢炎症。感染细菌以大肠埃希菌、金黄色葡萄球菌及厌氧菌较多见。

【临床表现】

肝外胆管结石的临床表现主要取决于有无梗阻和感染及其程度。当胆管结石引起急性胆管炎时,主要临床表现为查科三联征(Charcot triad):腹痛、寒战高热、黄疸。

1. 症状　①腹痛:多为剑突下、右上腹阵发性绞痛,或持续性疼痛伴阵发性加剧,可向右肩背部放射,伴恶心、呕吐,吐后腹痛不缓解;②寒战高热:常于腹痛后出现,一般表现为弛张热,体温可达 39~40℃;③黄疸:黄疸的轻重取决于胆管梗阻的部位、程度、持续时间以及是否合并感染等。完全性梗阻,特别是合并感染时,黄疸明显并呈进行性加重,常伴有尿色变深、皮肤瘙痒等表现。

2. 体征　右上腹有不同程度压痛、肌紧张和反跳痛等腹膜炎体征,肝区有叩击痛。

【诊断】

诊断肝外胆管结石主要依据临床表现(典型的查科三联征),还可借助实验室检查和影像学资料进一步明确。

1. 实验室检查　胆管炎患者白细胞升高、中性粒细胞增高;血清总胆红素、直接胆红素升高;血清转氨酶和(或)碱性磷酸酶升高;尿中胆红素升高,尿胆原降低或消失;粪便中尿胆原减少。

2. 影像学检查　首选 B 超,可在胆管内发现结石及梗阻以上胆管扩张的影像;CT 检查能显示结石的位置、梗阻的部位以及有无肝脓肿存在,但对不含钙的结石显影效果差;PTC、ERCP、MRCP 可有助于诊断。

【治疗】

以手术治疗为主,手术原则是祛除病灶、取尽结石、解除梗阻、通畅引流。

1. 手术治疗　主要方法有:

(1)胆总管切开取石、T 管引流术:适用于胆管上、下端通畅,无狭窄或其他病变者。若同时有胆囊结石和胆囊炎,可同时行胆囊切除术。手术时应将 T 管妥善固定,防止受压、扭曲或脱落。术后 T 管放置期间,应注意:①观察每日胆汁的引流量、颜色及性质并记录。引流胆汁量一般平均每天 200~300ml,较澄清。②T 管放置时间不少于 2 周。③手术后 10~14 天左右,患者无不适及胆道梗阻的表现,试行夹管,如能持续 24~48 小时,且无腹痛、黄疸、发热等症状出现,再行 T 管造影,如显示无残余结石和其他病变,造影后 T 管开放引流 24 小时,可拔除 T 管。如发现有结石残留,应在术后 6 周待纤维窦道形成后行胆道镜取石。④对长期使用激素、低蛋白血症、营养不良、年老或一般情况较差者,应延迟拔管。

(2)Oddi 括约肌成形术:适用于胆总管下端狭窄的患者。

(3)胆肠吻合术:又叫胆肠内引流术,主要适用于胆总管明显扩张,下端狭窄而又无法行 Oddi 括约肌成形术者。常用术式有胆管空肠鲁氏 Y 形吻合术(Roux-en-Y anastomosis)。

(4)内镜治疗:如胆囊已切除或仅有胆总管结石时,可行内镜下 Oddi 括约肌切开取石。将十二指肠镜插至十二指肠,经十二指肠乳头置入网篮,将结石取出。在开腹手术中、手术后,也可使用胆道镜取石。

2. 非手术治疗　主要包括:禁饮食、必要时可放置胃肠减压管、纠正水、电解质和酸碱平衡失调、使用有效抗生素、解痉止痛、加强营养、保肝利胆治疗。

第四节　肝内胆管结石

肝内胆管结石是指左、右肝管汇合部以上的胆管结石,多为胆色素结石,是我国常见而难治的胆道疾病。

【病因病理】

1. 肝内胆管结石可弥漫于整个肝内胆管系统,也可局限于某肝叶或肝段的胆管内。由于肝左叶肝管较长呈水平方向行走,与肝总管成锐角,不利于胆汁的引流,故左叶结石多于右叶。其发病原因复杂,主要与肝内感染、胆汁淤积、胆道蛔虫等因素有关。

2. 肝内胆管结石引起肝内胆管炎症,反复炎症导致狭窄,狭窄部位以上的胆管扩张成囊状。结石长时间堵塞肝段、肝叶胆管,使该区域细胞坏死、纤维增生、肝组织萎缩。长期的胆管结石或炎症可诱发胆管癌。

【临床表现】

肝内胆管结石患者可无症状或仅有上腹、胸背部胀痛不适。多数患者在体检或其他疾病检查时偶然发现。继发急性胆管炎时可引起典型的临床表现:腹痛、寒战高热,如并发肝外胆管结石或双侧肝内胆管多发结石,可发生黄疸;局限于某个肝段、肝叶的结石,可无黄疸。严重的患者,可引起全身感染,胰腺炎,急性梗阻性化脓性胆管炎,胆汁淤积性肝硬化,而引起相应的临床表现。体检可触及肿大、不对称的肝脏,肝区有压痛及叩痛等。

【治疗】

无症状的肝内胆管结石可不治疗,注意定期复查。有症状的患者应尽早手术治疗,常用的手术方法有:

1. 胆管切开取石　切开胆管,直视下取石,或术中胆道镜取石。应尽可能取尽结石,是治疗的关键。

2. 胆肠吻合术　对胆管狭窄,结石无法取尽,且 Oddi 括约肌功能丧失的患者,可行此手术,但术中仍应尽量取尽结石。

3. 肝切除术　对局限于某个肝段、肝叶的结石,如取石困难或肝功能已丧失者,可考虑肝段、肝叶切除术。

4. 残留结石的处理　对术后残留结石,可经 T 管插入纤维胆道镜取出;如结石过大,可采用激光等其他方法将结石碎裂后再取出,或经 T 管注入溶石药物也有一定疗效。

第五节 急性梗阻性化脓性胆管炎

急性梗阻性化脓性胆管炎(AOSC)是急性胆管炎的严重阶段,又称为急性重症胆管炎(ACST),如不及时治疗,可威胁患者生命。

【病因】

最常见的病因是胆管结石,另外,胆道蛔虫、胆道感染、胆道肿瘤等也可引起。致病菌以大肠埃希菌最常见,也有克雷伯菌、肠球菌、厌氧菌等感染。

【病理】

主要的病理损害是结石完全堵塞胆总管下端,使胆道压力逐渐增高,当胆道压力增高到一定程度时,感染胆汁可逆行进入肝脏,细菌、毒素经肝窦、肝静脉进入全身血液循环,引起全身炎症反应和多器官功能受损。

【临床表现】

1. 症状 多见于青壮年,患者常有反复发作的胆道感染病史和(或)胆道手术史,体温升高,达 39~40℃以上,脉快而弱,血压下降、脉压降低。典型的临床表现是在查科三联征的基础上,出现休克以及中枢神经受损的表现,即雷诺五联征(Reynolds pentad)。神经系统症状主要表现为淡漠、嗜睡、神志不清甚至昏迷。伴恶心、呕吐等消化道症状。起病急,病情重,发展快,如不及时治疗,死亡率高。

2. 体征 皮肤可出现出血点、瘀斑、发绀等,右上腹可触及压痛和叩痛(休克患者可无)。

【诊断】

本病诊断的主要依据为:①患者常有反复胆道疾病发作或胆道手术史。②雷诺五联征(Reynolds pentad),除腹痛、寒战发热、黄疸等查科三联征外,还可出现休克、中枢神经受抑制的表现。③实验室检查:白细胞计数升高、超过 $20×10^9/L$,中性粒细胞百分比升高,细胞质内可出现中毒颗粒;血小板计数降低,若低于 $10×10^9/L$,提示预后差;肝功能不同程度受损,凝血酶原时间延长。④B 超检查,可在床旁进行,显示胆道梗阻的部位和病变性质以及肝内外胆管扩张等情况。如患者条件允许,必要时可行 CT、MRCP 检查。⑤对于不具备典型五联征者,当体温持续在 39℃以上,脉搏频率>120 次/分钟,白细胞计数>$20×10^9/L$,血小板计数降低时,应考虑为急性梗阻性化脓性胆管炎。

【治疗】

治疗原则是立即解除胆道梗阻并通畅引流,及时地降低胆管内压力,有利于争取时间继续进一步治疗。

1. 非手术治疗 既是治疗手段,又作为术前准备。其措施主要有:①恢复血容量、抗休克;②禁食、胃肠减压、纠正水、电解质和酸碱平衡失调;③联合使用足量有效的广谱抗生素;④对症治疗包括吸氧、降温、营养支持;⑤保护重要器官功能,如肾、肺、肝等脏器以及凝血功能;⑥密切监测患者生命体征及神志、尿量、中心静脉压变化。

2. 手术治疗 尽早行胆总管切开减压、T 管引流术。手术力求简单、快速、有效,以挽救生命为主,病情稳定后,根据患者情况再进行进一步处理。对高位胆管或非结石性阻塞的患者,也可以进行 PTCD 治疗,效果较好。

第六节　胆道蛔虫症

随着人们生活习惯和卫生条件的改善,肠道蛔虫和胆道蛔虫已很少见。但是,在不发达地区仍较多见。

【病因】

蛔虫有钻孔习性,喜碱厌酸,一般寄生于小肠中下段。当寄生环境发生改变时,如人体发热、饥饿、胃肠功能紊乱、驱虫不当等,如遇 Oddi 括约肌功能失调,蛔虫可钻入胆道,引起胆道蛔虫症。

【病理】

蛔虫进入胆道后可产生一系列病理改变:①蛔虫钻入的机械性刺激可引起 Oddi 括约肌痉挛诱发阵发性绞痛;②虫体可引起胆道梗阻、胆道感染、胆道出血、严重者还可引起重症胆管炎;③肝脓肿;④急性胰腺炎;⑤虫体死后,其残骸、角皮和虫卵常成为结石形成的核心,引起胆道结石。

【临床表现】

1. 症状　患者发作时症状剧烈,体征轻微甚或无明显体征,而发作的间歇期可一如常人,为本病的突出特征。主要表现包括:①腹痛:突发剑突下阵发性钻顶样剧烈绞痛,常放射至右肩及背部,患者辗转不安、大汗淋漓、呻吟不止、异常痛苦,反复发作,持续时间不等。间歇期腹痛可完全消失,宛如常人。②恶心呕吐:多与腹痛相伴,部分患者可吐出蛔虫。③畏寒、发热及黄疸:前者出现在继发感染时,而黄疸少见或较轻。

2. 体征　多无明显体征,腹壁柔软,剑突下或右上腹可触及轻压痛。

如合并胆道结石及严重感染,可出现相应的临床表现。

【诊断】

根据典型的临床表现,结合 B 超及 ERCP 检查可明确诊断。

【治疗】

以非手术治疗为主,非手术疗法无效或出现严重并发症时可考虑手术。

1. 非手术治疗　包括:①解痉止痛;②利胆驱虫;③防治感染;④纤维十二指肠镜取虫:ERCP 检查时若发现蛔虫,可钳夹取出。

2. 手术治疗　一般经保守治疗无明显缓解、合并胆道严重感染、腹膜炎、急性坏死性胰腺炎、胆道大出血、结石以及进入胆道虫体较多,非手术效果不佳者,均应采用手术治疗。手术一般采用胆总管切开探查取虫、T 管引流术。有并发症时视患者具体情况选用适当术式。术后配合驱虫治疗,以防复发。

第七节　胆道肿瘤

一、胆囊良性肿瘤

(一)胆囊息肉

胆囊息肉指向胆囊腔内突出或隆起的病变。多为良性,可为球形或半球形、有蒂或无蒂。由于胆囊息肉术前难以确定性质,故也笼统称为"胆囊息肉样病变"或"胆囊隆起性病变"。病因尚不完全清楚,可能与慢性炎症有关。

【病理分类】

1. 肿瘤性息肉　包括腺瘤和腺癌,还有其他少见的如血管瘤、脂肪瘤、平滑肌瘤、神经纤维瘤等。

2. 非肿瘤性息肉　包括胆固醇息肉、炎性息肉、腺肌增生及极少见的腺瘤样增生、黄色肉芽肿、异位胃黏膜或胰腺组织等。

【临床表现】

绝大多数患者无症状,可由 B 超检查发现。少数患者可有右上腹疼痛、恶心呕吐、食欲减退,体检可能有右上腹压痛。极个别病例可引起阻塞性黄疸、非结石性胆囊炎、胆道出血、诱发胰腺炎等。

【诊断】

主要依靠 B 超,但难以定性。以下方法可帮助诊断:①常规超声加彩色多普勒超声或声学血管造影检查;②内镜超声(EUS)检查;③CT 增强扫描;④超声引导下经皮细针穿刺活检等。

【治疗】

因少数患者可继发癌变,故多采用手术治疗。但对无症状的患者,不宜急于手术,注意每 6 个月 B 超复查 1 次。出现以下情况可考虑手术治疗:①直径超过 1cm 的单个病变;②年龄超过 50 岁,B 超追踪检查发现息肉进行性增大;③腺瘤样息肉或基底宽大;④合并胆囊结石或胆囊壁增厚。对直径小于 2cm 的胆囊息肉,可行腹腔镜胆囊切除;超过 2cm 或高度怀疑恶变,可行开腹手术,术中快速病检,如已癌变,行胆囊癌根治术。

(二)胆囊腺瘤

胆囊腺瘤是胆囊常见的良性肿瘤,多见于中、老年女性。可单发或多发,直径 0.5~2.0cm,可充满胆囊。被认为是胆囊癌的癌前病变,恶变率约为 1.5%,一旦确诊,应手术切除。术中做快速切片病理检查,如发现癌变需按胆囊癌原则处理,术后还做常规石蜡切片检查。

二、胆囊癌

胆囊癌是胆道最常见的恶性病变,女性发病率为男性的 3~4 倍,90%患者发病年龄在 50 岁以上。

【病因及病理】

目前胆囊癌病因尚未明确。70%患者同时存在胆结石,此外与慢性胆囊炎及胆囊息肉有关。胆囊癌多发生在胆囊体部和底部。腺癌多见,占 82%,其次为未分化癌、鳞状细胞癌、混合性癌等。其恶性程度较高,预后不良。胆囊癌主要以淋巴转移为主,可转移至胆囊淋巴结、胆总管周围淋巴结、胰上淋巴结、胰头后淋巴结、肠系膜上动脉淋巴结、肝动脉周围淋巴结、腹主动脉旁淋巴结等。也可经胆管腔内转移、腹腔内种植转移、直接侵犯、血行转移等。

【分期】

胆囊癌的分期有多种方法,其中较常用是 Nevin 分期:Ⅰ期:黏膜内原位癌;Ⅱ期:

侵犯黏膜和肌层;Ⅲ期:侵犯胆囊壁全层;Ⅳ期:侵犯胆囊壁全层及周围淋巴结;Ⅴ期:侵犯或转移至肝及其他脏器。另外,还可根据 TNM 分期法进行分期。胆囊癌的分期有助于对胆囊癌治疗方法的选择和预后的判断。

【临床表现】

胆囊癌的临床表现与病变的部位和深度有关。早期可无特异性症状,以原有的胆囊炎,胆囊结石表现为主,一些患者行胆囊切除手术后经病理检查意外发现胆囊癌。当肿瘤侵犯至浆膜或胆囊床时,可出现定位症状,如右上腹隐痛并放射至右肩背部。晚期可出现右上腹肿块、发热、体重减轻或消瘦、贫血、肝大、黄疸、腹水等。

【诊断】

对于长期患有慢性胆囊炎、胆囊结石,特别是 40 岁以上的女性患者,应定期行 B 超检查,如怀疑胆囊癌,应进一步做 CT、MRI 或 B 超引导下细针抽吸活检等,帮助诊断。胆道手术中如发现胆囊肿物,需与胆囊腺肌增生、胆囊息肉等鉴别,必要时做冰冻病理切片检查。

【治疗】

首选手术治疗,以根治性手术切除最为有效,化学治疗或放射治疗效果均不理想。应特别强调早期诊断和早期治疗。

三、胆管癌

胆管癌是指发生在肝外胆管,即左、右肝管至胆总管下端的恶性肿瘤。

【病因】

胆管癌病因不明,50~70 岁多见,男性略高于女性。可能与肝胆管结石、原发性硬化性胆管炎、先天性胆管囊性扩张症,胆管囊肿空肠吻合术后、肝血吸虫感染、慢性伤寒带菌者、溃疡性结肠炎等因素有关。近来的研究发现,乙型肝炎、丙型肝炎感染可能也与胆管癌的发生有一定关系。

【病理】

根据肿瘤生长的部位,胆管癌分为上段(左右肝管及肝总管,也称肝门胆管癌,)、中段(胆囊管汇入胆总管处至十二指肠上缘)、下段(十二指肠上缘至十二指肠乳头)胆管癌,上段最常见,占 50%~75%。大体形态分为乳头状癌、结节状癌、弥漫性癌。组织学类型有腺癌、鳞状上皮癌、腺鳞癌、类癌等,以腺癌多见,占 95% 以上。其扩散方式有局部浸润、淋巴转移、腹腔种植等。

【临床表现和诊断】

胆管癌典型的临床表现为黄疸,90%~98%的患者出现呈进行性加重的阻塞性黄疸。大便灰白,半数患者伴皮肤瘙痒和体重减轻。可有厌食、乏力、贫血,偶有上腹部疼痛。合并感染可出现典型的查科三联征。位于中、下段的胆管癌患者体检时可触及肿大的胆囊,肋缘下可触及肿大的肝脏,晚期患者可触及腹部肿块,出现腹水或双下肢水肿。

实验室检查血清总胆红素、直接胆红素、碱性磷酸酶(ALP)和 γ-谷氨酰转肽酶(γ-GT)均显著升高。影像学检查首选 B 超,可见肿块的位置,大小及胆管扩张的范围和程度;CT、PTC、ERCP、MRCP 及核素扫描等有助于诊断。

【治疗】

胆管癌的治疗以手术根治为主,化疗和放疗效果均不肯定。不同部位的胆管癌,采用不同的术式,如上段胆管癌可行胆囊、胆管切除,肝段、肝叶或半肝切除,胆管空肠吻合术;中段胆管癌可切除肿瘤,行肝总管-空肠吻合术;下段胆管癌需行胰十二指肠切除术。癌肿无法切除者,可行减黄术如肝管空肠吻合术、胆囊空肠吻合术或 U 形管引流术,无法耐受手术者,还可行 PTCD 或放置内支架,引流胆汁,改善症状。

(乔芳珍)

复习思考题

1. 简述胆囊结石能引起哪些病理改变。
2. 急性胆囊炎常见的病因及临床表现有哪些?
3. 简述胆道结石的分类。

扫一扫
测一测

第二十九章

胰腺疾病

学习要点

急性胰腺炎的病因、临床表现、诊断及治疗;胰腺癌和壶腹部癌的临床表现及治疗。

第一节 概 述

【胰腺的解剖】

1. 胰腺是位于左中上腹部腹膜后的一个实质性器官,正常成人长 10~20cm,宽 3~5cm,厚 1.5~2.5cm,重 75~125g,紧贴于第 1~2 腰椎的前方。自右向左斜行向上, 分为胰头、胰颈、胰体和胰尾 4 部分,各部之间无明显界线。胰头部最厚,被 C 形十二 指肠所围绕,其下缘向左突出并绕至肠系膜上静脉后方的部分称钩突,此处常有 2~5 支小静脉汇入肠系膜上静脉。胆总管胰腺段在胰头后方或穿胰腺实质向下进入十二 指肠;胰颈较窄,后方有肠系膜上静脉通过,它们之间仅以疏松结缔组织相连,多数无 血管分支,常作为手术探查的入路;胰颈和胰尾之间为胰体,占胰腺的大部分,其后紧 贴腰椎体,上腹部挤压伤时易受损;胰尾部窄且薄,与脾门紧邻。

2. 胰腺有主胰管和副胰管,主胰管(Wirsung 管)横贯胰腺全长,由胰尾至胰头,直 径 0.2~0.3cm,沿途接纳小叶间导管。约 85% 的人主胰管与胆总管末端汇合形成"共 同通道",其下端膨大称为 Vater 壶腹(壶腹周围有 Oddi 括约肌环绕,对控制和调节胆 汁和胰液的排放,防止十二指肠内容物反流有重要作用),开口于十二指肠大乳头;其 中一部分人虽有共同开口,但两者之间有分隔;也有少数人两者分别开口于十二指肠 (图 29-1)。这种共同开口或共同通道是胰腺疾病和胆道疾病相互关联的解剖学基 础。副胰管(Santorini 管)在主胰管的上方,收集胰头前上部的胰液,在十二指肠大乳 头的上方开口于十二指肠副乳头。

3. 胰腺的血供丰富,大部分来自腹腔干的分支(脾动脉、肝总动脉),少部分来自 肠系膜上动脉。胰头的血供来源于胃、十二指肠动脉和肠系膜上动脉的胰十二指肠 前、后动脉弓。胰体尾部血供来自于脾动脉的胰背动脉和胰大动脉。通过胰横动脉构 成胰腺内动脉网(图 29-2)。胰腺的静脉多与同名动脉伴行,最后汇入门静脉。胰腺 的淋巴也很丰富,注入腹腔淋巴结,且与周围淋巴相通。

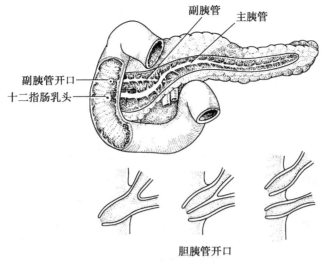

图 29-1　胰管的解剖关系

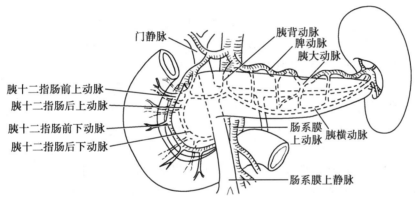

图 29-2　胰腺的血液供应

【胰腺的生理功能】

胰腺具有外分泌和内分泌两种功能。胰腺外分泌分泌出来的液体称为胰液,每日约有 750~1500ml,pH 为 7.4~8.4,无色透明。主要由腺泡细胞和导管细胞分泌,腺泡细胞主要分泌各种消化酶,包括胰淀粉酶、胰脂肪酶、胰蛋白酶、糜蛋白酶、胶原酶、核糖核酸酶、脱氧核糖核酸酶、胰磷脂酶等;中心腺泡细胞和导管细胞分泌水和碳酸氢盐。胰腺内分泌来源于胰岛(胰岛是大小不等、形状不定的细胞团),主要分布于胰体尾部,约有 100 万个。胰岛有多种细胞,以 β(B)细胞为主,分泌胰岛素;其次是 α(A)细胞分泌胰高血糖素;另外还有 δ(D)细胞分泌生长抑素;G 细胞分泌胃泌素;D_1 细胞分泌血管活性肠肽(VIP)和 PP 细胞分泌胰多肽等。

第二节　胰　腺　炎

一、急性胰腺炎

急性胰腺炎(acute pancreatitis)是临床常见的一种急腹症,主要是由消化酶被激活对胰腺及其周围组织自身消化所引起的急性炎症。分为轻型急性胰腺炎和重症急性胰腺炎,其中重症急性胰腺炎病情重、并发症多、常危及患者生命,死亡率高达10%~20%,需引起重视。

【病因及发病机制】

引起急性胰腺炎病因有很多,我国主要以胆道疾病为主,约占50%以上,称胆源性胰腺炎。

1. 胆道疾病　胆道结石最常见,结石可阻塞胆总管下端,使胆胰管共同开口受阻,胆汁、胰液逆流,胰酶激活,引起胰腺炎。如结合胆汁酸在细菌作用下还原成游离胆汁酸,可损伤胰腺,并能将胰液中的磷脂酶原A激活成为磷脂酶A,从而引起胰腺组织坏死,产生急性胰腺炎;胆盐同时激活脂肪酶,导致脂肪分解为脂肪酸和甘油三酯,其中,脂肪酸可与钙盐结合,形成脂肪酸钙(皂化斑)。胰酶激活是胰腺炎发生发展过程中的一个重要环节。同时,大量炎症介质释放,引起全身炎症反应,使病情进一步加重。造成胆胰管开口阻塞的原因还有胆道蛔虫、肿瘤、ERCP检查等引起的十二指肠乳头水肿、Oddi括约肌痉挛等。

2. 过量饮酒　乙醇对胰腺细胞有直接毒害作用,可降低胰腺血流灌注,同时还可刺激胰液分泌,引起十二指肠乳头水肿、Oddi括约肌痉挛,使胰管内压增高,胰管破裂,胰液外溢,胰酶激活,对胰腺组织产生自身消化。

3. 其他因素　暴饮暴食、上腹部创伤、胰腺血液循环障碍、十二指肠液反流、某些药物(磺胺类、某些利尿剂等)、与高脂血症、高钙血症有关的代谢性疾病、内分泌和遗传因素、自身免疫性疾病等,都可造成急性胰腺炎的发生。

【病理】

急性胰腺炎的基本病理改变是胰腺呈不同程度的充血、水肿、出血和坏死。临床上根据其病理改变的程度,分为急性水肿性胰腺炎和急性出血坏死性胰腺炎两种类型。

1. 急性水肿性胰腺炎　急性水肿性胰腺炎的病理特点为间质性水肿和炎症反应,病变轻,多局限在体尾部,约占90%。胰腺弥漫性或局限性充血发红、肿胀变硬、被膜紧张,外观似玻璃样发亮,胰周有少量腹水,为淡黄色。腹腔内的脂肪组织,特别是大网膜可见散在粟粒样或斑块状的黄白色皂化斑。镜下见间质充血、水肿、炎性细胞浸润,有少量局限性出血坏死灶。

2. 急性出血坏死性胰腺炎　病变以胰腺实质出血、坏死为特征。肉眼可见胰腺腺体增大、肥厚,结构模糊,呈暗紫色、灰黑色,坏死严重者整个胰腺变黑,腹腔内可见血性渗液积聚。大网膜等脂肪组织可见皂化斑和脂肪坏死灶,腹膜后可出现广泛组织坏死。镜下可见片状出血、坏死灶,大量炎细胞浸润,脂肪坏死和腺泡破坏,腺泡小叶结构模糊不清,间质小血管壁也有坏死。晚期可合并感染,形成胰腺或胰周脓肿。

【临床表现】

急性胰腺炎的临床表现轻重与病理改变的程度直接相关。轻型胰腺炎(水肿性胰腺炎),症状轻,预后好;重型胰腺炎(出血坏死性胰腺炎),症状重,并发症多,死亡率高。

1. 腹痛　是急性胰腺炎最主要的症状。患者常于进油腻饮食后或酒后突然发作,腹痛剧烈,呈持续性进行性加重。腹痛多数位于左上腹,可向左肩及左腰背部放射。胆源性胰腺炎或胰头部胰腺炎腹痛始于右上腹,可向右肩背部放射。病变累及全胰时,疼痛范围为整个上腹部,呈束带状并向腰背部散射。

2. 腹胀 与腹痛同时出现,是炎症刺激腹腔神经丛,产生肠麻痹所致。炎症越重,腹胀越明显,少数患者可停止排便、排气。

3. 恶心、呕吐 早期为反射性呕吐,较频繁,呕吐物为胃内容物,晚期为麻痹性肠梗阻引起。

4. 腹膜炎体征 急性水肿性胰腺炎时上腹部有局限性压痛,无明显肌紧张;急性出血坏死性胰腺炎腹部压痛明显,并有肌紧张和反跳痛,范围扩大,甚至可波及全腹;移动性浊音阳性,肠鸣音减弱或消失。

5. 其他 轻型胰腺炎的患者不发热或只有轻度发热。合并胆道感染时可出现寒战、高热;重型胰腺炎的患者常有持续性高热,可伴有脉搏细速、血压下降、休克、呼吸困难、发绀、消化道出血、精神症状及多脏器功能衰竭等表现,严重者可导致患者死亡。有的患者可在皮肤上出现大片青紫色瘀斑,出现在腰背部称格雷·特纳征(Grey Turner sign),脐周称卡伦征(Cullen sign)。胆源性胰腺炎可出现黄疸。血钙降低时可出现手足抽搐。

【诊断】

1. 实验室检查

(1)血、尿淀粉酶测定:血清淀粉酶在起病后数小时即开始升高,24小时达高峰,4~5天后逐渐降至正常,超过500U/dl(正常值40~180U/dl,Somogyi法)有诊断价值;尿淀粉酶在起病24小时后开始升高,48小时后达到高峰,下降缓慢,1~2周后恢复正常。尿淀粉酶明显增高(正常值80~300U/dl,Somogyi法)有诊断意义。淀粉酶值愈高,诊断准确率愈大。但必须指出,淀粉酶值升高幅度和病变的严重程度不一定呈正相关;血清淀粉酶同工酶的测定有助于本病的诊断。

(2)血清脂肪酶:对胰腺炎的诊断有特异性,正常值23~300U/L,如明显升高,有助于诊断。

(3)其他项目:包括白细胞增高、血钙降低、血糖升高、肝肾功能异常、血气分析及DIC指标异常等,对诊断都有一定意义。腹腔穿刺如抽出血性液且淀粉酶值增高,对诊断有很大帮助。

2. 影像学检查

(1)腹部B超:最常用,且简便,经济。可见胰腺弥漫性增大和胰周液体积聚。水肿性胰腺炎胰腺呈均匀低回声;出血坏死性胰腺炎时,胰腺轮廓模糊,边界不清,回声不均,可见粗大强回声区;胆源性胰腺炎还可看到胆道结石、蛔虫等影像。

(2)CT:尤其是增强CT扫描是急性胰腺炎最有价值的诊断方法。不仅能诊断是否胰腺炎,而且对鉴别水肿性或出血坏死性提供了重要依据。如在弥漫性肿大的胰腺影像基础上,若再出现质地不均、液化和蜂窝状低密度区,则可诊断为胰腺坏死。还可发现脂肪坏死、钙化、积液和感染的征象,小网膜囊积液最常见。此外,还可发现胰腺脓肿、假性囊肿、胰周坏死等急性胰腺炎的并发症。

(3)MRI:诊断价值类似于CT。MRCP对复发性胰腺炎、不明原因的胰腺炎的诊断有重要作用。

【局部并发症】

1. 胰腺及胰周组织坏死　指胰腺实质的弥漫性或局灶性坏死,伴胰周(包括腹膜后间隙)脂肪坏死。根据有无感染,又分为感染性和无菌性胰腺坏死。

2. 胰腺及胰周脓肿　指胰腺和(或)胰腺周围的包裹性积脓,由胰腺组织和(或)胰周组织坏死液化继发感染所致。

3. 胰腺假性囊肿　指急性胰腺炎后形成的有纤维组织或肉芽组织囊壁包裹的胰周液体积聚。

 知识链接

胰腺假性囊肿

胰腺假性囊肿(pancreatic pseudocyst,PPC)是最常见的胰腺囊性病变,多继发于急慢性胰腺炎和胰腺损伤。是由于胰管破裂,胰液流出积聚在网膜囊内,刺激周围组织及器官的浆膜形成纤维包膜而形成。囊内壁无上皮细胞,故称为假性囊肿。囊肿多位于胰体尾部,体积大者可产生压迫症状,如可引起上腹疼痛、恶心、呕吐,黄疸等症状;继发感染时引起发热和消耗症状。体检可在上腹部触及半球形、光滑的囊性肿物。较大的假性胰腺囊肿以手术治疗为主,目的是改善症状和预防并发症。常用手术方法包括内、外引流术或囊肿切除术。

4. 胃肠道瘘　常见部位是结肠、十二指肠,有时也发生在胃和空肠。是由胰液的消化和感染的腐蚀致胃肠壁坏死、穿孔而引起。

5. 出血　胰液的消化作用及感染腐蚀,可造成腹腔或腹膜后的大出血。

【治疗】

胰腺炎的治疗主张采用个体化治疗方案。

1. 非手术治疗　主要适用于急性胰腺炎全身反应期、水肿性胰腺炎及尚未感染的出血坏死性胰腺炎。包括:①禁食、胃肠减压;②补液、防治休克;③抑制胰腺分泌、抑制胰酶活性;④镇痛、解痉;⑤营养支持;⑥抗感染治疗;⑦中药治疗,常用复方清胰汤加减[金银花、连翘、黄连、黄芩、枳壳、厚朴、木香、红花、生大黄(后下),每日 3~6次,酌情给药]。

2. 手术治疗

(1)手术适应证:①胆源性胰腺炎;②胰腺和胰周坏死组织继发感染;③经合理支持治疗,临床症状继续恶化,不能排除其他急腹症时;④暴发性胰腺炎经 24 小时非手术治疗多器官功能障碍仍不能纠正者;⑤合并肠瘘或胰腺假性囊肿者。

(2)手术方式:最常用的是坏死组织清除加引流术,同时行胆道手术、胃造瘘、空肠造瘘术(肠内营养通道)。

(3)并发症的处理:单发脓肿可采用经皮穿刺置管引流治疗。若继发肠瘘,可将瘘口外置或行近端造瘘术。对胰腺假性囊肿,6 周左右若不见消退,较小者或周围粘连疏松易于剥离者,可做囊肿切除术;胰体尾部多发小囊肿,可将囊肿连同胰体、尾部和脾脏一并切除;较大的胰腺假性囊肿,多行鲁氏 Y 形(Roux-en-Y)空肠囊肿吻合内引流术,或视具体情况,酌情行外引流术。

(4)胆源性胰腺炎的处理:若明确有胆道下端梗阻或胆道感染的重症患者,应急诊或早期手术。可行经纤维十二指肠镜下 Oddi 括约肌切开取石及鼻胆管引流术或开腹手术,包括胆囊切除和(或)胆总管切开取石并 T 管引流,根据需要可加做小网膜囊引流。若患者经非手术治疗病情缓解,可在急性胰腺炎治愈后 2~4 周做胆道手术。

二、慢性胰腺炎

慢性胰腺炎(chronic pancreatitis)是各种原因所致的胰实质和胰管的不可逆慢性炎症。反复发作的上腹部疼痛伴不同程度的胰腺内、外分泌功能减退或丧失为其特点。

【病因】

慢性胰腺炎是一个多因素的疾病,主要病因是胆道疾病和慢性酒精中毒。在西方国家最主要以长期酗酒为主,在我国则以胆道疾病为主。

【病理】

慢性胰腺炎典型的病理改变为胰腺缩小,呈不规则结节样变硬。胰管狭窄伴节段性扩张,可有胰石或囊肿形成。显微镜下可见腺泡细胞缺失、胞体皱缩、钙化、导管狭窄及大量纤维组织增生。电镜下可见致密的胶原和成纤维细胞增生并将胰岛细胞分隔。

【临床表现】

1. 腹痛 为最常见最主要的症状之一,疼痛位于上腹部剑突下或稍偏左侧,常放射到腰背部,反复发作,餐后加重,持续时间较长。

2. 消瘦 患者食欲减退,体重下降,发作次数越频繁、持续时间越长,症状越明显。

3. 脂肪泻 为胰外分泌减少所致。特征是粪便不成形、有油光、恶臭、有时可见油滴浮在水面。

4. 糖尿病 到疾病后期,因内胰腺组织大量破坏,胰岛素分泌减少所致。

5. 黄疸 少数患者可因胰头纤维增生压迫胆总管所致。

【诊断】

出现下列情况,应考虑慢性胰腺炎:①持续性上腹部疼痛、压痛或急性胰腺炎发作后上腹疼痛复发,病程在 6 个月以上;②有明确的胰腺钙化灶或胰管结石;③有明确的胰腺外分泌功能障碍;④有可确诊的胰腺炎影像学表现;⑤有可确诊的慢性胰腺炎的胰腺组织学表现。典型的病史是诊断的重要线索。B 超、CT、腹部 X 线平片及 ERCP 等可提供重要的诊断依据。

【治疗】

1. 非手术治疗 主要目的在于镇痛、补充内分泌和外分泌不足。①病因治疗:治疗胆道疾病、戒酒;②镇痛:可用抗胆碱能药物或一般止痛药进行治疗,慎用吗啡类,以防成瘾,必要时行腹腔神经丛封闭;③控制糖尿病;控制饮食并采用胰岛素替代疗法;④饮食控制:少食多餐,高蛋白、高维生素、低脂饮食,控制糖的摄入,必要时使用胰岛素治疗控制血糖;⑤补充胰酶:适于消化不良,特别是脂肪泻的患者;⑥营养支持:该类患者多伴有营养不良,除饮食疗法外,可给予肠内或肠外营养支持。

2. 手术治疗 目的主要在于减轻疼痛,延缓疾病的进展,但不能根治。手术方式包括:①经十二指肠行 Oddi 括约肌切开成形术,也可经 ERCP 行此手术;②胰管空肠侧侧吻合术:尤其适用于胰管结石患者;③胰十二指肠切除术;④保留十二指肠的胰头切除术;⑤胰体尾部切除术;⑥胰腺次全切除术;⑦全胰切除术,应慎重选择,并发症多。

此外,对顽固性剧烈疼痛,其他方法缓解无效时,可行内脏神经切断术或用无水乙醇注射于腹腔神经丛,以控制疼痛。

第三节　胰腺癌和壶腹部癌

一、胰腺癌

胰腺癌(pancreatic cancer)是一种恶性程度很高的消化道肿瘤,其发病率有明显增高的趋势。好发40岁以上的男性。本病发展迅速,死亡率较高,居消化道恶性肿瘤死亡率的第二位。

【病因病理】

1. 吸烟是胰腺癌公认的危险因素。另外,胰腺癌的发生可能与染色体异常有关。

2. 胰腺癌可发生于胰头部、胰体尾部,其中以胰头部最多见,约占胰腺癌的70%~80%。胰腺癌90%为导管细胞腺癌,少数为黏液性囊腺癌和腺泡细胞癌。

3. 胰腺癌的转移方式有局部浸润、淋巴转移、血行转移和腹腔种植转移,主要以局部浸润和淋巴转移为主。

【临床表现】

胰腺癌早期无特异性症状,易和胃肠、肝胆疾病相混淆。

1. 上腹饱胀不适和上腹痛　是最早出现的症状。早期肿瘤压迫导致胰管梗阻,出现上腹不适或隐痛、胀痛、钝痛。中晚期肿瘤侵及腹腔神经丛,疼痛剧烈,多向腰背部放射,致患者不能平卧,呈卷曲坐位。

2. 黄疸　进行性加重的黄疸是胰头癌最主要的临床表现,伴皮肤瘙痒,小便深黄,大便灰白或呈陶土色。查体可见巩膜和皮肤黄染、肝大,胆囊肿大。但出现黄疸时多数患者已发展至中、晚期。

3. 消化道症状　可有恶心、呕吐、腹胀、厌油腻饮食、消化不良、便秘或腹泻。晚期可出现消化道出血。

4. 乏力和消瘦　因饮食减少、消化不良、睡眠不足及癌肿消耗等造成乏力和消瘦,晚期可出现恶病质。

5. 其他　胰头癌所致的胆道梗阻一般无胆道感染。晚期偶可扪及上腹部肿块,质硬,不活动,叩诊移动性浊音阳性。少数患者有轻度糖尿病表现,有的还有精神神经障碍,以精神抑郁常见,有的患者可触及左锁骨上淋巴结肿大、直肠指检触及盆腔转移病灶。

【诊断】

如患者出现上腹痛及进行性加重的黄疸,应考虑胰腺癌的诊断。另外,影像学检查对胰腺癌的进一步诊断有非常重要的作用。

1. 实验室检查

(1)血生化检测:胰头癌致胆道梗阻时,可见血清总胆红素和直接胆红素升高,血清碱性磷酸酶、转氨酶轻度升高,尿胆红素阳性;胰体尾部癌可见转肽酶升高。

（2）免疫学检查：胰腺癌时，可检测到大多相关血清学标志物升高，但无特异性，如 CA199、癌胚抗原（CEA）、胰胚抗原（POA）、胰腺癌特异抗原（PaA）及胰腺癌相关抗原（PCAA）等，可将多种检测方法联合应用以提高诊断率。目前，CA199 最常用于胰腺癌的辅助诊断和术后随访。

2. 影像学检查　影像学诊断技术是胰腺癌定位和定性诊断的重要手段。包括腹部 B 超检查、内镜超声（EUS）、CT 检查（特别是增强 CT 扫描是胰腺癌影像诊断的最优选择，是胰腺癌术前可切除性评估最常用的检查方法）、胃肠钡餐造影、MRI 或 MRCP、ERCP、PTC、选择性动脉造影以及 PET 等对胰腺癌的诊断都有一定的价值。在 B 超或 CT 引导下穿刺肿瘤做细胞学检查或基因（如 C-Ki-ras 基因）检测阳性率可达 90% 左右，但穿刺有导致出血或肿瘤扩散的危险。

【治疗】

提高胰腺癌疗效的关键在于早发现、早诊断、早治疗。胰腺癌的治疗主要采用以手术为主的综合治疗。

1. 手术治疗　手术切除是治疗胰腺癌的首选方法。对无远处转移的患者，为延长患者的 5 年生存率，改善患者的生活质量，均应争取尽早手术。常用术式有：①胰头十二指肠切除术（Whipple 手术）；②胰体尾加脾切除术；③全胰切除术，已较少应用；④姑息性手术：对于不能切除的胰腺癌，以解除黄疸和十二指肠梗阻，缓解腹痛和腰背痛。

知识链接

Whipple 手术

此手术于 1935 年由 Whipple 首先提出。Whipple 手术（whipple procedure）又称胰腺十二指肠切除术（pancreaticoduodenectomy），是用于治疗胰头癌的一种大手术方式。手术主要包括：整块切除胰头、远端胃、十二指肠、胆囊、远端胆总管、近端空肠和局灶淋巴结，之后进行胰腺空肠吻合、空肠胆总管吻合和胃空肠吻合。其适应证包括：胰头部癌、乏特壶腹癌、胆总管下段癌、壶腹周围的十二指肠癌。其中，胰头癌疗效较差，对壶腹周围癌的疗效较好。胰十二指肠切除术沿用至今，已得到了很大的发展，手术治疗死亡率从 20 世纪 70 年代的 20%~40% 降至 20 世纪 90 年代的 2%~3%，术后 5 年生存率提高到 10% 左右。

2. 其他辅助治疗　术后常采用化疗，常用化疗药吉西他滨 $1g/m^2$，30 分钟静脉滴注，每周 1 次，连续 3 周，4 周为一周期，是晚期胰腺癌治疗的一线方案。另外，还有放疗、放化疗结合或冷冻、射频、微波固化、高能聚焦及免疫疗法等综合治疗。

二、壶腹部癌

壶腹部癌指发生于胆总管下端、壶腹部和十二指肠乳头部的恶性肿瘤。由于其临床症状出现早，较易及时发现和早期诊断。壶腹部癌的恶性程度明显低于胰头癌，因此，手术切除率及术后 5 年生存率都明显高于胰头癌。

【病理】

壶腹部癌大体形态上分为肿块型和溃疡型。组织学上，绝大多数为乳头状腺癌或管状腺癌。转移发生较晚，以淋巴转移为主，血行转移多转移到肝脏。

【诊断】

1. 黄疸、消瘦和腹痛是壶腹部癌最常见的临床表现,与胰头癌的临床表现相似。其中,黄疸是壶腹部癌的最主要的症状,但比胰头癌黄疸出现早,且呈波动性表现是与胰头癌最主要的区别,大便呈白陶土色。

2. 位于十二指肠乳头附近的癌肿,由于胆道梗阻不全,黄疸出现较晚,进展缓慢,程度较轻。肿瘤坏死出血,可出现贫血,便潜血阳性。晚期,肿瘤增长可致十二指肠梗阻。

3. 对壶腹部癌的术前诊断,包括化验与影像学检查方法与胰头癌基本相同。ERCP 可见胆总管下端肿物,并可夹取组织做活检,对壶腹部癌诊断和鉴别诊断有重要价值;MRCP 也有助于诊断。

【治疗】

Whipple 手术或保留幽门的胰头十二指肠的切除术(PPPD)是壶腹部癌常用的术式,且远期效果较好,5 年生存率可达 40%~60%。

(乔芳珍)

 复习思考题

1. 简述急性胰腺炎的临床表现和诊断要点。
2. 急性胰腺炎非手术治疗的措施有哪些?
3. 简述胰腺癌与壶腹部癌的鉴别要点。

第三十章

PPT 课件
30章PPT

扫一扫
知重点

腹部外科疾病的鉴别诊断

学习要点

急腹症的鉴别诊断;上消化道出血的鉴别诊断;腹部肿块的鉴别诊断。

第一节　急腹症的鉴别诊断

急腹症(acute abdomen)是一组以急性腹痛为突出表现、需要早期诊断和及时处理的腹部常见疾病。其特点为发病急、进展快、变化多、病情重,一旦诊断延误,治疗方法不当,将会给患者带来严重危害、甚至危及生命。因此,急腹症的诊断和鉴别诊断是非常重要的。

一、腹痛的诊断

【现病史】

1. 腹痛　腹部不同的疾病,引起腹痛的诱因不同,腹痛性质、程度也不一样。

(1)腹痛的诱因:进食油腻食物后常诱发胆囊炎、胆石症;急性胰腺炎常与暴饮暴食有关;饱餐后剧烈活动可诱发肠扭转;驱虫不当可导致胆道蛔虫病。

(2)腹痛的部位:一般来说往往与病变的部位一致,根据腹痛的部位可初步推测病变器官。最先出现腹痛的部位或腹痛最显著的部位通常即为原发病的部位。急性阑尾炎常表现为转移性腹痛;牵涉痛或放射痛部位也有助于诊断,如急性胰腺炎的上腹痛同时可伴腰背部疼痛。

(3)腹痛发生的缓急:炎症性病变腹痛起病较缓,随炎症逐渐加重腹痛逐渐加剧;空腔脏器穿孔性疾病起病急,腹痛出现早。

(4)腹痛的性质:腹痛性质反映了腹腔内脏器病变的性质,大体可分为三种:①持续性钝痛或隐痛多表示炎症性或出血性病变,如阑尾炎、肝破裂内出血等;②阵发性腹痛多表示空腔脏器发生痉挛或阻塞性病变,如机械性肠梗阻、输尿管结石等;③持续性腹痛伴阵发性加重,多表示炎症和梗阻并存,如肠梗阻发生绞窄,胆结石合并胆道感染。

(5)腹痛的程度:一般炎症性刺激引起的腹痛较轻;空腔脏器的痉挛、梗阻、嵌顿、扭转或绞窄缺血、化学刺激所产生的疼痛程度较重；上消化道穿孔,消化液对腹膜的化学刺激引起剧烈腹痛,呈刀割样痛。

知识链接

腹痛的类型

依据接收感觉的神经分为内脏神经痛、躯体神经痛和牵涉痛。内脏神经主要感受胃肠道膨胀等机械和化学刺激,通常定位模糊,范围大,不准确;躯体神经属于体神经,主要感受壁腹膜和脏腹膜的刺激,定位清楚准确;牵涉痛也称放射痛,腹痛时牵扯到远隔部位的疼痛,这是因为两者的痛觉传入同一根神经所引起。

2. 伴随症状　起病前或起病时的症状对诊断有帮助,如右上腹或上腹痛前有数小时发热或寒战后发热,多为胆道系感染;先有呼吸道感染,后有腹痛应考虑内科疾病;腹痛伴频繁呕吐,考虑肠梗阻、急性胃肠炎或肠系膜扭转等;呕血或吐咖啡样物、便血或柏油样便考虑胃肠或胆道出血;腹痛伴尿频、尿急、尿痛、血尿、排尿困难等,考虑泌尿系疾病。

【月经史】

准确的月经史、近期月经开始和终止日期对腹痛的诊断有重要意义。如宫外孕破裂多见于有停经史的育龄妇女。

【既往史】

患者既往疾病史或手术史对腹痛的诊断有很重要的价值。如消化性溃疡穿孔常有溃疡病史,粘连性肠梗阻多有腹部手术史。

【体格检查】

1. 全身情况　包括患者的血压、体温、脉搏、呼吸、意识状态等,并注意患者的姿势、表情、体位。腹膜炎患者多采取保护性体位,常呈屈膝弯腰,静卧不动,发作时辗转不安,或取肘膝位自按腹部;皮肤、巩膜黄染多有肝胆道病变;腹腔内大出血患者面色苍白。

2. 腹部检查　范围应上至乳头,下至两侧腹股沟。常按视、听、触、叩进行检查,心肺检查也不应忽视。

(1)视诊:腹式呼吸减弱或消失,多为急性腹膜炎表现;肠型蠕动波常提示为机械性肠梗阻;局限性隆起可能是肿瘤、囊肿、肠梗阻的肠袢、脓肿等;肠麻痹可引起全腹膨隆。注意腹部有无静脉曲张、出血点或出血斑等。

(2)听诊:腹部听诊有助于对胃肠蠕动功能作出判断,主要听诊肠鸣音的有无、频率和音调。气过水音、金属音提示肠梗阻;肠鸣音减弱或消失提示肠麻痹。

(3)触诊:手法应轻柔,患者取仰卧屈膝位。首先检查有无压痛及肌紧张。压痛的部位、范围与肌紧张一致,可诊断为腹膜炎。有的患者在初触扪腹部时诉疼痛,持续压迫后反而缓解,提示腹痛为平滑肌痉挛所致。如有腹部肿块,应检查部位、形状、大小、表面、边界、质地、压痛、移动度、温度等(见本章第三节)。触诊还可检查腹部柔软度、肝脾有无肿大,有无异常的肿块等。男性患者应检查睾丸是否正常、有无扭转。

(4)叩诊:先从无痛区开始,用力要均匀。叩痛最明显的部位往往是病变所在的部位。肝浊音界消失可提示有消化道穿孔;移动性浊音阳性提示腹腔积液、积血等。

3. 直肠指检 是简单易行的方法,腹痛患者应常规检查。盆腔阑尾炎可有右侧盆腔触痛;直肠前壁触痛提示盆腔有炎症;盆腔脓肿或积血可有饱满感、触痛或波动;指套染有血性物提示有痔疮、炎症、肿瘤、损伤或套叠等。

【辅助检查】

1. 实验室检查 血常规有助于化脓性感染或贫血的诊断;血、尿淀粉酶有助于急性胰腺炎的诊断;尿常规有助于泌尿系统感染和结石的诊断。

2. 诊断性腹腔穿刺 怀疑有腹膜炎、腹水或出血时,应行腹腔穿刺,抽出液的颜色、性状和引流液的涂片、培养等有助于急腹症的诊断。

3. 影像学检查 包括 X 线、B 超、CT、MRI 等,已成为急腹症常用的诊断方法,对于明确诊断具有重要的临床意义。

二、常见急腹症的鉴别要点

1. 胃、十二指肠溃疡急性穿孔 根据患者过去的溃疡病史,突发性的上腹刀割样疼痛,迅速扩散到全腹部,明显的腹膜刺激征,典型的"板状腹"、肝浊音界缩小或消失。X 线检查膈下有游离气体即能确诊。

2. 急性胆囊炎 起病常在进油腻食物后,出现右上腹部剧烈绞痛,放射至右肩及右腰背部;查体时右上腹部有压痛和肌紧张,Murphy 征阳性。超声检查显示胆囊壁炎症、增厚或结石影,有助于诊断。

3. 急性胆管炎、胆石症 右上腹疼痛伴寒战高热、黄疸是急性胆管炎、胆石症的典型临床表现。B 超、CT、MRI 有助于明确诊断。

4. 急性胰腺炎 多于暴饮暴食或饮酒后发病,腹痛多位于上腹偏左侧,疼痛剧烈,呈持续性,可向肩背部放射,伴有恶心、呕吐,呕后腹痛不缓解。血和(或)尿淀粉酶明显升高;增强 CT 检查胰腺弥漫性肿大,密度不均,胰周积液,胰腺坏死时呈皂泡征。

5. 急性阑尾炎 转移性右下腹痛和右下腹固定压痛是急性阑尾炎的典型临床表现,转移性腹痛的时间与阑尾的位置和病变的程度有关;炎症加重时有腹膜炎表现;当阑尾穿孔时可出现弥漫性腹膜炎,但仍以右下腹体征为重。右下腹 B 超检查发现炎性肿大的阑尾有助于诊断。

6. 急性肠梗阻 腹痛、腹胀、呕吐、肛门停止排气排便是急性肠梗阻的四大典型临床表现。高位梗阻呕吐出现早且频繁,腹胀较轻;低位梗阻呕吐出现晚,腹胀较明显;完全性梗阻肛门排气排便停止;腹部视诊可见蠕动波或肠型;早期肠鸣音活跃,可闻及"气过水声";如腹痛加剧呈持续性,出现腹膜炎体征,提示有肠坏死或肠穿孔。腹部 X 线片可见小肠扩张、气液平面;B 超对肠套叠引起的肠梗阻具有很大的诊断价值。

7. 腹部钝性伤 腹部钝性伤可引起腹腔内实质脏器和(或)空腔脏器损伤。腹腔实质脏器破裂以内出血表现为主,腹穿可抽出不凝血;腹腔空腔脏器破裂以腹膜炎表现为主。腹腔穿刺、X 线、B 超、CT 检查等检查可帮助诊断。

8. 泌尿系结石 主要表现为与活动有关的疼痛和血尿,症状严重程度与结石的大小、部位、感染、梗阻程度有关,疼痛常向会阴部放射。尿常规、X 线、B 超、CT 检查等检查可帮助诊断。

9. 妇产科疾病所致急性腹痛 ①急性盆腔炎：多见于年轻女性,常由淋病奈瑟菌感染多见。表现为下腹痛、发热；下腹压痛、反跳痛,一般压痛点比阑尾点偏内、偏下；阴道分泌物多,宫颈举痛,后穹窿触痛明显。经后穹窿穿刺抽得脓汁,涂片见白细胞内有革兰阴性双球菌可确诊。②卵巢肿瘤蒂扭转：其中卵巢囊肿扭转最为常见。腹痛发作突然,表现为下腹剧烈疼痛；出现腹膜炎提示肿瘤缺血、坏死。B超检查有助明确诊断。③异位妊娠：输卵管妊娠破裂最为多见。育龄妇女有停经史,突发下腹痛,伴腹膜炎体征,应警惕异位妊娠。心率快、血压低,提示有内出血；压痛和肌紧张往往不明显；阴道有不规则流血、宫颈呈蓝色,后穹窿或腹腔穿刺抽出不凝血液可确诊；实验室检查HCG试验阳性及盆腔超声检查也有助确诊。

以上常见急腹症必须认真鉴别,对诊断暂时难以确定者,禁用强烈镇痛剂,以免掩盖病情,并留诊观察、处理。在留诊观察过程中,必须严密观察生命体征及腹部体征,及时发现新的病情变化,以免漏诊和误诊。当诊断虽不能确定,但病情严重已具有手术探查指征者,应及时手术探查,术中明确诊断、妥善处理。

第二节　上消化道出血的鉴别诊断

上消化道包括食管、胃、十二指肠、空肠上段和胆道。凡上述脏器病变发生的急性出血,临床上以呕血或便血为特征,统称为上消化道出血。

【病因】

上消化道出血有下列五种常见的病因。

1. 胃、十二指肠溃疡 为上消化道出血的主要原因之一,约占40%~50%,大多数为十二指肠溃疡出血。溃疡一般位于十二指肠球部后壁或胃小弯侧,常伴瘢痕组织增生,当溃疡基底的小动脉被侵蚀破裂,裂口缺乏收缩能力,故出血不易自止。

2. 门静脉高压 约占20%~25%。因门静脉高压引起胃底食管下段静脉曲张破裂出血而致。门静脉内压力较高,故出血大、难以自止。常有进食粗糙或较硬食物史,以呕血为主,有血块,多伴有肝硬化的相应体征。

3. 应激性溃疡或急性糜烂性胃炎 约占20%。近年来,其发生率明显上升,多应服用非甾体抗炎类药物、严重创伤、大面积烧伤、感染、大手术等引起。多发生于伤后24小时~1周,出血量大,无任何症状。好发部位多见胃体、胃底部。

4. 胃癌 多见于胃癌进展期或晚期,因癌组织缺血,发生坏死或溃疡,侵蚀血管引起大出血,多为柏油样大便。

5. 胆道出血 肝内局限性慢性感染、脓肿侵入或直接破入门静脉、肝动脉分支,致大量血液涌入胆道,进入十二指肠而出现呕血和(或)便血,称胆道出血。肝癌、肝血管瘤以及外伤引起的肝实质中央破裂也能导致肝内胆道大出血。

【鉴别要点】

1. 病史 详尽了解病史对判断出血病因很重要。应注意对出血的时间、诱因、出血前后的症状、出血的量和性状以及伴随症状加以综合分析才得以诊断。

2. 体征 溃疡病多无阳性体征,胃溃疡可有剑突下压痛,十二指肠溃疡可有脐右上方压痛；蜘蛛痣、肝掌、腹壁皮下静脉曲张、巩膜黄染、肝脾大可作为诊断食管胃底静脉曲张出血的依据；胃癌有贫血、消瘦、恶病质,上腹触及肿块等；胆道出血多有不同程度的右上腹压痛,甚至可触及肿大的胆囊,同时伴有寒战、高热,并可出现黄疸。

3. 实验室检查　血常规、肝功能等检查有助于胃、十二指肠溃疡与食管胃底静脉曲张大出血的鉴别。前者肝功能正常,血氨不高;而后者肝功能明显异常,血氨升高。

4. 其他检查

(1)超声波检查:可了解患者有无肝脾大、肝硬化及胆道病变,对食管胃底静脉曲张出血和胆道出血的诊断有一定帮助。

(2)X线检查:患者无休克时可选择X线钡餐检查,以鉴别食管胃底静脉曲张出血和胃、十二指肠溃疡、胃癌等出血。但不宜采用手法按压,采用不按压技术做双重对比造影可发现80%的溃疡出血,且较安全。

(3)纤维内镜检查:可明确出血部位及病因,并能在食管胃底静脉曲张和溃疡两种病变同时存在时,确定引起出血的病因。

(4)三腔管检查:应用三腔管既可起到治疗作用,又可鉴别出血部位。如三腔管放入胃内后,胃气囊和食管气囊充气压迫胃底和食管下段,经第三腔将胃内存血吸出,并用等渗盐水进行胃冲、吸,如果无再出血,则可能为食管胃底静脉曲张破裂出血;如果胃内仍有血液,则胃、十二指肠溃疡出血可能性大。

知识链接

三腔二囊管

　　是暂时控制门静脉高压引起胃底食管下段静脉曲张破裂出血的有效止血方法,一般使用不超过24小时,为等待内镜治疗或介入治疗前的过渡性治疗措施。其基本原理为利用充气的气囊分别压迫胃底和食管下段曲张的静脉,以达到止血的目的。该管有三个腔:一个腔通圆形气囊,充气后压迫胃底;一个腔通椭圆形气囊,充气后压迫食管下段;一个腔通胃腔,通过此腔可行胃腔吸引、冲洗和注射止血药物等治疗。

(5)经股动脉插管选择性动脉造影:对十二指肠球部以下部位出血定位更有帮助,联合栓塞尚有止血治疗作用。

经上述检查、分析,基本上可明确上消化道出血的病因和部位,并根据不同的病情采取有效的止血方法。如仍不能确定大出血的病因,在考虑其他少见病因的同时,还应在常见病因中寻找。如临床上没有症状的溃疡大多是十二指肠溃疡;食管静脉曲张不明显、肝硬化体征不明显的门静脉高压;出血性胃炎;无症状的早期胃癌等。

第三节　腹部肿块的鉴别诊断

腹部肿块是指有病理改变者,不包括正常的或生理的腹部肿块。在临床上腹部肿块常难以鉴别,尽管大多需剖腹探查,但术前尽可能明确诊断是必要的。

【病因】

1. 炎症　包括急性炎症和慢性炎症;感染性炎症和非感染性炎症。

(1)急性炎症:常见的为感染性炎症,局部组织充血水肿、变性坏死。如阑尾周围脓肿、急性胆囊炎等。

（2）慢性炎症：①由急性炎症迁延而成，此时病灶变硬，周围被纤维素包裹；②结核，比较常见的是盲肠结核和肠系膜淋巴结结核；③其他疾病，如血吸虫病致肝硬化，疟疾等致脾大。

2. 肿瘤　属此类者最多，情况较复杂，可为良性和恶性。腹腔内各脏器组织均可发生。

3. 液体积聚　包括脓肿、血肿、囊肿。

4. 器官扩张　多为梗阻所致液体潴留所致。如阑尾黏液囊肿、胆总管囊肿、肾积水等。

5. 其他　如腹外疝、腹主动脉瘤、结石、器官移位等。

【诊断要点】

1. 病史　应注意询问下列问题。

（1）肿块发生前的诱因：患者是否受过外伤、有无腹部手术史、是否曾患某种感染或传染病、有无牲畜接触史和流行病地区居住史等可推测病变的性质。如腹部外伤后不久即出现腹部肿块且有明显压痛，可能为腹内血肿或腹膜后血肿；右下腹肿块，发生前曾有右下腹痛和发热者可能为阑尾周围脓肿；来自牧区者右上腹肿块可能为肝棘球蚴囊肿；而毫无前驱病史的右下腹肿块可能为盲肠肿瘤。

（2）肿块初现时的情况：仔细询问肿块初现时的部位、大小、活动度、压痛，再与目前情况比较，可推测出：①肿块可能位于何脏器；②肿块发展的速度；③肿块的性质。一般而言，炎症和血肿发展最快，恶性肿瘤和某些囊肿增长较快，良性肿瘤和慢性炎症发展最慢。

（3）肿块发生后的影响：肿块出现同时有局部疼痛和发热可能为炎性肿块；肿块出现后逐渐出现黄疸，病变多在肝、胆道或其附近；肿块伴有消化道症状可能与胃肠道有关；肿块伴大便带血、黏液血便、粪便变形可能为结肠直肠等疾病。

2. 体格检查

（1）全身检查：注意患者有无发热、贫血、消瘦、黄疸、锁骨上淋巴结有无肿大等，以了解全身情况及与腹部肿块的关系。

（2）腹部检查：注意肿块的数目、部位、大小、形状、质地、边界、活动度、与周围关系、有无压痛、部位深浅、有无波动感等可帮助识别病变性质。有波动感的肿块一般为良性的囊肿；肿物搏动性即随心搏有一定的搏动，常为动脉瘤性疾病；表面光滑、边界清楚、质地中等的肿块多为良性肿瘤；表面不光滑而质硬、活动度差的大多是癌肿；胃肠或小肠系膜肿块多接近前腹壁，且可推动；腹膜后肿块常固定不动且位置深；体积巨大而发展缓慢的肿块一般是良性肿瘤或囊肿；能随呼吸上下移动者多与肝、脾有关；发展快、较大肿块多为某种囊肿和血肿，也可能为肉瘤或肝癌；触及多个肿块可能为慢性淋巴结炎，也可能是恶性淋巴瘤或癌的淋巴结转移。

（3）其他检查：直肠指诊简便又实用，可发现直肠内、外肿块；直肠前壁的触痛及波动感，指套有无染血等可推测盆腔疾病。妇科检查，如已婚妇女的阴道内诊和双合诊，对女性内生殖器病变有重要诊断意义。

3. 辅助检查　对鉴别病变性质有重要价值。

（1）X线检查：疑为消化道病变或邻近病变，可选择钡餐或钡灌肠 X 线检查；对深部肿块做泌尿系统造影，可鉴别病变是否为肾或腹膜后其他肿瘤。

（2）B超检查：可推测肿块大小、位置，诊断囊性或实性，对肿块鉴别有重要意义。

（3）CT和MRI：为近年常用的检查手段，对了解肿块部位、大小、性质及其周围关系有很大帮助。

（4）穿刺检查：对具有波动感或囊性感的肿块可行穿刺检查，据抽出液判定囊肿的性质，但需预防穿刺后漏出的不良后果，故应慎重；对腹部搏动性肿物，千万不可进行穿刺，以防大出血。

【鉴别诊断】

1. 首先确定是否为腹部病理性肿块　如消瘦者，有可能将剑突、粪便、正常的腹主动脉搏动、脊柱等误认为是肿块而就诊。此外肥胖体质、肠道积气、膀胱胀满、怀孕也可误诊为病理性腹部肿块。部分或全部内脏下垂如肾下垂、游走脾也可能被误诊。所以对腹部肿块患者首先应排除上述情况。

2. 确定肿块的部位　一般而言腹壁皮下脂肪瘤、纤维瘤、腹壁疝不难诊断，应注意髂腰肌脓肿、髂窝脓肿、腹直肌血肿等疾病的鉴别。区别肿块在腹壁或腹腔内可用屏气试验，即患者仰卧，用力屏气或让患者抬起头颈，使腹肌紧张后进行腹部触诊。当患者用力使腹肌紧张时，腹腔内肿块就触不清，而腹壁的肿块可轻易触及。嘱患者取肘膝位，扪及肿物可活动者说明肿物位于腹腔内，不活动者常为后腹壁肿物。

3. 确定是囊性还是实质性肿块　根据病史、体征和B超检查等，凡属囊性者不难诊断，这样半数以上的腹部肿块即可得到诊断。囊性者不外乎为体液积聚和器官扩张，如先天性肝囊肿、胆总管囊肿、肝棘球蚴囊肿、卵巢囊肿、胆囊积水等。而实性者则应决定其性质并确定病变在哪个器官，诊断时常遇困难病例，往往需结合病史，据其所在部位及位置浅深等情况进行综合分析。一般来说，炎症性肿块诊断相对容易，而肿瘤性肿块则相对较难，但病例却最多。应根据肿块部位由浅入深进行分析，最后作出诊断。如胰腺癌位置深，一般不易扪及，需结合有无黄疸、B超、CT、MRI等进行诊断。

（曹礼荣）

　复习思考题

扫一扫
测一测

1. 外科急腹症有哪些特点？

2. 急腹症患者，其腹痛性质与病变有何关系？

3. 上消化道出血的主要病因有哪些？

4. 如何判断腹部肿块的性质？

第三十一章

周围血管疾病

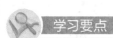 学习要点

> 周围血管疾病的常见症状;动脉硬化性闭塞症临床表现及治疗;下肢大隐静脉曲张的临床表现、诊断及治疗;下肢深静脉血栓形成的临床表现及治疗。

第一节　动脉硬化性闭塞症

动脉硬化性闭塞症(arteriosclerosis obliterans,ASO)是一种全身性疾患,发生在大、中动脉,引起动脉管腔狭窄、闭塞,涉及腹主动脉及其远侧的主干动脉时,引起下肢慢性或急性缺血的临床表现。本病多见于男性,发病年龄多在45岁以上,发生率有增高趋势,常常同时伴有其他部位的动脉硬化性病变。

病因尚不完全清楚。动脉硬化闭塞症的发病过程和高脂血症、高血压、糖尿病、肥胖、吸烟、高密度脂蛋白低下以及性别、年龄等因素有关,并且常是多种因素相互作用的结果。主要病理表现为内膜出现粥样硬化斑块,中膜组织变性或钙化,腔内可继发血栓形成,最终使管腔狭窄,甚至完全闭塞。病变大多呈节段性,根据病变范围闭塞病变大致可分为主-髂动脉型、主-髂-股动脉型以及累及主-髂动脉及其远侧动脉的多节段型。患肢发生缺血性病变,严重时可引起肢端坏死。

【临床表现】

症状的轻重与病变部位、范围、病程进展、动脉狭窄及侧支代偿的程度相关。按疾病进展程度,采用Fontaine法分为四期:①Fontaine Ⅰ期:轻微主诉期。患者仅感觉患肢皮温降低、怕冷,或轻度麻木,活动后易疲劳,肢端易发生足癣感染而不易控制。②Fontaine Ⅱ期,间歇性跛行期:当患者在行走时,由于缺血和缺氧,较常见的部位是小腿的肌肉产生痉挛、疼痛及疲乏无力,必须停止行走,休息片刻后,症状有所缓解,才能继续活动,如再行走一段距离后症状又复现。小腿间歇性跛行是下肢缺血性病变最常见的症状。③Fontaine Ⅲ期,静息痛期:当病变进一步发展而侧支循环建立严重不足,使患肢处于相当严重的缺血状态,即使在休息时也感到疼痛、麻木和感觉异常。疼痛一般以肢端为主。④Fontaine Ⅳ期,组织坏死期:病变继续发展至闭塞期,侧支循环十分有限,出现营养障碍。在发生溃疡或坏疽以前,皮肤温度降低,色泽为暗紫色。早期

坏疽和溃疡往往发生在足趾部随着病变的进展,感染坏疽可逐渐向上发展至足部、踝部、或者小腿,严重者可出现全身中毒症状。

【诊断】

根据病史及体格检查和年龄特点多可做出诊断。年龄>45 岁,肢体出现慢性缺血的临床表现,均应考虑本病。可进一步做下列检查:血脂测定、心电图、心功能及眼底检查。多普勒超声检查、节段性血压测定、X 线检查和动脉造影等检查有助诊断,同时对判断侧支循环是否充分、了解病变的部位、病变程度和指导术式选择都有重要意义。

下肢动脉硬化闭塞症常需和血栓闭塞性脉管炎、多发性大动脉炎、神经源性跛行、糖尿病足、动脉栓塞症、特发性动脉血栓形成等疾病相鉴别。

【治疗】

1. 非手术治疗　主要目的是降低血脂和血压,控制糖尿病,改善血液高凝状态,促进侧支循环形成。处理方法有:肥胖者要减轻体重,限制脂肪摄入量,严格戒烟,适当的步行锻炼,注意足部护理,避免损伤。常用的药物治疗包括降血脂药物、抗血小板制剂、前列腺素制剂和血管扩张剂,目前尚无一种药物能对动脉硬化本身进行治疗。

2. 手术治疗　通过手术或血管腔内治疗,重建血供是挽救濒危肢体有效的手段。包括:①经皮腔内血管成形术:局部或多处短段狭窄者,可经皮穿刺法向狭窄的动脉段插入球囊扩张导管施以扩张,血管再通后酌情置入腔内支架以提高疗效;②动脉血栓内膜剥脱术:适用于短段的主-髂动脉闭塞病变者;③血管旁路移植术:于阻塞段的近、远侧之间做搭桥转流。此外还有腰交感神经节切除术,分期动、静脉转流术,截肢术等。

第二节　下肢静脉曲张

一、原发性大隐静脉曲张

下肢静脉曲张是一种常见的周围血管疾病。主要表现为下肢浅静脉扩张、伸长、弯曲而呈曲张状态。以双侧大隐静脉最常见。主要原因是静脉瓣膜功能不全、静脉壁薄弱及静脉压力升高。此病常与职业因素有关,经常站立或腹压增高的人,可破坏深静脉瓣膜或直接损害大隐静脉瓣膜,使浅表静脉曲张。

【临床表现】

发病初期,患者多有酸胀不适和疼痛的感觉,同时有肢体沉重感,易疲劳,有时可伴小腿肌肉痉挛现象,多在久站或午后感觉加重,而在平卧或患肢抬高时明显减轻。病变后期,则以静脉曲张引起的并发症为主。受损的静脉隆起、扩张、迂曲,尤以小腿大隐静脉走行区为重。病程较长者,于小腿特别是在踝部皮肤常出现营养性改变,包括皮肤萎缩、脱屑、色素沉着、皮肤和皮下组织硬结、湿疹和溃疡形成。血栓性浅静脉炎、溃疡形成及曲张静脉破裂出血是大隐静脉曲张常见的三大并发症。

【诊断和鉴别诊断】

下肢静脉曲张具有明显的形态特征,诊断并不困难。重要的是必须做以下检查,进一步了解下肢深静脉功能及深浅静脉交通静脉瓣膜功能,以利采取正确的治疗方法。

1. 大隐静脉瓣膜功能试验(Trendelenburg 试验)　患者仰卧,患肢抬高,使静脉血回流,在大腿根部扎一止血带,然后让患者站立,松开止血带时,大隐静脉迅速充盈,说明浅静脉瓣膜功能不全;若未松开止血带,在 30 秒之内大隐静脉充盈,说明交通支静脉瓣膜关闭不全。

2. 交通支静脉瓣膜功能试验(Pratt 试验) 患者仰卧,患肢抬高,在大腿根部扎止血带。先从足趾向上至腘窝缠绕第一根弹力绷带,再自止血带处向下缠绕第二根弹力绷带。然后嘱患者站直,一边向下解开第一根弹力绷带,一边向下缠绕第二根弹力绷带,如在两根弹力绷带之间出现任何曲张静脉,即意味着该处有功能不全的交通静脉。

3. 深静脉通畅试验(Perthes 试验) 患者站立,在大腿根部扎一止血带,此时大隐静脉曲张明显,嘱患者用力踢腿或连续做下蹲运动 10 余次,若静脉曲张明显减轻,说明深静脉通畅;相反,静脉曲张更加明显,说明深静脉不通畅。

4. 其他检查 如疑有原发性深静脉瓣膜关闭不全或深静脉血栓形成后遗症等疾病,则需加做血管多普勒超声检查或静脉造影。

因深静脉功能异常亦表现为表浅静脉曲张,所以下肢浅静脉曲张需与以下几种疾病鉴别:①原发性下肢深静脉瓣膜功能不全:常并发下肢浅静脉曲张,临床症状重,患者久站时出现明显肿胀和疼痛,最可靠的诊断方法是下肢静脉造影。②下肢深静脉血栓形成后遗症:多有深静脉血栓形成病史(发病急骤,肢体肿胀、疼痛,腓肠肌握痛或体温升高,股三角压痛等),后遗症状也较明显,患肢沉重、胀痛及皮肤营养改变较原发性下肢静脉曲张为重。在血管闭塞期,Perthes 试验阳性。③下肢动静脉瘘:浅表静脉曲张十分明显,皮温升高,沿血管走行有震颤及杂音。

【治疗】

1. 非手术治疗 包括弹力治疗和药物治疗。弹力治疗指穿弹力袜或弹力绷带外部加压,适用于大多数患者,疗效肯定。黄酮类和七叶皂苷类药物可缓解酸胀和水肿等症状。非手术治疗适用于:①症状轻微又不愿手术者;②妊娠期发病的妇女,考虑分娩后症状可能消失;③有手术禁忌证者。

2. 注射硬化剂和压迫疗法 即曲张静脉内注入硬化剂后,用弹力绷带加压包扎的方法。适用于:①手术后残余的静脉曲张及术后复发者;②孤立的、小的静脉曲张者;③小腿交通静脉瓣膜关闭不全,伴有皮肤并发症者。

3. 手术疗法 是治疗下肢静脉曲张的根本方法。适用于下肢浅静脉瓣膜和交通支瓣膜关闭不全,而深静脉通畅者。主要方法是大隐静脉高位结扎加分段剥脱术,如合并小隐静脉曲张,也应行结扎并剥脱。

二、原发性下肢深静脉瓣膜关闭不全

原发性下肢深静脉瓣膜关闭不全是指深静脉瓣膜不能紧密关闭,引起血液逆流,但无先天性或继发性原因,有别于深静脉血栓形成后瓣膜功能不全及原发性下肢静脉曲张。

【临床表现】

根据临床表现的轻重程度不同,可分为轻中重度:①轻度:久站后下肢沉重不适,踝部轻度水肿;②中度:轻度皮肤色素沉着及皮下组织纤维化,单个小溃疡,下肢沉重感明显,踝部中度肿胀;③重度:短时间活动后即出现小腿胀痛或沉重感,水肿明显并累及小腿,伴有广泛色素沉着、湿疹或多个复发性溃疡(已愈合或活动期)。

【诊断和鉴别诊断】

鉴于浅静脉曲张是多种疾病的主要症状,因此需要做深静脉瓣膜功能不全检查方能明确诊断。

1. 静脉造影　下肢静脉顺行造影显示下列特点:深静脉全程通畅,明显扩张;瓣膜影模糊或消失,失去正常的竹节状形态而呈直筒状;Valsalva 屏气试验时,可见含有造影剂的静脉血自瓣膜近心端向瓣膜远侧逆流。

2. 下肢活动静脉压测定　可间接地了解瓣膜功能,常作为筛选检查。

3. 超声多普勒检查　可以观察瓣膜关闭活动及有无逆向血流。

原发性深静脉瓣膜关闭不全应与深静脉血栓形成后综合征相鉴别,二者临床表现相似,但是处理方法不尽相同。

【治疗】

凡诊断明确,应结合临床表现的严重程度,考虑施行深静脉瓣膜重建术。主要方法有:①股浅静脉腔内瓣膜成形术;②股浅静脉腔外瓣膜成形术;③股静脉壁环形缩窄术;④带瓣膜静脉段移植术;⑤半腱肌-股二头肌袢腘静脉瓣膜代替术。由于深静脉瓣膜关闭不全同时伴有浅静脉曲张,因此需要同时做大隐静脉高位结扎、曲张静脉剥脱,已有足靴区色素沉着或溃疡者,尚需做交通静脉结扎术。

第三节　下肢深静脉血栓形成

深部静脉血栓形成多发生于下肢,其形成主要原因为血流滞缓、静脉壁损伤和高凝状态。根据发生部位,临床上可分为两类:小腿肌肉静脉丛血栓形成(周围型)和髂-股静脉血栓形成(中央型),此两型都可通过顺行繁衍或逆行扩展而累及整个肢体,称为混合型,这是临床中最常见的类型。

【临床表现】

1. 根据急性期血栓形成的解剖部位分型　①中央型:即髂-股静脉血栓形成。起病急,全下肢明显肿胀,患侧髂窝、股三角区有疼痛和压痛,浅静脉扩张,患肢皮温及体温均升高,以左侧多发。②周围型:包括股静脉或小腿深静脉血栓形成。局限于股静脉的血栓形成,主要是大腿肿痛;局限于小腿部的深静脉血栓形成,临床特点为突发小腿剧痛,行走时加重,甚至患足不能踏平,做踝关节过度背屈试验可导致小腿剧痛。③混合型:即全下肢深静脉血栓形成。表现为全下肢肿胀、剧痛,股三角区、腘窝、小腿肌层均压痛,常伴有体温升高和脉率加速(股白肿)。如病程继续进展,对下肢动脉造成压迫及动脉痉挛,导致下肢动脉供血障碍,出现足背部动脉和胫后动脉搏动消失,进而小腿和足部往往出现水疱,皮肤温度明显降低并呈青紫色(股青肿),如不及时处理可发生静脉性坏疽。

2. 根据临床病程演变分型　①闭塞型:疾病早期,深静脉内阻塞,下肢严重肿胀和胀痛,伴有广泛浅静脉扩张。无明显小腿营养障碍性改变。②部分再通型:病程中期,深静脉部分再通。肢体肿胀及胀痛减轻,但浅静脉扩张更明显,小腿可见色素沉着。③再通型:病程后期,深静脉大部分或完全再通,下肢肿胀减轻但在活动后加重,明显的浅静脉曲张,小腿广泛色素沉着和慢性复发性溃疡。④再发型:在已经再通的深静脉内再次急性深静脉血栓形成。

【诊断】

一侧肢体突然发生的肿胀,伴有胀痛、浅静脉扩张,都应怀疑下肢深静脉血栓。症状典型的下肢深静脉血栓可根据其明显的临床表现进行诊断,但一些患者如小腿肌肉静脉丛血栓形成的症状往往不典型,难以确诊,为了进一步确定诊断及明确血栓范围,可做如下检查:①血管多普勒超声;②放射性核素检查;③肢体容积描记法检查;④静脉造影检查等。目前认为血管多普勒超声及肢体容积描记法检查对髂-股静脉血栓形成最有价值;而放射性核素检查对检查小腿静脉丛血栓形成帮助较大;静脉造影虽是有创检查,但准确率最高。

【治疗】

下肢深静脉血栓形成常与手术及术后制动关系密切。因此应注意预防;注意下肢的活动及术后应用抗凝药物,如低分子肝素等。诊断明确的下肢深静脉血栓形成患者,治疗方法应根据类型及病情而定,多是非手术疗法。

1. 非手术疗法

(1)一般处理:卧床休息,患肢抬高,适当使用利尿剂,以减轻肢体肿胀。病情允许时需穿弹力袜或弹力绷带后起床活动。

(2)溶栓疗法:静脉滴注链激酶、尿激酶、组织型纤溶酶原激活剂等,能激活血浆中的纤溶酶原成为纤溶酶,溶解血栓。

(3)抗凝疗法:通常先用普通肝素或低分子肝素静脉或皮下注射,达到低凝状态后改用维生素 K 拮抗剂(如华法林)口服,对于初次、继发于一过性危险因素者,至少服用 3 个月;对于初次原发者,服药 6~12 个月或更长时间。

(4)祛聚疗法:常用药物是低分子右旋糖酐、阿司匹林、双嘧达莫、丹参等,作为辅助疗法。

2. 手术疗法　适用于一般不超过 48 小时的原发性髂-股静脉血栓形成。如检查血栓范围局限,只需切开患侧股静脉,消除血栓即可;如血栓已向近、远侧扩展,可辅用 Fogarty 导管取栓术。一般用 Fogarty 导管插向近端取出近侧血栓,沿静脉定向用挤压法挤压出远侧血栓;也可用 Fogarty 导管从静脉远端向近端插入的方法取血栓。无论何种,术后均应继续应用抗凝、溶栓、祛聚治疗。

【并发症】

深静脉血栓如脱落进入肺动脉,可引起肺栓塞甚至致死,应十分重视。经外周静脉途径,利用特制的传送装置将带有滤网的金属支架放入下腔静脉,可阻止下肢深静脉内脱落的血栓进入下腔静脉,防止肺栓塞的发生。

知识链接

周围血管疾病的预防

预防周围血管疾病,首先从发病原因入手,避免或减少周围血管疾病的发病的诱发因素、高危因素,及时预防和治疗并发症。戒烟;长期卧床注意定时翻身、按摩双下肢;积极抗感染;合理应用抗凝、止血药物;医疗操作要细心、轻柔,尽量避免损伤周围血管;减少过多搬动,预防深部静脉血栓脱落有助于减少肺栓塞发生。肺栓塞是一种发病急、病情重、猝死率高、发病率和误诊率均很高的心肺血管疾病,应引起足够重视。

(曹礼荣)

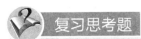

扫一扫
测一测

1. 简述下肢动脉硬化闭塞症的 Fontaine 分期法。

2. 简述下肢深静脉血栓形成急性期血栓形成的解剖部位分型。

3. 叙述下肢深静脉血栓形成的治疗。

第三十二章

泌尿、男性生殖系统外科疾病的主要症状及鉴别诊断

学习要点

泌尿、男性生殖系统外科疾病的主要症状、临床表现及检查;血尿的鉴别诊断。

泌尿外科是外科学的一门重要分支学科,是专门研究、诊断和处理泌尿、男性生殖系统、肾上腺外科疾病的学科。近几年来,由于科学技术的进步,现代的检查和诊断方法快速发展,如 B 超、CT、MRI、内镜等技术在临床中广泛应用,使得泌尿外科医师的诊断水平明显提高。但是,全面系统地收集病史,掌握患者症状、体征、正确运用各种检查方法和手段,对提高疾病的诊断、治疗和预防有着重要意义。

第一节　泌尿、男性生殖系统外科疾病的主要临床表现

一、排尿异常

1. 尿频　排尿次数明显增多称为尿频。正常人排尿次数因年龄、饮水量、气候和个人习惯而不同,一般成年人白天排尿 4~6 次,夜间 0~1 次,每次尿量 400~500ml。泌尿、生殖系统出现炎症,各种原因所致膀胱容量缩小;下尿路梗阻致残余尿量增多或神经源性膀胱逼尿肌反射性亢进时,排尿次数明显增多,而每次尿量减少。当多饮水、服用利尿药物、内科疾病(如糖尿病、尿崩症或肾浓缩功能障碍),出现排尿次数增多而每次尿量正常,甚至增多现象。

2. 尿急　有尿意时即迫不及待地要排尿而难以自控,而每次尿量却很少者称尿急。多见于下尿路急性炎症或膀胱容量显著缩小的患者,常与尿频同时存在。

322

膀胱过度活动症

以尿急为特征,伴有尿频和夜尿,可伴有或不伴有急迫性尿失禁,此症候群称为膀胱过度活动症(overactive bladder,OAB)。OAB 的病因尚不十分明确,但临床上多种疾病可出现 OAB 症状,如各种原因引起的膀胱出口梗阻、神经源性排尿功能障碍、泌尿生殖系统感染等。良性前列腺增生的 OAB 症状,既是继发性的,也可能是原发病并存的症状。

3. 尿痛　排尿初期、排尿过程中、尿末或排尿后,尿道或膀胱区出现疼痛。疼痛的程度由烧灼感至刀割样痛不等,多见于泌尿生殖系炎症患者。尿频、尿急、尿痛三者常同时存在,称为膀胱刺激征。

4. 排尿困难　尿液不能通畅排出,表现为排尿费力、延迟、射程短、尿线无力、尿线变细、滴沥等。主要由膀胱以下尿路梗阻引起。

5. 尿潴留　膀胱内有尿但不能自行排出者称为尿潴留。分为急性和慢性两类。急性尿潴留常见于膀胱颈以下突然梗阻或腹部、会阴部手术后,膀胱过度充盈后逼尿肌发生弹性疲劳,暂时失去逼尿功能,下腹部胀痛难以忍受,耻骨上可触及胀大的膀胱。慢性尿潴留是由于膀胱出口以下尿路不完全性梗阻或神经源性膀胱所致。排尿困难逐渐加重,发病缓慢、病程较长,膀胱膨胀,患者感耻骨上区不适,严重时可出现充溢性尿失禁。

6. 尿失禁　排尿不能自控,尿液不自主由尿道排出称为尿失禁。根据病因不同分为四种类型:①真性尿失禁:又称完全性尿失禁。膀胱失去控尿能力,尿不断自膀胱流出而膀胱空虚。常见原因有手术、外伤或先天性疾病引起的膀胱颈和尿道括约肌的损伤。②压力性尿失禁:当腹压增加如咳嗽、喷嚏、大笑、屏气或从高处跳下时尿液不自主流出,常见于经产妇,由于分娩或产伤所致膀胱支持组织和盆底肌肉松弛使尿道括约肌控尿能力减弱所致。③充溢性尿失禁:由于各种原因引起慢性尿潴留、膀胱过度充盈压力增加而导致的尿液间断或不断溢出。见于前列腺增生等原因所致慢性尿潴留。④急迫性尿失禁:常伴有严重的尿频、尿急、不能控制尿液而发生排空。见于急性膀胱炎、不稳定膀胱、前列腺增生患者术后近期等。

7. 遗尿　入睡后尿液不自主排出,俗称尿床。2~3 岁以前可为生理性,超过 3 岁者除功能性外,见于神经源性膀胱、感染、大脑皮质发育延迟、后尿道瓣膜等病理性原因所致,应行泌尿系检查。

8. 尿流中断　排尿过程中尿流突然中断,常伴有尿道的放射性疼痛,见于膀胱结石。

二、尿液异常

1. 血尿　有血液随尿排出。血尿是泌尿系统疾病重要的症状之一,往往是疾病的一个危险信号,但血尿程度与疾病严重性不成比例。血尿伴有或无疼痛是区别良恶性泌尿系统疾病的重要因素,血尿伴排尿疼痛大多与膀胱炎或尿石症有关;而无痛性血尿除非另有其他的证据,否则提示泌尿系肿瘤。根据尿液含血量的多少可分为镜下血尿和肉眼血尿。

（1）镜下血尿：通过显微镜见到尿液中含有红细胞。正常人尿镜检每高倍镜视野所见到 0~2 个红细胞,离心后每高倍镜视野下红细胞超过 3 个,即为镜下血尿。常见于泌尿系慢性感染、结石、急性或慢性肾炎、肾下垂。

（2）肉眼血尿：肉眼能见到尿中有血色或血块者,称为肉眼血尿。一般每 1000ml 尿液中含 1ml 血液即呈肉眼血尿。常见于泌尿系肿瘤、急性膀胱炎、急性前列腺炎、膀胱结石或创伤等疾病引起。

2. 脓尿　经离心尿液每高倍镜视野白细胞超过 5 个以上者为脓尿,提示泌尿生殖系统感染。为避免污染,女性应留中段尿,男性应翻开包皮收集标本。

3. 乳糜尿　尿呈乳白色,含淋巴液或乳糜,放置后凝成块,如同时含有蛋白和血液,尿呈粉红色称为乳糜血尿。常由于丝虫病引起的腹膜后淋巴管或胸导管阻塞、扩张、破裂与尿路相通所致。

4. 结晶尿　尿中有机或无机物沉淀形成结晶称为结晶尿。常见于尿中盐类呈过饱和状态时。

5. 少尿或无尿　24 小时尿量少于 400ml 者称为少尿;少于 100ml 者称为无尿。常见于急性肾衰竭、严重腹水患者。

三、尿道分泌物

泌尿生殖系疾病常出现尿道分泌物,可分为黏液性、脓性和血性。大量黏稠、黄色的脓性分泌物是淋菌性尿道炎典型症状;少量无色或白色稀薄分泌物为支原体、衣原体所致非淋菌性尿道炎而引起;慢性前列腺炎患者在晨起排尿前或大便后尿道口出现少量乳白色、黏稠分泌物;血性分泌物提示多为尿道损伤或肿瘤、感染所致。

四、其他临床表现

泌尿、男性生殖系统其他症状包括疼痛、肿块、性功能障碍等;疼痛为常见泌尿系重要症状,器官病变引起的疼痛,常出现在该器官所在部位,但也可沿神经放射至其他相应部位。

1. 肾和输尿管疼痛　肾脏病变,如肾结核、较大肾结石、肾积水、肾肿瘤等引起局部疼痛常位于肋脊角、腰部和上腹部,一般为持续性钝痛。由肾盂输尿管连接处或输尿管急性梗阻、输尿管扩张引起的疼痛,呈肾绞痛。其特点是阵发性绞痛、剧烈难忍、辗转不安、大汗伴恶心呕吐,疼痛可沿输尿管行径放射至下腹、膀胱区、外阴或大腿内侧。

2. 膀胱疼痛　疼痛常位于耻骨上区域,也可在盆腔内,多为持续性胀痛或不适感。常见于炎症、结石或肿瘤引起,与排尿有关,疼痛可向阴茎头部及尿道远端放射。

3. 前列腺痛　前列腺炎引起的疼痛,可在会阴、直肠、腰骶部、耻骨上区、腹股沟区、睾丸等部位出现疼痛。

4. 阴囊痛　一般由睾丸或附睾病变引起,如外伤、精索扭转、睾丸或附睾附属物扭转以及感染;还可由阴囊壁自身感染引起。

5. 肿块　泌尿、男性生殖系统外科疾病有时仅以肿块为表现。如肾肿瘤、肾积水和肾积脓以及阴囊内肿块如睾丸肿瘤、附睾肿瘤、附睾结核、鞘膜积液等。

6. 性功能障碍　男性性功能障碍表现为性欲异常、勃起功能障碍、射精功能障碍等。阳痿属重度的勃起功能障碍,可由精神心理因素、血管病变、神经病变、内分泌疾病、药物等引起;而早泄大多数属功能性。

第二节　泌尿、男性生殖系统外科检查

一、体格检查

全面系统全身检查同时,重点在于腰腹部、阴囊和会阴部检查。

1. 就诊时检查患者有无臭味　阴茎癌感染有恶臭味;尿失禁有尿臊味;严重的包皮、龟头炎亦有臭味。

2. 肾区检查　遵循视、触、叩、听的原则进行。视诊时注意脊肋处有无隆起、肿胀、炎症表现;触诊时患者取平卧位,双下肢屈曲,正常时一般不能触及肾。如有肾肿瘤、肾积水,尤其是肾下极的肿瘤较容易触及。怀疑肾下垂时,应取立位或坐位双合诊;叩诊时左手平放于患者肋脊角处,右手握拳轻叩,在肾结石、肾脏有病变时,可出现叩击痛;听诊时若怀疑有肾动脉狭窄、肾动脉瘤或动静脉瘘时,可在上腹部两侧或腰部听到血管杂音。

3. 输尿管检查　沿着输尿管走行区域行深部触诊,有无包块或压痛。如压痛阳性,提示为结石或炎症。

4. 膀胱检查　观察膀胱区有无隆起和肿块,如膀胱隆起充盈,叩诊呈现浊音提示有尿潴留,膀胱的较大肿瘤,可经直肠或阴道行双合诊。

5. 男性生殖器检查　观察阴毛的分布,正常呈菱形或三角形分布。阴茎发育有无弯曲,尿道口位置是否正常,有无分泌物,包皮有无过长或包茎,龟头处有无溃疡、肿块,阴茎海绵体有无硬结,阴囊皮肤有无红肿、增厚、肿大;触诊注意睾丸大小,特别要注意阴囊内、附睾及精索有无结节、肿块及触痛,输精管粗细、有无结节。阴囊肿块要做透光试验,与斜疝鉴别。前列腺和精囊检查前先排空尿液,行侧卧位、站立弯腰体位或膝胸位做直肠指检,注意大小、质地、有无结节、压痛,中间沟是否变浅或消失。正常前列腺大小 4cm×3cm、质地中等、有弹性、中间沟存在、表面光滑。精囊在前列腺的上方,一般不易触到。检查前列腺并收集液体进行实验室检查,其按摩的方法是从上到下、从外向中间按摩、反复进行 3~4 次、将前列腺液挤入尿道并收集于玻片或试管中送检。注意在急性炎症期禁忌按摩。

二、实验室检查

1. 尿液检查

(1)尿常规检查:收集尿液标本时应注意避免污染,以清洁容器留取患者清晨第一次中段尿液及时送检。女性宜留取中段尿,月经期间不留尿道排出的尿液送检,男性应翻开包皮收集标本,经耻骨上膀胱穿刺抽取尿液标本最准确。留 24 小时尿者应在容器中加入防腐剂。

(2)尿三杯试验:在患者不中断排尿的情况下,取最初 10~15ml 为第一杯,排尿最后 10ml 为第三杯,中间部分为第二杯,分别送检来判断病变部位。如第一杯异常,则提示病变在尿道;第三杯异常提示病变在后尿道、膀胱颈部及三角区;如三杯均异常,

提示病变在膀胱或上尿路。

（3）尿细菌学检查：可用涂片、培养、动物接种及 PCR 检测。尿培养时如每毫升尿中菌落数超过 10^5 提示有尿路感染，小于 10^3 考虑污染，如在 $10^3 \sim 10^4$ 考虑可疑感染，应重新复查。对于有尿路症状的患者，致病菌菌落数 $>10^5$ 个/ml，可做药物敏感试验，指导用药。

（4）尿脱落细胞学检查：取新鲜尿液行荧光染色找肿瘤细胞对泌尿系统上皮肿瘤的早期诊断有一定帮助。

（5）膀胱肿瘤抗原（BTA）：测定尿中有无肿瘤相关抗原，包括定性和定量两种方法，定性方法简单，正确率在 70% 左右，可作为初筛或随访。

2. 肾功能检查　肾功能检查不仅可了解肾功能有无损伤及损害程度，而且可根据肾功能状况来判断治疗效果和预后。

（1）尿比重测定：是判断肾功能最简便的方法，但影响尿比重的因素较多，不够精确可靠。肾功能受损时，尿比重降低，肾衰竭时尿比重固定或接近于 1.010。

（2）血肌酐和血尿素氮的测定：为体内蛋白代谢后的产物，主要经肾小球滤过排出，但血尿素氮易受分解代谢、饮食和上消化道出血等因素影响。当双侧肾组织受损重量超过 2/3 时，二者均会增高，可判断病情和预后。正常时血清肌酐值为 42 ~ 133μmol/L，血尿素氮 3.2~7.1mmol/L。

（3）内生肌酐清除率：可测定肾小球滤过率，临床比较常用。正常值为 90 ~ 110ml/min。

（4）酚磺酞排泄试验：94%的酚磺酞（PSP）由肾小球排泄，测特定的时间内，尿中酚磺酞的排出量能反映肾小管的排泄功能。

3. 前列腺液检查　通过前列腺按摩，挤出前列腺液送镜检或培养及 PCR 检查可诊断慢性前列腺炎。正常前列腺液呈稀薄、淡乳白色，镜检有大量的卵磷脂结晶小体和少数白细胞，但无脓细胞。如卵磷脂小体减少而白细胞数每高倍镜视野超过 10 个，或见脓细胞，表示炎症存在。急性前列腺炎禁止按摩。

4. 精液检查　有助于男性不育症的诊断。检查前 5~7 日内应无排精现象，排精后 20 分钟内送检，常规检查包括量、颜色、pH、稠度、精子状况及精液生化测定。正常精液为乳白色不透明，量为 2~6ml，有一定黏度，5~30 分钟内液化，pH 7~8，精子数不少于 2000 万/ml，活动度超过 60%。

5. 前列腺特异抗原（PSA）　健康男性血清 PSA<4ng/ml，如大于 10ng/ml 应高度怀疑前列腺癌的可能。检查前 1 周避免直肠指检、前列腺按摩、经尿道超声等操作。

6. 流式细胞测定　主要是检测单细胞形态及细胞与组织内 DNA、细胞抗原及激素受体等物质含量。为泌尿、男性生殖系统肿瘤的早期诊断及预后判断提供信息。

三、器械检查

1. 导尿检查　经尿道插入导尿管可用于诊断和治疗。主要可用于收集尿液标本、测定膀胱容量、压力、残余尿；了解尿道有无狭窄、梗阻或异物；确定膀胱有无损伤。也可用于解除尿潴留，膀胱内灌注药物等治疗。急性尿道炎禁导尿检查。

2. 残余尿量测定　排尽尿液后立即插入导尿管测残余尿，反映膀胱排空功能，正常时无残余尿。现在多用 B 型超声测定残余尿量，有残余尿量者多见于前列腺增生、神经源性膀胱、尿道狭窄等。

3. 尿道金属探条　当尿道狭窄时,用尿道金属探条进行扩张。

4. 尿道膀胱镜检查及输尿管插管　可直视下检查尿道、膀胱内有无病变,通过膀胱镜取活体组织检查、钳取异物、挤碎结石、电灼肿瘤;通过膀胱镜向两侧输尿管插入输尿管导管,收集双侧肾盂尿送检或进行输尿管肾盂逆行造影,也可置入输尿管支架管行内引流术。尿道狭窄、急性膀胱炎或膀胱容量少于 50ml 者禁忌行此检查。

5. 经尿道输尿管肾镜检查　有硬性或软性两种。经尿道、膀胱进入输尿管及肾盂,直视下检查输尿管、肾盂内有无病变。适用于原因不明的单侧肉眼血尿或细胞学检查阳性,造影显示输尿管充盈缺损等患者。亦可在直视下取石、碎石、切除或电灼肿瘤、取活体组织送检。全身出血性疾病、前列腺增生、病变以下输尿管狭窄及其他禁忌做膀胱镜检查者不能做此检查。

6. 前列腺细针穿刺活检　可以判断前列腺结节或其他部位异常的良恶性病变。有经直肠或会阴部两种途径。

四、影像学检查

1. X 线检查

(1)尿路平片(KUB):从第 11 胸椎到耻骨联合或稍低水平,包括肾、输尿管、膀胱和后尿道摄片,观察泌尿系有无结石、钙化,肾脏轮廓、骨骼形态是否正常及其他软组织影。

(2)排泄性尿路造影(IVU):是泌尿系统最常见和有效的诊断方法之一。检查当天不进早餐,禁饮水 6~12 小时,以便尿液浓缩。静脉注入有机碘造影剂后进行摄片,用于了解肾功能,观察肾、输尿管及膀胱的形态,有无扩张、移位、受压和充盈缺损。妊娠和肾功能严重损害者禁用,造影前应做碘过敏试验。

(3)逆行肾盂造影:经尿道膀胱输尿管置导管,再注入有机碘造影剂。适用于禁忌做排泄性尿路造影或显影不清晰者。急性尿路感染及尿道狭窄时不能做此检查。

(4)经皮肾盂穿刺造影:当静脉肾盂造影显影不良,逆行肾盂造影失败或有禁忌而又疑有上尿路梗阻性病变时。在 B 型超声指引下进行肾盂肾盏穿刺,注入造影剂,能较好显示上尿路形态。

(5)膀胱造影和排尿性膀胱尿道造影:经尿道置入导尿管后注入造影剂。用于显示膀胱形态改变、膀胱憩室、膀胱瘘、较大的膀胱肿瘤。排泄性膀胱尿道造影可显示尿道病变及膀胱输尿管回流。

(6)肾动脉造影:适用于肾血管疾病、肾损伤、肾实质肿瘤等疾病检查。数字减影血管造影(DSA)能清晰地显示血管影像包括肾实质内 1~2mm 直径的血管,可精确诊断肾动脉及其分支的细小病变。

(7)淋巴造影:经足背淋巴管注入碘油,显示腹股沟、盆腔、腹膜后淋巴管和淋巴结,用于显示泌尿、男性生殖系统恶性肿瘤的淋巴结转移和淋巴管梗阻及了解乳糜尿患者的淋巴系统通路。

(8)精道造影:经输精管穿刺或经尿道射精管插管造影,显示输精管、精囊及射精管。适用于血精症患者检查。

(9)CT 扫描:通过 CT 平扫或对比增强扫描两种方法鉴别肾囊肿和肾实质性病

变,确定肾损伤范围和程度,肾、膀胱、前列腺癌及肾上腺肿瘤的诊断和分期。能显示腹部、盆腔转移的淋巴结。

2. B超检查　系无创伤性检查。广泛用于肾、肾上腺、膀胱、前列腺、精囊、阴茎和阴囊疾病的诊断、治疗和随访,对禁忌做排泄性尿路造影或不宜接受 X 线检查者更有意义。

3. 磁共振成像(MRI)　通过三个切面观察图像,组织分辨率更高,不需造影剂,无 X 线辐射。对泌尿系肿瘤的诊断和分期,肾囊肿内容物性质鉴别、肾上腺肿瘤的诊断,能提供较 CT 更为可靠的依据。磁共振血管成像(MRA)适用于肾动脉瘘、肾动静脉瘘、肾动脉狭窄、肾静脉血栓形成;肾癌分期,特别是了解侵犯肾血管的情况以及肾移植术后血管通畅情况。磁共振尿路成像(MRU)是一种磁共振水成像,无须造影剂和插管而显示肾盏、肾盂、输尿管的形态和结构,是上尿路梗阻无创检查方法。

4. 放射性核素显像　特点是核素用量小,几乎无放射性损害,不影响机体正常生理过程的情况下显示体内器官的形态和功能。主要的放射性核素显像检查有肾图、肾显像、肾上腺皮质、髓质核素显像、骨显像及阴囊显像等。

第三节　血尿的鉴别诊断

一、血尿的鉴别

1. 有些食物和药物能使尿液呈红色。如大黄、酚酞、利福平、嘌呤类等药物。
2. 血红蛋白尿见于各种溶血性疾病,尿呈红色但无红细胞。
3. 肌红蛋白尿在大面积烧伤、挤压综合征时大面积肌肉的挤压伤、剧烈运动时出现。
4. 血紫质尿遇光后变成紫色。
5. 血精常在排精时或排精后尿道出血。

二、血尿的常见原因

1. 肿瘤　多为无痛间歇性全程血尿。应行尿脱落细胞学检查。
2. 泌尿系结核　除血尿外,还有进行性尿频、尿急、脓尿等临床症状。
3. 泌尿系感染　上尿路感染有全身症状、局部疼痛;下尿路感染除血尿外,还有膀胱刺激症状。
4. 尿石症　有腹痛或腰胀痛,多为镜下血尿,B超或腹部平片检查有助诊断。
5. 泌尿系损伤　有明显的外伤史。
6. 乳糜血尿　有丝虫病病史。多为乳糜尿,伴出血为乳糜血尿,尿乳糜试验阳性。
7. 肾下垂　多为瘦长体型。常因腰痛、血尿和尿路感染症状就诊。站立位肾扫描或肾分泌性造影可以诊断。
8. 肾血管异常　肾血管畸形、动脉瘤、动静脉瘘、肾盂黏膜的微小动脉瘤、海绵状血管瘤等突然破裂可发生肉眼血尿,需做血管造影和内镜检查有助于诊断。
9. 运动性血尿　过量运动可以造成运动性血尿,特点是运动后出现血尿。

三、血尿部位的鉴别

根据出血部位与血尿出现阶段的不同,可分为初始血尿、终末血尿和全程血尿三种类型。

1. 初始血尿　出血的部位在尿道。如外伤、炎症、肿瘤、血管破裂出血。出血量一般不多,如出血量较多时表现出尿道外口滴血或流血。

2. 终末血尿　病变部位在膀胱三角、膀胱颈、后尿道。如前列腺增生、结核性炎症、膀胱颈部肿瘤。出血发生在排尿结束时,由于膀胱逼尿肌收缩挤压病变部位所致。

3. 全程血尿　病变部位在膀胱或膀胱以上,如肾、输尿管或膀胱肿瘤、结石等。

4. 尿三杯试验　在患者不中断排尿的情况下,取最初 10~15ml 为第一杯,排尿最后 10ml 为第三杯,中间部分为第二杯,分别送检来判断病变部位。

5. 膀胱镜检及输尿管肾镜检查　通过膀胱镜可以观察输尿管口是否出血及膀胱病变,输尿管肾镜可以直接插入观察。

四、发生血尿疾病的鉴别

除许多泌尿外科疾病可引起血尿外,药物、内科疾病等也可引起血尿。

1. 血液病　白血病、血友病、血小板减少性紫癜、再生障碍性贫血。

2. 传染病　猩红热、天花、败血症、流行性出血热、钩端螺旋体病、疟疾。

3. 心血管病　高血压、动脉硬化、心内膜炎、充血性心力衰竭、胶原性血管疾病、系统性红斑狼疮、结节性多动脉炎。

4. 药物　庆大霉素、保泰松、重金属、磺胺、水杨酸类均可引起血尿。

5. 常见肾内科疾病　①急性肾炎综合征;②特发性肾脏血尿综合征;③遗传性肾炎等。

(朱云根)

复习思考题

1. 尿失禁分哪几种类型,见于哪些疾病?
2. 尿三杯试验如何判断出血部位?

PPT 课件

33章PPT

扫一扫
知重点

第三十三章

常见泌尿、男性生殖系统外科疾病

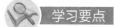

学习要点

　　常见泌尿系统损伤的病因、临床表现、诊断及治疗要点；上、下尿路结石的临床表现、诊断及治疗要点；泌尿、男性生殖系统肿瘤的临床表现、诊断及治疗要点；肾积水、前列腺增生症的临床表现、诊断及治疗要点；上、下尿路感染的临床表现、诊断及治疗要点。

第一节　泌尿系统损伤

　　泌尿系统损伤是指在重力的作用下造成泌尿系统脏器本身解剖结构被破坏而引出一系列的临床表现。通常是胸、腹、腰部或骨盆严重损伤的合并伤，以男性尿道损伤最多见，肾和膀胱损伤次之，输尿管损伤最少见（以医源性损伤为主）。泌尿系统损伤的主要临床表现是出血和尿外渗，在治疗上主要是及时处理出血、尿外渗、预防感染及尽可能保持尿路的连续和通畅。

一、肾损伤

　　肾深藏于肾窝，受到肋骨、腰肌、脊椎和前面的腹壁、腹腔内脏器、上面膈肌的保护，加之正常肾有一定的活动度，故不易受伤。但肾实质脆弱、包膜薄，周围有骨质结构，一旦受暴力打击也可引起肾损伤，多见于成年男性。

　　【病因及病理】

　　1. 按受伤机制　分为三类：①开放性损伤：因刀刃、弹片、枪弹等锐器损伤，局部伤口深达肾脏者，常伴有胸、腹部损伤，伤情复杂而严重；②闭合性损伤：腰部受到直接暴力撞击、挤压或间接的剧烈震荡所致；③医源性损伤：肾穿刺、内镜检查和治疗时偶尔出现肾损伤。此外，肾本身有病变时更易损伤，有时极轻微的创伤，也可造成严重的肾损伤。

　　2. 根据肾损伤的程度　可分为四种病理类型（图 33-1）：①肾挫伤：损伤仅局限于部分肾实质，形成肾瘀斑和包膜下血肿，肾包膜和肾盂黏膜完整。有时损伤涉及肾集合系统可有少量血尿。大多数患者属于此类，症状多轻微，常可自愈。②肾部分裂伤：肾实质部分裂伤伴肾包膜破裂，可致肾周围血肿。如肾盂肾盏黏膜破裂，血尿明显。

330

③肾全层裂伤:肾实质深度裂伤,伤及肾包膜,内达肾盂肾盏黏膜,此时可引起广泛肾周血肿、血尿和尿外渗。肾横断或破裂时,可引起部分肾组织缺血。④肾蒂裂伤:比较少见,肾蒂血管部分或全部撕裂时可引起严重的大出血、休克,患者常来不及诊治即已死亡。

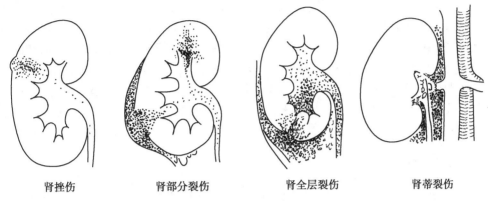

肾挫伤　　　　　肾部分裂伤　　　　肾全层裂伤　　　　肾蒂裂伤

图 33-1　肾损伤的病理类型

【临床表现】

1. 休克　一般不易发生休克,但肾裂伤严重、肾蒂裂伤或合并其他实质性脏器损伤时,出血明显可导致失血性休克,甚至危及生命。

2. 血尿　是确诊肾脏损伤的重要依据,多为肉眼血尿。肾实质裂伤伴有肾盂肾盏黏膜损伤时血尿更明显,但血尿的程度与损伤程度可不成比例。

3. 疼痛　肾包膜下血肿、肾周围软组织损伤、尿外渗可引起患侧腰部疼痛、腹痛。当血凝块堵塞输尿管可致肾绞痛;当腹膜后有广泛的积血和尿外渗时,可引起全腹疼痛和(或)腹膜刺激征。

4. 腰腹部肿块　肾周血肿和尿外渗使局部形成肿块,有明显触痛和肌强直。

5. 发热　尿外渗易并发感染并形成肾周脓肿,出现全身中毒症状。

【诊断】

1. 病史及体格检查　有明显外伤史及上述典型的临床表现。

2. 实验室检查　尿常规检查可见大量红细胞,血红蛋白和血细胞比容持续降低提示有活动性出血,白细胞升高提示有感染可能。

3. B超检查　能提示肾损害部位和程度,有无包膜下和肾周血肿、尿外渗等。

4. 排泄性尿路造影　使用大剂量造影剂做静脉推注造影,可发现造影剂排泄减少,肾、腰大肌影消失,脊柱侧旁以及造影剂外渗等。可帮助评价肾损伤的范围和程度。

5. CT　可清晰显示肾皮质裂伤、尿外渗和血肿范围,了解与周围组织和腹腔内其他脏器的关系,为首选检查。

【治疗】

如无合并其他脏器损伤,多数肾损伤可经非手术治疗,仅少数需手术治疗。

1. 紧急处理　如有大出血伴休克者,需迅速给予抢救措施,观察生命体征、输血、输液等抗休克治疗,并快速判断有无合并其他脏器损伤,做好手术探查准备。

2. 保守治疗 ①绝对卧床休息2~4周,尿常规检查正常后下床活动,2~3个月内避免激烈活动;②观察生命体征、尿液颜色和腰腹部肿块的变化,定时行血常规检测;③及时补充血容量和能量,维持水、电解质平衡,保持足量尿量;④应用抗生素预防感染;⑤适当应用镇静、止血、止痛等治疗。

3. 手术治疗 开放性肾损伤的患者几乎都要施行手术探查;严重肾裂伤、肾破裂及肾蒂损伤等闭合性损伤时,应尽早经腹入路施行手术。在保守治疗期间,如出现以下情况,需施行手术治疗:①经积极抗休克治疗后生命体征未见改善,提示有活动性内出血;②血尿逐渐加重,血红蛋白和血细胞比容持续降低;③腰、腹部肿块明显增大;④有腹腔内脏器损伤可能。具体手术方式根据病情而定,尿外渗明显行切开引流术,肾部分裂伤可行肾修补或部分切除术,严重的肾损伤无法修补而对侧肾功能良好时才可行患肾切除术。

二、膀胱损伤

膀胱空虚时位于骨盆深处,不易受损,膀胱充盈延伸至下腹部,且壁薄,因而外力时易致膀胱损伤。

【病因及病理】

1. 根据病因 分四大类:①开放性损伤:由弹片、子弹或其锐器贯通所致;②闭合性挫伤:当膀胱充盈时,腹部受撞击、挤压、骨盆骨折片刺破膀胱壁等引起;③医源性膀胱损伤:见于膀胱器械检查或治疗、下腹部手术等;④自发性破裂:合并有病变的膀胱(如膀胱结核、长期接受放射性治疗的膀胱)过度膨胀,发生破裂,称为自发性破裂。

2. 根据损伤程度 可将膀胱损伤分为两大病理类型:

(1)膀胱挫伤:仅伤及黏膜或肌层,膀胱壁未穿破,局部出血或形成血肿,可出现血尿。

(2)膀胱破裂:分腹膜内型与腹膜外型两类(图33-2):①腹膜内型:膀胱壁破裂伴腹膜破裂,与腹腔相通,尿液流入腹腔,引起腹膜炎,多见于膀胱后壁和顶部损伤;②腹膜外型:膀胱壁破裂,但所覆盖的腹膜完整。尿液外渗到膀胱周围组织及耻骨后间隙,沿骨盆筋膜到盆底或沿输尿管周围疏松组织蔓延到肾区。

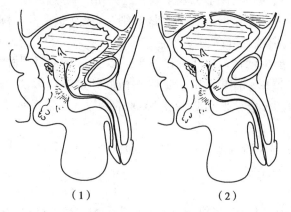

（1）　　　　　　　　　　　（2）

图33-2 膀胱破裂类型

（1）膀胱腹膜外破裂　（2）膀胱腹膜内破裂

【临床表现】

膀胱壁轻度挫伤仅有下腹部疼痛和少量终末血尿,短期自行消失;膀胱破裂时,不同病理类型而有其特殊临床表现。

1. 休克　骨盆骨折引起大出血,膀胱破裂引起尿外渗及腹膜炎,伤势严重者常发生休克。

2. 腹痛　腹膜外破裂时,尿外渗及血肿引起下腹部疼痛、压痛及肌紧张,直肠指检可触及直肠前壁饱满和触痛;腹膜内破裂时,引起急性腹膜炎,移动性浊音阳性。

3. 血尿和排尿困难　膀胱破裂时,当血块堵塞尿道或尿外渗到膀胱周围、腹腔内,患者有尿意,但不能排尿或仅少量血尿排出。

4. 尿瘘　开放性损伤,可引起体表伤口漏尿;如与直肠、阴道相通,则经肛门、阴道漏尿。闭合性损伤在尿外渗感染后破溃,可形成尿瘘。

5. 局部症状　闭合性损伤时,常有体表皮肤肿胀、血肿和瘀斑。

【诊断】

1. 病史及体格检查　有明显外伤史及上述典型的临床表现。

2. 导尿试验　导尿管能顺利插入膀胱,但只能引流出少量尿液;经导尿管注入生理盐水 200ml,5 分钟后吸出,如液体进出量差异很大,提示膀胱破裂。

3. X 线检查　腹部平片可发现骨盆或其他骨折。膀胱造影:自导尿管注入造影剂 300ml 进行摄片和排出造影剂后在进行摄片,如发现造影剂外漏,提示膀胱破裂。

4. B 超　可观察到膀胱壁连续性是否中断,在超声监视下经导尿管注入生理盐水,有时可见膀胱破裂口有液体流动征象。

【治疗】

膀胱破裂的处理原则:①关闭膀胱壁缺损;②保持尿液引流通畅或完全的尿流改道;③膀胱周围及其他尿外渗部位充分引流。

1. 紧急处理　对严重损伤、出血导致休克者,立即输血、输液、止血等积极抗休克治疗。膀胱破裂时,尽早应用抗生素预防感染。

2. 非手术治疗　膀胱挫伤或早期较小的膀胱破裂,膀胱造影仅有少量造影剂外漏者可采用非手术治疗。给予留置导尿管 10 日左右,保持导尿管通畅,应用抗生素预防感染等治疗措施,破口可自愈。

3. 手术治疗　较重的膀胱破裂,需尽早手术清除外渗尿液,修补膀胱裂口,在腹膜外做耻骨上膀胱造瘘,充分引流膀胱内尿液。

三、尿道损伤

尿道损伤是男性泌尿外科最常见损伤。男性尿道较长,以尿生殖膈为界,分为前后两部分,前尿道包括球部和阴茎部,后尿道包括前列腺部和膜部。前尿道损伤多发生在球部,后尿道损伤多在膜部。

【病因及病理】

1. 根据损伤病因　分三类:①开放性损伤。②闭合性损伤:会阴部骑跨伤,引起尿道球部损伤;骨盆骨折可引起尿道膜部损伤。③医源性损伤:经尿道器械操作不当可引起球部膜部交界处尿道损伤。

2. 根据损伤程度　病理分为三型:①尿道挫伤:尿道内层损伤,阴茎筋膜完整,仅有水肿和出血,可以自愈;②尿道裂伤:尿道壁部分全层断裂,引起尿道周围血肿和尿外渗及后期尿道狭窄;③尿道断裂:尿道完全断裂时,断部退缩、分离,血肿和尿外渗明显,可发生尿潴留。尿外渗的范围以生殖膈为分界,前尿道损伤时,尿外渗范围在阴茎、会阴、下腹壁和阴囊的皮下;后尿道前列腺部损伤时,尿外渗主要在前列腺和膀胱周围,外阴部不明显(图33-3)。

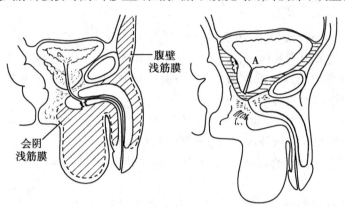

前尿道损伤尿外渗范围　　后尿道损伤尿外渗范围

图33-3　前、后尿道损伤尿外渗范围

【临床表现】

1. 休克　骨盆骨折所致尿道损伤,一般较严重,常因合并大出血,引起创伤性、失血性休克。

2. 疼痛　尿道球部损伤时会阴部肿胀、疼痛、排尿时加重;后尿道损伤时,下腹部疼痛、局部压痛、肌紧张,伴骨盆骨折者,移动时加剧。

3. 排尿困难　尿道挫伤时因局部水肿或疼痛性括约肌痉挛,出现排尿困难;尿道断裂时,不能排尿而发生急性尿潴留。

4. 尿道出血　前尿道损伤即使不排尿时尿道外口也可见血液滴出;后尿道损伤尿道口无流血或仅少量血液流出。

5. 尿外渗及血肿　尿生殖膈撕裂时,会阴、阴囊部出现血肿及尿外渗,并发感染时则出现全身中毒症状。

【诊断】

1. 病史及体格检查　有明显外伤史及上述典型的临床表现。

2. 诊断性导尿　轻缓插入导尿管,如顺利进入膀胱,说明尿道是连续而完整的。若一次插入困难,不应勉强反复试插,以免加重损伤及感染,尿道损伤并骨盆骨折时一般不易插入导尿管。

3. X线检查　可显示骨盆骨折情况,必要时从尿道注入造影剂20ml,确定尿道损伤部位、程度及造影剂有无外渗,了解尿液外渗情况。

【治疗】

1. 紧急处理　损伤严重伴失血性休克者,及时采取输血、输液等抗休克措施;骨盆骨折患者须平卧,勿随意搬动,以免加重损伤;尿潴留不宜导尿或未能立即手术者,可行耻骨上膀胱穿刺,吸出膀胱内尿液。

2. 非手术治疗　尿道挫伤及轻度损伤,症状较轻、尿道连续性存在而无排尿困难者,一般不需要特殊治疗;排尿困难或不能排尿、插入导尿管成功者,留置尿管1~2周,使用抗生素预防感染,一般无须特殊处理。

3.　手术治疗　①前尿道裂伤导尿失败或尿道断裂:行经会阴尿道修补或断端吻合术,并留置导尿管2~3周。病情严重、会阴或阴囊形成大血肿及尿外渗者,施行耻骨上膀胱穿刺造瘘术,3个月后再修补尿道,并在尿外渗区做多个皮肤切口,深达浅筋膜下,以引流外渗尿液;②骨盆骨折致后尿道损伤:病情稳定后,做耻骨上高位膀胱造瘘术。一般在3周内能恢复排尿;如不能恢复排尿,则留置造瘘管3个月,二期施行解除尿道狭窄的手术。

4.　并发症处理:为预防尿道狭窄,待患者拔除导尿管后,需定期做尿道扩张术。对于晚期发生的尿道狭窄,可用腔内技术行经尿道切开或切除狭窄部的瘢痕组织,或于伤后3个月经会阴部切口切除瘢痕组织,做尿道端端吻合术。后尿道合并肠损伤,应立即修补,并作暂时性结肠造瘘。如并发尿道直肠瘘,应待3~6个月后再施行修补手术。

第二节　尿　石　症

一、概述

泌尿系结石,又称尿石症,是泌尿外科的最常见疾病之一。男性多于女性,约3∶1。一般分为上尿路结石和下尿路结石,上尿路结石包括肾和输尿管结石,下尿路结石包括膀胱和尿道结石。由于结石形成机制未完全阐明,有多种学说,肾钙化斑、过饱和结晶、结石基质、晶体抑制物质、异质促进成核学说是结石形成的基本学说,常常是多种因素相互作用所致。目前仍没有十分理想的预防方法,故复发率高。我国尿石症多见于南方地区,北方相对少见。上尿路结石发病率明显高于下尿路结石。近10多年来尿路结石的治疗方法有很大改进,90%以上结石可采用非开放性手术治疗。

知识链接

尿石症的流行病学及病因学

1.　流行病学因素　包括年龄、性别、种族、职业、社会经济地位、饮食成分和结构、水分摄入量、气候、代谢和遗传等因素。上尿路结石好发年龄20~50岁,男性发病高峰年龄为35岁。女性有两个高峰:30岁及55岁。

2.　尿液因素　①形成结石物质排出过多:尿中钙、草酸或尿酸排出量增加,如长期卧床骨质脱钙,尿钙增多;代谢紊乱如甲状旁腺功能亢进、肾小管酸中毒等,均可使尿钙排出增加;痛风患者尿酸排出增高;内源性合成草酸增加或吸收草酸增加,可引起高草酸尿症。②尿pH改变:尿酸结石和胱氨酸结石在酸性尿中形成;磷酸钙及磷酸镁铵结石易在碱性尿中形成。③尿液浓缩:尿量减少致尿液浓缩时,尿中盐类和有机物质的浓度相对增高。④尿中抑制晶体形成和聚集的物质减少:正常尿中可能存在一些抑制晶体沉积的物质,如枸橼酸盐、酸性黏多糖、焦磷酸盐、镁等,其减少易引起尿路结石。⑤尿路感染:尿中细菌能分解尿素而形成氨,使尿呈碱性而引起磷酸镁铵结石。

3.　泌尿系局部因素　①尿路梗阻:尿液淤滞,尿中结晶物质易于沉积形成结石;②尿路感染:感染脓块、细菌残核可形成结石的核心;③尿路异物:尿路内存在不可吸收缝线、塑料管等,均可成为结石的核心物质。

【尿路结石的成分及性质】

草酸盐结石在我国最常见,质硬、粗糙、不规则,呈桑葚状,棕褐色,X 线片显影;磷酸钙、磷酸镁铵结石易碎、表面粗糙、灰白色、黄色或棕色,X 片上呈分层影,多形成鹿角形结石;尿酸结石质硬,表面光滑,常多发黄或红棕色,X 线片不显影;胱氨酸结石光滑,淡黄或黄棕色,X 线片不易显影,呈蜡样外观。

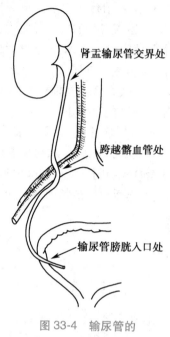

图 33-4　输尿管的三个生理性狭窄

【病理生理】

尿路结石可以引起泌尿系统的直接损伤,导致血尿,亦可造成梗阻、感染。结石、梗阻、感染三者互为因果,造成恶性循环。急性上尿路梗阻可引起平滑肌痉挛导致肾绞痛。慢性不全梗阻可引起肾积水、肾实质损害、肾功能减退。感染严重可造成肾积脓和梗阻,又可促进结石迅速增大或再形成结石。位于肾盂、膀胱的结石对黏膜的损伤偶可引起癌变。输尿管结石易停留在输尿管的三个生理性狭窄处,即肾盂输尿管交界处、输尿管跨越髂血管处、输尿管膀胱入口处(图 33-4)。结石停留在输尿管下 1/3 处最常见。

【预防】

目前无特效预防措施,可采用以下方法尽量减少结石复发。

1. 大量饮水使每日尿量达 2000ml 以上,使尿液稀释,减少尿盐沉积。

2. 去除尿路梗阻、控制尿路感染、消除代谢性因素所致结石的病因。

3. 饮食调节,多食用柑橘。草酸钙结石少吃菠菜、土豆、番茄、芦笋、干果,少饮浓茶;磷酸盐结石少食蛋黄和肉类,服用维生素 C 酸化尿液;尿酸结石和嘌呤结石少食肝、肾等动物内脏,并服用小苏打碱化尿液。

二、肾及输尿管结石

上尿路结石包括肾及输尿管结石,好发于男性青壮年。多在肾盂内形成,少数形成于梗阻的输尿管内。

【临床表现】

主要表现为与活动有关的血尿和疼痛,其表现与结石的大小、部位、损伤、感染及梗阻程度有关。

1. 疼痛　较大的结石不易活动,偶有腰腹部钝痛;较小的结石,易于活动,刺激肾盂、输尿管,引起平滑肌痉挛,出现剧烈的肾绞痛,表现为突然发作的腰部剧烈绞痛,向同侧下腹部、外阴及大腿内侧放射,伴恶心、呕吐,肾区叩击痛明显;输尿管末端结石常引起膀胱刺激症状。

2. 血尿　患者常在活动或肾绞痛后出现血尿,表现轻重不一,多为镜下血尿。部分上尿路结石者以活动后镜下血尿为唯一症状。如果结石引起尿路完全性梗阻或固定不动,则可不出现血尿。

3. 其他 结石梗阻引起肾积水时,可触及增大的肾脏,引起肾功能慢性损害,重者可导致慢性肾衰竭。当结石并发急性尿路感染时,腰痛加重,伴寒战、发热和尿路刺激症状。

【诊断与鉴别诊断】

1. 病史及体格检查 出现疼痛、血尿等典型临床表现,查体肾区有叩击痛,应首先考虑尿路结石。

2. 实验室检查 尿常规检查可见有镜下血尿,有时可见较多的白细胞、脓细胞或结晶,感染性尿结石患者尿细菌培养呈阳性,此外,还应行肾功能等检查。

3. 影像学检查

(1)B超检查:能发现平片不显影的小结石和透X线结石,还能显示肾结构改变和肾积水程度,了解肾实质厚度及肾功能等情况。

(2)X线检查:①X线平片:90%以上阳性结石能通过尿路平片检查发现,但应与胆囊结石、肠系膜淋巴结钙化、静脉结石相鉴别。结石过小、钙化程度不高或纯度较高的尿酸结石,X线常不显影。②排泄性尿路造影:显示结石所致的尿路形态和肾功能改变,有无引起结石的尿路局部因素,发现X线平片下不显影的尿酸结石。③逆行肾盂造影:当其他方法不能确诊时,可行逆行肾盂造影帮助诊断。④CT可发现尿路平片、排泄性尿路造影、超声不能显示的或较小的输尿管中下段结石。此外,疑有甲状旁腺功能亢进者,应做骨摄片。

(3)磁共振水成像(MRU):常用于静脉尿路造影有禁忌证的患者。

(4)放射性核素肾显影:能判断泌尿系梗阻程度和双肾功能受损情况,评价患肾治疗前后肾功能恢复情况。

4. 内镜检查 包括肾镜、输尿管镜和膀胱镜检查。当B超、影像学检查均不能确诊,可通过内镜明确诊断并进行治疗。

【治疗】

根据结石的大小、数目、位置、肾功能和全身情况,结合不同的病因、有无梗阻和感染的程度综合考虑治疗方案。

1. 保守治疗 适用于肾绞痛,结石小于0.6cm、表面光滑、无尿路梗阻的患者,主要采用抗感染、解痉止痛、扩张输尿管、利尿、调节饮食及中草药等综合治疗措施,促使结石排出。

2. 体外冲击波碎石(ESWL) 是将冲击波在体外聚焦后,采用X线或B超定位,将结石击碎排出,最适宜于直径≤2cm的结石。除结石远端尿路有狭窄、结石诱发癌变、非结石梗阻引起的肾损害、急性尿路感染、严重心脑血管疾病、安置心脏起搏器者、血肌酐≥265μmol/L、肺功能不全,出血性疾病或妊娠等以外,均可采用此方法治疗。但结石直径>3cm者不宜首选此方法。应限制每次冲击波的能量和冲击波次数(不超过3~5次),以减少副损伤,2次碎石的间隔10~14天以上为宜。

3. 手术治疗 随着腔内泌尿外科和ESWL的迅猛发展,90%以上的上尿路结石不必行开放性手术,手术治疗前做排泄性尿路造影以了解肾功能。合并感染者,先抗感染治疗;合并梗阻因素者,需在取石的同时解除梗阻;输尿管结石手术前需再做尿路平片作最后定位。

(1)非开放手术治疗主要包括:①输尿管镜取石或碎石术(URL):适用于输尿

管中下段结石、X 线片不显影结石以及因肥胖、结石硬、在同一部位停留时间过长而不适宜用 ESWL 治疗者,应用输尿管镜在直视下取出、套出或经超声、液电、激光、气压弹道等将结石击碎后取出。②经皮肾镜取石或碎石术(PCNL):适用于直径 ≥ 2cm 的肾盂结石及部分肾盏结石。创伤小,可进行多次取石,还可与 ESWL 联合治疗复杂性肾结石。禁忌证主要包括凝血功能障碍、过于肥胖穿刺针不能达到肾、脊柱畸形者等。

(2)腹腔镜输尿管切开取石术:包括经腹腔和经后腹腔两种手术途径。适用于输尿管结石>2cm,行开放手术或经 ESWL、输尿管镜手术治疗失败者。

(3)开放手术治疗:过去大多数尿石症患者采用开放手术取石,但是手术给患者造成的创伤较大,尤其是有的复杂性肾结石一次不易取净,有的复发率高,重复取石的手术难度较大,危险性增加,甚至有发生肾衰竭和失肾的可能。目前开放手术适用于结石直径大于 1cm,合并梗阻和感染,甚至癌变者,或非开放手术治疗、腹腔镜输尿管切开取石术失败。手术方法有输尿管切开取石、肾盂切开取石、肾窦肾盂切开取石、肾实质切开取石、无萎缩性肾切开取石、肾部分切除术。如肾结石引起癌变、并发严重感染积脓,肾功能丧失,而对侧肾功能正常者可行肾切除术。

双侧上尿路结石手术治疗原则:①双侧输尿管结石:应尽可能同时解除梗阻,同时行双侧输尿管镜碎石取石术,不能成功时,行输尿管逆行插管、经皮肾穿刺造瘘术或经皮肾镜碎石取石术。②一侧肾结石而对侧输尿管结石:先处理输尿管结石。③双侧肾结石:在尽可能保留肾的前提下,先处理安全易取出的一侧,若梗阻严重,全身情况差可以先行肾造瘘,待病情改善后再处理结石。④双侧上尿路结石或孤立肾上尿路结石引起梗阻导致无尿时,诊断明确,若全身情况允许,应及时手术;若病情严重不能耐受手术,也可先行输尿管插管引流,如插管引流失败,则改行经皮肾造瘘。目的是引流尿液,改善肾功能,待病情好转再选择合适的治疗方法。

知识链接

双 J 管

双 J 管又称双猪尾管,因两端卷曲,末端形似猪尾而得名。其支架和内引流作用,能解除输尿管炎症、水肿造成的暂时性梗阻,并能防止术后伤口漏尿和输尿管狭窄。同时,集合系统不与外界直接相通,可避免肾造瘘所引起的出血、感染;由于无外引流管的限制和不适感,患者可早期下床活动,有利术后康复。适用范围:①输尿管梗阻的治疗;②促使输尿管结石自发排出;③输尿管镜检查、体外冲击波碎石、输尿管镜取石或碎石术(URL)及经皮肾镜取石或碎石术(PCNL)等术后引流;④肾盂输尿管连接部狭窄的切开与重建;⑤恶性肿瘤造成的输尿管梗阻等。一般的双 J 管术后留置 4~6 周,需要返回原手术医院行膀胱镜取出。确需长期置管者,应每 2~3 个月更换1 次。

三、膀胱结石

膀胱结石有原发性与继发性两种。原发性膀胱结石多见于男孩,与营养不良和低蛋白饮食有关;继发性膀胱结石常见于良性前列腺增生、膀胱憩室、神经源性膀胱、异物或肾、输尿管结石排入膀胱。

【临床表现】

1. 尿流中断　为膀胱结石的典型表现。

2. 尿痛　结石较大或合并感染时可出现尿痛,以排尿终末期明显。

3. 膀胱刺激症状　继发感染时可出现膀胱刺激症状。

4. 血尿　结石与膀胱黏膜发生摩擦可导致血尿,以终末血尿最明显。

【诊断】

1. 有排尿过程中尿流中断、血尿等典型临床表现,应首先考虑膀胱结石。

2. X 线平片能显示绝大多数结石。

3. B 型超声检查能显示结石声影。

4. 膀胱镜检查用于 X 线平片、B 超不能确诊者,可直接观察结石及膀胱病变有无,并能为治疗方法的选择提供依据。

【治疗】

一般采用手术治疗,并同时治疗病因。膀胱感染严重时,应先抗感染治疗;若排尿困难,则先留置导尿管,以利于引流尿液及控制感染。

1. 经尿道膀胱镜取石或碎石　大多数结石可应用碎石钳机械碎石,并将碎石取出,适用于直径<3cm 的膀胱结石者。较大结石需采用液电、超声、激光或气压弹道碎石。

2. 耻骨上膀胱切开取石术　结石过大、过硬采用液电、超声激光或气压弹道碎石失败者或合并膀胱憩室病变、小儿及膀胱感染严重者,应施行耻骨上膀胱切开取石。

四、尿道结石

绝大多数尿道结石来自肾和膀胱。有尿道狭窄、尿道憩室及异物存在时亦可引起尿道结石。常见于男性,多数尿道结石位于前尿道。

【临床表现】

典型症状为排尿困难,点滴状排尿,伴尿痛,严重者可发生急性尿潴留及会阴部剧烈疼痛。

【诊断】

前尿道结石可沿尿道扪及,后尿道结石经直肠指检可触及,B 超和 X 线检查有助于明确诊断。

【治疗】

结石位于尿道舟状窝,可向尿道注入无菌液状石蜡,然后用力排尿、轻轻推压挤出或用小钳子取出。前尿道结石采用阴茎根部阻滞麻醉下,压迫结石近端尿道,防止结石后退,注入无菌液状石蜡,再向尿道远端轻轻挤出,尽量不做尿道切开取石。后尿道结石可用尿道探子将结石轻轻推入膀胱后,然后按膀胱结石处理,尽量不做尿道切开取石以防止尿道狭窄。

第三节　泌尿、男性生殖系统肿瘤

泌尿、男性生殖系统肿瘤是泌尿外科的常见病之一,大多数为恶性,而且近年来其发病率和死亡率逐年增高,其中我国以膀胱癌最常见,其次为肾肿瘤。阴茎癌随着我国卫生状况改善日趋减少,而以往较少见的前列腺癌在我国呈明显的上升趋势。

一、肾肿瘤

肾肿瘤95%为恶性,临床较常见的肾肿瘤有来源于肾小管的肾癌、来源于肾盂肾盏移行上皮的肾盂癌、来源于胚胎性肾组织的肾母细胞瘤。

(一)肾癌

【病理】

肾癌从肾小管上皮细胞发生,呈圆形、外有假包膜,切面呈黄色,可伴有出血、坏死和钙化,少数可呈囊性。镜下多见透明细胞,还有颗粒细胞和梭形细胞,半数肾癌同时含有两种细胞,以梭形细胞为主者恶性度高。肾癌局限在包膜内时恶性程度低,穿过包膜肿瘤可经血液、淋巴转移到肺、脑、骨、肝,也可直接扩展至肾静脉、腔静脉形成癌栓。

【临床表现】

患者年龄多在50岁以上,男女之比为2∶1。早期无明显症状,常在B超体检时发现。血尿、腰部肿块和疼痛合称为肾癌"三联征"。

1. 血尿 间歇性无痛性全程肉眼血尿是肾癌最常见的初发症状,表明肿瘤已经侵入肾盏、肾盂。

2. 疼痛 常为腰部钝痛或隐痛,多由于肿瘤生长使肾包膜膨胀或侵犯腰肌、邻近器官所致;当血块堵塞输尿管时可发生肾绞痛。

3. 腰部肿块 肿瘤较大时腰部或腹部可触及质地较硬的肿块。

4. 副瘤综合征 10%~40%的肾癌患者可出现副瘤综合征(以往称肾外表现),是肾癌的全身性表现,容易与其他全身性疾病症状相混淆,应注意鉴别。

【诊断】

1. 病史及典型临床表现 肾癌早期多无明显症状,易误诊,约半数患者体检时由B超或CT偶然发现。一旦出现血尿、疼痛、肿块三大典型症状的任何一种或出现副瘤综合征者即应重视,尤其是出现间歇性无痛性全程肉眼血尿时要考虑到肾癌的可能,应进一步检查。

2. B超 是肾癌首选的筛选检查,表现为肾实质内低回声光团,而非囊性改变。

3. CT、MRI 是诊断肾癌的主要影像学检查,能清楚显示1cm以上肾实质内肿块,对囊性和实质性肿块的鉴别准确率达96%以上(图33-5)。

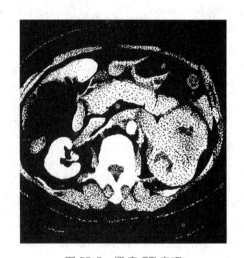

图33-5 肾癌CT表现

左肾癌,癌已侵入肾静脉内,右肾正常

4. X线检查 由于CT、MRI的应用,其诊断意义已明显降低。对于以上检查不能确诊者肾动脉造影也有助于诊断。

【治疗】

行根治性肾切除。术前行肾动脉栓塞可减少术中出血、使肿瘤缩小、提高切除率,术中先结扎肾蒂血管可减少出血和癌扩散,同时切除肾周脂肪及筋膜、肾门淋巴结和大部分输尿管。放疗、化疗效果不好,生物治疗和中药治疗有一定的疗效。

（二）肾母细胞瘤

肾母细胞瘤是婴幼儿最常见的腹部肿瘤,亦称 Wilms 瘤或肾胚胎瘤。

【病理】

肿瘤来源于胚胎性肾组织,是由上皮和间质组成的恶性混合瘤,内含腺体、肌肉、神经、软骨组织等。肿瘤增长极快,可囊性变和出血,肿瘤与正常组织无明显界限。转移途径同肾癌。肿瘤很少侵入肾盏、肾盂内,因此血尿少见。

【临床表现】

多发生在 5 岁以前儿童,成人偶见,早期无症状。虚弱婴幼儿腹部巨大的包块是本病的特点,多在给小儿洗澡穿衣时发现。肿瘤生长迅速,常伴有腹痛、发热和高血压。

【诊断】

5 岁以下消瘦的幼儿腹部出现巨大包块,应想到本病的可能性。X 线平片见大片软组织块影,造影见肾盏、肾盂受压或肿块较大而不显影。B 超、CT 和 MRI 有助于鉴别肾上腺神经母细胞瘤和肾积水。

【治疗】

手术切除肿瘤和术前及术后放疗、化疗的综合治疗,已显著提高生存率。

（三）肾盂肿瘤

泌尿系统从肾盏、肾盂、输尿管、膀胱和后尿道均为移行上皮,因组织结构和肿瘤病因、病理类似,故可同时或先后在以上部位生长肿瘤。

【病理】

95%的肾盂肿瘤为移行细胞乳头状瘤。可单发或多发,良性与恶性之间无明显界限,瘤细胞分化和基底浸润程度有很大差别。其转移途径除经血行转移到骨、肝、肺等器官外,常于早期转移到肾周围淋巴结。肾盂鳞状细胞癌和腺癌罕见,前者常因长期结石梗阻、感染的刺激而诱发。

【临床表现】

发病年龄大多数为 50~70 岁。男女比例约 2:1。血尿是肾盂肿瘤的主要临床表现,早期多为间歇无痛性肉眼血尿,当血块阻塞输尿管可导致肾绞痛。晚期患者出现消瘦、体重下降、贫血、下肢水肿、腹部肿块及骨痛等转移症状。

【诊断】

尿细胞学检查常发现癌细胞。膀胱镜检可见输尿管口喷血或发现同时存在的膀胱肿瘤。尿路造影可见肾盂内充盈缺损、变形,应与血块或尿酸结石相鉴别。B 超检查、输尿管肾镜及 CT 检查对诊断亦有重要价值。

【治疗】

标准的手术方法应切除病侧肾、全长输尿管及输尿管口周围的膀胱壁。个别小的、分化好的肾盂肿瘤可通过内镜手术切除或激光电烧灼。经活检分化良好的无浸润性肿瘤也可局部切除。肾盂肿瘤病理差异大,预后悬殊,术后 5 年生存率 30%~60%。随诊中注意其余尿路上皮器官是否发生肿瘤。

二、膀胱肿瘤

膀胱肿瘤是泌尿系最常见的肿瘤,近年发病率呈增高趋势,绝大多数来自上皮组织,约有50%的血尿由膀胱肿瘤引起。

【病因】

病因不清,可能与长期接触苯胺类化学物质、体内色氨酸及烟酸代谢异常、吸烟、膀胱腔内埃及血吸虫病、膀胱白斑、腺性膀胱炎等癌前病变有关。近年来认为遗传基因及免疫状态改变在膀胱肿瘤的发生中也起重要作用。

【病理】

按组织类型分为上皮性肿瘤和非上皮性肿瘤两大类。上皮性肿瘤占95%以上,其中多数为移行细胞乳头状肿瘤或乳头状癌,鳞癌和腺癌极少;非上皮性肿瘤罕见,多为间叶组织发生的肉瘤。上皮肿瘤按分化程度分为三级:Ⅰ级分化良好,Ⅲ级分化不良,Ⅱ级分化居Ⅰ、Ⅲ级之间,为中分化。分级越高恶性程度越大。按生长方式可分为原位癌、乳头状癌和浸润癌。浸润深度是肿瘤病理(P)和临床(T)分期的依据,可分为原位癌(Tis);乳头状无浸润(Ta);限于固有层以内(T_1);浸润浅肌层(T_2);浸润深肌层或已穿透膀胱壁(T_3);浸润膀胱邻近组织或前列腺(T_4)(图33-6)。肿瘤多发生于膀胱侧壁及后壁,其次为三角区及顶部,可单发亦可多发,也可为多中心。肿瘤扩散主要是深部浸润、淋巴转移。血行转移多在晚期,多为肝、肺、骨等处转移。

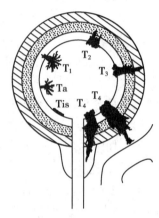

图33-6　膀胱肿瘤分期

【临床表现】

好发年龄为50~70岁,男性发病率显著高于女性,男女之比为4∶1。

1. 血尿　绝大多数患者以血尿为第一症状,表现为无痛性间歇性全程肉眼血尿,并有终末加重,有时伴有血块。血尿可以自行停止或减轻,所以常被误认为"治愈"或"好转"而忽视。出血量多少与肿瘤大小、数目及恶性程度不成正比。非上皮性肿瘤血尿一般较轻。

2. 膀胱刺激症状及排尿困难　当肿瘤发生坏死、溃疡或合并感染,出现尿频、尿急、尿痛,多为膀胱肿瘤的晚期表现。当肿瘤位于膀胱颈部、有长蒂或因血块堵塞膀胱出口时,可引起排尿困难,甚至尿潴留。

3. 其他　膀胱癌晚期时可出现下腹部肿块、严重贫血、水肿、恶病质等。

4. 鳞癌和腺癌为浸润性癌,恶性度高,病程短,预后不良,鳞癌多数为结石梗阻或感染长期刺激所致。小儿横纹肌肉瘤常在症状出现前肿瘤体积很大,造成排尿困难和尿潴留。

【诊断】

1. 病史　有间歇性无痛性血尿病史,特别是年龄在40岁以上者,应想到泌尿系肿瘤,应做进一步检查。

2. 实验室检查　尿常规可见到红细胞,合并感染时有白细胞。新鲜晨尿脱落细胞检查,有些患者可检查出肿瘤细胞。

3. 膀胱镜检查 是诊断膀胱肿瘤最可靠的方法,可直接观察肿瘤的大小、位置、形态、数目,并可取活组织检查。

4. X线检查 排泄性尿路造影可以了解肾盂、输尿管有无肿瘤,以及肾功能情况。膀胱造影可见充盈缺损。CT、MRI检查,可了解肿瘤浸润的深度以及转移情况,对手术方式的选择有帮助。

5. B超检查 可发现0.5cm以上肿瘤,亦可了解膀胱肿瘤浸润范围、深度。

【治疗】

以手术治疗为主。手术方法应根据肿瘤的病理和临床分期并结合患者的全身情况选择最佳方法。原则上Ta、T_1、局限的T_2期肿瘤可采用保留膀胱手术,较大的、多发的、反复复发以及T_2、T_3期肿瘤,应行膀胱全切除术。辅以放疗和化疗。

1. 表浅膀胱肿瘤(Tis、Ta、T_1)的治疗 可采用保留膀胱的手术,经尿道电灼或电切肿瘤,亦可切开膀胱行电灼或切除。术后应用卡介苗(BCG)、丝裂霉素、多柔比星等膀胱灌注。现认为卡介苗灌注效果最好。对于多发的T_1期肿瘤治疗后复发且有恶性程度增高时,应行膀胱全切除术。

2. 浸润性膀胱肿瘤(T_2、T_3、T_4)的治疗 局限的T_2期分化良好的肿瘤可经尿道汽化电切;T_3期肿瘤如分化良好、单个局限如患者不能耐受膀胱全切者可选择膀胱部分切除术;T_3期浸润性膀胱癌行膀胱全切术之前配合短程放疗,有可能提高5年生存率;T_4期采用动脉栓塞、化疗和姑息性放射性治疗减轻症状,延长生存时间。

因膀胱肿瘤易复发,保留膀胱的手术,术后应每3个月复查膀胱镜1次以利及时治疗,1年无复发者适当延长复查时间。

三、阴茎癌

阴茎癌曾是我国最常见的肿瘤。随着人民生活水平和卫生保健工作的不断提高,发病率日趋减少。

【病因】

绝大多数阴茎癌发生于包茎或包皮过长者。是长期包皮垢积聚、刺激引起,是可以预防的肿瘤。此外,一些恶性倾向的病变,如阴茎皮角、阴茎黏膜白斑、阴茎乳头状瘤、巨大尖锐湿疣等,亦可恶化发展为阴茎癌。人乳头状病毒(HPV)为阴茎癌致癌因素。

【病理】

多数为鳞癌,基底细胞癌和腺癌罕见。常见为乳头型,即在阴茎头或包皮内板发生,向外生长,呈菜花状,可穿破包皮。少数为结节型,向深部浸润,扁平有溃疡、坏死,由于阴茎筋膜和白膜坚韧,一般不侵犯尿道海绵体,故不影响排尿。淋巴转移常见,可转移到腹股沟、股部、髂淋巴结等。血行转移可到肺、肝、骨,但罕见。

【临床表现】

发病多见于40~60岁有包茎或包皮过长史的患者,最初表现为红斑、肿物、硬块或长期不愈的溃疡,以后有血性分泌物自包皮口流出,肿瘤可突出包皮口或穿破包皮呈菜花样肿物,表面可有坏死,渗出物恶臭。肿瘤继续生长可侵犯全部阴茎,常伴有附近淋巴结肿大。

【诊断】

有包茎和包皮过长者在阴茎头处出现菜花状肿物,渗出液恶臭,溃疡久治不愈,可诊断为阴茎癌。应与包皮龟头炎、慢性溃疡、湿疹、梅毒相鉴别。对诊断不明确者主要依据活组织检查来确诊,有腹股沟淋巴结肿大者应取活检来鉴别炎症或肿瘤转移。B超、CT 和 MRI 等检查有利于确定盆腔有无淋巴结转移及转移灶大小、范围。

【治疗】

1. 手术治疗　对于肿瘤小、局限在包皮者可行包皮环切术;距肿瘤 2cm 处切除且能保留阴茎根约 3cm 者,可行部分阴茎切除,如残留阴茎不能站立排尿和性交,需行阴茎全切除,加尿道会阴移植。有淋巴结转移者需行腹股沟淋巴结清除术。

2. 放疗和化疗　对早期和年轻人阴茎癌可行放射治疗。化学治疗多应用博来霉素等。

【预防】

有包茎或包皮过长且反复感染的患者应及早行包皮环切术。包皮过长但能上翻暴露阴茎头者,应经常清洗,保持局部清洁。对于癌前病变者应给予适当治疗,并密切关注。

四、睾丸肿瘤

睾丸肿瘤虽不多见,但却是 20～40 岁青壮年男性最常见的实体肿瘤,几乎都属于恶性。

【病因】

确切病因仍不明,但与隐睾有关。有隐睾者,发生睾丸肿瘤的机会是正常睾丸的 3～14 倍,即使复位也不能完全防止发生恶变,但有利于肿瘤早期发现。其他致病因素可能与种族、遗传、化学致癌物、损伤、感染及内分泌有关。

【病理】

90%以上为生殖细胞瘤,根据分化情况分为精原细胞瘤和非精原细胞瘤。精原细胞瘤多见于 30～50 岁,而非精原细胞瘤即胚胎癌、畸胎癌、畸胎瘤、绒毛膜上皮细胞癌、卵黄囊肿瘤等,常见于 20～35 岁。多数睾丸肿瘤早期发生淋巴结转移,而绒毛膜上皮细胞癌则早期发生血行转移。

【临床表现】

睾丸肿大、质坚硬而沉重,表面光滑,睾丸有下坠感,轻度疼痛。

【诊断】

睾丸迅速肿大、疼痛轻而质硬者要考虑为睾丸肿瘤,需与鞘膜积液、附睾炎和睾丸炎相鉴别。

【治疗】

以手术治疗为主。精原细胞瘤行根治性睾丸切除术后,再配合放疗和(或)化疗可提高疗效。胚胎癌和畸胎癌还应包括腹膜后淋巴结清除术,再配合化疗如顺铂、长春新碱、博来霉素、放线菌素 D 等治疗。

第四节　尿路梗阻

一、概述

泌尿系统的管道从肾小盏至尿道外口,临床上称之为尿路。尿路分为上尿路和下尿路。上尿路从肾盏至输尿管膀胱开口,下尿路是从膀胱至尿道外口。尿液的正常排出有赖于管腔的通畅和正常的排尿功能。管腔狭窄、阻塞或管外压迫、神经-肌肉功能障碍,都将影响尿液的正常排泄,导致尿潴留,称为尿路梗阻。如不及时纠正,最终将导致肾积水、肾功能损害和肾衰竭。

【病因】

1. 尿路梗阻在泌尿系统疾病中较常见。引起梗阻的原因可分为机械性和动力性两种。机械性梗阻占多数,如尿路结石、肿瘤、狭窄等;动力性梗阻是指中枢神经系统或周围神经系统发育不全所致某部分尿路功能紊乱或障碍,影响尿液排出,而尿路并无阻塞,如神经源性膀胱功能障碍。根据梗阻部位不同分为上尿路梗阻和下尿路梗阻,梗阻发生在输尿管膀胱开口以上称上尿路梗阻。上尿路梗阻后肾积水发展快,对肾功能影响较大。临床上单侧多见,亦可为双侧。梗阻发生在膀胱及其以下者称下尿路梗阻。由于膀胱的缓冲作用,梗阻后对肾功能的影响较慢,但随着病情进展,最终导致双侧肾积水。

2. 尿路梗阻的原因在不同的年龄和性别中有一定区别。小儿多见于先天性畸形;青壮年常见原因是结石、肿瘤、损伤、结核等;老年男性最常见的是良性前列腺增生;妇女与盆腔内疾病有关(图 33-7)。

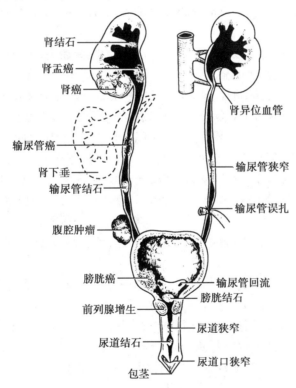

图 33-7　尿路梗阻的常见原因

【病理生理】

1. 尿路梗阻的病理改变是梗阻以上的尿路扩张。起初梗阻以上的管壁肌增厚以增加收缩力、克服梗阻,后期管壁肌失代偿、变薄、萎缩和张力减退,导致尿液潴留。

2. 尿路梗阻时,肾盂内压升高,使肾小球有效滤过压降低,滤过率减少,部分尿液可通过肾盂静脉、淋巴管、肾小管回流以及向肾盂周围外渗,称为"安全阀"开放,起到保护肾组织的作用,使急性短时间的梗阻不致严重危害肾组织。如梗阻不能解除,由于肾小管压力逐渐升高,压迫肾曲小管附近的血管,终将导致肾组织的缺氧和萎缩。急性完全性尿路梗阻,如结扎输尿管,肾实质较快转入萎缩,肾盂轻度扩张,体积可无明显增大。但部分间歇性梗阻可使肾实质萎缩变薄,肾盂扩大,甚至成为一个巨大的水囊。

【治疗】

去除病因、解除梗阻、预防感染和保护肾功能是尿路梗阻治疗的四大基本原则。如患者全身情况较差,不能耐受大的手术,可在梗阻的上端进行尿流改道(肾造瘘、膀胱造瘘、输尿管皮肤造口术),使尿液能引流出体外,肾损害不再进展,肾功能逐渐恢复。待患者全身状况及肾功能改善后,再进一步解除病因,恢复尿路通畅。若梗阻病因无法解除,可做永久性尿流改道。

二、肾积水

尿液从肾盂排出受阻,导致肾内压力升高、肾盂肾盏扩张、肾实质萎缩变薄,称为肾积水。肾积水容量超过 1000ml 或小儿超过 24 小时尿液总量时,称为巨大肾积水。

【临床表现】

由于梗阻的病因、部位及程度不同,出现不同的临床表现,一般处于静止状态的肾积水可无症状,直到表现为感染或压迫邻近器官时才确诊。伴有肾绞痛、血尿、尿路刺激症状的肾积水,要考虑到可能合并结石、肿瘤、炎症等。先天性肾盂输尿管连接部位狭窄,异位血管压迫引起的肾积水,发展比较缓慢,可长期无明显症状,达到一定的体积时才出现腹部肿块、胀痛。肾积水有时呈间歇性发作,发作时腹部肿块增大、绞痛、恶心呕吐、尿量减少,但数小时或更长时间后,随着尿液排出,肿块缩小、疼痛消失。持续时间长的梗阻性肾积水,终将使肾功能减退出现梗阻性无尿以至肾衰竭,肾积水合并感染时,则出现寒战、高热,若梗阻长时间不能解除,则形成肾积脓。

【诊断】

首先要确定有无肾积水,再查明其病因、部位、程度,是否感染及肾功能受损情况,同时应做下列检查。

1. 实验室检查　一般为无菌尿,肾盂扩张时常合并血尿、蛋白尿。查血尿素氮、肌酐,对了解肾功能情况,特别是双肾积水者更为必要。

2. B 超检查　应作为肾积水诊断的首选,另外还可在 B 超引导下做肾穿刺造影。

3. X 线检查　排泄性尿路造影对诊断肾积水、了解梗阻部位和肾功能有重要价值。造影显示不清时,大剂量延迟拍片的排泄性尿路造影对诊断肾积水有很大的意义,而逆行性尿路造影能直接显示梗阻部位。

4. CT、MRI 检查　可确定肾脏增大的程度及形态。

5. 放射性核素检查　可以区别肾囊肿和肾积水,并可了解肾实质损害程度及分侧肾功能测定。肾图检查对于判断有无上尿路梗阻及程度有一定帮助。

【治疗】

主要是去除病因,解除梗阻,并根据病因、发病的急缓、有无感染、肾功能受损程度及患者全身情况综合考虑。肾积水系尿路梗阻所致,故最根本的治疗措施是去除病因,肾功能损伤轻者多可恢复。治疗方法取决于病变梗阻的性质,如为先天性肾盂输尿管狭窄,切除狭窄段并做肾盂成形肾盂输尿管吻合术;肾、输尿管结石可行 ESWL、经皮肾镜或输尿管镜碎(取)石术。

如梗阻轻,去除梗阻病因后,肾功能可恢复。若病情危重或肾积水病因不能去除时,应选在梗阻以上行造瘘引流,待病情稳定后,再去除病因,如肾积水严重,剩余肾实质极少,或严重感染肾积脓,对侧肾功能好,可切除病肾。

三、前列腺增生

良性前列腺增生(BPH)简称前列腺增生,是老年男性常见病。45 岁以上的男性前列腺有不同程度的增生,50 岁以后出现临床症状。

【病因】

病因尚不十分明确,但前列腺的正常发育与男性激素有关。目前一致公认老龄和有功能的睾丸是前列腺增生发病的两个重要因素,二者缺一不可。近年认为上皮和基质的相互影响,各种生长因子的作用,年龄增长时睾酮、双氢睾酮以及雌激素的变化与前列腺增生的发生有关。

【病理】

前列腺分为外周带、中央带和移行带。前列腺腺体增生开始于围绕尿道精阜的腺体,这部分腺体称为移行带,未增生之前仅占前列腺组织 5%;前列腺其余腺体由中央带(占 25%)和外周带(占 70%)组成。中央带似楔形包绕射精管,外周带组成了前列腺的背侧及外侧部分,是前列腺癌最常发生的部位(图 33-8)。前列腺增生主要发生于前列腺尿道周围移行带,以腺体增生为主,也可有基质增生,增生组织呈多发结节,并逐渐增大。增生的腺体将外周的腺体挤压萎缩形成前列腺外科包膜,与增生腺体有明显界限,易于分离。增生腺体突向后尿道,使前列腺尿道伸长、弯曲、受压变窄,尿道阻力增加,引起排尿困难。增生引起梗阻时,膀胱逼尿肌增厚,出现小梁,严重时形成小室和假性憩室。长期的排尿困难使膀胱扩张,输尿管末端丧失活瓣作用,导致输尿管反流,最终造成肾积水和肾功能损害。梗阻所致的尿潴留、残余尿量不断增加,可引起膀胱结石和感染。此外,前列腺内尤其是围绕膀胱颈部的平滑肌内含有丰富的 α肾上腺素受体,这些受体的激活使该平滑肌收缩,可明显增加前列腺尿道的阻力(图33-9,图 33-10)。

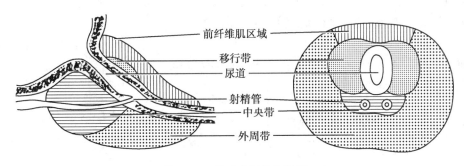

图 33-8　前列腺正常解剖图

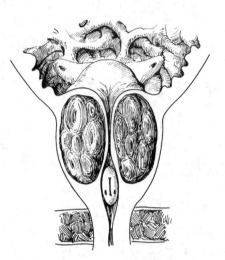

图 33-9 前列腺增生症后尿道延长

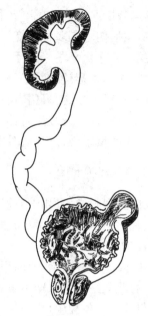

图 33-10 前列腺增生的病理改变

【临床表现】

前列腺增生症多在 50 岁以后出现临床症状。症状与前列腺体积大小不完全成比例,而取决于梗阻的部位、程度、病变发展速度以及是否合并感染等,症状可时轻时重。

1. 尿频 是前列腺增生患者最常见的早期症状,夜间更明显。尿频最初是因前列腺充血所致,梗阻加重膀胱残余尿量增多时,膀胱有效容量减少,尿频逐渐加重。

2. 排尿困难 进行性排尿困难是前列腺增生最典型的症状,表现为排尿起始延缓、排尿费力、尿线细且射程短、尿时长。但排尿困难程度与增生前列腺大小不一定成正比。如前列腺增生突向膀胱内者排尿困难症状早且明显。

3. 尿潴留 过多的残余尿使膀胱失去收缩能力,在受凉、劳累、饮酒等因素的作用下使前列腺突然充血、水肿,可发生急性尿潴留。如膀胱过度充盈可形成充溢性尿失禁。

4. 其他 合并感染时,可出现膀胱炎症状,可增生致局部充血、静脉扩张破裂引起出血。导致梗阻可引起感染或合并结石,晚期可引起肾积水和肾功能不全。长期排尿困难致腹压增高,可发生腹股沟疝、痔或脱肛等。

知识链接

经尿道前列腺电切术

经尿道前列腺电切术自 20 世纪 80 年代广泛应用于临床,使前列腺切除手术死亡率由开放手术的 3%~4% 降至 3% 以下,以其出血少、并发症低、恢复快等优点逐步取代开放性手术。在此项技术基础上,1995 年以来国内又开展经尿道前列腺电汽化切除术,它兼有经尿道前列腺电切术及经尿道电汽化治疗的优点。

【诊断】

1. 病史和体检　50 岁以上男性有排尿困难,首先考虑前列腺增生。直肠指检是检查前列腺增生简单而有重要诊断价值的方法。触诊时增生的前列腺表面光滑、质韧、有弹性、中间沟消失或隆起。

2. B 超　可测量前列腺的体积、形态、内部结构和膀胱残余尿量,还可测量前列腺部尿道长度。

3. 前列腺特异性抗原(PSA)测定　对排除前列腺癌,尤其前列腺结节或质地较硬时十分必要。正常值为 4ng/ml,PSA 敏感性高,但特异性有限,许多因素都可影响其测定值。

4. 其他　尿流动力学检查如最大尿流率<15ml/s 表明排尿不畅,<10ml/s 表示梗阻严重需手术治疗。膀胱镜检查可以直接观察到增生的前列腺是否突向膀胱以及突出程度、有无膀胱小梁、假性憩室及结石。排泄性肾盂造影或膀胱造影可以了解有无双肾积水及有无增大的前列腺所致充盈缺损。放射性核素肾图有助于了解上尿路有无梗阻及肾功能损害。

【鉴别诊断】

要与膀胱颈硬化症及前列腺癌鉴别,前者常由于慢性炎症引起,发病年龄较轻,症状类似于增生,但前列腺不大;后者指诊时前列腺坚硬、呈结节状,必要时可做穿刺活组织或针吸细胞学检查。另外还应与神经源性膀胱、尿道狭窄等相鉴别。

知识链接

纤维内镜技术在膀胱内血块堵塞性尿潴留中的注意事项

近 10 年来纤维内镜技术已成为诊断和治疗泌尿系出血的常用手段,是膀胱内血块致急性尿潴留的首选治疗方法。操作前做好心理护理,操作中严密观察生命体征变化,术后保持膀胱冲洗管通畅,通过洗液颜色观察有无活动性出血。对出血量大者做好抢救准备,对内镜难以控制的出血灶,做好开放手术准备。

【治疗】

前列腺增生未引起明显梗阻者一般无须处理,可观察等待。梗阻较轻或不能耐受手术者可采用药物治疗或非手术微创治疗;梗阻严重、膀胱残余尿量超过 50ml 出现急性尿潴留、药物治疗效果不佳而全身情况良好能耐受手术者,争取早日手术。

1. 观察等待　良性前列腺增生患者症状轻,不影响生活及睡眠,一般无须治疗,可观察等待,但注意观察随访,症状加重,及时选择其他疗法。

2. 早期前列腺增生症　可采用药物治疗,相关药物很多,主要包括 α 受体阻滞剂、激素及植物类药等。而高选择性 α_1 受体阻滞剂盐酸坦索罗辛(哈乐),每晚服 1 次,副作用小;激素类如 5α-还原酶抑制剂非那雄胺(保列治),可降低前列腺内双氢睾酮含量,服药 3 个月使前列腺缩小,改善排尿功能;植物类药有花粉提取物等。

3. 手术治疗　适应证:①膀胱残余尿量超过 50ml;②出现过急性尿潴留;③反复出现肉眼血尿;④导致肾功能不全;⑤合并结石、尿路感染、膀胱憩室。对于梗阻轻或难以耐受手术治疗的患者,可采用非手术或姑息治疗。有手术适应证者可以考虑手术。伴有感染和心、肝、肺、肾功能不全者,宜先导尿或膀胱造瘘,待全身状况改善后再行手术。手术的目的是尽可能切除前列腺组织,经尿道前列腺电切除术是目前最常用的手术方式;开放式手术常用耻骨上经膀胱和耻骨后前列腺切除术,经会阴前列腺切除术较少应用。

4. 其他疗法 ①经尿道激光治疗;②经尿道气囊扩张;③经尿道网状支架置入;④经尿道热疗;⑤微波以及射频等治疗。

第五节 其他男性生殖系统疾病

一、包茎、包皮过长

(一)包茎

包皮口狭小,紧箍阴茎头部或包皮与阴茎粘连,致包皮不能上翻露出阴茎头者称为包茎。

【临床表现】

包茎致包皮口极度狭小,排尿时包皮被尿液冲起呈球形。如包皮与阴茎头粘连紧,则不形成球形,但可造成排尿困难。另外,包皮内可积垢或形成结石,慢性刺激易引起龟头炎,长期炎症可致阴茎癌。包皮口狭小者,若翻转包皮后未及时恢复,形成一紧缩的皮肤环致使阴茎头静脉回流受阻,引起阴茎头水肿称为包皮嵌顿。需及时手法整复或背侧切开复位,待炎症消退后再行包皮环切术。

【治疗】

包皮环切术是治疗包茎的最佳手术方法。手术主要适用于:①包茎反复感染或伴有尿道外口狭窄;②嵌顿性包茎复位炎症消退后。嵌顿性包茎应及时复位,有手法复位(图33-11)和手术复位,手法复位适用于嵌顿时间不长者,先用一手紧握阴茎头冠状沟包皮水肿处1~2分钟,使水肿逐渐消退,再用两手的示指和中指夹在包皮狭窄环之上,向下推挤,以两拇指挤压阴茎头,向上推挤,此刻一般嵌顿性包茎即可复位,如手法复位失败,需采用包皮背侧纵行切开法。有感染者不宜缝合,若感染不明显可施行横行缝合。

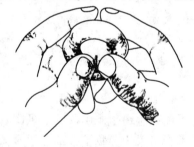

图33-11 嵌顿性包茎手法复位

(二)包皮过长

包皮遮盖阴茎头和尿道口,但能上翻露出阴茎头者称为包皮过长。包皮过长者如能保持干燥清洁,不积垢,一般不影响健康,不需手术。如包皮经常发生炎症感染,甚至与龟头有粘连,应待炎症消退后行包皮环切术。

二、鞘膜积液

鞘膜囊内液体的分泌与吸收失去平衡,液体超过正常量形成囊肿者,称为鞘膜积液。

【病因】

在胚胎期7~9个月,睾丸经腹股沟管下降至阴囊的过程中,附着于睾丸的腹膜形成腹膜鞘突。在胎儿出生前此鞘突已闭合,仅睾丸处鞘突未闭形成鞘膜囊。正常时睾丸表面脏层与外周壁层间有少量液体,当鞘膜分泌与吸收不平衡时则形成鞘膜积液。

【分类】

根据鞘突未闭合部位的不同,鞘膜积液分为以下类型。

1. 睾丸鞘膜积液　最常见的一种,为睾丸固有鞘膜内积液。

2. 精索鞘膜积液　由于精索部鞘突两端闭合而中间未闭,形成鞘膜腔积聚液体,称为精索鞘膜积液。

3. 睾丸、精索鞘膜积液(婴儿型)　鞘突仅在内环处闭合,精索部未闭合,睾丸和精索积液同时存在。

4. 交通性鞘膜积液　由于鞘突未闭合、睾丸鞘膜腔的积液可经一小管道与腹腔相通,积液随体位而改变,又称先天性鞘膜积液。

【临床表现】

少量鞘膜积液一般无自觉症状,多在体检时偶然发现。积液量逐渐增加时,站立时有下坠感。巨大鞘膜积液阴茎缩入包皮内,行动、排尿受影响。

1. 睾丸鞘膜积液　多呈卵圆形,表现光滑,有囊性感,触不到病侧睾丸和附睾,透光试验阳性。

2. 精索鞘膜积液　位于睾丸上精索部位,可触及睾丸与附睾。

3. 睾丸、精索鞘膜积液　可触及阴囊内梨形肿物,睾丸与附睾触摸不清。

4. 交通性鞘膜积液　与体位变化有关,站立位积液增多,卧位时由于积液回流到腹腔,囊肿缩小或消失。

【诊断】

有典型的临床表现和病史者,诊断较为容易。透光试验及 B 超检查有助明确诊断。

【鉴别诊断】

鞘膜积液应与腹股沟斜疝、睾丸肿瘤鉴别。腹股沟斜疝为可复性肿块,触及正常睾丸和附睾,透光试验阴性;睾丸肿瘤为实质性肿块,质地坚硬,患侧睾丸沉重如秤砣,透光试验阴性。

【治疗】

婴儿型鞘膜积液和急性炎症、外伤引起的反应性鞘膜积液常能自行吸收,不必手术治疗;对于小儿鞘膜积液采用沿腹股沟方向做斜切口或下腹部做横切口,手术处理皮下各层,游离鞘状突至内环,结扎鞘状突,囊肿内积液经手术开窗或针头穿刺排除。成人鞘膜积液较少,且进展慢、无症状者亦可不必手术;其他类型则主要采用手术方法治疗。鞘膜开窗术虽方法简便、创伤小,但可能复发;最佳方法是行鞘膜翻转术。如较大鞘膜积液时宜行鞘膜切除翻转术;对交通性鞘膜积液要同时做鞘突高位结扎切除未闭锁的鞘突;继发性鞘膜积液应同时治疗原发病。

三、尿道下裂

尿道下裂是尿路中常见的先天性畸形,属常染色体显性遗传,约每 1000 个出生男婴中有 4 例,70% 是属于前型尿道下裂,即尿道口位于阴茎头、冠状沟或阴茎体前段。胚胎期尿道沟的发育受垂体和睾丸激素的影响在腹侧从后向前闭合。如妊娠期间服用己烯雌酚或黄体酮和其他原因致尿道沟未完全闭合,尿道可开口于阴茎腹侧任何部位而形成尿道下裂。其特点是阴茎下弯,尿道外口异位,系带缺如。没有闭合形成正常尿道部分的海绵体变成纤维带,牵扯阴茎头引起不同程度的阴茎下弯。阴茎阴囊型及会阴型尿道下裂有因前列腺囊变深似阴道,存在子宫及输卵管并有睾丸未降而呈男性假两性畸形表现。

【分型】

按尿道外口开口的位置分为四型:阴茎头型、阴茎型、阴囊型、会阴型。

【临床表现】

各型均有不同程度的阴茎下弯,包皮如帽状堆积于阴茎头的背面,腹侧可见未闭合的尿道呈一浅沟。后两型常见阴囊对裂,并发上尿路或(和)直肠、肛门畸形。

1. 阴茎头型　尿道外口开口于包皮系带处,系带缺如,阴茎稍向腹侧弯曲,一般可站立排尿。有时尿道口狭窄。

2. 阴茎型　尿道外口位于阴茎腹侧冠状沟至阴茎阴囊交界处之间。阴茎向腹侧弯曲明显,影响站立排尿,成年后影响性交。

3. 阴茎阴囊型　尿道外口位于阴囊处,阴茎短小极度弯曲。

4. 会阴型　尿道外口在会阴部。阴茎短小,发育不良,类似女性的阴蒂,阴囊分裂两瓣,形似阴唇,故常误认为女性。

【诊断】

诊断多依赖视诊。在有严重阴茎下弯、双侧隐睾患儿需与肾上腺性征异常症、真两性畸形相鉴别。主要依赖于:①检查细胞核性染色体组型,男性为 XY,女性为 XX;②自口腔或阴道刮取上皮细胞做涂片检查性染色质,男性阳性率为 0~5%;③尿 17-酮类固醇排泄量显著增高时则可能是肾上腺性征异常症(女性男化);④在不能确定性别时则以性腺活体组织检查最为可靠。

【治疗】

手术要求充分矫正阴茎下弯、重建新的尿道,使开口接近正常,使患者能站立排尿,成年后能过正常性生活。手术方法有 200 种以上。因术者的技巧及所惯用术式不一样,不能强求一致。一般分两期进行,第一期矫正阴茎弯曲,解除阴茎腹侧纤维束带,使阴茎伸直,宜在 1~2 岁内进行,有利于阴茎发育。第二期为尿道成形术,可利用游离皮肤、阴茎阴囊皮肤、带血管蒂皮瓣以及膀胱黏膜等重建新的尿道。近年趋向做一期手术,原则是一期矫正阴茎弯曲,同时做尿道成形术,取得较好的效果。

四、隐睾

睾丸下降不全或睾丸未下降,使睾丸不能降至阴囊而停留在腹膜后、腹股沟管或阴囊入口称隐睾。隐睾在未成熟儿中占 9.2%~30%,在成熟儿中占 3.4%~5.8%,胚胎期睾丸位于腹后壁脊柱两侧,3 个月时开始随之下降,第 7~9 个月或出生后 1 岁左右降入阴囊。1 岁以后睾丸降入阴囊的机会不多。

知识链接

隐　睾　症

隐睾症是男童中的一种先天性疾病。当睾丸在胎儿期由腹膜后降入阴囊,若在下降过程中停留在任何不正常部位,如腰部、腹部、腹股沟管内环、腹股沟管或外环附近称为隐睾症。隐睾症患者中不仅约 80% 可能发生睾丸肿瘤或发生外伤、精索扭转、心理障碍,更多的是造成生育功能异常。

【临床表现】

隐睾分为单侧或双侧。单侧占 2/3,双侧 1/3。单侧中,右侧占 70%,左侧占 30%。隐睾的位置不同而分:睾丸位于腹内者占 8%,位于阴囊上方占 20%,最常见的是位于腹股沟管内,约占 72%。滑行性睾丸是指睾丸可被用力推入阴囊上部,如不按压又立刻回到原处,应与异位睾丸鉴别。滑行睾丸原组织结构与隐睾一致,故 80% 对内分泌治疗有效果。而睾丸异位其结构正常,内分泌治疗无效。

【诊断】

隐睾的临床表现是阴囊的一侧或双侧无睾丸,有时可在腹股沟管内触及大小正常或小于正常的睾丸,也有些患者合并疝。若位于腹内侧不能触及,且阴囊发育不良。触及不到睾丸者可采用腹腔 B 超、MRI 检查,寻找睾丸有无及位置。

【治疗】

目前多采用绒毛膜促性腺激素(HCG)及促性腺释放激素(GNRH)治疗。原则是:10 个月龄小儿先采用 GNRH 喷鼻,每次 400μg,每日 3 次,4 周为 1 个疗程。采用喷鼻治疗无效者每周 HCG 1500U 肌内注射,连用 3 周,最大剂量不宜超过 1.5 万 U。采用上述内分泌治疗无效者在 2 周岁前手术,手术过晚会影响睾丸的发育。手术一般采用睾丸固定术。手术原则是充分游离精索,保存睾丸的良好血供,合并疝者同时处理。如睾丸不能置入阴囊内可应用显微外科技术做自体睾丸移植术。若一侧睾丸萎缩或疑恶变,应切除。

五、精索静脉曲张

精索蔓状静脉丛异常扩张(或迂曲)和变长称为精索静脉曲张。发病率为 10%~15%,多见于青壮年,因解剖上的特点,本病多发生在左侧。通常认为精索静脉曲张会影响精子和精液质量,是引起男性不育症的病因之一。

【临床表现】

病变轻的可无不适。主要为站立较久、行走过多或体力劳动过重时出现阴囊胀痛和下坠感,平卧休息后症状可减轻或消失,继发性精索静脉曲张,如腹膜后肿瘤压迫,则在平卧时精索静脉曲张不消失。

青春期精索静脉曲张,由于血管扩张淤血,使局部温度增高,睾丸组织 CO_2 蓄积,血内儿茶酚胺、皮质醇、前列腺素的浓度增高而影响睾丸的生精功能。两侧睾丸的静脉有丰富的吻合支,因此一侧精索静脉曲张也会影响对侧生精功能,影响生育。临床上根据静脉曲张分轻、中、重三度。轻度时局部触及不到曲张静脉,而在憋气时方可触及。中度时在正常站立位可触及,但表面看不到曲张静脉。重度时阴囊部可见蚯蚓状或团状曲张静脉。对亚临床型精索静脉曲张采用超声、核素扫描和多普勒及精索静脉造影检查,以利早期诊断治疗。

【治疗】

无症状不影响生育者,可不处理或穿弹力裤或用阴囊托带。症状较重的精索静脉曲张或亚临床精索静脉曲张并有精液异常、影响生育功能者应行手术治疗。手术原则是在腹股沟内环处高位结扎和切断精索内静脉。也可采用精索内静脉与下腹壁静脉分流或经股静脉插入导管行精索内静脉栓塞。近年通过腹腔镜结扎一侧或双侧精索内静脉,创伤小。

第六节　泌尿、男性生殖系统感染

一、上尿路感染

（一）急性肾盂肾炎

急性肾盂肾炎是肾盂肾实质的急性细菌性炎症。致病菌主要为大肠杆菌和其他肠杆菌及革兰阳性细菌，如副大肠杆菌、变形杆菌、粪链球菌、葡萄球菌、铜绿假单胞菌等；极少数为真菌、病毒、原虫等致病菌。多由尿道进入膀胱，上行感染经输尿管达肾或由血行感染播散到肾。女性的发病率高于男性数倍。女性在儿童期、新婚期、妊娠期和老年时更易发生，尿路梗阻、膀胱输尿管反流及尿潴留等情况可以造成继发性肾盂肾炎。

【病理】

急性肾盂肾炎时肾肿大及水肿，质地较软。表面散在大小不等的脓肿，呈黄色或黄白色，周围有紫红色充血带环绕。切面观大小不等的小脓灶不规则分布在肾组织各个部分。肾盂黏膜充血水肿，散在小出血点。显微镜下可见多量中性粒细胞浸润，伴出血。早期肾小球多不受影响，病变严重时可见肾小管、肾小球受破坏。化脓灶愈合后可形成微小的纤维化瘢痕，吸收后不影响肾功能。病灶广泛而严重者，可使部分肾单位功能丧失。在致病菌及感染诱因未被彻底清除时，肾盂肾炎可由病变迁延、反复发作成为慢性。

【临床表现】

1. 发热　突然发生寒战、高热，体温上升至 39℃ 以上，伴有头痛、全身疼痛不适等。热型类似脓毒症，持续 1 周左右。

2. 腰痛　单侧或双侧腰痛，有明显的肾区压痛、肋脊角叩痛。

3. 膀胱刺激症状　由上行感染所致的急性肾盂肾炎起病时即出现尿频、尿急、尿痛、血尿，以后出现全身症状。血行感染者常由高热开始，而膀胱刺激症状随后出现，有时不明显。

【诊断】

有典型的临床表现，尿液检查有白细胞、红细胞、蛋白、管型和细菌，尿液细菌培养每毫升尿有菌落 10^5 以上，血白细胞计数升高，中性粒细胞增多，确定诊断不困难。

临床上急性肾盂肾炎常伴膀胱炎，而下尿路感染又可上行感染累及肾，有时不易区别。然而，下尿路感染以膀胱刺激症状为主要临床表现，并常有下腹部不适、酸胀，很少有寒战、发热等全身症状。在急性期症状控制后，应对患者做进一步检查，查明有无泌尿系梗阻、膀胱输尿管反流等解剖异常，以便进一步治疗。

【治疗】

1. 全身治疗　卧床休息，输液、多饮水，维持每日尿量达 1.5L 以上，有利于炎症产物排出。进食易消化、富含热量和维生素的食物。

2. 抗菌药物治疗　可选用药物有：①复方磺胺甲噁唑（SMZ-TMP）对除铜绿假单胞菌外的革兰阳性及阴性菌均有效。②喹诺酮类药物抗菌谱广、作用强、毒性少，临床已广泛应用，但儿童及孕妇除外。③青霉素类药物。④第一、二代头孢菌素可用于产酶葡萄球菌感染。第二、三代头孢菌素对严重革兰阴性杆菌感染作用显著,与氨基糖苷类合用有协同作用。哌拉西林、头孢哌酮、头孢他啶、阿米卡星、妥布霉素等对铜绿假单胞菌及其他假单胞菌等感染有效。⑤去甲万古霉素适用于耐甲氧西林的葡萄球菌、多重耐药的肠球部菌感染及对青霉素过敏患者的革兰阳性球菌感染。亚胺培南-西拉司丁钠(泰能)抗菌菌谱广,对革兰阴性杆菌杀菌活性好。这两种尤适用于难治性院内感染及免疫缺陷者肾盂肾炎。以上的治疗方案宜个体化,疗程 7~14 日,静脉用药者可在体温正常,临床症状改善,尿细菌培养转阴后改口服维持。

3. 对症治疗　应用碱性药物如碳酸氢钠、枸橼酸钾,降低酸性尿液对膀胱的刺激,以缓解膀胱刺激症状。钙离子通道拮抗剂还可解除膀胱痉挛。

（二）肾积脓

肾实质感染所致广泛的化脓性病变,或尿路梗阻后肾盂肾盏积水、感染而形成一个积聚脓液的囊腔称为肾积脓。致病菌有革兰阳性球菌和革兰阴性杆菌或结核杆菌。多在肾结石、肾结核、肾盂肾炎、肾积水等疾病的基础上,并发化脓性感染而形成。

【临床表现】

主要为全身感染症状,如畏寒、高热,腰部疼痛并有肿块,病程长者可消瘦、贫血。如尿路为不完全性梗阻、脓液沿输尿管排入膀胱而出现膀胱刺激症状,膀胱镜检查可见患侧输尿管口喷脓尿。B超显示为肾盂积脓;排泄性尿路造影或放射性核素肾图提示患侧肾功能减退或丧失。右侧肾积脓需与化脓性胆囊炎鉴别。

【治疗】

应注意加强营养,抗感染,纠正水、电解质紊乱,并施行肾积脓造瘘术,如患肾功能已丧失,而对侧肾功能正常,可做患肾切除术。

（三）肾皮质多发性脓肿

肾皮质形成多发性小脓肿,称为肾疖;小脓肿融合扩大而成大块化脓组织称为肾痈。致病菌大多为金黄色葡萄球菌,亦有大肠杆菌和变形杆菌等。大多数患者由于疖、痈、龋齿、扁桃体炎、肺部感染、骨髓炎和前列腺炎等远处炎性病灶,经血行播散引起。在病理上与典型急性肾盂肾炎不同,病变发展可从肾皮质向外破溃形成肾周围脓肿。

【临床表现】

主要为畏寒、发热、腰部疼痛、肌紧张、肋脊角叩痛,无膀胱刺激症状,病程为 1~2 周。如肾痈破溃侵入肾周围间隙,则全身和局部症状明显加重。血白细胞升高,中性粒细胞增加。尿镜检无脓尿或菌尿。但是,当脓肿与集合系统相通后可出现脓尿和菌尿,尿液涂片革兰染色可找到致病菌,尿细菌培养为阳性。血培养有细菌生长。B超和CT均可显示脓肿,在超声引导下针刺抽吸取得脓液则肯定诊断。排泄性尿路造影显示肾盂肾盏有推移受压,患侧肾功能减退。

【治疗】

若肾痈形成或并发肾周围脓肿,需施行切开引流术。早期肾皮质脓肿应及时应用抗生素,如青霉素、红霉素、头孢菌素、万古霉素以及氨基糖苷类等。

（四）肾周围炎

肾周围组织的化脓性炎症称肾周围炎,若形成脓肿称肾周围脓肿。致病菌以金黄色葡萄球菌及大肠杆菌多见,病变位于肾固有筋膜之间,多由肾痈、肾表面脓肿直接感染所致。由于肾周组织脂肪丰富,且疏松,感染易蔓延。脓液流入髂腰间隙,形成腰大肌脓肿,穿破横膈形成脓胸。细菌从淋巴管和血行途径传播则很少见。

【临床表现】

主要为畏寒、发热、腰部疼痛和肌紧张,局部压痛明显。血白细胞及中性粒细胞上升。由于肾周围炎多伴有肾实质感染,尿常规检查可见脓细胞。单纯肾周围炎尿常规无异常。若脓肿溃破,沿腰大肌扩展,刺激腰大肌使髋关节屈曲不能伸展,脊柱弯向患侧。胸透可见同侧膈肌抬高,活动受限。腹部平片可见脊柱向患侧弯曲,腰大肌阴影消失。排泄性尿路造影肾位置异常,呼吸时移动范围减小,甚至不随呼吸移动。B超和CT可显示肾周围脓肿。

【治疗】

未形成脓肿,治疗首选敏感的抗生素和局部热敷,并加强全身支持疗法,如有脓肿形成,应做穿刺或切开引流。

二、下尿路感染

（一）急性细菌性膀胱炎

急性细菌性膀胱炎女性多见,且25%～30%的患者年龄在20～40岁。因女性尿道短而直,尿道外口畸形常见,如处女膜伞、尿道口处女膜融合;会阴部常有大量细菌存在,在性交、导尿、个人卫生不洁及个体对细菌抵抗力降低等感染的诱因下,可导致上行感染。患者由血行感染及淋巴感染所致少见。男性常继发于急性前列腺炎、良性前列腺增生、包皮炎、尿道狭窄、尿路结石、肾感染等其他病变。致病菌大多数为大肠杆菌。

【病理】

浅表膀胱炎症多见,以尿道内口及膀胱三角区最明显。病变仅累及黏膜、黏膜下层,可见黏膜充血、水肿、片状出血斑、浅表溃疡或脓苔覆盖。显微镜下见多数白细胞浸润。炎症有自愈倾向,愈合后不遗留痕迹。若治疗不彻底或有异物、残余尿、上尿路感染等情况,炎症可转为慢性。

【临床表现】

发病突然,有尿频、尿急、尿痛,严重者数分钟排尿一次,且不分昼夜。膀胱排空后仍尿意感。终末血尿常见,有时为全程血尿,甚至有血块排出。可出现急迫性尿失禁。全身症状一般不明显,体温正常或仅有低热,当并发急性肾盂肾炎或前列腺炎、附睾炎时可出现高热。女性常与经期、性交有关,慢性前列腺炎患者,可在性交或饮酒后诱发膀胱炎。

【诊断】

1. 耻骨上膀胱区常有压痛,腰部症状不明显。男性并发附睾炎时,附睾有压痛;并发尿道炎时,尿道可出现脓性分泌物。男性患者应注意有无前列腺炎或良性前列腺增生。女性应注意有无阴道炎、尿道炎、膀胱脱垂或憩室,检查有无处女膜伞及尿道畸形,尿道旁腺有无感染积脓。

2. 尿常规检查常有白细胞增多,也可有红细胞。除尿细菌培养外,还应做菌落计数和药物敏感试验,典型病例常获得阳性结果,肾功能一般不受影响。急性感染期禁忌做膀胱镜检查及尿道扩张。尿道有分泌物者,常规做涂片细菌学检查。

3. 膀胱炎必须与阴道炎、性传播性尿道炎等其他以排尿改变为主要症状的疾病鉴别。阴道炎有排尿刺激症状伴阴道刺激症状，阴道常有恶臭分泌物排出。尿道炎有尿频、尿急、尿痛，但不如膀胱炎明显，无畏寒、发热，伴有尿道脓性分泌物；常见致病原为淋球菌、衣原体、支原体、单纯疱疹病毒和滴虫等。

【治疗】

1. 多饮水，口服碳酸氢钠碱化尿液，减少对尿路的刺激。并可用颠茄、阿托品、地西泮，膀胱区热敷、热水坐浴等解除膀胱痉挛。

2. 抗菌药物应用，选用复方磺胺甲噁唑（SMZ-TMP）、头孢菌素类、喹诺酮类等药物。

3. 绝经期后妇女经常会发生尿路感染，并易重新感染。雌激素的缺乏引起阴道内乳酸菌减少和致病菌的繁殖增加常是感染的重要因素。采用雌激素替代疗法，可以减少尿路感染的发生。

（二）慢性细菌性膀胱炎

慢性细菌性膀胱炎常是上尿路感染的迁移或慢性感染所致，良性前列腺增生、慢性前列腺炎、尿道狭窄、膀胱结石或异物、尿道口处女膜融合、处女膜伞、尿道旁腺炎等，亦可诱发或继发下尿路病变。

【病理】

膀胱黏膜苍白、变薄或肥厚，有时呈颗粒或小囊状，偶见溃疡。显微镜下可见固有膜内有较多浆细胞、淋巴细胞浸润和结缔组织增生。当炎症累及肌层使逼尿肌纤维化导致膀胱容量缩小。

【临床表现】

反复出现或持续存在尿频、尿急、尿痛，并有耻骨上膀胱区不适，膀胱充盈时疼痛较明显，尿液混浊。

【诊断】

根据病史和临床表现诊断不难，关键是寻找反复发作或持续的病因，否则难以彻底治疗。

1. 男性应做直肠指检了解前列腺有无病变，同时检查阴囊、阴茎、尿道口有无病变，排除生殖道炎症、尿道炎症或结石。女性应了解尿道外口、处女膜有无畸形，有无宫颈炎、阴道炎或前庭腺炎等。注意糖尿病、免疫功能低下等疾病。

2. 实验室检查，尿中少量白细胞，可有红细胞。尿培养可阳性，如多次中段尿细菌培养阴性应考虑与泌尿系结核鉴别。

3. B 超、排泄性尿路造影、膀胱镜检查及病理组织活检有助于诊断。

【治疗】

保持排尿通畅，应用抗菌药物，处理诱发尿路感染的病因，必要时手术纠正原发疾病。病程较长、抵抗力弱者，应增进营养，全身支持治疗。

（三）尿道炎

本节主要介绍通过性接触传播途径，由淋球菌或非淋球菌的病原体所致的急、慢性尿道炎，属性传播性疾病。

1. 淋菌性尿道炎　由淋球菌引起的尿道感染，常累及泌尿、生殖系的黏膜。淋球菌为革兰阴性的奈瑟双球菌。人是淋球菌唯一天然宿主，有易感性，发病后免疫力极其低下,可再度感染。淋菌性尿道炎主要由性接触直接传播,偶尔也通过带淋球菌的衣裤、毛巾、浴盆、便桶和手等间接传播。患淋病的孕妇分娩常是新生儿感染的原因。近年,性患者数有上升,其中以男性淋菌性尿道炎尤为突出,给人类带来严重危害和影响。

【临床表现】

淋球菌急性感染后,经过2~5日潜伏期发病。感染初期患者尿道口黏膜红肿、发痒和轻微刺痛,尿道排出多量脓性分泌物。病情发展可使黏膜红肿延伸到前尿道,阴茎出现肿胀,尿频、尿急、尿痛明显,有时可见血尿。两侧腹股沟淋巴结呈急性炎症反应。及时治疗者大约1周后症状逐渐减轻。尿道口红肿消退,尿道分泌物减少而稀薄,排尿正常,1个月后症状可消失。部分患者可继发急性后尿道炎、前列腺炎、精囊炎及附睾炎。治疗不彻底可形成慢性淋菌性尿道炎。反复发作还可引起炎性尿道狭窄。

【诊断】

一般有不洁性交史及典型的临床表现。尿道分泌物涂片可在多核白细胞内找到成对排列的革兰阴性双球菌。在慢性期,淋球菌潜伏于腺、窦及前列腺等处,因而不易找到。

【治疗】

治疗以青霉素类药物为主,亦可用头孢曲松钠、大观霉素等。感染初期使用头孢曲松钠(菌必治)每次250mg,肌内注射,并口服喹诺酮类、头孢菌素或复方磺胺甲噁唑(SMZ-TMP),一般7~14日为1个疗程。若病情较重,合并生殖系感染,应适当延长抗菌药物的疗程。淋菌性尿道狭窄的处理行定期逐渐扩张尿道,同时给予抗菌药物,必要时做狭窄尿道口切开,广泛性前尿道狭窄可用尿道膀胱镜做尿道内切术。配偶应同时治疗。

2. 非淋菌性尿道炎　病原体以沙眼衣原体或支原体为主,其余有滴虫、单纯疱疹病毒、白念珠菌、包皮杆菌等,通过性接触或同性恋传播,比淋菌性尿道炎发病率高,在性传播性疾病中占第1位。

【临床表现】

一般在感染后1~5周发病。表现为尿道刺痒、尿痛和少量白色稀薄分泌物,有时仅为晨间痂膜封口或裤裆污秽。男性患者感染可侵犯附睾引起急性附睾炎,亦可导致男性不育。

【诊断】

一般有不洁性行为及典型的临床表现。清晨排尿前取尿道分泌物做衣原体、支原体接种培养。非淋菌性尿道炎与淋菌性尿道炎可以在同一患者同一时期发生双重感染,因症状相似,注意鉴别。尿道分泌物涂片每高倍视野下见到10~15个多核白细胞,找到衣原体或支原体的包涵体,无细胞内革兰阴性双球菌,据此可与淋菌性尿道炎相鉴别。

【治疗】

常用米诺环素、红霉素等药物治疗,性伴侣同时治疗,以免重复感染。

三、男性生殖系统感染

(一)急性细菌性前列腺炎

大多由尿道上行感染所致,如经尿道器械操作。血行感染来源于疖、痈、扁桃体、龋齿及呼吸道感染灶。也可由急性膀胱炎、急性尿潴留及急性淋菌性后尿道炎等经前列腺管逆行引起。致病菌多为革兰阴性杆菌或假单胞菌,也有链球菌、淋球菌及衣原体、支原体等,前列腺组织水肿、腺泡有多量白细胞浸润。治疗后大部分患者炎症可以消退,少数严重者可发展为前列腺脓肿。

【临床表现】

发病突然,常伴发急性膀胱炎。表现为寒战和高热,尿频、尿急、尿痛,会阴部坠胀痛,排尿困难或急性尿潴留等。

【诊断】

一般有急性感染病史及典型的临床表现。直肠指检前列腺肿胀、压痛、局部温度升高,表面光滑,形成脓肿则有饱满或波动感。感染蔓延可引起精囊炎、附睾炎、菌血症,急性期禁止做前列腺按摩或穿刺。常见的并发症有急性尿潴留、附睾炎、直肠或会阴瘘、急性肾盂肾炎。

【治疗】

积极卧床休息、大量饮水,并使用应用抗菌药物、解痉止痛、退热、补液等药物治疗以缓解症状。急性尿潴留时避免经尿道导尿,应用耻骨上穿刺造瘘引流尿液。

抗菌药物:常选用复方磺胺甲噁唑(SMZ-TMP)、喹诺酮类、头孢菌素、氨基糖苷类、红霉素类等。如淋球菌感染可用头孢曲松钠。如厌氧菌感染则用甲硝唑。7 日为 1 个疗程,可延长至 14 日。预后一般良好,少数并发前列腺脓肿,则应经会阴切开引流。

(二)慢性前列腺炎

慢性前列腺炎分为细菌性和非细菌性两大类。

1. 慢性细菌性前列腺炎　大多数慢性前列腺炎患者没有急性炎症过程。其致病菌有大肠杆菌、变形杆菌或链球菌等,也可由淋球菌感染,主要是经尿道逆行感染所致。组织学上前列腺分为内层与周围层,内层腺管为顺行性,而周围层腺管呈逆行倒流。射精时,如后尿道有感染,则会有致病菌大量挤向周围层。排尿不畅时感染的尿液也可经前列腺管逆流至前列腺组织内形成微结石,使感染更难控制。此外,前列腺腺上皮的类脂质膜是多种抗生素进入腺泡的屏障,也是慢性前列腺炎治疗不理想、难以根治的原因。

【临床表现】

(1)排尿改变及尿道分泌物:尿频、尿急、尿痛,排尿时尿道不适或灼热,排尿后和便后常有白色分泌物自尿道口流出,俗称尿道口"滴白",合并精囊炎时,可有血精。

(2)疼痛:会阴部下腹隐痛不适,有时腰骶部、耻骨上、腹股沟区等也有酸胀感。

(3)性功能减退:可有阳痿、早泄、遗精或射精痛。

(4)精神神经症状:出现头昏、头胀、乏力、疲惫、失眠、情绪低落、忧虑焦急等。

(5)并发症:可表现变态反应如虹膜炎、关节炎、神经炎、肌炎、不育等。

【诊断】

慢性细菌性前列腺炎的诊断依据有:①反复的尿路感染发作;②前列腺按摩液有致病菌持续存在。临床上常难以诊断。

(1)直肠指检:前列腺呈饱满、增大、质软、轻度压痛。病程长者,前列腺缩小、变硬、不均匀、有小硬结。前列腺液送检有助诊断。

(2)前列腺液检查:前列腺液白细胞>10 个/高倍视野,卵磷脂小体减少,可诊断为前列腺炎。

（3）分段尿及前列腺液培养检查：检查前充分饮水，取初尿 10ml（VB$_1$），再排尿 200ml 后取中段尿 10ml（VB$_2$）。然后做前列腺按摩，收集前列腺液，完毕后排尿 10ml（VB$_3$），均送细菌培养及菌落计数。VB$_3$ 菌落计数大于 VB$_1$ 菌落计数的 10 倍可诊断为细菌性前列腺炎。若 VB$_1$ 及 VB$_2$ 细菌培养阴性，VB$_3$ 和前列腺液细菌培养阳性，即可确定诊断。

（4）B 超显示前列腺组织结构界限不清、混乱，可提示前列腺炎。膀胱镜检查可见后尿道、精阜充血、肿胀。

【治疗】

治疗效果往往不理想。首选红霉素、多西环素等具有较强穿透力的抗菌药物。常用的药物还有喹诺酮类、头孢菌素类等，亦可以联合用药或交替用药，以防止耐药性。综合治疗可采用：①热水坐浴及理疗可减轻局部炎症、促进吸收；②前列腺按摩，每周 1 次，以引流炎性分泌物；③忌酒及辛辣食物，避免长时间骑坐，有规律的过性生活；④应用活血化瘀和清热解毒药物等中医中药治疗。

2. 慢性非细菌性前列腺炎 大多数慢性前列腺炎属此类，对此病的致病原未有统一意见。由沙眼衣原体、支原体、滴虫、真菌、病毒等其他微生物所致。发病可能与性生活无规律、勃起而不射精、性交中断或长途骑车、长时间坐位工作致盆腔及前列腺充血等有关。饮酒过量及辛辣食物常可加重前列腺炎症状。

【临床表现】

类似慢性细菌性前列腺炎，但少有反复尿路感染发作现象。体检与临床表现不一定相符。直肠指检前列腺稍饱满，质较软，有轻度压痛。前列腺液内白细胞>10 个/高倍视野，但多次细菌涂片及培养都找不到细菌。特殊的检测方法有时可获得关于衣原体、支原体的佐证。临床上具有慢性前列腺炎的症状，尤其是盆腔、会阴部疼痛明显，而前列腺液检查正常，培养无细菌生长，称为前列腺痛。

【治疗】

致病原为衣原体、支原体可用米诺环素、多西环素及碱性药物。其他可用红霉素、甲硝唑等。α 受体阻滞剂可以解痉、改善症状。此外，每日 1 次热水坐浴、每周 1 次前列腺按摩以及去除易造成盆腔、前列腺充血的因素，往往也可有良好的疗效。

（三）急性附睾炎

【病因】

急性附睾炎多见于中青年人，由泌尿系感染和前列腺炎、精囊炎、性传播疾病从输精管逆行扩散所致，血行感染少见。老年人行开放性前列腺切除或经尿道前列腺电切后，射精管口向前列腺窝敞开，排尿时压力增高，菌尿经输精管逆流导致附睾炎。无菌尿经输精管逆流到附睾亦可导致化学性附睾炎。

【病理】

炎症可使附睾肿胀，由附睾尾部向头部蔓延，可形成脓肿。累及睾丸形成附睾睾丸炎，引起继发性睾丸鞘膜积液。精索增粗，炎症可波及腹股沟区。

【临床表现】

发病突然，全身症状明显，可有畏寒、高热。患侧阴囊明显肿胀、阴囊皮肤发红、发热、疼痛，并沿精索、下腹部以及会阴部放射。附睾、睾丸及精索均有增大或增粗，肿大以附睾头、尾部为甚。有时附睾、睾丸界限不清,下坠时疼痛加重。可伴有膀胱刺激症状。血常规白细胞及中性粒细胞升高。

【诊断】

有典型临床表现者易于诊断。但要注意与阴囊内其他疾病鉴别。附睾结核形成寒性脓肿,合并细菌感染时往往出现急性炎症表现;睾丸扭转多发于青少年,常在安静状态下发病,起病急、突然,阴囊部疼痛明显。采用多普勒超声检查睾丸的血流情况,有助于鉴别诊断。多普勒超声可显示急性炎症为血流增加,睾丸扭转时有缺血,血流减少。

知识链接

睾丸扭转

睾丸扭转(torsion of testis)又称精索扭转,由于剧烈运动或暴力损伤阴囊时,螺旋状附着于精索上的提睾肌强烈收缩,导致扭转并引起睾丸的急性血液循环障碍,而需要紧急处理的急症。临床并不罕见,往往发生于先天性睾丸系膜过长、睾丸引带发育不良、隐睾、睾丸下降不全、附睾与睾丸连接不完全、附睾与部分精索过度活动、精索过长等情况。分鞘膜内型和鞘膜外型两种。睾丸扭转方向多由外向内。阴囊抬高试验阳性可作为诊断的佐证,多普勒超声检查对于诊断睾丸扭转极有价值。一般统计,睾丸扭转10小时以内复位后可以成活,无不良后果。睾丸扭转无法恢复其血液循环时,或睾丸扭转时间超过24小时,应行患侧睾丸切除术,以免影响对侧睾丸生精功能,对侧睾丸应同时行固定术以预防扭转。

【治疗】

卧床休息,并将阴囊托起,采用止痛、热敷。可用0.5%利多卡因做精索封闭,减少疼痛,选用广谱抗生素治疗。病情较重者,宜尽早静脉用药。脓肿形成则切开引流。

(四)慢性附睾炎

【病因】

多由急性附睾炎治疗不彻底而形成。部分患者无急性炎症过程,可伴有慢性前列腺炎。

【病理】

附睾较硬,呈结节状,显微镜下检查可见附睾组织纤维增生,有大量瘢痕组织,附睾小管阻塞,白细胞及浆细胞浸润。

【临床表现】

阴囊有轻度不适,或坠胀痛,休息后好转。附睾局限性增厚及肿大,与睾丸的界限清楚,精索、输精管可增粗,前列腺质地偏硬。需与附睾结核鉴别,后者附睾质地稍硬,常发生于附睾尾部,输精管可增粗并扪及串珠状结节,前列腺小而有结节,同侧精囊多有病变;尿液镜检有白细胞、红细胞,B超、X线及膀胱镜检查常可发现肾结核的证据。双侧附睾感染,可影响生育;有慢性前列腺炎者,要同时予以治疗。

【治疗】

托起阴囊,局部热敷、热水坐浴、理疗等可缓解症状。重视前列腺炎的综合治疗。如局部疼痛剧烈,反复发作,影响生活和工作,可考虑做附睾切除。

(朱云根)

扫一扫
测一测

复习思考题

1. 简述肾损伤的病理类型及临床表现。
2. 简述尿道损伤的临床表现。
3. 为什么下尿路感染会导致上尿路感染?
4. 简述尿路感染的治疗原则。
5. 简述急性细菌性前列腺炎的感染途径。

第三十四章

PPT 课件
34章PPT

男　科　学

学习要点

扫一扫
知重点

　　男性生殖生理的特点;常用的男性计划生育措施;男子性功能障碍的病因、诊断及治疗要点;男性不育症的病因、诊断及治疗。

　　男科学是专门研究男性的科学,包括男性生殖系统结构与功能、男性生殖生理与病理、男性节育与不育、男性性功能障碍、男性生殖系统疾病及性传播疾病等。其中男性节育与不育、男性性功能障碍明显影响夫妻双方情感及家庭幸福,本章给予重点阐述。

第一节　男性节育

　　计划生育是指有计划地生育子女,控制人口增长,提高人口素质。我国已将计划生育列为基本国策,实施计划生育、优生优育已成为计划生育科学研究的重要课题。

一、男性生殖生理的特点

　　1. 男性生殖系统包括生殖腺(睾丸)、生殖管道(附睾、输精管和尿道)、附属性腺(精囊、前列腺和尿道球腺管)以及生殖器(阴茎和阴囊)。

　　2. 男性生殖生理与女性相比有其独特性:①男性性成熟后,睾丸每日产生约 7000 万个精子,而女性周期性每月大多只排 1 个卵;②男性的精子发生没有明确的生育终止,年龄 70 岁或更大仍可有生育力,而女性多在 50 岁闭经后失去生育力。

二、男性计划生育的环节

　　1. 干扰男性生殖活动的激素调节如应用睾酮和孕酮制剂。其目的是抑制 FSH、LH 分泌以阻碍精子生成。

　　2. 干扰睾丸内精子生成如口服棉酚、微波阴囊局部照射、X 线等,主要作用是干扰精子发生中的糖代谢及核酸代谢。

　　3. 干扰附睾内精子成熟如雷公藤、α 氯代甘油,主要作用于正常精子的成熟过程,改变内环境。

4. 阻止精子与卵子相遇如自然避孕法、体外排精、使用阴茎套、输精管结扎。

5. 直接杀死精子如壬苯醇醚能强有效地杀死精子而不影响阴道的正常生理功能。

6. 其他如常用干扰射精过程的肾上腺 α 受体阻滞剂,干扰精子获能与受精的特异酶抑制剂,针对精子特异抗原的免疫避孕疫苗药。

三、常用的男性计划生育措施

1. 避孕套 避孕套用法简单、方便,对男女双方身体健康无影响。用前检查有无裂孔、大小是否适中。一般避孕可靠,可长期使用。

2. 输精管结扎术 输精管结扎术是结扎和切除一小段输精管,使精子不能排出,达到永久性节育,是现今男性计划生育主要的方法。适用于要求永久性绝育者,但有出血性体质者、精神病、严重神经官能症、患有其他器官的急慢性疾病、生殖系统感染者暂缓手术或禁忌手术。术前必须向受术者介绍输精管结扎术的有关科学知识,解除各种思想顾虑,如要讲明输精管结扎后除不能生育外,对身体健康及性生活(性欲、勃起、性交、射精和性欲高潮)没有影响,以增强受术者手术的信心。

第二节 男性不育症

凡婚后夫妇双方均未采用避孕措施,正常性生活 1 年而未受孕,就应考虑不育症的可能。不育症的病因复杂,涉及夫妇双方。因此对每对不育夫妇,双方都应进行检查。

【病因】

1. 内分泌因素

(1)下丘脑功能障碍:如选择性促性腺功能低下型性腺功能减退症,促卵泡激素(FSH)、黄体生成素(LH)、睾酮(T)均降低,第二性征发育差。临床见小睾丸无精子、嗅觉障碍。

(2)垂体功能低下:如肿瘤、感染、放射或手术后垂体功能低下,睾丸小而软。FSH、LH、T 低,而呈高泌乳素血症,可导致生精功能障碍。肾上腺疾病,如 21-羟化酶缺陷影响可的松合成,可抑制垂体分泌 FSH、LH 而引起不育。

2. 睾丸功能障碍 染色体异常如 47,XXY 及 46,XY/47,XXY 嵌合的 Klinefelter 综合征。临床表现为细高身材,四肢过长,第二性征发育差,睾丸小,FSH、LH 升高,而 T 正常或偏低、无精子、隐睾、无睾症。精索静脉曲张、睾丸的炎症感染,尤其是青春期腮腺炎 1/3 可发生双侧睾丸炎。有些抗肿瘤药物、放射线、环境因素均可造成不育。

3. 精子与精浆功能异常 生殖道的感染,如前列腺炎,衣原体、支原体感染均可影响精子的活动力。

4. 精道阻塞 可以是先天性,也可是后天性。先天性常见如输精管缺如,睾丸与附睾分离,附睾与输精管连接中断,检查时发现无精子、精液量少、缺乏果糖、pH 降低。

5. 性功能障碍与射精障碍 如勃起功能障碍、早泄、不射精、逆行射精、尿道下裂而在阴道外排精。

6. 免疫性不育 睾丸受外伤、感染、梗阻等因素影响破坏了血睾屏障使精子抗原暴露,精子抗原经过淋巴进入血液引起免疫反应产生自身免疫。

【诊断】

1. 仔细询问病史及体格检查　包括与不育有关的先天性和后天性病史、生活和药物应用等。检查主要包括全身检查及与第二性征相关的腋毛、阴毛、乳房检查,特别注意睾丸的发育,有无隐睾及阴茎发育情况,有无尿道下裂、附睾与输精管情况,精索静脉有无曲张,前列腺、精囊情况等。

2. 精液的检查　是男性不育的主要诊断方法,采集前应嘱 3~5 天内无排精。精子数减少、活力及活动率下降,畸形精子过多均可导致不育。其他检查包括血激素水平的测定、输精管造影、睾丸活检、前列腺液的检查及免疫学抗精子抗体检查。

【治疗】

1. 对症治疗　药物治疗适用于促性腺功能低下致生精功能低下者、精索静脉高位结扎术后少精及免疫不育者,采用丙酸睾酮 50mg 肌内注射,每周 3 次,连续 12~20 周。氯米芬 25~50mg,每日 1 次,连服 3 个月可以促进 LH、FSH 增加,刺激生精功能。维生素 E,每日 10~20mg。胰激肽释放酶,口服每日 600U 或每次 40U 肌内注射,每周 3 次。生殖道炎症可用抗生素治疗。

2. 手术治疗　如精索静脉曲张可做高位结扎、栓塞及硬化术,输精管及附睾阻塞可行输精管吻合、输精管附睾吻合术,尿道下裂行下裂矫正术,隐睾行松解固定术。

3. 辅助生殖技术的应用　近年来用卵细胞质内精子注射,是应用显微技术将单个精子直接注入成熟卵子胞质内使其受孕,适用于许多少精症、弱精症的不育症。人工授精精子库的应用以及中医辨证治疗有一定效果。

知识链接

人类辅助生殖技术

不通过性交而采用医学手段使不孕不育夫妻受孕的方法称人类辅助生殖技术,主要包括丈夫精液人工授精、体外受精胚胎移植技术、卵细胞质内精子注射、供者精液人工授精等四项技术,已广泛应用临床,为广大不孕不育夫妇带来受孕的希望。

第三节　男性性功能障碍

正常男性性功能包括性欲、性兴奋、阴茎勃起、性交、射精和性欲高潮等过程。这一过程是正常的心理、神经、内分泌系统及正常生殖系统参与下完成的一个极为复杂的过程。男性性功能障碍临床表现包括:性欲改变、勃起功能障碍(ED)、射精功能障碍、早泄、性交不射精和逆行射精等。最常见的男性性功能障碍是勃起功能障碍、早泄。

一、勃起功能障碍

阴茎的勃起硬度持续或反复不足以插入阴道或不能维持足够硬度以完成满意的性生活,称勃起功能障碍(ED),亦称阳痿。一般认为,病程至少应在 3 个月以上方能诊断。

【病因】

基本上分两大类,即心理性阳痿和器质性阳痿。心理性因素包括精神受到创伤、夫妻关系不和、性知识缺乏、焦虑等;器质性因素包括全身疾病,如心血管、内分泌疾病,局部因素如勃起神经、血管创伤;服用一些药物如抗精神病药、降压药、激素,吸烟、酗酒、吸毒等。

【诊断】

注意与阳痿有关的疾病及外生殖器检查。实验室血液性激素测定、夜间阴茎胀大试验(NPT)。正常时夜间熟睡后有4~6次阴茎勃起,每次20~30分钟。血管活性药物诱发勃起试验(ICI),即阴茎海绵体内注射罂粟碱30~60mg,能充分勃起并持续30分钟表明阴茎动、静脉正常,否则有动脉供血障碍或静脉瘘。彩色多普勒超声检查可直接了解阴茎动脉的口径、血流速度等。海绵体造影对诊断静脉瘘性阳痿有效。另外还有阴部内动脉造影、神经功能检测等。

【治疗】

①对于心理性阳痿应采用心理治疗,消除心理因素,增强信心。对于睾酮水平较低者应用睾酮治疗有效。还有育亨宾、中药治疗等有一定疗效。②海绵体药物注射,多采用罂粟碱30~60mg,前列腺素E 10~20μg。对于心理性、神经性或轻度血管性阳痿有效。③真空缩窄吸引,利用负压,使阴茎充血勃起。适用于老年患者。④阴茎静脉结扎术适用于静脉性阳痿。阴茎血管重建如腹壁下动脉与阴茎动脉吻合,适用于动脉性阳痿。⑤阴茎假体植入:适用于老年或严重器质性病变经多方治疗无效者。

二、射精功能障碍

射精功能障碍不仅影响男性性活动的正常完成,而且可造成女性不育。常见的症状有早泄、不射精和逆行射精。射精即精液的排出,分3个时相。Ⅰ相:附睾及输精管收缩、精囊随之收缩,精子进入尿道;Ⅱ相:后尿道收缩,前列腺液排出,膀胱颈关闭,精液进入前尿道;Ⅲ相:球部海绵体节律收缩,将精液射出体外。

1. 早泄 性交时阴茎进入阴道之前或刚进入就射精称为早泄。以往性活动频繁或过快是发生早泄的心理因素;而神经系统病变,如多发性硬化、脊髓肿瘤和下尿道炎、前列腺炎,均可引起早泄。可通过心理治疗、手法训练、降低局部敏感性等方法治疗。

2. 不射精 性交时勃起功能良好,而进入阴道不射精称为性交不射精。其功能性因素有缺乏性教育、新婚紧张等;器质性原因有手术、外伤史,特别是垂体、性腺病变。诊断应与逆行射精相鉴别。逆行性射精为性交后查尿有精子,而不射精为查尿无精子。大部分功能性不射精的治疗以性教育为主。其他可用药物如麻黄碱、左旋多巴等,也可用电震动和电刺激射精。

3. 逆行射精 精液不能从尿道射出体外而逆行流入膀胱称为逆行射精。动力学因素是神经系统病变、先天或后天膀胱颈收缩功能失调,后者如前列腺手术、腹膜后淋巴结清扫术;机械因素为各种梗阻。患者需要生育时,可在性交后即从膀胱采集精液与缓冲液混合行人工授精。

(朱云根)

复习思考题

扫一扫
测一测

1. 简述输精管结扎术的目的。
2. 简述男性节育的主要措施。

PPT 课件
35章PPT

扫一扫
知重点

第三十五章

运动系统疾病

学习要点

　　骨折、脱位的临床表现、诊断、治疗和急救原则以及骨折的并发症；各种常见骨折、脱位的表现特征、治疗方法；常用的骨科检查方法；颈肩痛和腰腿痛的病因、分类、表现特征、诊断和治疗。

第一节　骨折概述

一、骨折的定义、病因、分类及移位

【定义】

骨折即骨的完整性破坏或连续性中断，儿童的骨骺分离也属于骨折。

【病因】

1. 外伤性骨折

（1）直接暴力：暴力直接作用的部位发生骨折，常伴有局部不同程度的软组织损伤。如重物砸伤、车轮撞击、碾轧（图35-1）。

（2）间接暴力：暴力经过传导、杠杆、旋转和肌收缩使远离受伤处发生骨折，如跌倒时手掌着地，依其上肢与地面角度不同，暴力向上传导，可致桡骨远端或肱骨髁上骨折（图35-2）。

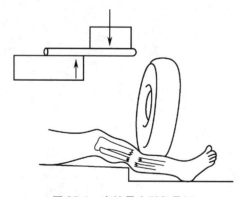
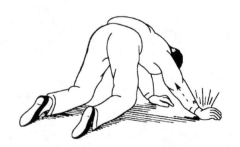

图 35-1　直接暴力引起骨折　　　　　图 35-2　间接暴力引起骨折

（3）牵拉暴力：暴力使肌肉猛烈收缩致肌肉附着处骨质断裂发生骨折。如骤然跌倒摔地，股四头肌猛烈收缩，导致髌骨骨折。

2. 积累性劳损　长期、反复、轻微的直接或间接损伤可致使肢体某一特定部位骨折。如战士长途行军易致第二、三跖骨及腓骨下 1/3 骨干骨折，称为疲劳性骨折。

3. 病理性骨折　因肿瘤、骨髓炎、结核等疾病造成骨质破坏，在轻微外力作用下即可造成骨折。

【分类】

根据骨组织的损伤程度、形态、损伤时间进行骨折分类，骨折类型不同治疗方法也不同。

1. 根据骨折处皮肤、黏膜的完整性分类

（1）开放性骨折：指骨折处皮肤或黏膜破裂，骨折处与外界或脏器相通。

（2）闭合性骨折：骨折处皮肤或黏膜完整，骨折不与外界或脏器相通。

2. 根据骨折断端的程度和形态分类

（1）不完全性骨折：①裂缝骨折；②青枝骨折。

（2）完全性骨折：如横形骨折、斜形骨折、螺旋形骨折、粉碎性骨折、压缩骨折、嵌插骨折、凹陷骨折、骨骺分离（图 35-3）。

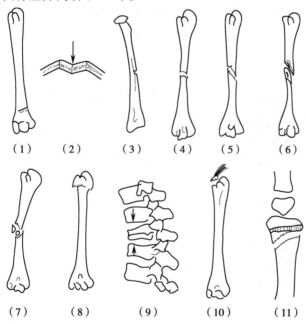

（1）　　（2）　　（3）　　（4）　　（5）　　（6）

（7）　　（8）　　（9）　　（10）　　（11）

图 35-3　骨折断端形态

3. 根据骨折端稳定情况分类

（1）稳定性骨折：骨折端不易移位或复位后不易再发生移位，如裂缝骨折、青枝骨折、嵌插骨折等。

（2）不稳定性骨折：骨折端易移位或复位后易再发生移位，如斜形骨折、螺旋形骨折、粉碎性骨折。

4. 按骨折发生的时间分类　分为新鲜骨折、陈旧骨折。3 周以内发生的骨折为新鲜骨折；超过 3 周的骨折则为陈旧骨折。

【骨折移位】

骨折后大多发生骨折断端不同程度的移位(图 35-4)。

1. 成角移位 两骨折断端纵轴线交叉成角。
2. 侧方移位 骨折远端向近端的前、后、内、外侧移位。
3. 短缩移位 两骨折断端相互重叠或嵌插,使骨干缩短。
4. 旋转移位 远侧骨折端围绕骨干纵轴旋转。
5. 分离移位 两骨折断端在纵轴线上相互离开,形成间隙。

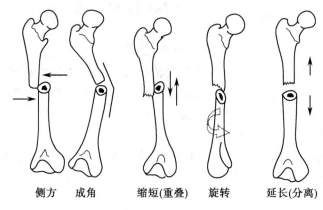

| 侧方 | 成角 | 缩短(重叠) | 旋转 | 延长(分离) |

图 35-4 骨折移位

二、骨折的诊断

骨折诊断包括是否骨折、骨折类型、骨折移位情况和并发症等,应详细询问病史、分析症状体征及 X 线检查,做出正确诊断。

1. 询问病史 了解受伤暴力形式、程度、性质,患者受伤时体位、环境、受伤前后表现及急救处理经过,推断受伤程度、部位、有无复合伤。

2. 局部表现

(1)一般表现:①疼痛;②局部肿胀瘀斑;③局部压痛;④功能障碍等。

(2)骨折的特有体征:①畸形;②反常活动;③骨擦音或骨擦感。具有以上三个骨折特有体征之一者,即可诊断为骨折。

3. 全身情况 大多数骨折只引起局部表现,多发性骨折或严重骨折可出现全身表现。包括:①昏迷;②休克;③呼吸困难;④发热等症状。

4. X 线检查 凡疑有骨折者,应常规做 X 线检查。主要特点:①正、侧位或轴位:可显示骨折的类型、程度、移位情况;②裂缝骨折、嵌插骨折等稳定性骨折 X 线检查,早期不易发现,容易漏诊,需 2 周后再次复查得到证实;③骨折治疗期间为了解骨折复位、愈合情况,应定期行 X 线检查。

三、骨折的并发症

骨折在发生和愈合过程中可出现多种并发症,若不及时发现和处理,会影响治疗效果,甚至危及患者生命。

1. 早期并发症

(1)休克:多发骨折、骨盆骨折、股骨骨折及合并重要脏器损伤,出血量大,易发生创伤性和失血性休克。

（2）重要内脏损伤：复杂性损伤常有颅脑、胸腹部伤。如肋骨骨折可致气血胸、肝脾破裂；骨盆骨折可致膀胱、直肠损伤。

（3）血管、神经损伤：骨折可致周围重要神经和血管损伤。如肱骨髁上骨折可损伤肱动脉和正中神经（图35-5）；血管损伤造成肢体远端血循环障碍，严重时导致坏死或致残；脊柱骨折可致脊髓损伤引起截瘫。

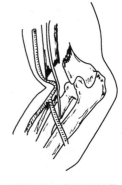

图35-5　骨折端损伤
神经、血管

（4）脂肪栓塞综合征：骨折部位的骨髓破坏后，大量脂肪球进入血循环中，可导致严重的肺、脑栓塞。肺栓塞表现为呼吸功能不全、发绀、血压下降，胸部拍片有广泛的肺实变；脑栓塞表现为意识障碍、烦躁、谵妄、昏迷等。

（5）骨筋膜室综合征：常因骨折后血肿和组织水肿致骨筋膜室内容物体积增加或外包扎过紧致室内容积减少导致骨筋膜室内压力增高所致。

知识链接

骨筋膜室综合征

由骨、骨间膜、肌间隔和深筋膜围成的骨筋膜室内肌肉、神经因急性缺血而出现的一系列早期症候群，最多见于前臂掌侧和小腿。常由创伤骨折时所形成的血肿和软组织水肿或外包扎过紧导致间室内压力增高，若前臂超过65mmHg、小腿超过55mmHg致使供应肌肉的小动脉关闭，形成缺血—水肿—再缺血的恶性循环。早期表现为患肢剧烈疼痛、肿胀、红热、压痛。早期及时恢复血运，患肢功能可保存，缺血时间较长、肌肉坏死增多，虽积极恢复血运，部分坏死肌肉只能瘢痕修复，出现缺血性肌挛缩，形成爪形手或肢体坏死等严重后果。故临床上，必须早期发现、早期诊断、早期处理，才能避免造成严重不良后果。

2. 晚期并发症

（1）感染：开放性骨折易发生感染，可引起化脓性骨髓炎、脓毒血症等。

（2）关节僵硬：患肢固定时间久或缺少锻炼，关节囊与周围软组织形成粘连、挛缩，导致关节活动受限。这是骨折和关节损伤最为常见的并发症。

（3）损伤性骨化：又称骨化性肌炎，关节附近骨折因局部形成骨膜下血肿，处理不当使血肿扩大，机化并在关节附近的软组织内广泛骨化，造成严重关节功能障碍，多见于肘关节、肩关节。

（4）骨折愈合障碍或畸形愈合：全身情况差、骨折处血供不佳、骨折复位固定不当、骨折断端分离、软组织嵌入、不适当的活动、局部感染等诸多因素均可使骨折延期愈合、不愈合或使骨折在重叠、旋转、成角等状态下畸形愈合。

（5）创伤性关节炎：关节内骨折未解剖复位致畸形愈合，造成关节面损伤不平整，活动或负重时关节疼痛。

（6）缺血性骨坏死：骨折后，骨折断端的血供受到破坏，导致该骨折断端因缺血而坏死。如腕舟骨骨折致近折端缺血性坏死、股骨颈骨折后股骨头缺血性坏死。

（7）缺血性肌挛缩：是骨筋膜室综合征处理不当的严重后果，形成爪形手或爪形足畸形。

四、骨折的愈合过程及影响因素

【骨折的愈合过程】

骨折的自然愈合过程一般分为三个阶段,这三个阶段是互相交织演进的,不能截然分开,现以管状骨为例加以说明。

1. 血肿机化期　骨折后,髓腔、骨膜下、周围软组织出血,在骨折端及其周围形成血肿,骨断端缺血坏死诱发无菌性炎症反应,坏死细胞释放的产物,引起局部毛细血管增生扩张、血浆渗出、炎性细胞浸润,血凝块被逐渐清除使血肿机化形成肉芽组织,约两周时间形成纤维连接,将骨折两端连接起来。

2. 骨痂形成期　骨外膜、骨内膜新生血管长入,成骨细胞大量增生,形成新骨,称为内骨痂和外骨痂,充填骨折端和髓腔内的纤维组织逐渐转化为连接骨痂,内、外骨痂及连接骨痂合为原始骨痂,这些骨痂将骨断端包绕加强,当达到足以抵抗肌收缩、剪力和旋转力时,骨折则达到临床愈合阶段,X线片骨折端可显示梭形骨痂阴影。此期需4~8周时间。

3. 骨痂塑形期　原始骨痂中的骨小梁逐渐增粗、规则排列和致密,骨折端死骨清除,原始骨痂逐渐被坚强的板层骨替代,使骨折部位形成坚强的骨性连接,此期需8~12周。随肢体运动和负重,应力轴线骨痂不断改造、加强,多余的周围骨痂逐渐吸收,最后塑形为生理需要的永久骨痂,髓腔再通恢复正常骨结构(图35-6)。

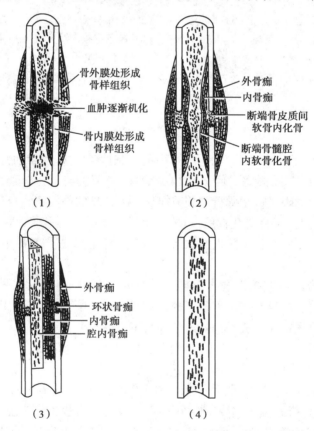

图35-6　骨折愈合过程

(1)血肿机化　(2)原始骨痂形成　(3)骨痂塑形　(4)塑形完成

【影响骨折愈合的因素】

包括全身因素和局部因素。

（1）全身因素：包括患者年龄、健康状况、营养、患有慢性疾病如糖尿病、恶性肿瘤、钙磷代谢紊乱等。

（2）局部因素：骨折部位血运不良、断端嵌有软组织；骨折损伤严重、缺损大；反复整复、对位不佳、固定不牢；手术剥离骨膜过多及合并感染等都可导致骨折延期愈合或不愈合。

五、骨折的急救

目的是应用简单有效的方法抢救生命、保护患肢、防治休克，使患者安全、迅速转运，尽快得到妥善治疗。

1. 抢救生命　初步检查判定有无颅脑、胸腹部合并伤。有颅脑伤或昏迷应保持呼吸道通畅；有气胸、窒息应紧急给予处理；有休克在条件允许时应迅速输血补液、吸氧、保暖；有创口大出血立即加压包扎止血，必要时使用止血带。

2. 防止继发损伤或污染　包括：①四肢检查要动作轻柔、稳妥，必要时应剪开患者的衣袖和裤脚。②开放性骨折发现骨折端外露时不要还纳复位，用无菌敷料或清洁布类包扎伤口加压止血、固定肢体，已包扎伤口不应无故打开。③可疑骨折者应按骨折处理。闭合骨折发现局部明显畸形，有致血管神经损伤或穿破皮肤危险者，应适当手法牵引，尽量消除显著移位畸形，恢复肢体正常轴线后再妥善固定肢体，以免骨折端移位造成软组织再损伤，同时减轻转运中疼痛，利于防止休克发生。④四肢长骨固定应超过上下关节，固定物可使用预制的夹板，也可就地取材，如树枝、木棍、木板等。在无材料可用时上肢骨折可固定于胸部，下肢骨折可固定于对侧下肢。

3. 脊柱骨折急救　应三人分别托扶起患者头背、腰臀及双下肢，协调动作平稳放于硬板担架上抬运。保持脊柱中立位，切忌背驮、抱持等方法，以免脊柱扭曲、旋转致骨折处移位而损伤脊髓；颈椎受伤时须双手牵引头部维持中立位，转运途中头颈两侧加垫保持脊柱中立，避免扭曲旋转。

六、骨折的治疗原则

早期正确复位、有效固定、功能锻炼是治疗骨折的三大基本原则。

中西医结合治疗骨折提出：①动静结合（固定与活动相结合）；②筋骨并重（骨与软组织并重）；③内外兼治（局部与全身兼治）；④医患合作等治疗观点。尽可能达到骨折复位不增加软组织损伤，固定骨折不妨碍肢体活动，因而不但加速骨折愈合并且使骨折愈合与功能恢复同时进行。

1. 早期正确复位　早期正确复位，骨痂形成快，骨折愈合好。骨折后半小时内局部无肿胀疼痛、肌肉松弛，是复位的最好时机，超过半小时后复位则应在麻醉下进行。

（1）复位要求：①解剖复位：骨折通过复位，恢复了正常的解剖关系，对位、对线完全良好；②功能复位：骨折复位后未恢复正常的解剖关系，但愈合后对肢体功能无明显影响。

（2）复位方法

1）手法复位：应用手法使骨折复位，大多数骨折均可矫正骨折移位。手法复位必须轻柔，争取一次成功。粗暴手法反复多次复位，不但增加软组织损伤，影响愈合，而且容易引起各种并发症。手法复位操作步骤：①给予麻醉药物解除肌肉痉挛，消除局部疼痛;②沿肢体纵轴拔伸牵引,矫正骨折移位,也可使用牵引架;③根据骨折类型,应用各种矫正手法,如旋转屈伸、捺正端提、摇摆叩击、夹挤分骨、折顶回旋、按摩推拿等手法使骨折复位(图 35-7)。

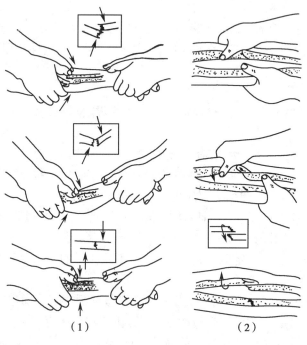

图 35-7　手法复位
(1)反折法　(2)回旋法

2)切开复位:应用手术方法切开软组织,暴露骨折端直视下将骨折复位、固定。适用于神经血管损伤、手法复位失败、牵引不成功、关节内骨折、陈旧或不愈合骨折。切开复位可使骨折达到解剖复位,但可引起伤口感染、手术破坏局部血循环引起骨折不愈合等并发症。

2. 有效的局部固定　骨折固定有内固定、外固定,目的为防止骨折复位后再移位,要求固定牢固、有效,不稳定的骨折可影响骨折愈合。

(1)小夹板固定:通过对骨折三点挤压的杠杆作用固定骨折。取有弹性的柳木、竹板和塑料板制成宽窄不同的小夹板,绑缚在骨折肢体的外面,外扎横带固定(图 35-8)。

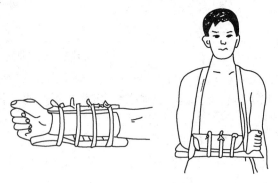

图 35-8　夹板固定

1)优缺点:优点是利于关节活动、增进血循环、防止肌萎缩与关节僵硬;缺点是小夹板松紧度患者不易掌握,必须随时调整,绑扎过紧产生压迫性溃疡,引起肢体坏死;绑扎太松骨折可发生再移位,因此应密切观察肢体感觉、温度、颜色、肿胀、脉搏等。

2)适应证与禁忌证:适用于四肢骨折、创口小的开放骨折;禁用于肿胀严重、有血管神经损伤并感染的开放骨折、长途转运的患者。

3）固定方法：①放置固定垫，胶布固定；②安放小夹板，前后左右放四块；③捆绑横带四条，带结放在外侧板上，松紧度以横带上下活动 1cm 为准。

（2）石膏绷带固定：将石膏绷带按骨折部位制作成适宜的石膏托、石膏夹等。温水浸泡后固定在患者的肢体上，维持位置 5~10 分钟后即可硬结成形，待干燥后对肢体即起到固定作用(图 35-9)。

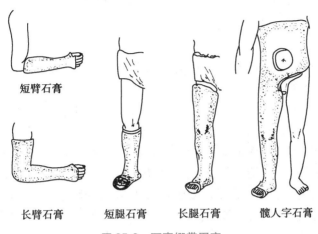

短臂石膏

长臂石膏　　短腿石膏　　长腿石膏　　髋人字石膏

图 35-9　石膏绷带固定

1）优缺点：石膏固定确实可靠、符合体型、伤员舒适、固定时间长，便于转运；缺点是固定范围大，超过上下两关节，妨碍伤肢功能恢复，可引起肌萎缩、关节僵直等并发症。

2）固定指征：①开放性骨折术后、伤口愈合之前的外固定；②某些难以固定者和某些切开内固定术后的辅助性外固定；③畸形矫正术后位置的维持以及骨关节手术的术后固定；④化脓性骨髓炎、骨肿瘤术后的肢体固定。

3）注意事项：①固定前先清洁皮肤，伤口换药，敷料、胶布应纵置。②将肢体固定于功能位，骨突或凹陷部加垫。③浸泡石膏水温为 40℃ 左右。④管型固定时，石膏绷带卷要行滚过式包缠重叠前一周 1/3，用手均匀抹平。⑤石膏固定时助手应维持肢体位置，用手掌托扶肢体不可手指顶压石膏产生局部压迫，导致皮肤坏死。在石膏未干时禁止搬动，以免折断。⑥石膏固定完毕后在石膏上注明诊断及固定时间。⑦石膏固定过程中抬高伤肢，做肌肉收缩和关节运动。⑧石膏因肢体消肿而过松，或浸湿变软、折断者应及时更换。⑨石膏固定期间应将手指、足趾露出，以便观察肢体血运、感觉和活动功能等，同时有利功能锻炼。

4）石膏管型固定范围：①短臂石膏肘下至手掌横纹；②长臂石膏腋下至掌横纹，屈肘 90°；③长腿石膏，大腿上 1/3 至趾端，膝屈 15°；④短腿石膏，膝下至趾端；⑤髋人字石膏上至病侧乳腺下至趾端，腹部开窗。

（3）持续牵引固定：持续牵引有复位和固定双重作用，分为皮牵引、骨牵引两种方法。

1）方法：①皮牵引适用于儿童，用宽胶布绷带包扎重量不超过 5kg；②骨牵引适用于成人，将骨圆针贯穿跟骨、胫骨结节等骨的松质骨处，通过滑轮等装置进行牵引，重量为体重的 1/7~1/10(图 35-10)。

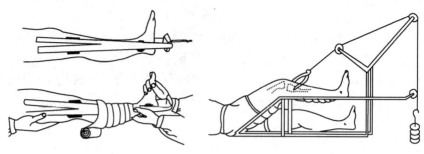

图 35-10　皮牵引、骨牵引

2)指征:①颈椎骨折脱位;②股骨骨折;③开放性骨折及开放骨折合并感染者;④复位困难的肱骨髁上骨折。

3)牵引注意事项:①经常检查牵引装置有无松脱及方向位置改变;②早期加大重量力争复位,复位后改维持重量,对比两侧长度避免过度牵引;③及时处理胶布引起的皮炎水疱;④每天用 70% 乙醇溶液消毒牵引针眼;⑤牵引针两端套小药瓶用于防护意外损伤。

(4)内固定:采用手术切开复位方法,使用金属内固定物,如加压钢板、螺纹钉、髓内针等,将骨折断端于解剖位置予以固定。切开复位、内固定可使骨折达到解剖复位,但增加了骨折部位感染的机会和引起骨折不愈合等并发症,另外需二次手术取出金属内固定物。

3. 开放性骨折处理原则　早期彻底清创,使开放污染创口转变成接近清洁创口,将开放性骨折转化为闭合性骨折,为组织修复和骨折治疗创造有利条件。

(1)清创:开放性骨折在伤后 6~8 小时进行清创术,冬季伤口污染轻,清创时间可适当延长。骨外膜应尽量保留,以保证骨愈合,骨折端既要彻底清理干净,又要保留骨的完整性,污染的松质骨可以刮除,密质骨可用骨刀凿除。与组织尚有相连的小骨片应予保留,游离的大骨片要重新放回原处以保证骨的连续性。

(2)骨折内固定:清创术后直视下将骨折解剖复位,同时选最快捷、最简单的内固定为宜,必要时可适当加用外固定。

(3)闭合伤口:完全闭合创口是将开放性骨折变成闭合性骨折的关键。清创术后采用直接或减张缝合、皮瓣移植和植皮术等各种不同方法闭合创口。

清创术完成后,根据伤情选择适当方法固定患肢,并应用抗生素和破伤风抗毒素(tetanus antitoxin,TAT)治疗,以预防感染和防止破伤风发生。

七、骨折的功能锻炼

功能锻炼是骨折治疗的重要手段,是促进骨折愈合,防止并发症和及早恢复患肢功能的重要条件。要求在医务人员的指导下,充分发挥患者的积极性,根据骨折不同部位、不同时期,遵循动静结合、主被动结合、循序渐进的原则,尽早进行功能锻炼及其他康复治疗。

1. 早期　骨折后 1~2 周,目的是促进患肢血循环,消除肿胀,防止肌萎缩。其主要形式是患肢肌做主动舒缩运动。骨折部上下关节暂不活动,身体其他部位关节均应正常活动。

2. 中期　骨折 2 周后已形成纤维连接,骨折断端日趋稳定,此期可开始进行骨折部上、下关节的活动,其强度和活动范围循序渐进,以防止肌萎缩和关节僵直。

3. 晚期　骨折已达临床愈合标准,外固定已拆除,应在物理治疗下,促进肌力恢复、增大关节活动范围,使肢体尽快恢复正常功能。

八、骨折的愈合标准

1. 临床愈合标准　包括:①局部无压痛、无肢体纵向叩击痛;②局部无异常活动;③X线显示骨折线模糊,有连续性骨痂通过;④解除外固定后,上肢向前平举 1kg 能达 1 分钟,下肢不扶拐可在平地上行走 3 分钟且不少于 30 步;⑤追踪观察 2 周局部无变形。

2. 骨性愈合标准　①具备临床愈合标准;②X 线片显示骨折线消失。

第二节　上肢骨折

一、锁骨骨折

锁骨骨折多见于儿童及青少年,多为间接暴力造成,患者于侧身跌倒肩部着地所致。成人为短斜形或粉碎性,儿童为青枝骨折。

【移位特点】

骨折近端受胸锁乳突肌牵拉向上、后移位,远端因上肢重量牵拉向下,受胸大肌、斜方肌和背阔肌牵拉向前、内移位,骨折断端可重叠(图 35-11)。

【临床表现】

患侧肩部下垂,骨折处肿胀、瘀斑。为减少疼痛患者常用健手托起肘部,头偏向患侧。检查时局部有压痛和骨擦感并可扪及骨折断端;儿童青枝骨折,以患侧上肢不敢活动为主要症状,易误认为上肢损伤,应注意鉴别。X 线摄片检查,可明确骨折类型和移位方向。

【治疗】

1. 无移位的骨折和儿童青枝骨折　可用三角巾悬吊患肢,3~6 周后开始练习患肢活动。

2. 有移位的中段骨折　手法复位,横行"8"字绷带固定(图 35-12)。

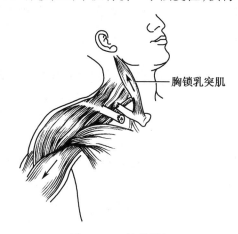

图 35-11　锁骨骨折

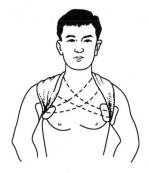

图 35-12　锁骨骨折横"8"字绷带固定

3. **手术切开内固定** 有以下情况时,可考虑切开复位内固定:①患者不能忍受"8"字绷带固定的痛苦;②复位后再移位,影响外观;③合并血管、神经损伤;④开放性骨折;⑤陈旧性骨折不愈合;⑥锁骨远端骨折,合并喙锁韧带断裂。切开复位时,应根据骨折部位、骨折类型及移位情况选择钢板、螺钉或克氏针固定。在选用钢板时,要按锁骨形状进行预弯处理,并应将钢板放在锁骨上方,尽量不放在前方。

4. **功能锻炼** 主动进行挺胸、抬肩、握拳、屈伸肘关节等锻炼。

二、肱骨干骨折

肱骨干骨折较为多见,多发生于青壮年。骨折位于中下 1/3 者常伴有桡神经损伤。

【病因与分类】

肱骨干上、中 1/3 骨折大都由直接暴力所致。多为横形骨折或粉碎性骨折。骨折位于三角肌止点以上时,近折端向前、向内移位,远折端向上向外移位。骨折位于三角肌止点以下时,近折端向前、向外移位,远折端向上移位(图 35-13)。肱骨干下 1/3 骨折多由间接暴力所致,多为斜形骨折或螺旋形骨折。

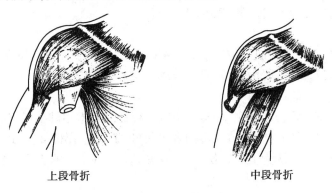

上段骨折　　　　　　　　中段骨折

图 35-13　肱骨干骨折移位

【临床表现】

患肢局部肿胀、压痛、畸形、反常活动及骨擦音(感)等。合并桡神经损伤时,有垂腕、各指掌指关节不能伸直,拇指不能伸直以及手背桡侧皮肤有大小不等的感觉麻木区等表现。

【诊断】

根据患侧上肢直接暴力或跌倒时,肘部着地受伤史,畸形反常活动或骨擦感及 X 线片可明确诊断。

【治疗】

1. 不完全骨折或骨折无移位者,以夹板固定 3 周,前臂悬吊,练习活动。

2. 大多数有移位的肱骨干骨折可用手法复位和小夹板固定治疗(图 35-14,图 35-15),肱骨中下 1/3 骨折手法复位禁用折顶方法,以免损伤桡神经。复位后用两长两短四块夹板固定。如侧移位及内外侧成角未完全恢复者,可用棉花纱布垫放在移位的骨折端逐渐矫正。接近上 1/3 骨折时要有超肩关节固定;接近下 1/3 骨折者要有超肘关节固定,屈肘90°,前臂中立位,悬吊胸前。固定期内注意功能锻炼。固定时间成人 6~8

周,儿童少年 4~6 周。合并桡神经损伤时,复位后先观察 2~3 个月,一般挫伤都能逐渐恢复。若骨折愈合后神经仍未恢复时,可做肌电图测定,如有手术指征,可手术处置。观察期间应注意防止前臂屈肌群挛缩及手指关节僵硬,使屈肌群能经常被动伸展。

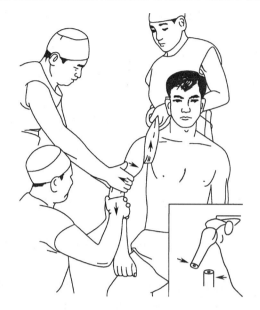

图 35-14　肱骨干中 1/3 骨折复位法

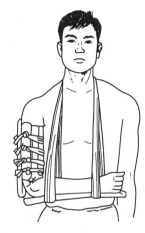

图 35-15　肱骨中 1/3 骨折夹板固定

3. 如果闭合骨折手法复位失败、同一肢体多发骨折及关节损伤或合并有血管神经损伤,应做切开复位内固定。一般上段用髓内针固定,中下段可选用钢板螺钉或加压钢板固定,也可用外固定架固定。

三、肱骨髁上骨折

肱骨髁上骨折是儿童常见骨折,多为间接暴力所致,肱骨下端宽而薄,向前屈曲(肱骨干轴线与肱骨髁轴线形成 30°~50° 的前倾角),此为容易发生肱骨髁上骨折的解剖因素。根据暴力不同和骨折移位的方向,分为伸直型、屈曲型。伸直型骨折可并发神经血管损伤。

【移位特点】

1. 伸直型　跌倒时手掌着地,暴力经前臂向上传导,有上下产生的剪力使肱骨髁发生骨折,骨折线由前下方斜向后上方,骨折远端向后上移位,近端向前下移位,易损伤血管和神经。

2. 屈曲型　跌倒时肘关节处于屈曲位,肘后着地,暴力经肱尺关节传至肱骨下端造成骨折。骨折线由后下方斜向前上方,骨折远端向前上移位(图 35-16)。

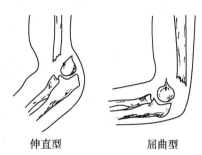

伸直型　　屈曲型

图 35-16　肱骨髁上骨折分型

【临床表现】

有手掌着地外伤史,肘部明显肿胀疼痛、皮下瘀斑、活动障碍。伸直型肘部向后方突出,呈半屈位畸形,局部检查:肘后三角正常,触及骨折端、有反常活动、骨擦音,合并肱动脉损伤时桡动脉搏动消失。X 线摄片检查可进一步确诊骨折类型和移位方向。

【治疗】

1. 伸直型骨折及早手法复位,尽快解除骨折端压迫,石膏托固定于屈曲 90°~100°。

2. 屈曲型骨折以伸肘位牵引复位,石膏托固定肘关节稍屈 40°左右。4~6 周后开始练习肘关节活动。

3. 肘部肿胀、水疱形成时宜用尺骨鹰嘴牵引,消肿后再复位固定。

4. 手法复位失败、合并肱动脉损伤者应及时手术探查,修复损伤血管神经,同时用克氏针、螺钉行骨折内固定。

5. 儿童已出现肘内外翻畸形造成功能障碍者可在 12~14 岁时行肱骨下端截骨矫正术。

四、前臂双骨折

尺桡骨双骨折为前臂中多见的一种骨折,约占全身骨折的 6%。多见于幼儿和青少年。

【病因与分类】

1. 直接暴力,如打击、重物砸伤和压轧伤,两骨多在同一平面发生骨折,呈横断、粉碎或多节骨折。

2. 间接暴力,如跌倒时手掌着地,作用力通过桡骨上传,在桡骨中或上 1/3 处发生骨折,同时暴力通过骨间膜斜行向下方传导至尺骨,造成低位的尺骨骨折。

3. 扭转暴力,可造成两骨螺旋形或斜形骨折(图 35-17)。桡骨上 1/2 骨折,骨折线在旋前圆肌止点以上,近侧端因肱二头肌及旋后肌的牵拉而呈屈曲、旋后位。远侧端因受旋前圆肌及旋前方肌的牵拉而旋前。桡骨下 1/2 骨折,骨折线在旋前圆肌止点以下,近侧端因旋后肌和旋前圆肌的牵拉力相抵消而处于中立位,远侧端因受旋前方肌的作用而旋前(图 35-18)。

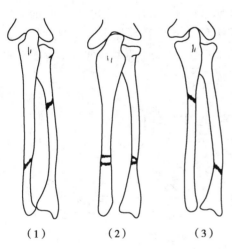

图 35-17　不同暴力造成的前臂骨折平面
(1)直接暴力　(2)间接暴力　(3)扭转暴力

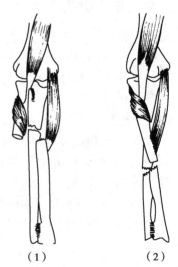

图 35-18　尺、桡骨骨干双骨折移位情况
(1)桡骨上 1/2 骨折(旋前圆肌止点以上)
(2)桡骨下 1/2 骨折(旋前圆肌止点以下)

【临床表现】

受伤后,患肢前臂出现肿胀、疼痛、活动受限及反常活动。拍 X 线片可明确诊断。拍片时注意包括肘、腕关节,以便了解上下尺桡关节。

【并发症】

骨折后前臂肌肉血管损伤或软组织严重肿胀,可引起前臂骨筋膜室综合征。

【诊断】

根据受伤史、临床表现及 X 线片即能明确诊断。

【治疗】

尺桡骨骨折的治疗较为复杂,除治疗骨折外,还应注意骨筋膜室综合征的发生和治疗。

1. 手法复位　闭合性移位较小的骨折直接用四块定型夹板固定 4~6 周。对有移位的骨折,复位后再用夹板或石膏固定。复位可采用牵引、分骨、折顶、端提、摇摆等手法。

2. 手术治疗　对软组织损伤较重的开放骨折、尺桡骨干多处骨折,以及难以手法复位或难以外固定的骨折,应切开复位,行钢板或髓内针、钢针、螺钉内固定。

五、桡骨下端骨折

骨折发生于距桡骨下端关节面 3cm 内,此处是松质骨与密质骨的交界处,为解剖薄弱部位,一旦遭受外力容易发生骨折,多为间接暴力引起。常见于老年人及成人,分伸直型称 Colles 骨折和屈曲型称 Smith 骨折。

【移位特点】

伸直型跌倒时手掌着地,远折端向背侧、桡侧移位;屈曲型跌倒时腕关节屈曲手背着地,远折端向掌侧移位。

【临床表现】

典型损伤史,腕关节肿胀、疼痛、功能障碍。专有体征:Colles 骨折呈餐叉畸形和枪刺刀状畸形(图 35-19)。Smith 骨折,腕掌部畸形严重,腕部下垂,背侧皮下瘀血,检查局部压痛、骨擦音明显。X 线检查,显示骨折类型及有无尺桡关节分离。

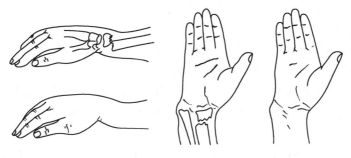

图 35-19　桡骨下端骨折的畸形

【治疗】

1. Colles 骨折复位后,石膏固定于尺偏掌倾位。

2. Smith 骨折复位后,长臂石膏固定于腕关节背伸,旋前屈肘 90°位 4~6 周。

3. 手术治疗　适用于严重粉碎骨折、移位明显、桡骨下端关节面破坏;复位失败外固定不稳定者。可采用直视下解剖复位,T形钢板、螺钉、钢针固定。

第三节　下肢骨折及关节损伤

一、股骨颈骨折

股骨颈骨折好发于老年人,与骨质疏松、骨质量下降有关,遭到轻微旋转暴力则发生骨折,因走路滑倒一侧臀部着地引起,易发生股骨头缺血坏死。青年人因坠落、车祸等较大暴力造成。

【分类】

1. 按骨折线走行部位分　①头下型:骨折线位于股骨头下,股骨颈支持带血管遭到损伤,血液供应中断,使股骨头坏死的机会增大;②经颈型:骨折线位于股骨颈中部、呈斜形,骨折使股骨干发出的滋养动脉升支损伤,造成股骨头供血不足,引起股骨头坏死或骨折不愈合;③基底型:骨折线位于股骨颈与大转子间连线处,由于有旋股内、外侧动脉分支吻合的动脉环供血,骨折处血循环丰富骨折容易愈合(图35-20)。

2. 按骨折线倾斜角(Paunel角)分　内收型Paunel角>50°、外展型<30°者。(图35-21)。

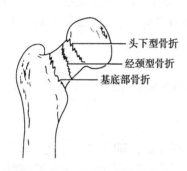

图 35-20　按骨折线位置分型

头下型骨折
经颈型骨折
基底部骨折

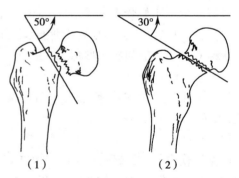

（1）　　　　（2）

图 35-21　按 Paunel 角分型
（1）内收型　（2）外展型

【临床表现】

中老年人有典型外伤史,伤后髋部疼痛、下肢活动障碍,不能站立行走。检查伤肢呈短缩外展、外旋畸形,大转子上移,伤肢纵轴叩击痛。外展嵌插骨折容易漏诊,有时可以行走,但数天后出现髋部疼痛加重,伤肢有外旋畸形,纵轴叩击痛明显。X线摄片检查可显示骨折部位、类型,了解骨折移位程度,指导临床治疗。

【治疗】

1. 无明显移位的嵌插型、外展型骨折　皮牵引3~8周,3周后在床上练习屈髋活动,3个月后离床扶拐不负重练习行走,半年后去拐逐渐负重功能锻炼。

2. 内收型有移位骨折　择期手术复位,采用加压螺纹钉和角钢板内固定,3个月后下床扶双拐不负重练习行走。

3. 高龄患者疑有股骨头坏死者可行人工股骨头置换或人工全髋关节置换术,以利早期下床活动,减少并发症发生。

二、股骨干骨折

为小转子与股骨髁之间的骨折,常见于儿童或青壮年。

【移位特点】

移位情况因骨折部位而不同(图 35-22)。

1. 股骨上 1/3 骨折　呈前屈、外旋、外展移位,远端向上、后、内移位。

2. 股骨中 1/3 骨折　因内收肌收缩引起向外成角畸形。

3. 股骨下 1/3 骨折　远折端受腓肠肌牵拉向后倾斜,可压迫动、静脉、神经。

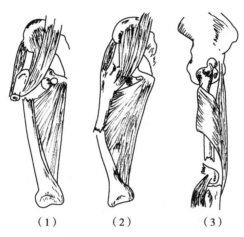

（1）　　　　（2）　　　　（3）

图 35-22　股骨干骨折

（1）上 1/3 骨折　（2）中 1/3 骨折　（3）下 1/3 骨折

【临床表现】

根据受伤后出现的骨折的专有表现,即可做出临床诊断。损伤神经、血管时感觉障碍、足背动脉搏动消失等,股骨干骨折因失血过多常出现休克,应严密观察患者的全身情况。X 线摄片检查可确定骨折类型、部位和移位情况,指导临床治疗。

【治疗】

1. 非手术治疗

（1）悬吊式皮牵引,适用于 3 岁以下儿童(图 35-23)。

（2）滑动式皮牵引,适用于 4~12 岁儿童。

（3）骨牵引加小夹板固定,适用于 12 岁以上任何类型患者,牵引 6~8 周后去牵引、夹板固定开始活动。

2. 手术治疗

（1）适应证:①非手术治疗失败者;②开放性骨折;③合并神经血管损伤;④不愈合或畸形愈合影响功能者。

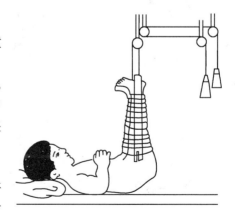

图 35-23　悬吊皮牵引

（2）方法:①加压钢板内固定,为临床较常用的方法,术后可早期功能锻炼;②带锁髓内钉固定是近几年开展的一种新的治疗方法,将髓内钉打入髓腔内,在股骨干两端打入螺栓加压,形成既可加压又可防止旋转的髓内钉固定术。

三、膝关节半月板损伤

股骨两髁与胫骨平台之间,两侧各有一个半月形的软骨即半月板。它附于胫骨内外髁的边缘,边缘厚,中央薄,与股骨两髁半球面相适应,有稳定膝关节的作用。

【病因】

造成半月板损伤必须有四个因素:膝关节的半屈、内收或外展、挤压和旋转。不同类型的半月板撕裂由不同的暴力产生(图 35-24,图 35-25)。

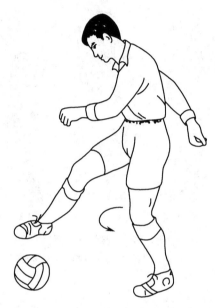

图 35-24　导致内侧半月板损伤典型姿势

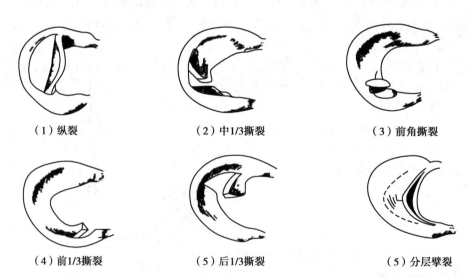

| （1）纵裂 | （2）中1/3撕裂 | （3）前角撕裂 |
| （4）前1/3撕裂 | （5）后1/3撕裂 | （5）分层擘裂 |

图 35-25　膝关节半月板损伤的类型

【临床表现】

1. 多数患者有膝关节外伤史,局限性疼痛,关节不能主动伸直,部分患者有膝部打软腿及交锁征。

2. 膝关节间隙有压痛。

3. 部分患者研磨试验阳性。

4. 回旋挤压试验(McMurray 征)多为阳性。

【诊断】

根据临床表现疑有半月板损伤者,下列检查有助于明确诊断:①关节镜检查,阳性率较高,创伤较小;②关节造影检查有重要意义;③磁共振检查,是具有较高诊断价值的无创检查。

【治疗】

1. 非手术治疗　石膏固定,局部中药外敷,早期股四头肌功能练习。

2. 手术治疗　保守治疗无效时应及时做半月板部分摘除术。

3. 关节镜治疗　具有创伤小、术后并发症少、患者复原快的特点,是近年来骨科领域的新技术。

四、膝关节韧带损伤

膝关节的稳定性主要依靠骨、韧带、关节囊、半月板和肌肉的完整性,其中以韧带最为重要。侧副韧带、交叉韧带损伤颇为常见。

【病因】

膝韧带损伤的机制常较复杂,不同体位不同方向和强度的应力造成不同韧带的不同程度损伤。韧带损伤往往为复合伤,很少只波及单一韧带。常见损伤机制如下。

1. 屈膝位使胫骨外旋外展的暴力可引起内侧副韧带、前交叉韧带或内侧半月板损伤。

2. 屈膝位使胫骨内收内旋的暴力可引起外侧副韧带、前交叉韧带损伤。

3. 屈膝位使胫骨后移的暴力可引起后交叉韧带损伤。

4. 屈膝位使胫骨前移的暴力可引起前交叉韧带损伤。

【检查方法】

1. 侧方应力试验　先将膝置于完全伸直位,然后屈至 30°位,分别做膝关节的被动外翻和内翻检查,与健侧对比。若超出正常范围则为阳性。

2. 抽屉试验　将膝关节置于屈曲 90°位,前后抽动小腿上端,并与健侧进行对比,若超过正常活动范围则为阳性。有利于判断前后交叉韧带损伤。

3. 旋转试验　将膝关节分别置于 90°、45° 和 0°,做内旋、外旋活动,与健侧对比。如一侧旋转范围增加,表明一组韧带断裂或松弛。

(一)前交叉韧带损伤

这是运动员最常见的损伤。

【临床表现】

检查时屈膝 90° 前抽屉试验阳性(Lachman 试验),显示前交叉韧带断裂。X 线片可显示胫骨髁间隆突撕裂骨折。

【诊断】

经查体疑有前交叉韧带损伤的患者,关节镜检查对诊断具有重要意义。

【治疗】

1. 非手术治疗　前交叉韧带不完全断裂,可先用长腿石膏固定患膝于屈曲30°位6周,固定3天后开始练习股四头肌。

2. 手术适应证　前交叉韧带断裂合并内侧副韧带损伤、后交叉韧带断裂合并外侧副韧带损伤、胫骨止点撕脱骨折、伴有内侧半月板损伤。

（二）内侧副韧带损伤

是膝韧带中最常见的损伤,多发生于膝关节轻度屈曲时,小腿强力外展而造成。

【临床表现】

完全断裂时,在内侧副韧带损伤处可摸到裂隙。侧方应力试验阳性。

【诊断】

根据外伤史和查体多可做出初步诊断,X线检查对伴有撕脱骨折者有重要诊断价值。

【治疗】

1. 非手术治疗　适用于韧带部分断裂。将膝关节置于20°~30°屈曲位,用前后石膏托固定6周,早期练习股四头肌。

2. 手术治疗　适用于新鲜或陈旧韧带完全断裂者,内侧副韧带对膝关节稳定极其重要,必须修补。

（三）后交叉韧带损伤

【诊断】

有外伤史,后抽屉试验阳性及X线检查胫骨髁部有撕脱骨折,大多数患者可明确诊断。关节镜检查具有重要诊断价值。

【治疗】

1. 非手术治疗　适用于韧带不全断裂或单纯后交叉韧带断裂。将膝关节置于20°~30°屈曲位,用前后石膏托固定6周,早期练习股四头肌。

2. 手术治疗　适用于后交叉韧带断裂合并内侧副韧带或前交叉韧带断裂、后交叉韧带断裂合并膝内、外侧韧带损伤、胫骨止点撕脱骨折移位者、合并有半月板损伤者。

五、胫腓骨干骨折

胫腓骨位于皮下较表浅,又是承重的骨骼,易遭暴力引起骨折,直接暴力致横断、粉碎性骨折,间接暴力致长斜形、螺旋形骨折。胫骨中1/3骨折可引起骨筋膜室综合征,胫骨中下1/3骨折可发生骨延迟愈合,腓骨上端骨折易致腓总神经损伤。

【移位特点】

胫骨的前内侧位于皮下、肌肉位于后外侧,骨折后断端向前内侧移位刺破皮肤致开放骨折。

【临床表现】

患者骨折部肿胀、疼痛、畸形,检查沿胫骨崤易触及骨折线、异常活动。开放性骨折见伤口处骨折端外露。并发骨筋膜室综合征时,可有足背动脉搏动消失、足发凉、苍白、发绀、剧痛。合并腓总神经损伤呈足下垂表现。X线检查,应摄胫腓骨全长片明确骨折部位。

【治疗】

原则为矫正成角、旋转畸形,恢复胫骨上、下关节面平行关系和小腿长度,防治并发症。

1. 胫腓骨双骨折　①闭合性骨折:无移位可用夹板或石膏外固定6~8周后下床扶拐负重行走;有移位行手法复位,石膏固定3~4个月后扶拐下床活动。②不稳定、移位螺旋形骨折:先行跟骨结节牵引,夹板固定4~6周,牵引中注意观察肢体长度,避免过度牵引导致不愈合。待骨折矫正短缩畸形后,再改用石膏管型固定2~3个月,固定期间可下床活动。

2. 开放性骨折　早期清创,正确复位,钢板螺丝钉或髓内钉固定。粉碎性骨折通常采用跟骨结节牵引和小夹板加外固定架固定,既稳定骨折又有利于伤口换药。伤口愈合后改长腿石膏管型外固定。

六、踝部骨折

【病因与分类】

此种骨折多由间接暴力造成,如足于内翻或外翻位时负重,由高处坠落足于内翻、外翻或跖屈位着地。根据暴力的大小、方向和受伤时足所处的位置,可产生不同类型的骨折。分类方法较多,但尚无理想分类方法。一般分为4型。Ⅰ型:内翻(内收)型;Ⅱ型:外翻(外展)型;Ⅲ型:外旋型;Ⅳ型:垂直压缩型(图35-26)。

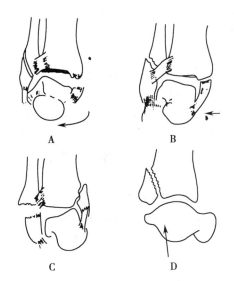

图35-26　踝部外伤的基本机制及骨折特点
A. 外旋型　B. 外翻型　C. 内翻型　D. 垂直压缩型

【临床表现】

踝部疼痛、肿胀、瘀斑和踝关节功能障碍,严重者可有外翻或内翻畸形。根据上述临床表现多能做出初步诊断,X线摄片可确定部位和类型。

【治疗】

治疗原则是争取解剖复位,稳妥固定,适当进行关节活动,防止继发创伤性关节炎。

1. **手法复位**　是首选方法。复位前必须仔细研究骨折类型和分析受伤机制,一般顺序是先复位内外踝,再前后踝,尽可能解剖复位。复位后可用夹板、U形石膏托或小腿管形石膏托固定6~8周。

2. **手术**　手法复位不成功、开放性骨折或陈旧性骨折对位不佳者应尽早切开复位,用钢板螺钉或克氏针内固定。

第四节　关节脱位

一、概述

构成关节的各骨关节面失去正常的对合关系称脱位。

【分类】

1. **按脱位原因**

(1)创伤性脱位:暴力作用于正常关节造成脱位。

(2)习惯性脱位:复位后关节屡次发生脱位。

(3)病理性脱位:骨关节被病变破坏而发生脱位。

(4)先天性脱位:先天性骨关节发育不良而引起脱位。

2. **按脱位时间**

(1)新鲜性脱位:指关节脱位发生在3周以内。

(2)陈旧性脱位:指关节脱位超过3周。

3. **按脱位程度**

(1)完全脱位:指脱位关节完全失去正常对合关系。

(2)不完全脱位:指脱位关节尚存部分对合关系。

4. **接关节腔是否与外界相通**

(1)闭合性脱位:脱位处皮肤完整,关节腔不与外界相通。

(2)开放性脱位:脱位处皮肤破裂,关节腔与外界相通。

【病理】

创伤性脱位不仅造成关节面对合失常,同时发生关节软骨、滑膜、关节囊、韧带、肌腱等损伤或破裂,关节腔积血,当血肿机化后将引起关节粘连、异位骨化,丧失活动功能。

【临床表现和诊断】

1. 多见于青壮年,有相关外伤史。

2. 患肢肿胀、疼痛、关节功能障碍,有时合并骨折或神经、血管损伤。

3. 关节脱位专有体征　①畸形;②弹性固定;③关节盂空虚。

4. X线摄片检查可显示关节脱位的方向、部位、程度,同时明确是否并发骨折。对陈旧性关节脱位观察有无骨化性肌炎或缺血性骨坏死。

【治疗】

1. 复位

(1)闭合性脱位:复位、固定、功能锻炼。

1)手法复位:可在麻醉下复位,时间越早越好。

2)切开复位:用于并发关节内骨折或软组织嵌入;陈旧性脱位手法复位不成功者。

（2）开放性脱位:力争6~8小时内进行伤肢创面彻底清创,同时将关节复位,术后用石膏绷带固定3~4周,给予抗生素治疗防止感染,肌内注射破伤风抗毒素（tetanus antitoxin,TAT）预防破伤风。

2. 固定　关节脱位经手法复位后,将关节固定在功能位置,以利于损伤的关节囊、韧带等组织修复避免再次脱位,时间一般为2~3周,方法为石膏绷带或牵引等。

3. 功能锻炼　关节固定期间为消除患肢肿胀、促进血液循环,避免肌肉萎缩和关节僵直,积极进行关节周围肌肉运动和关节的主动活动是非常重要的。去除固定后应逐渐进行关节的主动功能锻炼,可在理疗、中药汽化治疗下进行,逐步恢复关节的功能。

二、肩关节脱位

肩关节脱位亦称盂肱关节脱位,最常见,占全身关节脱位的1/2,分前脱位及后脱位两种,前脱位又分盂下脱位、喙突下脱位、锁骨下脱位（图35-27）。

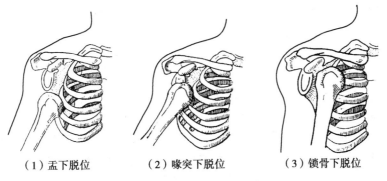

（1）盂下脱位　　　（2）喙突下脱位　　　（3）锁骨下脱位

图35-27　肩关节前脱位的类型

【脱位】

肩关节盂小而浅,肱骨头大而圆,其活动范围大而稳定性差。喙突下脱位是最常见的前脱位,当上臂外展外旋时,受间接暴力冲击肱骨头滑出关节囊前方即发生前脱位。或患者向后跌倒,肱骨后方直接撞击在硬物上,产生向前的暴力导致肩关节前脱位。足球运动员发生此种前脱位最为多见。

【临床表现和诊断】

有跌伤史,局部表现疼痛、患肢活动受限、外展弹性固定,呈"方肩"畸形（图35-28）。检查关节盂处空虚,"搭肩试验（Dugas sign）阳性"（患者手掌置于健侧肩部,则患肢肘部未能贴近胸壁;或肘部贴近胸壁,则患者手掌不能置于健侧肩部）。

X线摄片检查显示关节脱位类型,观察是否并发骨折。

【治疗】

1. 复位

（1）足蹬复位法:患者仰卧,整复者位于患侧床边,将同侧足跟置于患者伤侧腋窝向外上方推挤,术者双手握腕部于外展位做对抗牵引（图35-29）。

（2）拔伸托入法:患者取坐位,整复者站于患肩外侧,将两手拇指压住患侧肩峰,其余四指插入腋窝把住肱骨上端内侧,一助手站于患者健侧肩后,双手斜向环抱固定

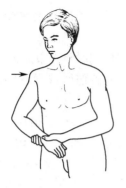

图 35-28　方肩畸形

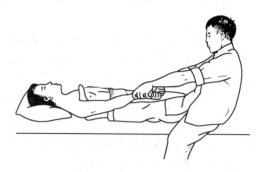

图 35-29　足蹬复位法

患者,另一助手握住患肢腕与肘部,先外展外旋向外拔伸牵引,逐渐将患肢内收内旋,此时术者双手握肱骨头向外侧提托,使肱骨头复位。

2. 固定　复位后伤肢贴近胸壁,用三角巾或绷带屈 90°悬吊固定于胸前 3 周。注意观察伤肢远端感觉、运动及血循环情况。

3. 功能锻炼　固定期间进行腕和手指关节活动,解除外固定后主动进行肩关节功能锻炼,配合理疗、热敷尽快恢复肩关节功能。

三、肘关节脱位

发生率为全身关节脱位的 1/5,多见于青年人,根据尺桡骨近端移位的方向分为前脱位、后脱位、侧方脱位,其中最常见为后脱位。

【脱位机制】

多为间接暴力,当患者跌倒时,手掌着地肘关节完全伸展,前臂旋后位,暴力沿尺骨纵轴上传使肘关节过伸,鹰嘴尖端抵在鹰嘴窝处成为支点,使尺骨半月切迹离开肱骨滑车移向后方,尺骨上端和桡骨小头同时滑向后上方,而肱骨前下端突破薄弱的关节囊前壁滑向前方,形成肘关节后脱位。

肘关节脱位可合并肱骨内上髁骨折及桡骨小头骨折、尺神经损伤等。

【临床表现及诊断】

有外伤史,局部明显肿胀、疼痛功能障碍。患者用健侧手臂托起患侧前臂,肘关节被动活动时不能伸直。典型特征:①肘部畸形,患肘处于半伸位固定,肘部增粗前臂缩短;②肘后三角关系改变;③于肘前扪及肱骨远端,肘后触及鹰嘴。

X 线摄片检查显示关节脱位类型,观察是否并发骨折。

【治疗】

1. 手法复位　局部麻醉下手法复位,术者站在患者前面,将患肢提起,肘半屈曲位环抱在术者腰部,一手握腕部牵拉,另一手沿前臂纵轴方向推挤尺骨鹰嘴,当听到响声后即为复位(图 35-30)。用长臂石膏托固定肘关节功能位 3 周。

2. 固定　石膏托固定于肘关节功能位,三角巾胸前悬吊 2~3 周。

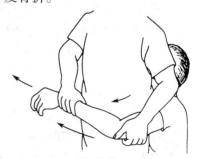

图 35-30　肘关节后脱位复位法

3. 功能锻炼　固定期间指导患者早期进行肩、腕、手指关节活动,解除外固定后,主动进行肘关节屈伸和前臂旋转活动,配合理疗、热敷直至恢复肘关节正常功能。

四、髋关节脱位

髋关节为杵臼关节,周围有坚强的韧带和强大的肌群,因此只有强大的暴力才可造成髋关节脱位,多为车祸引起。分前、后、中心性脱位三型,后脱位占 85%~90%。

【脱位机制】

1. 髋关节后脱位　患者体位处于屈膝、髋关节屈曲内收、股骨轻度内旋,当膝部受到暴力时,股骨头即从髋关节囊后下部脱出。

2. 髋关节前脱位　患者由高空坠落,股骨外展、外旋,髋关节后部受到直接暴力作用,股骨头即从髋关节囊前内下方脱出。

3. 髋关节中心性脱位并髋臼骨折　暴力直接作用在股骨粗隆部,致使股骨头水平移位穿破髋臼内侧壁进入骨盆。

【临床表现和诊断】

1. 典型外伤史　通常为强大暴力所致。

2. 髋关节疼痛、畸形、活动障碍　后脱位患肢屈曲、内收、内旋畸形,臀部膨隆、扪及脱出的股骨头,股骨大粗隆上移;前脱位患肢外展、外旋屈曲畸形,腹股沟处触到脱出的股骨头;中心性脱位伤处肿胀疼痛、活动障碍,大腿上部外侧见较大血肿,肢体短缩,常合并内脏损伤。

X 线检查明确脱位情况及有无骨折。髋关节中心性脱位,应检查 CT 了解髋臼骨折三维概念和盆腔脏器的损伤情况。

【治疗】

1. 复位　应在麻醉下进行复位:①提拉法(Allis 法)用于髋关节后脱位复位(图 35-31);②回旋复位法(问号法)用于髋关节前脱位复位(图 35-32)。中心性髋关节脱位,经牵引复位不成功者应行手术切开复位,同时用螺丝钉、特殊钢板内固定。

2. 固定　髋关节前、后脱位复位后须卧床 4 周,穿丁字鞋或皮牵引,中心性髋关节脱位行骨牵引缓慢复位。

3. 功能锻炼　卧床 4 周,进行股四头肌收缩运动,2 周后进行关节活动,4 周后扶双拐下床活动。中心性脱位则应待骨折临床愈合后,可下床逐渐进行关节活动。

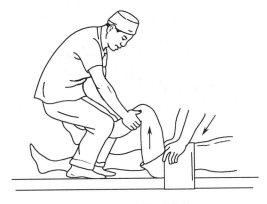

图 35-31　提拉法复位

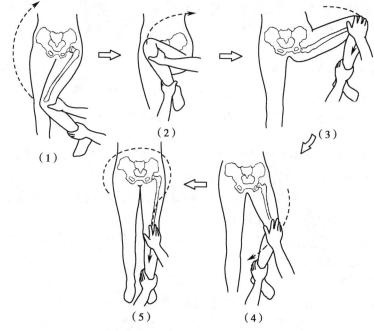

（1）　　　　（2）　　　　（3）

（5）　　　　（4）

图 35-32 髋关节问号复位法

第五节 运动系统慢性损伤

一、狭窄性腱鞘炎

肌腱在跨越关节处有"骨-纤维隧道"，腱鞘的边缘锐硬，为环状韧带，肌腱在此缘上反复摩擦，引起肌腱及腱鞘的损伤性炎症（图 35-33）。手与腕部是最常见的发病部位，如指屈肌腱鞘炎，又称弹响指或扳机指。腕部为拇长展肌和拇短伸肌腱鞘炎，又称桡骨茎突狭窄性腱鞘炎。

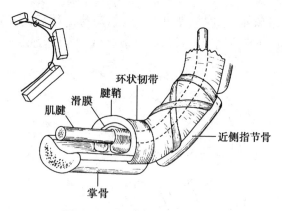

环状韧带

腱鞘

滑膜

肌腱

近侧指节骨

掌骨

图 35-33 肌腱的骨-纤维隧道

【病因及病理】

关节频繁用力活动，如织毛衣、乐器演奏、洗衣、打字等，肌腱和腱鞘发生渗出、水

1

肿、增生、粘连等损伤性炎症,腱鞘的水肿和增生使"骨-纤维隧道"狭窄,压迫本已水肿的肌腱,阻碍肌腱的滑动。如用力伸屈手指,被压成梭状或葫芦状的肌腱强行挤过环状韧带,产生弹拨动作和响声,并伴有疼痛(图35-34)。

【临床表现】

1. 手指屈肌腱狭窄性腱鞘炎　中年女性多见,各手指的发病频度依次为中、环、示、拇、小指。患者在掌指关节掌侧出现疼痛,手指屈伸活动不灵并伴有弹响。在远侧掌横纹处可触及黄豆大小的痛性结节,屈伸患指该结节随肌腱活动,或可出现弹拨现象。

2. 桡骨茎突狭窄性腱鞘炎　多为女性,桡骨茎突疼痛。桡骨茎突局限性压痛,有时可触及痛性结节。握拳尺偏腕关节,桡骨茎突处出现疼痛(图35-35)。

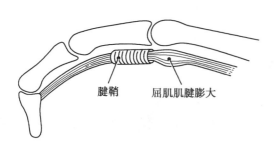

图 35-34　弹响指发生机制

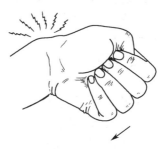

图 35-35　握拳尺偏试验

【诊断】

根据病史、症状和典型体征可做出明确诊断。

【治疗】

1. 局部制动和局部封闭,封闭时要注意注射部位准确,特别要小心勿注入桡动脉分支血管,否则造成血管痉挛或栓塞。

2. 上述治疗无效可考虑行狭窄的腱鞘切除术。

二、腱鞘囊肿

腱鞘囊肿是关节附近的一种囊性肿物,慢性损伤或退行性变可能是发病的重要原因。

【临床表现】

年轻女性多见,好发于腕背、足背及腕掌面桡侧,一般无疼痛,囊肿光滑、有弹性、不与皮肤粘连,基底固定,张力大者触之如橡皮样实质性感觉。

【诊断】

依据囊肿的特点、部位可做出诊断。

【治疗】

腱鞘囊肿有时可被挤破而自愈,但自愈者或其他方法治疗者都很容易复发。用粗针头抽出囊内黏液,然后向囊内注入类固醇皮质激素,加压包扎,必要时1周后重复。多次复发的腱鞘囊肿可行手术治疗,将囊肿壁及相连的部分腱鞘一并切除。

三、肱骨外上髁炎

又称"网球肘",是伸肌总腱起点处的慢性损伤性炎症。

【病因及病理】

在前臂过度旋前或旋后位,可使位于肱骨外上髁处的伸肌总腱起点产生较大张力,如长期反复这种动作即可引起慢性损伤。不同的患者可以表现为筋膜炎、骨膜炎、滑膜炎及小血管神经束卡压等。

【临床表现】

1. 有明显的职业因素,近期劳累史。

2. 逐渐出现肘关节外侧疼痛,握拳伸腕时加重,持物及扭毛巾困难。

3. 肱骨外上髁、桡骨头及两者之间有局限性、敏锐压痛点。

4. 伸肌牵拉试验阳性　伸肘握拳屈腕,然后前臂旋前,引起肘外侧疼痛为阳性。

【诊断】

根据病史、症状和典型体征常可做出诊断。

【治疗】

1. 基本原则是限制握拳伸腕用力动作。疗效好坏及是否复发,与限制腕关节活动很有关系。

2. 痛点注射肾上腺皮质激素,对绝大多数患者疗效确切。

3. 极少数经反复非手术治疗无效、症状顽固者,行伸肌总腱起点剥离松解术或神经血管束切除术常能奏效。

四、肩关节周围炎

肩关节周围炎简称肩周炎、冻结肩、五十肩,中医称漏肩风、凝肩。多发于中老年人。是指肩部周围的肌肉、肌腱、韧带、滑囊、关节囊等软组织发生的慢性损伤性炎症,引起充血水肿、渗出、粘连,临床以肩关节活动时疼痛、功能受限为特点。

【病因】

1. 老年人因肩关节长期过度活动,引起软组织退行性变,导致肩部慢性损伤。

2. 当手术、外伤后上肢固定过久,导致肩周组织萎缩、粘连。

3. 肩部急性挫伤、牵拉伤治疗不当。

4. 肩部遭受风寒侵袭、着凉、颈椎病、心肺以及胆道等慢性疾病发生的肩部牵涉痛,经久不愈的病变使肩部肌肉持续痉挛、缺血形成无菌性炎症而转变为肩周炎。

【临床表现和诊断】

1. 症状　发病迟缓、病程长。本病多发生于中老年人,女性较男性为多,常发生于左肩。逐渐加重的肩部疼痛及关节活动障碍是临床主要症状,疼痛可放射至颈部或上臂中段。夜间疼痛常加重,以致夜不能眠,患肢疼痛严重时不能梳头、洗脸穿衣。

2. 检查　可见肩部肌肉萎缩,冈上肌腱、肱二头肌长、短头肌腱及三角肌前、后缘均有压痛。肩关节主动与被动活动均受限,尤以外展、外旋、后伸受限最明显,前屈受限较少。

3. X线　对年龄较大、病程长者可见局部骨质稀疏、冈上肌钙化、大结节密度增高。

根据临床表现一般不难做出诊断。本病需与颈椎病、肩部肿瘤、肱骨外上髁炎等相鉴别。

【治疗】

1. 药物治疗　内服、外用有舒筋活络、活血化瘀、消炎止痛作用的中西药,疼痛严重者可口服抗炎镇痛药物。本病与气候季节有关,不治也可自愈,自然病程在1年左右。

2. 康复疗法　每日按规定进行作业治疗,主动进行肩关节的后伸、外展及旋转活动如手指爬墙缝等,活动时以不引起剧痛为限。功能锻炼要贯穿于治疗全过程,才能有良好效果。

3. 痛点封闭　在疼痛点局部注射醋酸泼尼松龙,注意无菌操作技术。

4. 理疗　中药汽化、红外线与推拿按摩或针灸,理疗有助于解痉、消炎、止痛,推拿按摩既可减轻疼痛又可增加肩关节活动范围,促进关节功能恢复。

第六节　颈肩痛和腰腿痛

颈肩痛和腰腿痛是一组临床常见的症状,可由多种疾病引起,与解剖异常、急性损伤、慢性劳损、老年骨质退变和受风寒侵袭等因素有关,临床表现多样化。颈肩痛是指颈、肩、肩胛等处疼痛,有时伴有一侧或两侧上肢痛及颈脊髓损害症状。腰腿痛是指下腰、腰骶、骶髂和臀部等处疼痛,可伴有一侧或两侧下肢痛及马尾神经损伤症状。

一、颈肩痛

（一）颈部软组织急性损伤

颈部软组织急性损伤亦称急性颈扭伤或颈僵直,病因为直接暴力作用在头颈部或因颈部突然扭转,引起肌肉、筋膜、韧带的挫伤或撕裂,严重者可发生骨关节及神经的损伤。另因睡眠时头颈部位置异常,颈部肌肉因持续牵拉,即俗称的"落枕",或因遭受风寒侵袭引起某些肌肉痉挛而出现的急性颈肩痛,均属于颈部软组织急性损伤。

【临床表现】

患者可有明显外伤史或醒后起床时出现颈部疼痛,可向肩背、臂部放射。检查头部偏歪、颈部僵硬,头颈部活动受限。头转动常需连同躯干一同转动。多在颈椎棘突两侧或肩胛内侧缘、冈上肌等区域有明显压痛点。局部软组织肿胀,可触之肌肉痉挛。颈椎X线侧位片可见颈椎生理前凸减小或消失。

【治疗】

1. 颈托制动或颌枕带牵引　可缓解肌肉痉挛而引起的颈肩痛。

2. 局部药物封闭　对压痛点可行指按揉或普鲁卡因加泼尼松龙痛点封闭。

3. 理疗　推拿按摩、针灸,中药汽化治疗,也可口服活血化瘀、消炎止痛药。

（二）颈椎病

颈椎病是指由于颈椎间盘退变及其继发性椎间关节退变所致的脊髓、神经、血管等组织损害而表现的相应临床症状和体征。

【病因和病理】

颈椎活动度大且活动较多容易引起各种急、慢性损伤,导致颈椎病发生。

1. 颈椎间盘退行性变　是发生和发展中最基本的原因,由于颈椎间盘退变使椎间隙狭窄,韧带与关节囊松弛,致使脊柱活动时稳定性下降,引起椎体、关节突、黄韧带等变性、增生,导致椎间孔与椎管狭窄,刺激与压迫神经根、脊髓及椎动脉。颈椎间盘突出和骨质增生刺激与压迫神经根。

2. 损伤 急性损伤可使原已退变的颈椎和椎间盘损害、加重颈椎病,慢性损伤对已退变颈椎加速其退变过程而提前出现症状。但暴力所致骨折、脱位而并发的脊髓或神经根损害则不属颈椎病范畴。

3. 颈椎先天性椎管狭窄 在此因素基础上,即使退行性改变轻微,也可出现压迫症状而发病。

【临床表现】

颈椎病临床表现多样化,故分型方法不同,依据其病变为神经、脊髓、血管受刺激或受压表现的一系列症状、体征分为四种类型。好发部位依次为颈$_{5\sim6}$、颈$_{6\sim7}$节段。

1. 神经根型 因颈椎间盘突出或椎体、关节突增生肥大,刺激压迫神经根,开始症状是颈肩痛、颈僵硬,疼痛可放射到前臂和手指,上肢有沉重感,皮肤麻木、手指活动不灵活,牵拉患肢时可引起闪电样锐痛。检查可见颈部活动受限,颈肩部有压痛,相应的神经根支配区出现感觉异常、肌力减退与腱反射改变:①臂丛神经牵拉试验阳性(图 35-36):检查者一手扶患侧颈部,一手握患腕外展,双手反向牵引,使臂丛神经受牵拉,若患者感到放射痛或疼痛加重为阳性;②椎间孔压缩试验阳性(图 35-37):患者头后仰及偏向患侧,检查者用于压迫头部出现颈痛并向患手放射。颈椎 X 线片可见颈椎病变椎间隙狭窄或增生,颈椎生理前凸减少或消失,斜位片可见钩椎关节、关节突增生、椎间孔变形缩小;在过伸、过屈位 X 片可见颈椎不稳。CT、MRI 显示椎间盘突出部位、脊髓和神经根压迫情况。

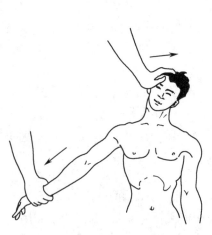
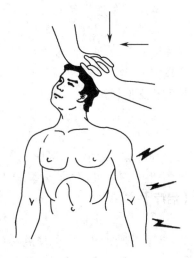

图 35-36 臂丛神经牵拉试验　　　　　　图 35-37 椎间孔压缩试验

2. 脊髓型 因椎间后突的髓核、增生骨赘、韧带肥厚等压迫脊髓,此型早期多表现为四肢乏力、行走持物不稳,如踩棉花样感觉,随病情加重自下而上发生上运动神经元性瘫痪,躯干有束带感,大小便功能障碍。检查肢体有不同程度的瘫痪,双手精细活动障碍,腱反射亢进,巴宾斯基征(Babinski sign)阳性,髌阵挛、踝阵挛阳性。X 线片改变与神经根型相似,相应椎体前缘骨质增生、椎间隙变窄;椎管造影与脑脊液动力试验可显示椎管梗阻征象;CT、MRI 显示脊髓受压表现。

3. 椎动脉型 颈椎横突孔增生狭窄、关节突增生可直接刺激压迫椎动脉,颈椎退变活动时不稳定牵拉椎动脉,交感神经兴奋等因素所致。表现如下:①头痛、眩晕:于枕部、顶枕部胀痛,有时出现耳鸣;②视觉障碍:突发性弱视、失明或复视;③猝倒:为椎动脉受刺激突然痉挛所致,常于头部屈伸或旋转时发生,患者猝倒后站起来可继续正常活动;④其他:患者可有神经根受损或脊髓损害的症状。

4. 交感神经型 颈椎各种结构病变的刺激通过脊髓反射或脑-脊髓反射而发生一系列交感神经症状:①交感神经兴奋症状:有头痛或偏头痛、视物模糊、畏光、眼后部胀痛、耳鸣、听力障碍、心前区疼痛、心律失常和血压增高;②交感神经抑制症状:头昏、眼花、流泪、鼻塞、心动过缓、血压下降及胃胀气等。

【诊断】

中年以上患者,根据病史、体检,特别是神经系统检查以及 X 线摄片,一般不难做出诊断,必要时行 CT、MRI、脊髓造影等特殊检查。仅有 X 线改变而无临床表现者,不能诊断为颈椎病,只可视为颈椎退行性变。

【治疗】

1. 非手术治疗

(1)颈椎颌枕带牵引:适用于脊髓型以外的各型颈椎病。取坐位或卧位(图 35-38),头微屈。牵引重量 2~6kg,每次 1~1.5 小时,每日 1~2 次,15 日为 1 个疗程。牵引后症状加重者,不宜再用。

(2)自我牵引疗法:工休时间或家中,双手交叉合拢置于枕颈部,头向后仰双手向头顶上方牵引 5~10 秒为 1 次。每日做 2 组,每组 15~20 次。自我牵引可使椎间隙牵开,突出髓核可能稍许还纳,也可改变椎间关节起到缓解症状之作用。此方法对突然感到的颈部疼痛有立即见效的功效。

(3)颈托和围领:主要用以限制颈椎过度活动,而患者行动则不受影响。

(4)理疗:可采用中药汽化疗法每日 1~2 次,每次 1 小时,起到舒筋活血、消除炎性水肿和松弛肌肉的作用。

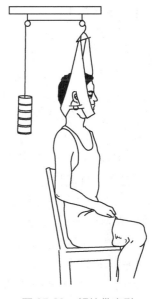

图 35-38 颌枕带牵引

(5)药物治疗:肌松剂及镇静剂等均属对症治疗药物,但长期使用可产生一定副作用,故宜在症状剧烈、严重影响生活及睡眠时才短期、交替使用。

2. 手术治疗 诊断明确的颈椎病经非手术治疗无效,或反复发作者,或脊髓型颈椎病症状进行性加重者适于手术治疗。

(1)前路及前外侧手术:摘除突出椎间盘、切除增生骨赘,解除脊髓神经压迫。加椎体间植骨融合术,以稳定脊柱。

(2)后路手术:椎板切除或椎板成形椎管扩大术,达到对脊髓的减压作用。

二、腰腿痛

(一)概述

腰腿痛是临床上常见的一组症状,病因和疼痛机制较复杂,本症严重影响人类的生活与劳动。

【病因与分类】

腰腿痛的病因繁多,可由脊椎性(包括周围软组织)病变和非脊椎性病变引起。后者为内脏病变刺激自主神经末梢,出现反射性腰腿痛或局部的神经、血管疾病引起。前者病因大致归纳如下:

1. 损伤性　骨折和(或)脱位、椎弓崩裂、脊椎滑脱、椎间盘突出、腰扭伤、腰肌劳损、棘上棘间韧带损伤、第三腰椎横突综合征、臀上皮神经炎、陈旧性骨折或脱位等。

2. 退行性　肥大性脊柱炎、骨质疏松症、椎间小关节紊乱、退行性椎管狭窄、椎间盘退变。

3. 炎症性　脊柱结核、化脓性骨髓炎、强直性脊柱炎、肌筋膜性纤维组织炎、硬膜外感染、脊髓炎、神经根炎。

4. 发育及姿势不良性　脊柱侧凸、后凸、脊柱裂、水平骶椎、脊肌瘫痪性侧弯、脊膜膨出等。

【疼痛性质】

1. 局部疼痛　由于病变或继发性肌痉挛所致,疼痛局限而且有固定的压痛点。经药物局部封闭治疗,疼痛迅速消失。

2. 牵涉痛　是指腰骶椎或腹膜、盆腔脏器病变时,刺激传到脊神经根使同一节段的神经元兴奋,在其相应的皮肤支配区感到的疼痛,其疼痛部位较模糊,少有神经损害的客观体征,可有肌痉挛。

3. 放射痛　是神经根受到损害的特征性表现,疼痛沿受损神经向末梢放射,有较典型的感觉、运动、反射损害的定位体征。

(二)急性腰扭伤

急性腰扭伤是指腰部肌肉、筋膜、韧带、关节囊等软组织的急性损伤。在体力劳动中或体育运动时,由于动作不协调、姿势不正确,或外力超过腰部软组织的生理负荷量,造成腰部软组织的撕裂、出血及小关节滑膜嵌顿,引起腰部剧烈疼痛。

【临床表现】

患者常有腰部外伤史,即在弯腰搬重物或做运动时突感腰部剧痛,甚至伴有局部撕裂或响声,动作被迫中止。腰痛在咳嗽、喷嚏或腰部活动时加重。检查见腰部僵硬,主动活动受限。在棘突旁、横突旁或髂骨翼肌附着处压痛者,为骶棘肌或筋膜损伤;压痛点多在中线棘突间或棘突上者,为棘间或棘上韧带损伤;在腰骶关节、骶髂关节有压痛,多为关节损伤或滑膜嵌顿。此类患者一般无下肢痛;少数有下肢放射痛,直腿抬高试验可呈阳性,但加强试验阴性。

【治疗】

1. 卧床休息、牵引　疼痛严重者,卧硬板床休息或骨盆牵引,以缓解疼痛及肌痉挛,活动时亦可佩戴腰围保护。

2. 中西药物治疗　内服或外用中药,有舒筋通络,活血化瘀的功效,也可应用抗炎镇痛药物。泼尼松龙加利多卡因于疼痛点行药物封闭,起抗炎镇痛作用。

3. 推拿按摩　可采用按揉、拿捏、弹拨等手法。

4. 功能锻炼　待肌痉挛和疼痛缓解后,可配合理疗及腰背肌功能锻炼,以促进局部血循环,防止组织粘连、变性而成慢性腰痛。

（三）慢性腰部软组织劳损

慢性腰部软组织劳损是由于反复的机械力作用于肌肉、韧带、筋膜及关节囊而引起的积累性损伤,平时所见的腰痛大多属于此类。临床上常以病变部位命名,常见有棘上、棘间韧带炎(损伤)、腰肌筋膜炎(劳损)、第三腰椎横突综合征、臀中肌综合征等。

【病因和病理】

有关发病因素有:①急性腰扭伤未经及时与合理的治疗,迁延形成慢性腰肌劳损而引发疼痛。②长期弯腰工作和工作姿势异常,腰部软组织长期处于牵拉状态或反复轻微损伤。腰部肌力失调,致使小血管受压缺血形成损伤性炎症,导致肌痉挛、肌挛缩和退行性变。③脊柱先天异常和姿势不良,易造成脊柱与周围软组织动力平衡失调,继发软组织慢性劳损。④局部受风寒湿侵袭,形成软组织无菌性炎症,有充血、渗出、水肿继而组织变性、筋膜纤维化、粘连、挛缩并可能引起神经卡压征。

【临床表现和诊断】

无明显诱因的慢性疼痛,腰部酸胀痛,休息后可缓解,久坐或久立时即感不适,待腰稍活动几次后又感轻松。但活动过久后或气候变化时,疼痛症状加重或复发。检查疼痛区有固定压痛点,位置常在肌肉附着点,叩击腰部反而感觉舒适;部分患者腰部活动受限。有骶棘肌痉挛征,可为单侧或双侧。腰椎 X 线片多属正常;少数可见腰椎生理前凸变直、腰椎侧凸、骨质增生、腰骶椎先天异常等改变。

根据临床表现和 X 线改变多可诊断。少数患者应与非脊柱性病变的反射性腰痛、腰椎间盘突出症、腰椎管狭窄症相鉴别。

【治疗】

1. 预防保健法　调整改变劳动姿势、适当休息、避免弯腰持重物是减轻症状、防止病情再发的有效措施。

2. 非手术疗法　可采用局部理疗如推拿按摩、中药熏蒸、红外线或药物封闭。对疼痛影响工作、休息者还可服用非甾体抗炎止痛药。

3. 手术疗法　对少数非手术治疗无效、症状严重者,可行椎管外软组织松解术。

4. 病因治疗　及时有效地清除导致慢性腰部劳损的病因,对慢性腰部劳损的预防甚为重要。

（四）腰椎间盘突出症

腰椎间盘突出症是指因椎间盘变性,纤维环破裂,髓核突出刺激和压迫脊神经根、马尾神经所表现的一种综合征,为腰腿痛常见原因之一。腰椎间盘突出症以腰$_{4-5}$、腰$_5$~骶$_1$椎间隙发病率最高,占 90%~96%,多个椎间隙同时发病者仅占 5%~22%。

【病因和病理】

1. 椎间盘退行性变是基本因素　随年龄增长,纤维环和髓核水分减少,使髓核张力降低,椎间盘变薄。MRI 证实,15 岁青少年已可发生椎间盘退行性变。

2. 损伤　积累伤力是椎间盘变性的主要原因,也是椎间盘突出的诱因。患者反复弯腰、突然扭转腰部最易引起椎间盘损伤,故本病与患者职业、工作有关。

3. 遗传　有色人种发病率较低,20 岁以下的青少年患者,阳性家族史者占 32%。

4. 妊娠　妊娠期盆腔下腰部充血,整个韧带处于松弛状态,腰骶部承受压力较平时增大,增加了腰椎间盘突出的机会。

【病理分型】

腰椎间盘突出的基本病理变化可分为三型。

1. 膨隆型　纤维环部分破裂,但表层完整,髓核因压力而向椎管膨胀,表面光滑,保守治疗可愈。

2. 突出型　纤维环完全破裂,髓核突向椎管,仅有后纵韧带或一层纤维膜覆盖,表面呈菜花状,常须手术治疗。

3. 脱垂游离型　破裂突出的椎间盘组织或碎块脱入椎管内或完全游离。压迫马尾神经,必须手术治疗。

【临床表现和诊断】

腰椎间盘突出症常见于 20~50 岁患者,男女之比(4~6):1。20 岁以内占 6%,老人发病率低,患者多数有腰部劳损病史。

1. 症状

(1)腰痛:是大多数患者最先出现的症状,主要是外层纤维环及后纵韧带中的窦椎神经受到突出髓核的刺激而产生的下腰部牵涉痛。

(2)坐骨神经痛:常与腰痛并存,典型的坐骨神经痛是从下腰部向臀部、大腿后方、小腿外侧至足部的放射痛。当做使腹内压增高的动作如咳嗽、喷嚏、用力排便等都可使疼痛加剧。病情较重者,疼痛区有麻木感。

(3)马尾神经受压:向正后方突出的髓核或脱垂、游离椎间盘组织可压迫马尾神经,出现大、小便障碍,鞍区感觉异常。

2. 体征

(1)腰椎侧突:是为缓解神经根受压、减轻疼痛的代偿性畸形姿势。

(2)腰部活动受限:主要是前屈活动受限最明显,由于前屈活动促使髓核进一步向后突出加重神经根牵张。

(3)压痛及骶棘肌痉挛:89%患者在病变椎间隙棘突旁有压痛,沿坐骨神经放射痛。1/3 患者有骶棘肌痉挛,使腰部固定于强迫位。

(4)直腿抬高试验、加强试验阳性:正常神经根有 4mm 滑动度,患者因神经根受压或粘连,当患者下肢抬高到 60°~70°时即感觉不适,下肢抬高在 60°以上时即感到坐骨神经痛,称直腿抬高试验阳性(图 35-39)。在直腿抬高试验阳性时,缓慢降低患肢高度待疼痛消失时,再被动背屈踝关节,如再次出现患肢放射痛即为加强试验阳性。

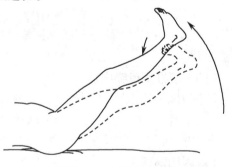

图 35-39　直腿抬高试验

(5)屈颈试验:患者坐位两下肢伸直,此时坐骨神经处于一定的紧张状态,向前屈颈引起患侧下肢放射性疼痛者为阳性。

3. 神经系统表现　感觉、反射异常、肌力下降。腰$_4$ 神经根受损,小腿前内侧感觉减退,出现股四头肌萎缩,伸膝无力,常有膝腱反射减弱;腰$_5$ 神经根受损,感觉异常在小腿前外侧、足背内侧,大脚趾背伸肌力减弱;骶$_1$ 神经根受损,感觉异常在小腿后外侧、足外侧,趾及足跖屈力减弱,跟腱反射减弱或消失;马尾神经受压则表现肛门括约肌麻痹、反射减弱或消失。

【辅助检查】

1. 腰椎 X 线检查 正、侧位片不能直接反映是否存在椎间盘突出。可见腰椎生理前凸减小或消失，腰椎侧凸；病程较重时，可见椎间隙狭窄，椎体边缘骨质增生。

2. CT、MRI 检查 可清楚显示椎间盘突出的位置和脊髓、神经根受压程度，同时可显示椎板及黄韧带肥厚、小关节增生、椎管侧隐窝狭窄等情况，有较大诊断价值，现已普遍应用于临床。

【诊断与鉴别诊断】

根据患者病史、症状体征以及腰椎 X 线表现可做出初步诊断，结合 CT、MRI 检查能准确地诊断病变间隙、突出物大小和神经受压情况，如仅有 CT、MRI 表现无临床表现则不应诊断本病。

本病应与下列疾病鉴别。

1. 腰部软组织损伤 可有腰痛及类似坐骨神经痛，但疼痛及压痛部位不同。下肢疼痛属反射性。少数患者直腿抬高试验可呈现阳性，但加强试验阴性。压痛区封闭治疗后，疼痛可明显缓解或消失。

2. 腰椎椎管狭窄症 间歇性跛行为本病主要特点，症状重而体征轻，腰后伸受限。临床可有多条神经根受损的表现。常需借助 X 线片、椎管造影、CT 或 MRI 来诊断，个别患者需手术探查后才能确定。

3. 马尾肿瘤 易与中央型椎间盘突出混淆。发病缓慢，呈进行性损害。疼痛于卧床后加重，夜间尤甚，稍活动后缓解。脊柱无侧弯，无压痛点。X 线平片显示椎弓根距离及椎间孔的孔径多增大。脊髓造影、MRI 及脑脊液检查是主要的鉴别诊断依据。

4. 其他 腰椎间盘突出症还需与腰椎结核或肿瘤、椎弓根峡部不连与脊椎滑脱症、第三腰椎横突综合征、梨状肌综合征等相鉴别。

【治疗】

1. 绝对卧硬板床休息 临床症状发作初期，则立即卧床休息，目的是使突出的椎间盘和受到刺激的神经根局部水肿、炎症消退，可减轻椎间盘的压力。急性期卧床至少 3 周。卧床期间可轻度屈髋、屈膝位仰卧或侧卧，直至症状明显缓解。疼痛基本缓解后，可佩戴腰围下床活动，尽量避免弯腰负重。

2. 持续牵引 采用骨盆牵引带反向水平牵引 2 周，患者仰卧、床脚抬高（图 35-40）。

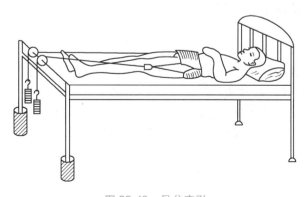

图 35-40 骨盆牵引

牵引可使椎间隙增宽,减少椎间盘内压,从而缓解对神经根的刺激和压迫。牵引重量按患者个体差异为 7~15kg,每日 1~2 次,每次 1~2 小时。目前已有多种电脑控制的牵引床应用于临床,可控制重量,操作简单适用于各种不同的患者。

3. 理疗、按摩　腰部深部理疗和按摩可使腰肌痉挛松弛,进一步减轻椎间盘的压力。

4. 皮质类固醇硬脊膜外注射　用醋酸泼尼松龙加 2% 利多卡因溶液行硬膜外注射,可减轻椎间盘破裂口和神经根所发生的炎症反应,达到镇痛作用。

5. 髓核化学溶解法　是将胶原蛋白酶注入椎间盘,选择性地溶解髓核和纤维环,使椎间盘内压力降低,突出髓核缩小,解除对神经根的压迫,使症状缓解。但此酶易产生过敏反应,并在局部引起出血、粘连,应引起重视。

6. 经皮髓核切吸术　在 X 线监视下将特殊器械插入椎间隙,摘除一定量的髓核以降低椎间盘内压力,进而缓解临床症状。适用于椎间盘膨出或轻度突出的患者。

7. 手术治疗适应证　①椎间盘突出病史半年,经严格非手术治疗无效,症状严重者;②出现单根神经麻痹或有马尾神经受损者;③椎间盘突出伴椎管狭窄;④首次椎间盘突出,疼痛剧烈尤以下肢症状突出者,被迫于屈髋、屈膝、侧卧体位,严重影响睡眠和日常活动者。手术方法:多数采用经后路行椎板减压和髓核摘除术。手术治疗有可能发生椎间隙感染、血管或神经根损伤以及术后粘连、复发等并发症,故应严格掌握手术指征和提高手术技术。近年来经皮椎间盘切除术是治疗腰椎间盘突出症的一项新技术,因创口小、出血少,有时有立竿见影的效果,逐渐被患者所接受,现已逐步推广应用于临床。

（五）梨状肌综合征

梨状肌综合征是坐骨神经卡在臀部受到卡压形成的一种综合征,引起坐骨神经刺激与压迫症状,在下肢慢性神经损伤中最为常见。

【病因和病理】

臀部急、慢性损伤,致使局部出血、粘连肥厚、瘢痕形成,药物注射使梨状肌变性、纤维挛缩,髋臼后上部骨折移位或过多的骨痂,使坐骨神经在梨状肌处受压。此外,少数患者坐骨神经在出骨盆时行径变异,穿行于梨状肌之中,当髋外旋时肌肉强力收缩引起坐骨神经压迫。臀部其他肌、筋膜病变造成组织内压增高时,同样可缩小坐骨神经盆腔出口的有效空隙,坐骨神经也易受到刺激与压迫。

【临床表现和诊断】

以坐骨神经痛为主要症状,疼痛由臀部经大腿后方向小腿和足部放射,疼痛在活动后加重,休息后缓解,疼痛剧烈时影响行走。检查沿骶髂关节、坐骨切迹及坐骨神经走行有压痛点,以坐骨大孔区压痛明显。俯卧位在臀中部触到条索状、块状硬物或隆起的梨状肌。"4"字试验(髋关节内旋试验)可诱发坐骨神经痛。

梨状肌综合征缺乏典型的症状,故诊断较困难,诊断的要点是:本病一般无腰部症状;压痛点位于坐骨大孔区;梨状肌紧张试验阳性;腰椎 X 线片及椎管造影等检查一般无异常;局部封闭后症状缓解。本病应与腰椎间盘突出症、腰椎椎管狭窄症、腰臀部其他软组织慢性劳损相鉴别。

【治疗】

1. 口服药物加卧床休息可缓解疼痛。

2. 局部手法推拿、理疗或梨状肌药物封闭等,可消除梨状肌痉挛及粘连等。

3. 经非手术治疗无效,症状严重者,可行梨状肌切断及坐骨神经骨盆出口段松解术。手术效果与病程长短关系很大。

（田夏元）

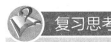复习思考题

扫一扫
测一测

1. 骨折临床愈合的标准是什么?

2. 骨折的早期并发症有哪些?

3. 影响骨折愈合的因素有哪些?

4. 简述锁骨骨折的手术指征。

5. 肘关节脱位的诊断要点是什么?

6. 简述腰椎间盘突出症的神经系统表现。

7. 试述颈椎病的治疗方法。

主要参考书目

1. 贾奎.西医外科学[M].3 版.北京:人民卫生出版社,2014.

2. 陈孝平,汪健平.外科学[M].8 版.北京:人民卫生出版社,2013.

3. 吴孟超,吴在德.黄家驷外科学[M].7 版.北京:人民卫生出版社,2008.

4. 梁力建.外科学[M].6 版.北京:人民卫生出版社,2009.

5. 龙明,王立义.外科学[M].7 版.北京:人民卫生出版社,2014.

6. 贾奎.西医外科学[M].2 版.北京:人民卫生出版社,2010.

7. 张爱珍.临床营养学[M].3 版.北京:人民卫生出版社,2012.

8. 陈文彬,潘祥林.诊断学[M].8 版.北京:人民卫生出版社,2013.

9. 柏树令,应大君.系统解剖学[M].8 版.北京:人民卫生出版社,2013.

复习思考题答案要点和模拟试卷

《西医外科学》教学大纲